本书为安徽省高校自然科学研究重大项目、新安医学教育部重点实验室、教育部人文社科重点研究基地徽学研究中心安徽中医药大学分中心研究成果

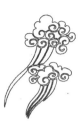

新安医家

学术思想与临床经验研究

主　　编　储全根

副主编　黄　辉　陆　翔　王　鹏

编　　委（按姓氏笔画排序）

万四妹　王　鹏　王旭光　方向明　邓　勇

刘德胜　许　霞　李姿慧　李董男　来雅庭

张永跟　张红梅　张若亭　陆　翔　陈玉状

罗梦曦　郑日新　赵建根　郜　峦　郭锦晨

黄　辉　董妍妍　储全根　蔡荣林

学术秘书　董妍妍　蔡荣林

人民卫生出版社

·北京·

图书在版编目（CIP）数据

新安医家学术思想与临床经验研究 / 储全根主编
. —北京：人民卫生出版社，2021.1
ISBN 978-7-117-31214-1

Ⅰ.①新… Ⅱ.①储… Ⅲ.①中医流派 —学术思想 —
思想评论 —徽州地区 —现代②中医学 —临床医学 —经验 —
中国 —现代 Ⅳ.①R-092 ② R249.7

中国版本图书馆 CIP 数据核字（2021）第 019634 号

人卫智网	www.ipmph.com	医学教育、学术、考试、健康，购书智慧智能综合服务平台
人卫官网	www.pmph.com	人卫官方资讯发布平台

新安医家学术思想与临床经验研究
Xin'an Yijia Xueshu Sixiang yu Linchuang Jingyan Yanjiu

主　　编：储全根
出版发行：人民卫生出版社（中继线 010-59780011）
地　　址：北京市朝阳区潘家园南里 19 号
邮　　编：100021
E - mail：pmph @ pmph.com
购书热线：010-59787592　010-59787584　010-65264830
印　　刷：三河市宏达印刷有限公司（胜利）
经　　销：新华书店
开　　本：787×1092　1/16　　印张：27
字　　数：657 千字
版　　次：2021 年 1 月第 1 版
印　　次：2021 年 3 月第 1 次印刷
标准书号：ISBN 978-7-117-31214-1
定　　价：99.00 元

打击盗版举报电话：010-59787491　E-mail：WQ @ pmph.com
质量问题联系电话：010-59787234　E-mail：zhiliang @ pmph.com

新安医派是中医学中具有代表性、典型性和鲜明特色的地域医派，以医家众多、流派纷呈、医著宏富、经验独到而著称于世。大凡称得上地方医派，其形成必有其渊源和条件，绝不可能凭空产生。岭南、钱塘、吴中等地域医派的产生，都是与当地的社会、经济、文化、自然环境、历史积淀等背景密切相关。新安医派也不例外。其发源地新安江畔、徽州地区，是中国三大地域文化之一，自然环境优美。清朝以安庆府和徽州府各取第一个字，简称其所在省为安徽，可见其社会地位之重要。而徽商的崛起，更给医学的发展注入了活力，提供了经济支撑及学术交流的有利条件。更为突出的是徽州地区的人文特色鲜明，书、画、刻、墨笔、砚、纸七家合璧，建筑、菜肴别具一格，作为理学、朴学桑梓之地，崇文好儒，文教昌盛，书院私塾遍布城乡，文人墨客不绝于世，英杰辈出，科举状元为明清之冠，煊赫盛世，有东南邹鲁之称……诸此，为新安医派的成长、发展创造了基础条件，使之从宋元时期形成，经传承授道，至明清达到鼎盛，传世千年而不衰。其间名医辈出，在全国中医学界深有影响者不下数十上百，故有"天下明医出在新安"之说。诸如汪机、江瓘、徐春甫、孙一奎、方有执、吴崑、汪昂、程国彭、叶桂、吴澄、吴谦、程文囿等，均是闻名遐迩、对中医学创新发展有重大贡献的名医大家。新安江畔、徽州地区可谓是人文荟萃、名医辐辏之地。直到近代，新安医派仍在深刻地影响着全国。以上海的海派中医来说，新安医派的影响不可小觑。例如在民国时期，就有一位新安医派的王仲奇先生来沪行医，名噪海上。上海是海纳百川、各地名医荟萃之地，王仲奇先生能崭露头角，脱颖而出，也可佐证新安医派深厚的学术内涵及丰富的临床经验。

本人长期以来从事中医历代医家学说、经验及中医学术流派研究和教学，理所当然地关注新安医派的研究进展。所幸近 30 多年来，在安徽中医药大学的组织和支持下，新安医派的研究硕果累累，从《新安名医考》《新安医籍考》《新安医籍丛刊》《新安医学精华丛书》《新安医学流派研究》《新安医学研究集成》到新安医学文化馆；从国家科技支撑计划项目、国家自然科学基金项目到教育部重点实验室；从国家级教学成果奖、中华中医药学会科技成果一等奖到安徽省科技成果一等奖等，不一而足。在新安医派的文献整理、研究平台建设、人才培养以及学术理论、临床特色、文化传承等研究方面，均充分体现了"于继承中着意创新，出新意于传统之中"的治学思想，取得了令全国中医学界瞩目和赞誉的成果，为继承、弘扬中医药学做出了杰出贡献。然而，在欣慰之余，我还殷切地期待看到对新安医派代表性著名医家的学术思想和经验逐一进行研究总结的著作问世，这不仅能使新安医学的系统研究更趋完善，也有利于把医家独到的学术思想和经验转化为具有实际应用价值的知识，以拓展广大中医工作者的理论认知和临床应用思路。

前不久，安徽中医药大学储全根教授告知由他担任主编的《新安医家学术思想与临床经验研究》一书，已完成编写，将付剞劂。我特别高兴，这正是我期盼的。

储全根教授是我很熟悉的全国著名的中医学者和行政管理学专家，不仅是省名中医、省中医药领军人才，还是全国中医药高校教学名师，学术上长于《中医各家学说》《伤寒论》的教学与研究及中医内科临床，担任中国中医药研究促进会中医学术流派分会副主任委员等职，主编、副主编多部国家和行业本科及研究生规划教材，并主持国家及省自然科学基金等多项科研项目，获国家和省级成果奖多项，其学识厚重由此可见一斑。由他带领的20余人团队，不辞辛劳，历时三年，搜集遗秘，探赜索隐，去粗存精，集腋成裘，终成这皇皇巨著。拿到书稿，仔细翻阅了一遍，弋获良多，我深刻感受到是书具有以下特色：

一是，选题颇有意义。本书选题补其前新安医学研究之未逮，而且医家学术思想与经验是地域医学的核心价值之所在，也是其学术特点的重要体现，意义非同一般。

二是，医家遴选得当。书中所列元代至晚清时期的33位医家皆为中医学界公认的新安名医，也是全国影响很大、对中医药发展做出重要贡献的著名医家，为该书的价值增加了浓墨重彩的一笔。

三是，框架结构合理。全书先述绪论，主要对新安医派的形成和发展进行了概括性、全景式的介绍，使读者能了解新安医派的产生条件及其必然性，帮助读者从新安医派的整体特征上去理解和解读医家的学术思想和临床经验；后以医家为目，分述33位新安著名医家的生平著作、学术思想与特色、临证经验、典型医案、医论医话、代表方剂，条理清晰、层次分明，并按医家的学术地位、贡献和成就的不同，在篇幅轻重上进行区别安排，以与其历史地位相符。

四是，学术精华的整理挖掘充分深入。书中着重围绕医家的学术内涵特色，广搜博采，进行深入挖掘、梳理、提炼、总结，使医家的学术内容充实而丰满。尽管所涉医家中，不少曾在以前有过整理和研究，但相比之下，在诸多方面深度和广度都有了明显的拓展和升华。

五是，研究方法严谨、客观、合理。书中采用文献整理和理论研究相结合的方法，在探本溯源基础上阐发精义，忠于原著又作细微考证，言之有据，持论公允，表述客观，内容具体，评价理性，充分显现了成熟的文献、史学研究工作者的风貌。

新安医派自宋元时期形成以来，传承发展740余年，可以想见其间的医家成千上万，而成名于世者也当成百上千，是书选择了33位明清时期的著名医家，故今后挖掘、整理、研究的任务尚重，困难也一定不少，包括历代、近现代名医的梳理和评价、医家生平（包括年谱轨迹）的追溯和搜集，著作和学术资料的寻觅，民间的采访等，将是繁重而复杂的任务。好在储全根教授的团队，已有了一个出色的开端，拾金掇玉，将新安医派的内涵特色精彩地呈现在世人面前，践行了习近平总书记"传承精华，守正创新"的要求。此书的发行，必将启迪中医学者，催生更多的新理论、新思维、新方法，推动中医药的学术进步。我为他们杰出的贡献由衷地感到高兴，更希望他们再接再厉，进一步发扬对事业的负责精神，做出更辉煌的业绩。

承蒙不弃，嘱为弁言，乐观其成，欣然受命，是为序。

上海中医药大学原校长、终身教授
全国名中医、全国高等学校教学名师
上海市文史研究馆馆员、《辞海》副主编

2020 年 4 月

新安，是古徽州的别称，晋武帝太康元年(280年)定为新安郡，宋徽宗宣和三年(1121年)改为徽州府，直至中华人民共和国成立，名称一直未变。徽州历史上主要辖歙县、休宁、祁门、黟县、绩溪、婺源六县，位于皖南。这里山川秀美，人杰地灵，文风昌盛。自东晋至南北朝、南唐和南宋时期，中原士族三次因避战乱而南迁，来自中原的大批名门望族，汇聚此地，钟灵毓秀的环境加上外来文化的输入，使得这一方水土充满着丰富的人文内涵。由于明清徽商所带来的经济繁荣，以及山川阻隔、免遭兵戈而形成的政治稳定，催生出了历史上内涵丰富、影响深远的徽文化，新安医学便是徽文化孕育的一颗光彩夺目的明珠。

新安医派，肇端于北宋，兴盛于明清，其间医家辈出，医著宏富，对中医学的发展做出了突出贡献。汪机、江瓘、徐春甫、孙一奎、方有执、吴崑、汪昂、程国彭、吴谦、郑宏纲等，都是中医学术发展史上声名卓著的代表性医家。新安医家治学受儒学影响，学养深厚，治学严谨，既精于理论，也勤于临证。很多医家专注于某一领域的研究且独树一帜，因而也形成了若干有重要影响的流派。如明代方有执针对《伤寒论》提出错简重订之说，赞同其说者有程应旄与郑重光，不仅在新安医派内部形成了《伤寒论》错简重订派，也促进了伤寒学派自身的理论争鸣与学术发展；吴崑、罗美、汪昂、胡澍等医家对《黄帝内经》的研究和注释做出了重要贡献，成为后世所称"医经学派"的代表；汪机、徐春甫、孙一奎、吴楚、程文囿等医家，重视脾胃和命门元气，临床尤重温补，是中医学术史上"温补学派"的中坚。这些医家及其创见，在中医学术发展史上写下了浓墨重彩的华章。

2006年，国家中医药管理局设立行业科技专项"中医学术流派研究"，由中华中医药学会及医史文献分会、山东中医药大学共同承担，在全国首次开展了当代中医学术流派调查研究工作。在国家中医药管理局的推动和全国中医药同仁支持下，通过系统的文献研究、专家会商、问卷调查、实地考察，初步构建了中医学术流派概念体系和流派框架，厘清了中医学派、流派、医派等相关概念、范畴及内涵，从社会、文化、地域等角度全面探讨了古代中医学术流派传承规律和发展模式，首次系统调查并勾勒出当代全国中医学术流派的概貌，分析了国家级名老中医群体的流派特征,并初步构建了当代中医学术流派的评价体系,历史地理学方法与文献计量学方法等新方法也首次应用于地域性医学流派的研究与评价。2011 年,中医药学术流派传承基地建设纳入国家中医药管理局中医药事业发展"十二五"规划。2012 年,遴选出了全国第一批 64 家中医学术流派传承工作室进行建设。在国家中医药管理局的推动下,中医学术流派研究与传承成为中医界近十几年研究热点之一。

地域性医学流派是受地域环境差异性影响而形成的医学流派,是对某一特定地域医家独特性的整体概括。新安医派是中医学术发展史上有重要影响的医派之一。可以说,新安医派是对新安地域文化独特性、发病倾向性、治疗特殊性的集中阐发,凸显了中医辨证论治的多样性和灵活性。医派的核心是医家,而医家的精华主要体现在其学术思想和临床经验之中,这才是真正的价值所在。几十年来,一大批学者致力于新安医派研究,包括医家和医籍的考证、医著的整理出版乃至相关的临床与实验研究等,对全国的中医学术流派研究产生了重要影响。但是,对新安医家的学术思想和临床经验进行全面系统的挖掘、整理与研究,尚少涉及。既要广泛深入研读医著,更要提炼归纳学术精华,一是工作难度极大,二是工作体量甚巨。但作为安徽中医药的宝贵历史和文化资源,也是安徽中医药的优势和特色,该研究的必要性和价值毋庸置疑。

全国中医药高校教学名师、安徽中医药大学储全根教授带领学术团队,在安徽省高校自然科学重大研究项目支持下,历时 3 年,精心选取自元代至晚清的 33 位影响巨大、卓有建树的新安医家,对其学术思想和临床经验进行系统全面的挖掘和研究。对每位医家,除介绍其生平和著作外,重点放在对医家独特学术思想和临床经验的挖掘、提炼,并选取其代表性医论医话、典型医案和代表方剂加以充分展示。全书对新安医派的形成原因、发展历程、主要贡献、学派特色等也进行了概述性的介绍,使读者既能从面上窥其全貌,又能从点上登其堂奥,重点突出,详略分明,是对新安医家的学术思想和临床经验进行全景式展示和深度挖掘的一部学术著作,也是国内首次对新安医派著名医家的学术思想和临床经验所开展的系统全面的研究工作。这部著作,既为学习新安医家的学术思想和临床经验提供了宝贵资料,也为下一步的临床应用和药物研发奠定了基础,为新安医派树丰碑,为流派研究立典范,填补了新安医派研究的空白。书稿初成,先睹为快。谨书数语,聊以为序。

中华中医药学会医史文献分会主任委员

山东省泰山学者攀登计划专家

山东中医药大学副校长

王振国

2020 年 4 月

　　新安医家是指籍贯在古徽州的中医学家,古徽州包括歙县、休宁、黟县、祁门(以上四县今属安徽省黄山市)、绩溪(今属安徽省宣城市)、婺源(今属江西省上饶市)六县,两晋隋唐以"新安郡"著称,宋元医学兴起,明清医家辈出、医著宏富,形成中医发展史上有重要影响的学术队伍和地域学派。早在16世纪,明代徽籍著名文学家、戏曲家汪道昆就曾说:"今之业医者,则吾郡良;吾郡贵医如贵儒,其良者率由儒从业。"清道光二十三年(1843年),任职于福建的进士高学文更明确地说:"余游江浙闽粤,已廿余年,遂闻天下名医出在新安。"新安医派历史上声名之重,由此可见一斑。

　　新安医家以儒医为主,学风严谨,学养深厚。他们普遍重视经典,勤于临床,善于著述,因此留下了大量有价值的医学著作。近30多年来,对新安医派的研究成果斐然,不仅对其发展源流、医家生平、医籍著作进行了系统梳理考证,而且也整理出版了一大批新安医家著作,在理论上总结提炼出新安医家十大学说,在临床上则推进新安医家学术思想和临证方药防治疑难病证的研究,扩大了新安医派的影响,展现出了新时代的生机和活力。

　　为了进一步继承与弘扬新安医派学术精华,丰富中医药学的理论体系,提高后学者的理论水平与临床经验,我们申报了安徽省高校自然科学研究重大项目,组织了20余位长期从事新安医学研究的专家学者,历经3年时间完成了"新安医家学术思想、临床经验及新安医学流派系统研究"课题,本书就是这项研究的标志性成果。书中筛选了元代至晚清时期33位学术成就突出、临床经验独到的代表性新安医家,以理论观点的挖掘研究为核心,临床经验与方药运用为重点,每位医家基本按照生平与著作、学术思想与特色、临证经验、医案选录、医论医话、代表方剂的体例撰写,力求挖掘出各家的学术思想,阐明各家的学术精髓,提炼出各家的独到经验,彰显各家的原创思维和鲜活特色,从而整体上展现出新安医派的丰富学术内涵。

　　中医名家的学术思想和临床经验是中医各家学派学术价值的核心所在,总结归纳新安医家学术思想、临床经验、特色方药、成长路径和传承方法,不仅在于弘扬新安医派的学术成就与特色，更在于推动中医药学的学术进步。本书不仅仅能够更深层次揭示新安医派学术发展的内在价值及外部影响，加强理论与临床经验的传承，还有助于给当代中医药工作者带来更多的启迪，产生出更多的新理论、新思维、新方法，使新安医派的学术在继承中创新，在创新中发展，在发展中完善，在完善中提高。

　　习近平总书记对中医药提出了"传承精华，守正创新"的重要指示，这是党和国家赋予新时代中医药工作者的历史使命。传承是中医药的根基，创新是中医药的生命力。目前，中医药的传承和创新工作离党和政府的要求、离百姓的期待都还存在距离。我们认为，传承历代医家的学术精华，促进理论创新，提高临床疗效，维护百姓健康，为健康中国做贡献，在当下尤其重要。面对新时代新要求，广大中医药工作者必须有新目标和新作为。希望通过我们的共同努力，使新安医派前辈们有价值的学术思想和独特的临床经验，能够不断地传承下去并发扬光大。

储全根

2020 年 4 月

目录

绪　论

　　新安,古徽州的别称。此地晋武帝太康元年(280年)定为新安郡,因其祁门县境内有一座新安山而得名,另有一条发源于休宁县六股尖的河流名为新安江,流经徽州进入浙江。隋文帝开皇九年(589年)新安郡析出严州(相当于现在浙江省的建德市、淳安县)而改名为东阳郡,开皇十一年(591年)改为歙州。唐大历五年(770年),歙州辖歙县、休宁、祁门、黟县、绩溪、婺源六县。宋徽宗宣和三年(1121年)改为徽州府,直至明清,名称不变,仍辖上述六县。民国二十三年(1934年),民国政府将婺源划归江西省,民国三十六年(1947年)回皖,1949年中华人民共和国成立后再次入赣。1987年,国务院批准成立地级黄山市,将绩溪划归宣城地区(今宣城市)。由于上述历史渊源,徽州(新安)"一府六邑"的行政建制自唐中期以来,近1 200年基本没有变化,这一影响,至今仍存。

　　徽州位于安徽省南部,属于皖南山区,这片土地山峦叠嶂,景色秀美,自唐以后,就很少受到战争的侵扰,处于长治久安的大好局面。经济日渐繁荣,百姓安居乐业,形成重教兴学之风,乃至文化发达,文风昌盛,中医学也在这样的环境中日渐兴旺,新安医派由此得以诞生和繁盛。据洪芳度编著的《新安医学史略》统计,从北宋神宗元丰年间的1080年至1949年869年中,共涌现医家763人,其中有357人撰写了662种医学著作。据李济仁教授编著的《大医精要》统计,自北宋至清末,在徽州一府六县之内,有史可辑的名医有668人,医著460余部。王乐匋教授主编的《新安医籍考》则发现,宋元以降,有500多位新安医家撰著有835部医籍。张贵才编著的《新安医学研究·新安医学名医名著》一书记载,自宋至民国,见于文献记载的新安医家有1 400余人,撰写医学论著800余部。虽然由于统计口径的不一致,导致上述数字差别较大,但无论如何,新安地区历史上医家众多、医著宏丰是不争的事实。其中在中医发展史上医名卓著的医家有汪机、江瓘、徐春甫、孙一奎、方有执、吴崐、汪昂、程国彭、吴谦、郑宏纲、程文囿、汪宏等,卓有影响的医著有《扁鹊神应针灸玉龙经》《汪石山医书八种》《名医类案》《古今医统大全》《赤水玄珠》《伤寒论条辨》《黄帝内经素问吴注》《医方考》《本草备要》《医方集解》《汤头歌诀》《医学心悟》《医宗金鉴》《重楼玉钥》《医述》《望诊遵经》等,可谓不胜枚举。由此形成了中医学术发展史上的"新安现象"。因此,著名医史学家余瀛鳌先生认为"新安医学之医籍,在以地区命名之中医学派中堪称首富"(《新安医籍考·序》)。

　　对于在新安地区出现的这一现象,到底用何名称为妥? 如何认识其形成原因? 其总体的概貌如何? 在此作一探析。

1

一、关于"新安医学""新安医派"的称谓

关于称谓,目前用得较多的是"新安医学"。据民国二十六年(1937年)许承尧主编的《歙县志》"王琠"条记载:"琠幼承家学,专精医术,远近求医者咸归之,称新安王氏医学。"但"新安医学"这一称谓则始于20世纪中后期,1963年9月初中华全国中医学会安徽省分会成立,安徽中医学院崔皎如教授在成立大会上发表了《新安医学派的特点简介》一文。20世纪70年代末安徽省卫生厅有关领导就指示徽州地区歙县卫生局开展新安医学研究工作,1978年歙县卫生局成立了"新安医学史研究小组"。1985年12月新安医学研究会成立大会暨第一次学术讨论会在屯溪召开,推举安徽中医学院王乐匋教授为会长。1979年黄忠民发表《浅谈"新安医学"对温病的贡献》一文,1980年吴锦洪发表《新安医学流派刍议》一文。1985年项长生发表《新安医家对中医学的贡献及其在中国医学史上的地位》一文。1987年洪芳度编撰的《新安医学史略》首次编印,1988年作为安徽省科学技术委员会立项、歙县科委和中医院共同承担的科研成果"新安医学对祖国医学的贡献",修订后于1990年再次付印。其后,新安医学一词逐渐定型。作为安徽历史上引以为傲的历史文化资源,安徽中医药大学以弘扬新安医学为办学理念和特色,在科学研究上开辟了新安医学研究方向,整理出版新安医家的系列著作,主持了新安医学方面的国家科技支撑计划课题,经过多年努力,建设并获批了新安医学教育部重点实验室;在人才培养上开设新安医学教改实验班,开设新安医学系列课程,形成了"弘扬新安医学,培育中医人才"的办学特色;在校园文化建设上,建立了新安医学文化馆和相关的校园文化景观。如此等等,多以"新安医学"命名。因此,"新安医学"的称谓似已约定俗成。

个人认为,由于中医界对于"某某医学"的称谓比较盛行,也比较混乱,在特定语境下,称呼"新安医学"并无不可,如中医文献和教材中有"三世医学""华佗医学""仲景医学""敦煌医学"等类似的称谓,但是严格而言,鉴于中医学诞生于汉族先民,有数千年的发展历史,是一个系统完整的体系,而新安医家及其医著主要繁盛于明清时期,他们是众多中医学家、中医理论与临床体系的重要组成部分,而非独立于体系之外。因此,称其为"新安医学"有给人另外一种医学体系之感,似乎不妥,我们倾向于称之为"新安医派"。

关于医派,根据王振国教授主编的《争鸣与创新——中医学术流派研究》所言,各种工具书未见著录,但中医学中不乏使用此语,并有广泛的称谓:如钱塘医派、孟河医派、吴中医派等。因此认为,医派属于地域性医学学派之范畴,是"医学学派"的简称,其下可根据不同学科再划分流派。如果对照这一定义,称为"新安医派"是比较恰当的,它就是地域性医学学派,可以避免不必要的争议。

然而,在中医学术领域,还有学派、流派等称谓。所谓学派,按照《辞海》的解释,是指"一门学问中由于师承授受的不同而形成的派别"。因此,作为中医的学派,一般要具备几个要素:代表医家、中心学术思想或研究内容、代表医著、传承途径。在中医学术史上,易水学派就是符合上述条件的典型学派。该学派以脾胃学说为其中心学术思想,以《脾胃论》《兰室秘藏》等为代表医著,以张元素、李东垣、王好古、罗天益为代表医家,并有明确的师承授受关系为传承途径,作为学派的要素俱备。个人认为,虽然在古代的中医教育中,师承是主要的人才培养方式,但是,作为学派的判定,不能完全以此作为依据,只要有一批医家专注于某一学术领域研究,并且有所成就者,即使没有师承关系,也可以归于同一学派。中医学术

史上的伤寒学派就是典型的例证。从晋代王叔和开始,直到当代,有众多的医家毕生致力于治《伤寒论》之学,并运用于临床,他们都可以归之于伤寒学派。在新安医派内部,也存在这一现象,有比较典型的学派存在,如医经学派、伤寒学派、温补学派、养阴清润派。后文将做介绍。

所谓流派,《汉语大辞典》认为其是指文学、医术方面的派别,仅限于一种学术的内部。《争鸣与创新——中医学术流派研究》认为,中医流派是指中医学同一个学科内因不同的师承形成了以独特的研究旨趣、技艺、方法为基础的不同学术流别。按照这一定义,新安医派内部似乎没有明显的流派存在。

二、新安医派的形成背景

1. 政治安定为新安医派的形成奠定了良好的社会环境

新安地区,偏安东南一隅,崇山峻岭,交通不便,犹如世外桃源。古有“七山一水一分田,一分道路和庄园”之说。自唐代以来,除了发生过几次小规模、持续时间很短的战乱外,基本没有发生战争,因而社会安定,百姓安居。正因为如此,在东晋至南北朝、南唐和南宋时期,中原士族三次因避战乱而南迁该地。第一时期是两晋之际的“永嘉之乱”,中原大族南渡者十有八九迁入徽州;第二时期是唐中后期的“安史之乱”、黄巢起义等战乱时期,中原大族迁入徽州更多;第三时期为两宋之际的“靖康之乱”,在金兵铁骑的打击下,大族世家纷纷南迁。如唐僖宗乾符年间(874—879 年),黄巢率兵起义,中原战乱,一批中原人迁入此地避难。彼时,歙宣观察使王凝引用诗人司空图“华下支离已隔河,又来此地避干戈”的诗句,作为中原望族迁入该地的真实写照。南宋定都临安以后,杭州成为全国的政治、经济、文化中心,徽州与杭州山水相依,成为近畿之地,自然总体必须维持安定局面,这种社会局面为新安医派的形成创造了良好的外部环境。

2. 文化发达为新安医派的兴盛提供了强大活力

医学与文化的关系极其密切,医学的发展是文化发达的象征和结果。宋代史崧在《黄帝内经灵枢》叙中说:“夫为医者,在读医书耳。读而不能为医者有矣,未有不读而能为医者也。”为医需读书,而读书要有文化。徽州是一个崇文重教的地区,自宋代起,文化便开始勃兴,明清时期,文风更加昌盛。嘉靖《婺源县志》记载“十家之村,不废诵读”。休宁《茗州吴氏家典》记载:“族内子弟,有器宇不凡资禀聪慧而无力从师者,当收而教之……培植得一二个好人作将来楷模,此虽族室之望,而实祖宗之光,其关系匪小。”可见徽州人对文化有发自内心的追求。为了学文化,徽州地区求学之所甚多,府学、县学、乡学教育网络齐全,建有众多的书院。嘉庆《两淮盐法志》谓:“学之地,自府县学外,多聚于书院。书院凡数十,以紫阳为大。”书院就是成规模的文化教育之地,位于歙县的紫阳书院就是最典型的代表。在这样的环境下,诞生出众多文化层次较高的民众,医家的产生就自然有了文化基础。新安医家中不少是饱学之士,博古通今,知识渊博,对医学理论的学习和理解相对容易和准确。所以,新安医家大多学养深厚,能系统地学习中医经典和历代医家的著作,精研医理,勤于临证,理论与临床水平均高。其中也有一些专门致力于理论研究和经典校注的医家,如明末清初之汪昂以毕生精力从事医药研究和著述,著有《素问灵枢类纂约注》《本草备要》《医方集解》《汤头歌诀》等。清代医学家吴仪洛在《本草从新》中赞扬汪昂《本草备要》“卷帙不繁,而采辑甚广,宜其为通世脍炙书也”;清代医学家王子接评汪昂《医方集解》:“集众说而成注,递相祖述,辅翼前人,厥功伟矣。"于此可见新安医家做学问严谨认真之一斑。需要指出的是,新安医家中有些人读书先是为了考入仕途,加之唐宋以后,政府重视文教,由儒入仕成为徽人的追求,所谓"学而优则仕";与此同时,学而仁则医也是一条重要的选择道路,大批文人在仕途无望时则改习医学,终成良医。所以,新安医家大多为儒医,这些人的医学、儒学功底均十分深厚,如新安医家程衍道就是儒医的典型代表。

徽州又是程朱理学的桑梓之乡,理学家朱熹、戴震皆出自该地,"四方谓新安为东南邹鲁"(康熙《休宁县志》),"人文辈出,鼎盛辐臻,理学经儒,在野不乏"(道光《重修徽州府志·序》)。明清时期,理学对中医学产生了深刻的影响,新安医派概莫能外。如汪机私淑朱丹溪,而朱丹溪师从于理学大家许谦,许谦乃朱熹的四传弟子,新安医家孙一奎又是汪机的再传弟子,孙氏也接受了朱熹的观点,宗"理气合一"之旨,其在《医旨绪余》卷首提出:"天地间非气不运,非理不宰,理气相合而不相离者也。何也?阴阳、气也,一气屈伸而为阴阳。""人与天地万物同者,同此理气也。"可见理学思想在这些医家中一脉相承,孙一奎的命门动气说与理学思想密切关联。新安地区受理学影响的其他医家甚多,如徐春甫、吴崑等大家都受到理学的深刻影响。

此外,新安地区印刷业发达,为古代医著的印刷传播,以及医家自己著述的刊行均提供了便利条件。如明代大出版家吴勉学就在徽州歙县设木刻园,其刻印书籍达80种之多。如万历二十九年(1601年)刊刻我国第一部针灸专著《针灸甲乙经》,该版目前仍被认为是最优版本;校刊王肯堂的《古今医统正脉全书》44种、215卷,发行新安及全国各地;所刻《河间六书》被收入《四库全书》。吴氏还刊刻了其他大量前代医家的医书和诸子著作。有些新安医家著作则由自家或宗祠刻印,如《汪石山医书八种》《伤寒论条辨》《丹台玉案》等。新安所刻之书,"皆极精工,不下宋人,然亦多费校雠,故舛错极少"(谢肇淛《五杂俎》),表明所刻之书质量甚高,所提供的是甚为确切的知识。这为保存前世和当时的医学文献,传播医药知识,繁荣新安医派均做出了积极贡献。

总之,明清时期新安医派的兴盛与其文化高度发达有直接联系,新安医派也是徽文化的一部分,这是无可辩驳的事实。这种良好的文化氛围,为新安医派的形成和兴盛提供了强大活力。

3. 商业繁荣为新安医派的交流传播发挥了推动作用

整个徽州处于万山之中,山多田少,粮食不能自给,这样的环境逼迫他们必须为生存寻找出路。"徽州介万山之中,地狭人稠,耕获三不瞻一,即丰年亦仰食江楚,十居六七,勿论饥岁也。天下之民寄命于农,徽民寄命于商"(康熙《休宁县志》)。头脑灵活的徽州人走出深山,到外地经商,同时将本地的特产输出域外。徽商经营项目极多,诸如食盐粮米、茶叶竹木、布帛丝绸、文房四宝、陶瓷漆器、药材珠玉等,无所不及。其行商的范围,"逖而边陲,险而海岛,足迹几通宇内"(康熙《休宁县志》)。据考证,徽商萌芽于东晋六朝,成长于唐代,鼎盛于明清。彼时,徽商遍布全国各地,以至有"无徽不成镇"之称。

徽商的兴盛大大促进了新安医派的兴盛。随着经济的繁荣,徽商从追求物质文明走向追求精神文明。因为徽商在物质的获取之外,内心不乏精神的追求,"贾而好儒"是徽商的特点。徽商由于内心文化情结难以释怀,始终未能脱却以儒为旨的儒商之道。一些商人在富裕后,精神文化的建设成为他们投入的重点。回报桑梓,除了回乡置办田产、兴建房屋和宗祠之外,兴办学校,培养后生,也成为他们的重要追求。徽辖六县,共有书院54所、学社

562 所,绝大多数来自徽商的捐资建设。这种行为为新安医派的繁盛提供了大量高素质的人才。一些巨商大贾,还大量购进书籍。另外,前述徽州的印刷业发达,印刷业不仅是文化,也是商业,为这些医家的医著刻印出版奠定了良好条件。

徽商也促进了医学的交流互鉴。伴随着贸易人员的出入来往,本土文化与外界信息渗透融合。徽商散布全国各地,对于促进医学交流起到了一定的作用。徽商的流动使新安域外的医学传播到新安,又将新安医派的理论与经验传播于域外,一批新安医家在徽商的经商之地或游历拜师请益,或行医治病,一定程度上促进了医学的交流,同时扩大了新安医派的影响。如清代著名医家叶桂祖籍歙县,叶氏虽生活于吴地,与徽商往来甚密,常与徽州人相互考订药性。可以说,其在医学上的成就,与新安有一定的渊源关系。

有学者考证,徽商最为兴旺发达的时期在明成化至清道光以前,这是研究中国经济史者公认的事实。这一时期的新安医派,亦处于发展的高潮。可见,徽商的发展既为徽州文化发展奠定了经济基础,也对新安医派的兴盛起到了推动作用。可以说,新安医派是伴随着徽商的繁荣而兴盛的,外向发展的徽商经济是新安医派形成的经济基础和推动力量。

三、新安医派的主要特点与成就

1. 医家辈出,医著宏丰

从北宋神宗元丰年间的 1080 年到中华人民共和国成立之前的 800 多年中,在新安一府六郡之地,医家之众,医著之多,全国殊为罕见。有史可辑的医家近 800 位,据王乐匋教授主编的《新安医籍考》载,产生或成名于新安一带的医家共编撰中医药学术著作 800 余部,其中医经类 107 种,伤寒类 70 种,诊法类 40 种,本草类 54 种,针灸类 22 种,内科类 210 种,外科类 15 种,妇科类 24 种,儿科类 84 种,五官科类 30 种,医案医话类 77 种,养生类 15 种,丛书类 37 种等。因之,出现了中医学术史上独特的"新安现象"。如果横向加以比较,据《浙江中医流派研究》,浙江省的历史上也是名医辈出,医家众多,但浙派医家分布甚广,几乎是遍布全省,而新安一隅,医家之众、医著之丰,殊为罕见,于此可见这一地区学医风气之盛。

其中,影响甚大、具有代表性的医家不下 50 位,代表性医著不下百种。此处选取宋代至晚清民国部分代表性新安医家简要介绍如下(表 1)。

表 1 代表性新安医家学术成就

年代	医家	学术特色	代表性著作
宋代	张杲	歙县人。医传三世,医术精粹,所得辄采录而成《医说》,博赅诸书,为现存最早的医史传记著作	《医说》
元代	王国瑞	婺源人。善针灸,既重视按病取穴,也主张按时取穴,创"飞腾八法"等	《扁鹊神应针灸玉龙经》
	李仲南	黟县人。论各科之疾,修方脉之道,钤而为图,首创"攀门拽伸法"治疗脊椎压缩骨折,记载有若干骨伤器械	《永类钤方》
明代	程玠	歙县人。提出"杂病准伤寒治法"之观点。精研脉理,长于内、妇、儿科,尤精眼科,首创许多眼科内服外治方,认为白睛证治宜分浅深传变	《松厓医径》

年代	医家	学术特色	代表性著作
明代	汪机	祁门人。明嘉靖年间全国四大名医之一,"温补派"代表人物之一,明代影响很大的医家,对《黄帝内经》、伤寒、针灸、脉诊、内科、外科、运气等均有涉猎	《续素问钞》《伤寒选录》《石山医案》《推求师意》
	陈嘉谟	祁门人。对本草学深有研究,重视药物的炮制,首次总结归纳炮制三法,提出"紧火"概念;药物使用上强调气味合参	《本草蒙筌》
	方广	休宁人。博学精医,择善而从,游学河洛地区,活人于危殆间,名著中原,遵奉朱丹溪学说,阐发朱丹溪治法	《丹溪心法附余》
	江瓘	歙县人。博习方书,集录先贤诸家医案,以宣明往范,昭示来学,间附注释,评其病情方药,驳正发明,治重温补	《名医类案》
	洪玥	歙县人。精通《素》《难》诸书,尤长外科,多起奇症,有病疽见脏腑者,辄投剂而愈,歙郡之外科自其始有宗法	《外科秘要》
	汪宦	祁门人。对脉学研究精深,辨析王叔和《脉经》《王叔和脉诀》之误,以"上下来去至止"六字概括脉之节律变化,发展了脉学理论	《医学质疑》《统属诊法》《证治要略》
	余傅山	歙县人。提出很多医学新见解,如寒邪入里统归脾胃说,伤寒直中为内伤兼外感说	《余傅山医案》(《论医汇粹》)
	余淙	歙县人。临证强调要详辨寒热虚实,不可执一;辨证施治,独重脉法,但要因人而异;组方用药,当药随症施,不可妄用参、芪	《诸证析疑》
	徐春甫	祁门人。旅居京城,发起成立了我国医史上最早的民间医学团体——一体堂宅仁医会。研究领域广泛,对《黄帝内经》、针灸、养生、妇科、儿科等均有研究	《古今医统大全》
	孙一奎	休宁人。其学术观点主要体现在对命门、三焦、相火的理论阐发,认为命门为两肾间动气,三焦为原气之别使,动气为生生不息之根,相火有俾助生生不息之功	《赤水玄珠》《孙文垣医案》《医旨绪余》
	方有执	歙县人。伤寒学领域卓有影响的人物,对《伤寒论》提出"错简重订"之观点,全面进行了重新编次,并提出"风伤卫,寒伤营,风寒两伤营卫"之说	《伤寒论条辨》
	吴正伦	歙县人。对伤寒深有研究,将伤寒病理概括为:有表实,有表虚,有里实,有里虚,有表里俱实,有表里俱虚,有表寒里热,有表热里寒,有表里俱热,有表里俱寒,有阴证,有阳证;重视无病先防	《脉症治方》《养生类要》《虚车录》《活人心鉴》
	吴崑	歙县人。对《黄帝内经》、方剂、脉诊、针灸等均有涉猎和研究,且影响巨大	《黄帝内经素问吴注》《医方考》《脉语》《针方六集》
	罗周彦	歙县人。移居泰州,施药救疫,深孚众望。论治持先调理后汤药之论,提出"元阴元阳"新说,创4首培补先后天元阴元阳系列方	《医宗粹言》

年代	医家	学术特色	代表性著作
明代	孙文胤	休宁人。对内科、妇科、儿科、外科以及方药均有研究,汇集前贤精粹,亦有创新,熔温病与伤寒学说为一炉,将伤寒归纳为真伤寒、温病、热病、瘟疫与类伤寒	《丹台玉案》《伤寒捷径书》
明末清初	张遂辰	歙县人,后迁居钱塘。对伤寒有研究,学术上维护王叔和、成无己旧本《伤寒论》,反对方有执错简说,是维护旧论派的代表人物,从学者众	《张卿子伤寒论》
明末清初	程衍道	歙县人。内科名家,重视补气血、调脾胃、固正气;重校出版《外台秘要》,对保存晋唐以前的医学史料做出了重要贡献	《医法心传》《心法歌诀》
明末清初	汪昂	休宁人。著名本草和方药学家、医学普及家。对《黄帝内经》、本草、方剂均有广泛涉猎且成就突出	《素问灵枢类纂约注》《本草备要》《医方集解》《汤头歌诀》《勿药玄诠》
明末清初	程林	歙县人。对张仲景《金匮要略》深有研究,兼采六朝、唐、宋诸家之论,融会贯通,并参以个人心得,以经证经,义理鲜明,注解鲜明而直截了当	《金匮要略直解》
明末清初	程应旄	歙县人。寓扬州。为《松厓医径》钩玄摘要,阐释发明,遵方有执之说,揭示张仲景之本旨,排除王叔和之误,错简重订派的代表性医家之一	《伤寒论后条辨》《读伤寒论赘余》《医径句测》
清代	罗美	歙县人。晚年侨居虞山,以医药济人。深明《易》理,对运气学说深有研究,推重薛己、张景岳	《内经博义》《古今名医方论》
清代	程履新	休宁人。明确提出要顾护脾胃阴阳的思想。《程氏易简方论》采集诸家名方,对药性功用详述阐发;《山居本草》是一部集养生与本草于一体的综合性本草书,充分体现了中医以预防为主的观点	《程氏易简方论》《山居本草》
清代	郑重光	歙县人。寓仪征、扬州等地行医,临证凭脉辨证,以温补见长,于伤寒、温病尤多发明,遵方有执之说,附己见续注,错简重订派的代表性医家之一	《伤寒论条辨续注》《伤寒论证辨》《素圃医案》
清代	吴楚	歙县人。力倡温补,重视阴证伤寒,重视脉诊,临床善辨阴证伤寒与寒热真假,将自己近20年诊治且有效验医案,取其十之一二,著成《医验录》	《医验录》
清代	卢云乘	黟县人。将人身实体划分为三阴三阳六部辨证;摒绝峻利之剂,概用和平三方以救险扶危	《医学体用》
清代	叶桂	祖籍歙县,生于苏州。温病学派的代表人物,对杂病也有众多理论和临床建树	《温热论》《临证指南医案》
清代	汪文誉	休宁人。审脉论证,认为时人体质健壮者十无一二,用药平淡,以轻灵平和见长,注重保元扶正	《伤寒辟误三注真经》《审证传方》
清代	汪文绮	休宁人。汪文誉堂弟,承世医家学,推崇张景岳,凭脉辨证,重温补、扶元阳,疫病流行时制救疫汤	《杂症会心录》

续表

年代	医家	学术特色	代表性著作
清代	程国彭	歙县人。对临床各科病证分类清楚,概念明确,方约而效;首创中医治疗八法	《医学心悟》
	吴谦	歙县人。清初三大名医之一,官至太医院判。奉旨编纂的《医宗金鉴》,是中医史上的规范而又集大成之作	《医宗金鉴》
	吴澄	歙县人。重视虚损的辨治,提出"理脾阴说""外损说",其创设的"解托""补托"诸法对治疗外损发挥了一定作用,为临床开辟了一条新的治疗途径	《不居集》
	汪纯粹	黟县人。立"发、解、和、清、救"五略,论伤寒不唯寒邪;阐经腑,辨疑难自出机杼	《孝慈备览伤寒编》
	方肇权	歙县人。行医江南。究心脉理,所治寒证居多,多用肉桂、附子、干姜、吴茱萸,皆凭脉用药,主张同类药并用,反对寒热药、气血药杂投	《方氏脉症正宗》
	许豫和	歙县人。著名儿科专家,新安儿科代表性人物。重视经典,博览群书,精心研究儿科及痘疹30年,对儿科诊治有很多卓越见解,如壮热无补法;创制很多儿科有效验方,如五疳保童丸;根据四季变化增损药方	《许氏幼科七种》
	郑宏纲	歙县人。著名喉科学家,"养阴清肺"派代表人物,采用综合疗法治疗喉病,也善于用针灸治疗喉科疾患;对白喉病理见解独到	《重楼玉钥》《箑余医语》
	汪廷元	歙县人。悬壶扬州,宗张仲景之说,治多奇验,留医案百余条	《新安医案》《广陵医案》
	程文囿	歙县人。读书广博,医理精通,经35年考订,采集古今医书320余家,经史子集40余种,上自《灵枢》《素问》,下至清代,辑先贤经义650余条,撰成《医述》,取舍甚精,由博返约,是一部极有价值的书籍。临床经验丰富,著有《杏轩医案》一书,临床价值颇大	《医述》《杏轩医案》
	程正通	歙县人。善于调和气血,固本培元。外感热病的治疗多取法于叶桂,提出"温邪袭肺"之说,对于眼科疾病的治疗多有心得,并自创眼科方剂	《程正通医案》
	江考卿	婺源人。善治骨折、跌打损伤,能以他骨填接已碎之骨,创制多种行之有效的内外用药,提出"三十六大穴致命"说	《伤科方书》
	汪春溥	歙县人。考究岐黄百家,精研方药,立方专用温热,投剂见效,于张仲景伤寒学说尤有精思心得	《伤寒经晰疑正误》
	余国珮	婺源人。由易入医,述家传医理,专论燥湿为纲,立论立方无不有异于古法,自制余氏普济丸等施舍	《医理》《婺源余先生医案》《痘疹辨证》
	胡澍	绩溪人。承乾嘉朴学,训诂校勘《黄帝内经》,以文字音训见优,别白精审,独树一帜,所撰《黄帝内经素问校义》是第一部全面引入"小学"方法研究《黄帝内经》的专著	《黄帝内经素问校义》

年代	医家	学术特色	代表性著作
清代	程鉴	歙县人。世业岐黄,尤精医理,曾悬壶浙江衢州,治病应手奏效	《医法心传》《医约》
	吴亦鼎	歙县人。对麻疹和灸法均有研究,善用灸法,所著《神灸经纶》专论灸法,强调灸当与针并重	《麻疹备要方论》《神灸经纶》
	俞世球	婺源人。以儿科见长,为官任职苏州嘉定(今属上海)期间,在南翔创设"槎溪会课",教授医学	《麻痘新编》《续医宗摘要幼科》《摘录经验医案》
	程有功	歙县人。擅长杂病和虚劳证治疗,用药平和、轻灵、变通,著书数十卷,皆毁于兵燹	《冯塘医案》
	叶馨谷	歙县人。程有功弟子,擅治时疫、温热病及疑难杂症,清道光年皖浙赣一带瘟疫大流行,自设药局,自制丸散膏丹,奔走各地送诊施药,民间有"看过叶馨谷,死了不用哭"之说	《红树山庄医案》
	汪宏	休宁人。精于医学,对本草、诊法均有研究,尤其在望诊方面颇有建树。著成中国医学史上第一部系统的望诊专著,书中首次提出"相气十法"	《望诊遵经》
	汪宗沂	歙县人。因侍亲病,乃研医术,辑复宋本《伤寒杂病论》中未收入的张仲景逸论逸方,光绪十四年(1888年)撰《杂病论辑逸》《张仲景伤寒杂病论合编》,对伤寒、温病都有研究和主见	《杂病论辑逸》《张仲景伤寒杂病论合编》
近代	汪莲石	婺源人。后行医于上海。为研究伤寒学的名家,与丁甘仁先生交往甚密	《伤寒论汇注精华》
	王润基	休宁人。拜湖州名医凌晓五为师,学成回故乡开业,善治内、妇、儿科疾病和时病	《伤寒从新》《脉学撮要》《女科汇编》
	王仲奇	歙县人。世医之家,后寓居上海行医,淹贯百家,博采众长,治学严谨,一丝不苟,医名闻于沪上	《王仲奇医案》
	方乾九	歙县人。擅治内科杂病,尤精于调治肺痨咯血,人称"忠堂先生",名噪皖、江、浙、赣,一生带徒数十人	《方乾九医案》

2. 儒医群体,家族传承

"儒医"一词最早出现于宋代,洪迈《夷坚甲志》曰:"有蕲人谢与权,世为儒医。"但何为"儒医"?古人并未给其下一个明确定义。直到现在,虽在新安医派研究的论文或著作中不乏该词,但也没有公认而确切的定义。根据新安医家的情况,个人认为,儒医可以有广义与狭义之分,广义的儒医是指具有较高文化知识素养的医者;狭义的儒医是指学习研究儒家经典,先宗儒、习儒而后从医的医者,也可以是习医、业医而通儒的医者,即先儒后医,或儒而兼医,或医而兼儒。如唐晖在程敬通(程衍道)重刻《外台秘要》序言中言程氏"以日出治医,日晡治儒;出门治医,入门治儒;下车治医,上车治儒"。儒医在宋代以后大量出现,主要是两方面因素,一是宋代医者社会地位的提高,二是医学的社会功能与儒家的经世致用思想目标一致。后者恰是很多新安人以儒入仕的人生追求。

对照上述定义,新安医家大多数为儒医。从广义而言,前已述及,由于新安地区一直有崇文尚学之风,他们从小在儒风浓郁的环境中学习成长,所以新安从医者大多文化程度高,知识相对渊博,能对医学进行系统的学习和研究,有别于某些单纯掌握部分医学知识甚至只掌握一些治疗技术和手段的一般从医者。从狭义而言,新安医家中,有相当部分医家是先学儒然后从医,或弃儒从医。他们有屡试不第而弃儒,有"亲疾己病"(父母至亲或自己生病)而业医,有晚年弃官隐迹于医。科举屡试不第而弃儒攻医者,如吴楚、汪昂。吴楚是在科举考试一次次败北的情况下,经朋友的一再劝说,摒弃杂念,专事医学;汪昂,"明诸生,顺治元年,昂年三十二,罢科举,专意医学,辑《本草备要》《医方集解》二书相资为用"(康熙《休宁县志》卷八)。"亲疾己病"而弃儒攻医者,如汪机、江瓘。汪机为邑诸生,"因母病呕,究心医学,诊切无不奇中,后名高难改,所著《石山医案》《医学原理》《本草会编》"(道光《休宁县志》卷十九);江瓘"因病弃举子业而学医"(道光《徽州府志》卷十二之六),著有《名医类案》等。弃官隐迹于医者,如余傅山,曾为湖北钟祥县令,弃官隐于医术,并劝堂弟余淙弃儒从医。有人统计,新安医家中,"究研儒学"的儒医有近200人之多。可见儒医群体在新安医派中所占的分量。

新安医派的另一个特点是世代家族传承。新安医派中,父子相袭、兄弟相授、祖孙相承、世代业医的家族链现象十分明显。如南宋孝宗时御赐"医博"的歙县名医黄孝通,医术递传,14代孙黄鼎铉、17世孙黄予石,予石之子序庭、孙惠中、曾孙应辉、玄孙鹤龄到黄竹泉再到黄从周等均继承家学,相继25代,历经800余年,是新安医学史上延续时间最长的医学世家。又如明朝嘉靖、万历年间的歙县吴正伦医术高明,其族侄孙吴崐、曾孙吴冲孺、玄孙吴楚等承其学,均为新安名医;清朝乾隆、嘉庆年间歙县程文囿出生于世医之家,20岁始究心医术,临证之暇著《医述》,其弟程文苑、程文荃,其子程光墀、程光台均以医为业。

从时间上看,明清新安世医传承在宋元时期就已经形成气候,而高密度、成规模的涌现是在明代以后,尤其是清代以后,已知以清代为开山祖的世医人数是起于明代的近2倍(明代相对久远,传承断代后更难以考证,也可能是一个因素)。从地域上看,歙县世医最多,近100人,其次是婺源,近60人,再依次是休宁、黟县、绩溪、祁门。从所从事的专科看,临床各科均涉及,如歙县的王氏医学(内科)、澄塘吴氏医学(内科)、黄氏妇科、江氏妇科、正口妇科、南园喉科、西园喉科、蜀口曹氏外科、野鸡坞外科、吴山铺伤科、潜口杨氏儿科、江村儿科,休宁的舟山内科、西门桥儿科、梅林妇科,黟县的三都李氏内科,祁门胡氏伤骨科等。

关于以家族链的世医形式相传的家族数量和医家总量,不同的学者统计结果有所差异,但总体而言,若以3代或3代以上相传的家族链计,总数不会少于百支,医家不会少于300人,超过明清新安医家总数的1/3。可见,家族传承,世代业医,是新安医派的另一个重要特点。

3. 创新不辍,成就卓著

新安医派不仅在医学著作数量上丰富而全面,而且富有创新精神,所撰著的许多文献在中医学术史上成为首创或医学之最,写下了浓墨重彩的华章。如南宋歙县张杲于南宋淳熙十六年(1189年)著成《医说》10卷,凡47门,成为我国现存最早的记载大量医学史料的医史传记类著作,后世称该书是"研究疾病史的良好参考书";明代江瓘所著《名医类案》是我国第一部总结和研究历代医案的专著;明代吴崐所著《医方考》是我国第一部注释方剂的专著;近代中医所推崇的"全国十大医学全书"之中,出自新安医家之手的就有明代江瓘所著的《名医类案》、徐春甫所著的《古今医统大全》、清代吴谦所著的《医宗金鉴》和程文囿所著的《医述》四部。《古今医统大全》100 卷、165 门、185 万字,卷帙浩繁,内容包括基础理论、临床各科、本草方药及养生保健等各个方面,是一部内容极为丰富的大型医学全书,概括了明代以前我国重要医学典籍和医学成就;《医宗金鉴》共 90 卷 15 种,是一部切合临床实用的大型教科医书;程文囿辑成的《医述》16 卷,不仅开阔了临床思路,而且便于对照和查找,成为节录诸家医论之佳作。此外,明代陈嘉谟所著《本草蒙筌》、孙一奎所著《赤水玄珠》、清代汪昂所著《汤头歌诀》《本草备要》、程国彭所著《医学心悟》、吴澄所著《不居集》、祖上迁徙苏州的叶桂所著《临证指南医案》,都是临证习医者的必备参考书,并被中医高等院校编入教科书。我国历史上最早的医学会——"一体堂宅仁医会"是新安祁门医家徐春甫于明朝隆庆二年(1568 年)于北京发起创办的,参加者 47 人,来自全国 7 个省,有学会宗旨、会规、会款,并极力倡言学术之精益求精和医德医风对业医者的重要性。这不仅是医学会之最早者,也是自然科学学会于世界上之最早且规模最大者。

新安医家在著作出版、学术组织方面创造了诸多第一,在中医学术层面也创造了很多新观点、新思想。如在中医基础理论领域,孙一奎的命门动气说观点新颖,影响颇大,成为中医温补理论的重要学说。清代医家汪昂在宋明医家暑病证治经验的基础上,提出"暑必兼湿说"。《本草备要·香薷条》提出"暑必兼湿,治暑必兼利湿。若无湿,但为干热,非暑矣",认为暑与热均为阳邪,两者的区分就在于有无兼湿。《医方集解·清暑剂》指出:"暑为阳邪故蒸热,暑必兼湿故自汗,暑湿干心则烦,干肺则渴,干脾则吐利,上蒸于头则重而痛,暑能伤气,故倦怠。"并推荐了四味香薷饮、清暑益气汤、六一散、缩泉丸、消暑丸、五苓散等 10 首清暑剂。在外感病领域,明代汪机提出"新感温病说",突破了《黄帝内经》"冬伤于寒,春必病温"的认识。在伤寒领域,明代方有执的"错简重订"说一鸣惊人,开启了伤寒学派内部学术争鸣的序幕,对后世影响深远。在治法领域,明代汪机的营卫说和参芪说影响颇大,当代著名医家裘沛然教授认为其说"足开后世医家处方用药的妙谛"(《中医历代各家学说》)。程国彭提出"汗、吐、下、和、温、清、消、补"的医门八法,高度概括了中医的治法,言简意赅,脍炙人口,成为中医治法的津梁。在喉科领域,清代郑宏纲所著《重楼玉钥》是我国第一部针药并用治的喉科专著,其治疗白喉的养阴清肺法及其方剂对中医喉科做出了重要贡献,奠定了白喉治疗的基石。如此等等,不一而足。可见新安医家具有较强的创新精神,在中医理论和临床方面都有着突出的贡献。

4. 流派纷呈,贡献突出

在新安医派内部众多的医家中,根据其研究旨趣和学术贡献,可以看出其中存在若干学派,主要有医经学派、伤寒学派、温补学派、养阴清润派。

(1)医经学派

新安有"东南邹鲁"之美称,儒学传统悠久,重经典、重传承,成长于这样的环境里,新安医家在崇古遵经思想的熏陶下,都遵从《黄帝内经》经旨,刻苦钻研《黄帝内经》理论。在《黄帝内经》研究方面,据不完全统计,明清共有 18 位新安人士撰写《素问》《灵枢》研究专著 19 部。

明代汪机著《续素问钞》,是对元代滑寿《读素问钞》的补注。他认为滑寿所集过于简略,不利后学阅读,故复取王冰注,并采《难经》《针灸甲乙经》《备急千金要方》以及张从正、朱丹溪、王安道、黄仲理等各家之说,参补其间。既宗滑寿之解,又常采王冰前贤之说,并结合临床心得阐发经旨,加以发挥,不仅使经文更易于理解,而且大大提高了《素问》的学术价值。

明代徐春甫《内经要旨》,也是"因滑氏之钞目,而益以诸贤之勾玄,提注详明,辨释条达"著成。全书分阴阳、摄生、病能、论治、脉候、色诊、藏象、经度、运气、标本、针刺、骨空等12篇,注释提纲挈领、详略得当。

明代吴崐《黄帝内经素问吴注》以王冰24卷本为底本,对《素问》79篇原文逐句进行校注,在整理经文、训释经义、阐发经理等方面成就突出。他深研经义,通过删衍繁、辨阙文、移错简、纠讹文等方法对经文进行了整理,使经文语句通顺,旨意晓畅,其改动经文共出校语151处(包括4处对篇名的修改)。其训释《素问》旨在准确说明经文中的使用意义,因而在训诂方法上主用义训。其注释《素问》结合医理,阐发透彻,使理论更能有效地指导临床实践。全书共出注4 386条,其中训诂条目就有2 500余条,是医史上《素问》的重要注释文献。

明末清初汪昂著《素问灵枢类纂约注》,将《素问》《灵枢》分类合编,突出重点,分为藏象、经络、病机、脉要、诊候、运气、审治、生死、杂论9类,广采众说,加以注释。对于解释不通的经文,则存疑待考,不随文敷衍、臆断,严谨求实。

清代罗美著《内经博义》,由博返约,分别对《黄帝内经》五运六气、阴阳五行、脏腑经络、脉因、针刺、病态证治等加以总结。对《黄帝内经》理论融会贯通,其解说不望文生义、以经解经。如在"其气三论"中,罗美举"三而成人"之例说明,"故人之成也,本乎气交。禀天之阳动之气,本地之阴静之精,而神存乎其间,以立性命之基。是精、气、神三者,合而不离也,此所谓三而成人"。以天地之间动、静及所以能动静者三个变化状态,为《黄帝内经》所言"三气"之实质,对后世颇有影响。扬州名医叶子雨于《难经正义》中称:"阴阳之理,以和为洽,究未若罗澹生《内经博义》引申《天元宝册》之义为晓畅也。"裘吉生先生于《珍本医书集成》中评罗美之书曰:"其学说参《素》《灵》之奥义,为国医之基础。于《内经》运气之学,阐发无遗。"又曰:"论生理,皆天人合一之旨;论病理,皆根据经文之意;至诊断治疗,无不引证经义,询一部《内经》大注解也。"

清代江之兰著《医津一筏》,摘取《黄帝内经》中"治病必求其本"等14条经文,结合临床实际对其进行疏论阐解,言语精当,说理透彻,如对"治病必求其本"所注,认为"邪之所凑,其气必虚"是一注脚,"然亦有身体壮盛之人,暴受邪气",则"邪为本、虚为标",对深入理解《黄帝内经》治则治法理论及临床运用,很有参考价值。

清代胡澍《黄帝内经素问校义》,计32条文,不仅校勘了《黄帝内经》部分原文,而且校正了王冰、林亿的部分注文。此前,《黄帝内经》注家多不通音韵之学,胡澍精于谐声、转注、假借之学,首次将"小学"方法系统引入医学,不蔽于原文字形,而从音韵上求得其义。但不专倚音韵一端,训诂学中形、音、义三者相互参用,校正文字广涉各家,辨衍、脱、讹、倒,精思博考,表现出了浑厚的功力和严谨的学风,提出了许多独到的见解。

新安医家以深厚的儒学功底,以对古文字娴熟的驾驭能力,在继承的基础上对《黄帝内经》进行了多方面的诠注与阐发,尤其以明代汪机《续素问钞》、徐春甫《内经要旨》、吴崐《黄帝内经素问吴注》,清代汪昂《素问灵枢类纂约注》、罗美《内经博义》、胡澍《黄帝内经素问校义》为代表,此外尚有汪钲《难经释义》、程林《难经注疏》、戴震《难经注》等,明显形成了医经学派。

(2)伤寒学派

代表医家有汪机、方有执、程应旄、郑重光、吴谦等。汪机《伤寒选录》乃壮年读《伤寒论》

时对经文及各家论注作的分类选编,其自序云:"尝辑诸说,少加隐括,分条备注,祖仲景者书之以墨,附诸家者别之以朱",以"备临证参考之用"。新安医派中着力治伤寒之学最为突出者,当推方有执、程应旄、郑重光三医家,三人皆为倡"错简重订"的代表医家。方有执潜心研究《伤寒论》数十年,认为王叔和整理、成无己注解的《伤寒论》"颠倒错乱殊甚",首开其端地提出"错简重订"说,对《伤寒论》的篇章和条文顺序大加改订,著《伤寒论条辨》,开《伤寒论》错简重订派之先河,掀起了伤寒学派学术争鸣的序幕,在中医学术史上有重要影响。其后,与方氏同里的歙县程应旄,汲取方氏研究整理伤寒条文之长,再行归类条理,阐发己见,著成《伤寒论后条辨》(又名《伤寒论后条辨直解》)。同为歙县的清代医家郑重光,"于治疾之余,原本《条辨》一书,删其支词,更旁及《尚论》《缵论》《后条辨》《伤寒论翼》诸书,谬以己意,折中一是",著《伤寒论条辨续注》,使"篇中诸条,皆遵经文,精详辨注于后。若证若治,开卷了然"。"是书……融贯诸家之发明,增损条辨为完书。纲举目张,使人一寻究乎其中,而即不至诿为莫殚之业,则意者其庶几乎。"可见,方、程、郑三家学术著作一脉相承,具有典型的学派特征。其后的清代歙县名医吴谦,奉敕命领衔编撰《医宗金鉴》时,仍吸收方有执"错简重订"说,以《伤寒论条辨》为蓝本编次《医宗金鉴·订正伤寒论注》17卷。

新安医派中,除以上几位研究伤寒论成就卓著的医家之外,还有明代陆彦功《伤寒类证便览》,清代汪纯粹《孝慈备览伤寒编》、程林《伤寒论集注》《伤寒抉疑》、汪文誉《伤寒辟误三注真经》、汪春溥《伤寒经晰疑正误》、汪宏《伤寒论集解》、程文囿《伤寒提钩》、程宏宾《伤寒翼》、程云鹏《伤寒问答》。

从广义伤寒而言,新安医学在温病学方面的专著尚有郑重光的《瘟疫论补注》、郑康宸的《瘟疫明辨》、汪文绮的《瘟疫论两诠》、许思文的《墨罗痧问答论》等。

可见,新安医派中有一批医家致力于外感病尤其是伤寒的研究并著述甚多,从而形成了伤寒学派。

(3)温补学派

新安医家中,有一批医家在理论和临床上都重视温补,因此存在着温补一派。代表医家如汪机、徐春甫、孙一奎、吴楚、郑重光、程文囿等。汪机的重温补主要体现在善用人参、黄芪。他在《营卫论》中说:"经曰:阴不足者,补之以味。参、芪味甘,甘能生血,非补阴而何?又曰:阳不足者,温之以气。参、芪气温,又能补阳……可见参、芪不惟补阳,而亦补阴。"于此可见,汪氏重视温补,把参、芪作为既补阳又补阴之药对,并且在虚损性疾病中广泛应用。此外,汪机有一族侄弟子,名汪副护,新安休宁人,生卒年不详。《休宁县志》载汪副护:"师祁门汪机……祖东垣老人,专以扶元气为主,因号培元。医行四十余年,全活甚众。"从其自号"培元"来看,其重视温补元气的思想是显而易见的,但若从其"祖东垣老人"来看,其所谓的"培元"主要还是补益脾胃之气,与后世所言的培补命元精气的内涵尚有差异。

徐春甫师从于汪机的族侄汪宦,而更私淑李东垣,以胃气为元气,认为百病皆由脾胃衰而生,补中益气汤等方"为王道之本,而实为医家之宗主",提出了"人之有生,以脾胃为主""治病不查脾胃之虚实,不足以为太医"等观点,确立了"调理脾胃以安和五脏"的治疗思路,临证诊治多立足于"脾胃元气",善以白术、茯苓、人参、黄芪等药用治。其寓居京师时开设"保元堂",其起家之成药秘方《评秘济世三十六方》,和脾胃、补脾肾、从脾肾论治之剂多达18方,专治脾胃者8方。作为汪机的再传弟子,徐春甫固后天之本、培"脾胃元气"之治用,较之先师可谓有过之而无不及。其《古今医统大全·痼冷门》重申"附子以行参、芪之功",强调痼冷者"惟贵乎温补,不可太刚"。徐春甫也不否认《难经》先天元气之义,所编《老老余编》《养生余录》均认为,保养元气关键在于保养肾精,其要旨在于培护元气,诸如"人生元气之所禀""大凡住生,先调元气"之类的言谈,随处可见,所列 186 首药膳食疗方,脾肾方 119 首(其中脾胃方 69 首),投人参、白术、黄芪者无计。

明代另一位新安医家孙一奎,师从汪机弟子黄古潭,为汪机之再传弟子。孙氏深受理学影响,在理论上提出了命门动气说,构建了自己的命门三焦模型,对上焦的气不上纳、中焦的水谷不化、下焦的水谷不分等病证,都主张采用温补之法,并创立壮原汤、壮元散等方剂来治疗命门元气不足之证。但需要指出的是,孙氏虽在理论上提出新说,并应用于临床,但综观《孙文垣医案》,其用温补之法尚不够普遍。

清代另两位新安医家吴楚和郑重光则是力倡温补的勇猛精进者。吴楚,清初歙县澄塘人,诊治中常立足于虚、寒来分析处理疾病,是一位典型的重温补的新安医家。吴氏不仅重视脾,也重视肾,常益气与温阳合方,补脾与温肾同用。其《医验录初集·凡例》称:"俗见谓余好用温补,兹集中所载用寒凉而验者十之三四,用温补而验者十之五六,则诚如所谓矣。"他指出"甘温之药,如行春夏之令,生长万物者也……司命者,当常以甘温益气血"。

清初郑重光则于伤寒、温病多有研究,强调阴阳和调,力倡阳气之说,认为"乾统乎坤,卦画于阳",阳为阴主,"万物体阴而用阳,二气屈阴而伸阳,圣人贱阴而贵阳。人之身,阳不尽不死,阴不胜不病",治病主张温阳益火、温补培元。因痛感时俗恣用苦寒,故专捡"亢害疑似之症"汇成《素圃医案》,选案以阴证居多,议治以温补见长,擅用人参、黄芪,尤多以干姜、附子起病,所辑 187 案以温补治验效案达 152 案,形成了鲜明的温补培元诊治特色。如治"朝食暮吐,百治不效"案,"全用参术为君以培土,桂附为臣以益火",坚持 4 年、约服千剂而愈;再如治痢下脓血、历医不效案,据脉诊为肾气虚"大瘕泻",药人参、黄芪、白术、当归、附子等补气,月余果验;又如治中焦虚寒泄泻案,素体阳虚,重用"附、姜、桂"等辛热温补取效。郑重光客寓仪征、扬州 30 年,以善用人参、黄芪、肉桂、附子驰誉两地。《仪征县志》载:"殁数十年,黄童白叟无不知其名字。"

又有程文囿,清代乾隆、嘉庆、道光年间安徽歙县人,其代表作为《医述》和《杏轩医案》。其《杏轩医案》共 192 案,涉及内、外、妇、儿诸科,尤以内科医案最多。粗略统计全部医案之治法,其用温补治法约有 80 余案,占了全书近 50% 的分量,可见程氏对温补法的推崇。观所用温补之方,有归脾汤、两仪煎、理阴煎、附子理阴煎、镇阴煎、补中益气汤、附子理中汤、大补元煎、补阴益气煎、左归丸(饮)、右归丸(饮)、地黄饮子、六味丸、八味丸、六君子汤、六味回阳饮、参附汤、大营煎、暖肝煎、生生子壮原汤等,以上诸方,大多出自《景岳全书·新方八阵》,可见其主要受到张景岳的影响,同时也受到李东垣、赵献可、孙一奎的影响。

以上所举医家,既有部分存在师承授受之关系,又都有皆重温补之相同学术特点,因此,将其归类为温补学派是能够成立的。

(4)养阴清润派

新安养阴清润派导源于朱丹溪养阴说,主要是在明清时期防治瘟疫的临床实践中应运而生的。

明万历年间歙县罗周彦拓展"固本培元"治法的范围,超越元气偏阳性的定论,第一次将元气分为元阴、元阳,明确细分出先天和后天元阴、元阳 4 类,并创立了 4 首培补先后天元阴元阳系列方,实质上是试图将朱丹溪养阴说纳入元气论之中,其先天元阴不足治以补水益元汤、后天元阴不足治以滋阴益元汤之法,对后世新安养阴清润派的形成产生了一定的影响。

清代康熙时期祖籍歙县的叶桂,自署"古歙",迁居苏州,他擅长治疗温病时疫和痧痘等证。1733年苏州疫病流行,他拟定甘露消毒丹、神犀丹,救活了很多患者。诊断上他注重从舌象干湿润燥去测知津液之存亡,针对温病火热伤阴、消耗津液之情,认为"热邪不燥胃津,必耗肾液",强调"治疫必重养阴",存阴保津贯穿瘟疫治疗的始终,用药"忌刚用柔",燥热伤阴之证多以"甘平或甘凉濡润之品"濡养胃阴,又谓"夏暑发自阳明,急以甘寒养津而急救胃阴"。保胃阴、存胃阴并不局限于外感,叶桂认为胃喜柔润,得阴自安,明确指出"胃为阳明之土,非阴柔不肯协和",养胃生津更适用于"杂病虚劳",从而系统地创立了养胃阴的理论和治法。

与此同时,歙县吴澄有感于时医"治虚损者少,做虚损者多;死于病者寡,死于药者众",潜心研究虚劳病证。他认为虚损之证又往往最易表现为脾胃后天虚损之象,脾胃虚弱则一切药饵措施不能尽效,主张健脾胃为治疗虚损之第一步;而虚损之人又多为阴火所灼,津液不足,筋脉皮骨皆无所养,而精神亦渐羸弱,百症丛生,此时若一味地用芳香辛燥之品温补脾胃,势必更伤脾阴,于事无补。他在前代有关"脾阴"和"元阴元阳"说的启发下,提出脾虚当分阴阳、"虚损健脾勿忘脾阴"的观点,主张以芳香甘平之品培补中宫,而不燥其津液,由此系统地提出了辨治方案和理法方药,开创了治理脾阴的大法脉络。

叶桂"养胃阴"说与吴澄"理脾阴"相得益彰,两人又是同时代人,一起弥补了李东垣脾胃学说的不足,使新安调理脾胃的治法达到了前所未有的高度。

清乾隆、嘉庆年间,歙县许豫和以善治儿科名震郡邑,尤专痘疹,所治病热者十居其八,认为治壮热"泻邪以存元即是补",主清热为治。据《怡堂散记·曹振镛序》记载,许豫和在针砭时俗之误时明确指出:"又有温吹黍谷,火逼甘泉,味只重于参苓,性独偏夫姜桂,遂使采薪之虑,几等积薪。本无求艾之劳,但知灼艾。苗先燦尽,树已烧空。三虫作心腹莫大之忧,二竖为膏肓不治之疾。炽乎火上炎而作甘烁矣,心内热而饮冰,纵力可回天,孰若调和于未熏蒸之始?"

清代自乾隆年间起白喉多次大流行,病情瞬息万变,夭枉者不可胜数。"古无是病,亦无古法",歙县郑氏喉科郑宏纲、郑枢扶父子亲眼见证了这些灾难,积累了大量的诊治经验。他们在继承家传喉科秘法基础上,提出了著名的"养阴清肺说",倡阴亏之说,立养阴之法,创制养阴清肺汤,与吹喉药、三针法灵活施用,成功治愈了无数患者。郑氏父子在白喉、烂喉丹痧等重大疫病和其他咽喉感染性疾病等的防治上均有贡献,养阴清肺说扩大了多种阴虚肺燥病证的治疗思路。

19世纪中叶,"燥火之病"流行,激发了婺源余国珮对燥湿二气重要性的理性思考。未末申初"燥金极旺",他以禾苗易受旱涝影响、草木有汁则长青为喻,针对外感时疫燥邪为患,并由此及彼推论至内外各科病症的辨治,独树一帜地提出万病之源"燥湿为本"说。余氏治外感伏邪"宁多用救阴",创制了偏重治燥的各种方剂,治内伤"首重补阴",持"欲作长明灯,须识添油法"之论,重养阴润燥之治,临床各科多以体软滑润、多汁多油之品用治,其《婺源余先生医案》用药不过百余味,其中沙参出现频率高达86%之多。他声称:"予述《医理》,立论传方,无不有异于古法,医家病家从来未见未闻。"余氏的自信来源于他对"大运转于燥火"的深刻理解和把握,更是建立在亲身临床"已验再验"基础上。

基于元气分阴阳出发,从胃阴虚、脾阴虚到肺阴虚再到燥邪致病说,从养胃阴、理脾阴到养阴清肺再到内外各科均重养阴润燥,以叶桂、许豫和、郑氏喉科、余国珮为代表,以瘟疫诊治为重心,以养阴护津为要务,以顾养阴液为治则,有代表性医家、医著,有学说支持,有特色治法用药,俨然形成新安养阴清润派。

　　以上各派,虽有些学派内部并无明显的师承授受关系,然就其学术主张和研究领域而言,都具有明显的共性和特色,因此,在新安医派中存在以上四个学派是可以成立的。

　　5. 临床方药,皆有成就

　　新安医家,皆学有渊源,理论功底扎实,临床疗效甚高,而且善于著述,因而,其在临床各科及方药方面皆有成就。

　　(1)内科方面

　　新安医家中内科名家甚多,其相关著作有70多种。如明代程玠精研脉理,其《松崖医径》主张"杂病准伤寒"治法,临床医案颇能给人启迪。吴正伦的《脉症治方》按脉审证,因证酌治,因治定方,环环相扣,立论精详。余淙的《诸证析疑》为内科善本,医者竞相传抄,被称为"苍生之司命"。孙一奎的《赤水玄珠》专于明证,对寒热虚实、表里气血辨证详细。明末清初程衍道的《心法歌诀》《医法心传》二书,有博有约,各有发挥,李中梓为《心法歌诀》作序时盛赞此书"博而约之,神而明之……为医道之舟楫,岐黄之模范"。清代程国彭的《医学心悟》对养生、诊断、治法、伤寒、杂症、妇产等,靡不备述,提纲挈领,深入浅出,影响颇大。其所创用的贝母瓜蒌散治疗痰热生风,止嗽散治疗咳嗽,神仙解语丹治疗中风不省人事之厥证,生铁落饮治癫狂,消瘰丸用于清热化痰、消坚散结等方,均为医界广泛应用。吴澄的《不居集》专论虚损,将虚损分为内伤、外损,是一部专治虚损的著作,辨证立法,独有见解。

　　(2)外伤科方面

　　代表性医著有明代祁门汪机《外科理例》、洪玥《外科秘要》,清代程国彭《外科十法》、鲍集成《疮疡经验》、王有礼《尊生外编》、姚慎德《外科方略》等,计有8种。其中《外科理例》从病理上解释外科病证,说明外证多本于内因;在治法上主张调补元气,先固根底,戒滥用刀针,以消为贵,以托为畏,这些主张均为经验之谈,可以效法。故为当时外科书中一部较好的著作。另外,《医宗金鉴·正骨心法要旨》是一部影响较大的伤科著作。

　　(3)妇产科方面

　　新安妇科,源远流长。始于南宋孝宗时之歙人黄孝通,曾被御赐"医博",其后裔因多次治愈皇亲国戚之病而得到皇上嘉奖,相传25代,历800余年。在妇科领域,有一批医学著作诞生,如明代徐春甫《妇科心镜》、洪九有《生育指南》、清代黄予石的《妇科衣钵》、汪喆《产科心法》、程公礼《产科良法》、许思文《妇科阐微》。妇科文献约有12种。二版《医史讲义》称汪喆之书是较好的产科专书。

　　(4)儿科方面

　　新安医家擅长儿科的甚多,医著也有数十种之多,如明代汪源的《保婴全书》、汪机的《痘治理辨》、徐春甫的《螽斯广育》《幼幼汇集》、孙一奎的《痘疹心印》、程公礼的《保赤方略》,清代孙光业的《幼科仁寿录》、余梦塘《保赤存真》、许豫和的《许氏幼科七种》等,均是儿科难得的专著。其中许豫和的《许氏幼科七种》(包括《小儿诸热辨》)为新安儿科专著的善本。

　　(5)喉科方面

　　代表性著作有清代郑宏纲《重楼玉钥》、郑承海《喉科杂证》、郑枢扶《重楼玉钥续编》、许佐廷《喉科白腐要旨》、许思文《喉科详略》、郑鏖《喉科秘钥》、程镜宇《痧喉阐义》等,计有 10 种。二版《医史讲义》称:"郑梅涧的《重楼玉钥》总论中,对咽喉在生理上的重要性,及喉疾病的诊断方法,做了详细的论述。于总论之后,列出喉风三十六证,其中已述出白喉的一些特征。此外对喉科的针刺方法也做了详尽的介绍。"郑若溪的《喉白阐微》则是少有的白喉治疗专著。

(6)医案方面

新安医家留下了大量的医案著作,成为寻绎新安医家学术思想、学习他们临床经验的重要读本。如明代医家江瓘和其子江应宿的《名医类案》是中医学史上第一部总结历代名医医案的著作,该书搜集了自汉至明代的名医验案、家藏秘方和编者个人医案,并旁及经、史、子、集有关资料,各科齐全,内容丰富,是第一部真正意义上的医案著作。汪机的《石山医案》,孙一奎的《孙文垣医案》,程文囿的《杏轩医案》,在中医界都负有盛名。另外吴楚的《医验录》,郑重光的《素圃医案》也是极佳的医案著作。《孙文垣医案》《医验录》《杏轩医案》中的医案叙事完整,诊疗过程详细,其中的辨证思路清晰,可读性很强,许多医案从初诊一直到复诊,乃至四诊、五诊,个别医案字数多达两三千字,读起来啧啧有味,启迪良多。《杏轩医案》既记载成功经验,也记载失败教训,这种求真求实的科学精神尤其难能可贵。其他还有《程正通医案》,许豫和的《橡村治验》《怡堂散记》《散记续编》等,都是不错的医案著作。

(7)针灸方面

南宋时期,即有休宁吴源善针灸,被封为翰林医官。元代王国瑞著《扁鹊神应针灸玉龙经》影响颇大,杨继洲的《针灸大成》就是以此书和徐春甫的《古今医统大全》等书作为主要的参考书籍编撰而成。明代汪机的《针灸问对》语简义明。吴崐的《针方六集》集古代针灸学之大成,内容丰富,理邃学深,很有临床价值。还有清代吴亦鼎著《神灸经纶》4 卷,是中医学宝库灸治文献中最典型的灸治专著。

新安医家对针灸理论的发展也做出了重要贡献。例如,王国瑞提出"穴法相应三十七穴",首创"透穴针刺"法;汪机提出"灸治疮疡""治病无定穴"理论;徐春甫倡导针药并用,尤其推崇灸法;吴崐将经络辨证和脏腑辨证相结合,按照五脏六腑、十二经脉分别取五腧穴,且补注《金针赋》;郑宏纲提出"开风路针""破皮针""气针"之三针说,编写针灸歌赋。这些学术思想,对丰富针灸学术理论和指导临床实践均有重要意义。

(8)方药方面

本草著作,如元代程汝清《医药图记》,明代汪机《本草汇编》、陈嘉谟《本草蒙筌》、鲍元则《野菜博录》、吴崐《药纂》,清代汪昂《本草备要》、汪汲《解毒编》、巴堂试《本草便读》等,计有 31 种。其中陈嘉谟的《本草蒙筌》对药物的产地、采集季节、真假鉴别、炮炙、服药方法均有详细的论述。而汪昂的《本草备要》则"参酌古今药论加以发挥,或选用常用之药,以求实用,颇切初学"。其中汪汲《解毒编》则是针对因食物中毒及往常用药出现人所难以耐受的副作用的应急处理之法,所编亦较独特。又鲍氏能于天灾人祸之年,著此济荒本草,其慈爱之心可鉴。

方剂学方面的专著颇多,如元代程汝清《医方图说》、徐杜真《杜真方书》,明代吴崐《医方考》,清代罗美《古今名医方论》、汪昂《医方集解》、程林《即得方》、汪绂《医林纂要探源·方剂》、余懋《方解别录》等,计有 62 种之多。吴崐的《医方考》是选录前人良方,探索制方用药原理的代表。汪昂的《医方集解》亦为研究方剂者之必备参考书。

总之,在北宋至晚清乃至民国的数百年间,新安地区医家辈出,医著宏丰,成就卓著,蔚为大观,在中医学术史上占有重要地位,具有深远影响。

四、新安医家学术思想和临床经验研究的必要性与价值

关于"新安医派"的研究,一直是体现安徽省和安徽中医药大学学科优势和特色的研究领域和研究方向。近30多年来,关于新安医派的主要研究工作有:①新安医派发展史研究,以1990年歙县卫生局、歙县中医院修订编印的《新安医学史略》为代表。②对新安医家的生平事迹考证研究,以1987年安徽科技出版社出版的《新安名医考》为代表。③新安医著的考证研究,以1999年安徽科技出版社出版的《新安医籍考》为代表,全书征引历代书目下迄清末民初约850余种。④新安医家名著的整理编撰出版,以1990—1995年安徽科学技术出版社出版的《新安医籍丛刊》和2009年中国中医药出版社出版的《新安医学名著丛书》为代表。前者分为医经类、伤寒金匮类、诊法类、本草类、方书类、综合类、外科类、妇儿科、针灸类、医案医话类、医史类、杂著类等10余类共15部;后者包括《医学心悟》《医学原理》《医旨绪余》《望诊遵经》《伤寒论条辨》《伤寒论条辨续注》《伤寒论后条辨》《读伤寒论赘余》《医方集解》《本草备要》《孙文垣医案》《杏轩医案》《老老余编》《养生余录》《医说》15种著作,其中将《读伤寒论赘余》与《伤寒论后条辨》合集,《养生余录》与《老老余编》合集,所出版书籍为13部。皆为新安医家著作中价值较大者。⑤新安医家学术精华的分类发掘整理,以2009年中国中医药出版社出版的《新安医学精华丛书》为代表,该丛书共10册,分为学术思想、临床各科、医论医话等方面,是分门别类对新安医家学术特色与临床成就的一次集中总结、归纳和提炼。⑥新安医派医学成就、学术特色和理论学说的挖掘探索和现代研究。近几十年来,国家科技部、安徽省科技厅、教育厅、安徽省社科联等立项的以研究新安医派的自然科学和社会科学方面的科研课题不下百项,其中以安徽中医药大学承担的国家科技支撑计划"新安医学传承与发展研究"为代表,其代表性成果"新安医学特色理论的继承与创新研究"分别获2013年度中华中医药学会科学技术奖一等奖和2016年度安徽省科技进步奖一等奖,课题组还汇集相关研究成果,分别于2016年和2018年出版了《新安医学流派研究》《新安医学研究集成》两部著作,其中《新安医学研究集成》分别荣获32届华东地区科技出版社优秀科技图书一等奖和2017—2018年度安徽省社会科学奖。据不完全统计,到2018年底,有关"新安医学""新安医家""新安医著"的研究论文总数达1 200余篇。以上的研究课题和研究成果在很大程度上扩大了新安医派的影响,弘扬了新安医派的学术成就,也培养了一批学术人才。

对"新安医派"的研究,目前虽已做了大量工作,但也存在不足,主要问题是:对新安医派中著名医家的学术思想和临床经验进行全面系统挖掘和整理的研究工作尚未开展,而这一内容恰恰是研究新安医派学术价值的核心所在,因为医派的价值主要就体现在著名医家的学术思想和临床经验之中。之所以没有开展,是因为这一研究难度较大,困难甚多,要花大气力去深入研读医家的著作,从中挖掘提炼学术思想和临床经验,而很多医家的著作在当代没有刊行,存世量少,查阅目录古籍多为珍善本,难以获取阅览,如清代汪宏的著作目前仅出版了《望诊遵经》,其他多部著作还珍藏在某机构图书馆,难以获取研读。另相当大部分的著作是有书名而现无书存世。此外,还要广泛收集当代对不同医家研究的零散研究成果。因此,本课题以新安医家中的著名医家为纲,全面系统深入地挖掘和整理其学术思想和临床

经验,是有重要价值的选题,对于进一步弘扬新安医派的学术成就与特色,传承学术精华,促进理论创新,指导临床实践都具有重要的意义。

鉴此,在安徽省高校自然科学重大研究项目支持下,我们开展了新安著名医家学术思想和临床经验这一课题的研究工作,经过对北宋到晚清期间新安医家及其著作的认真遴选,着重考虑学术著作的理论和临床价值以及著作的可及性,经反复斟酌,选择了33位学术成就突出、临床经验独到的著名医家进行系统研究。所涉医家地域范围确定为籍贯是徽州的一府六县,也包括出生地或祖籍为徽州,后迁往外地行医的医家。时间范围确定为清代以前,而民国至今的近现代新安医家则有待今后进一步发掘研究。收录的标准是影响较大、医名较著,有独到的学术思想和临床经验,并且有存世医著可供研究者。每位医家的撰写内容包括生平与著作、学术思想与特色、临证经验、医案选录、医论医话、代表方剂。其中生平与著作部分对医家的生平、著作的内容和版本情况做简要介绍;学术思想与特色则着重梳理归纳医家在中医理论上具有创新性、不同于其他医家、最能体现其学术主张和学术特色的学术观点,分小标题撰写;临床经验部分总结归纳医家有自身特色的诊疗思路、方法、特色和独到经验,不同方面的内容也分小标题撰写;医案选录选择医家本人诊治的代表性医案若干,案后加按语;医论医话选录其观点鲜明、立论独特、独具匠心、有开拓思维、议论有理有据者;方剂选录部分酌情选择医家自创或有特色的5~20个代表性方剂,注明组成、剂量、用法等。由于不少医家只有理论或方药专著,缺乏临床经验或医案、代表方剂等文献资料,上述条目内容有些医家不完全具备,则相应缺项,根据其专长所在斟酌处理。上述所列项目重点放在医家学术思想和临床经验的整理,辅以医案、医论医话、代表方剂。所选医家的内容按朝代先后进行排序。同时,在本绪论部分对"新安医学"还是"新安医派"的称谓问题、新安医派的形成原因、新安医派的主要特点与成就以及新安医派中具有明显学派特征的学术流派情况、基础与临床各科贡献情况加以总体介绍,希冀读者在研读新安医家学术思想和临床经验的同时,对新安医派的总体情况有比较全面的了解和认识。

本书是对新安医家的学术思想和临床经验首次进行比较全面深入地挖掘整理的综合性研究著作,是安徽省高校自然科学重大研究项目的主要研究成果,也是开展新安医派研究所做的一项填补空白的工作。希冀本书的出版,对进一步丰富和深化新安医派的研究有所裨益。

参考文献

[1] 许承尧.歙县志[M].徽州:歙县旅沪同乡会校印,民国二十六年(1937年)排印本.
[2] 黄忠民.浅谈"新安医学"对温病的贡献[J].皖南医学,1979,(10):5-6.
[3] 项长生.新安医家对中医学的贡献及其在中国医学史上的地位[J].中华医史杂志,1985,(2):121-126.
[4] 李洪涛,刘培雷.浅论新安医学及其发展兴盛的历史动因[J].安徽中医学院学报,1989,8(1):20-23.
[5] 童光东,王乐匋,许业诚.浅谈儒医在繁荣新安医学中的重要作用[J].安徽中医学院学报,1989,8(3):33-36.
[6] 洪芳度.新安医学史略[M].黄山:歙县卫生局、歙县中医医院,1990.
[7] 项长生,汪幼一.新安医学著作对中医学的贡献[J].中国中医基础医学杂志,1998,4(5):47-50.
[8] 李济仁.新安名医考[M].合肥:安徽科学技术出版社,1990.

［9］李济仁.大医精要——新安医学研究［M］.北京:华夏出版社,1999.

［10］王乐匋.新安医籍考［M］.合肥:安徽科学技术出版社,1999.

［11］储全根.新安温补医家与温补流派［J］.安徽中医学院学报,2011,30(4):11-13.

［12］中医学术流派研究课题组.争鸣与创新——中医学术流派研究［M］.北京:华夏出版社,2011.

［13］王键,牛淑平,黄辉.新安医学的成就与贡献［J］.中华中医药杂志,2013,28(1):146-149.

［14］王键.新安医学流派研究［M］.北京:人民卫生出版社,2016.

［15］万四妹,刘伯山,王键.明清新安世医探析［J］.北京中医药大学学报,2018,41(4):289-293.

［16］王键.新安医学研究集成［M］.合肥:安徽科学技术出版社,2018.

［17］张贵才.新安医学研究·新安医学名医名著［M］.合肥:安徽科技出版社,2019.

（储全根　黄　辉）

王 国 瑞

一、生平与著作

1. 生平简介

王国瑞,元代徽州府婺源人,约生于13世纪末到14世纪初,卒年不详。其幼随父学医,世受其业,成为元明时代的针灸名家。王国瑞精于针灸,在流注针法、飞腾八法以及透穴针法等方面多有建树,后担任太医院吏目,著有《扁鹊神应针灸玉龙经》1卷,大力倡导窦汉卿的针灸学术思想,是金元之际窦汉卿学派的重要继承人,为窦氏针灸学术的传播起到了很大的作用。

2. 著作简介

《扁鹊神应针灸玉龙经》(以下简称《玉龙经》)1卷,刊于元仁宗天历二年(1329年),以通俗歌括著称,载有《玉龙歌》《天星十一穴歌诀》《针灸歌》等。其弟子周仲良在该书的后序中说:"《玉龙经》者,婺源王先生所传针灸之书也。其所以托名扁鹊者,重其道而神其书也。"名曰玉龙者,"玉为天地之精……遇病辄医,医必见效。信此书之道,犹玉之孚尹旁达,光焰愈久而不磨"。"龙之神变极灵……龙之行天,施泽之无穷,变化愈神而人莫得而测之也"。至于"神应"之由来,考《宋史》许希传:"景祐元年(1034年,引者注),仁宗不豫","希曰针心下包络之间,可亟愈","(诸黄门)试之无所害,遂以针进,而帝疾愈"。"帝问其故,对曰,扁鹊臣师也,今者非臣之功,殆臣师赐,安敢忘师乎,乃请以所得今兴扁鹊庙。帝为筑庙于城西隅,封灵应侯。(希)著《神应针灸要诀》行于世"。"神应"之名由此而来,针灸书籍也多称举扁鹊。

《玉龙经》是一本针灸理论与实践、学习与提高相结合的针灸专著,包括了王氏以前针灸医家对于经络腧穴理论及针法与实践的精粹,学以致用,价值较高。整篇2 400余字,七言一句,四句一小歌。《玉龙经》的主体部分为"玉龙歌"及其注文。此外还载有《人神尻神歌诀》《磐石金直刺秘传》《针灸歌》《灸法杂抄切要》《六十六穴治症》等,均是王国瑞针灸学术思想及医疗经验的代表作。文辞严谨,大气磅礴,内容详尽,"唱吟易记"。《玉龙歌》按病种分类编辑目录,一病可有近、远、前、后、上、下取穴的搭配,一穴可有近、远部病变的治效,针刺之后方用灸,针灸并用,疗效益彰。如《一百二十穴玉龙歌·中风》云:"中风不语最难医,顶门发际亦堪施;百会穴中明补泻,实时苏醒免灾危。"《玉龙经》主要是汇集窦氏针灸论文,对于研究窦氏针法具有重要价值。在明代影响颇广,《针灸聚英》《针灸大全》《针方六集》等

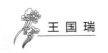

多有引述。至清代,为《四库全书》所收载,具有很高的史实性、学术性和可读性价值。

二、学术思想与特色

王国瑞创飞腾八法和十二经夫妻相合逐日按时取原穴法,倡用"穴法相应三十七穴",首次明确提出了透穴刺法,在针灸取穴、处方和技术操作方面具有独特的学术思想。

1. 创飞腾八法

"飞腾八法"的名称首见于王氏《玉龙经》,后徐凤《针灸大全》、高武《针灸聚英》虽也有载述,但其内容除八脉八穴配九宫八卦三书相同外,对逐日按时配合干支的推算和运用法,王氏却另有阐述。据《针灸大全》中"灵龟取法飞腾针图"的记载来看,王氏的飞腾八法,与灵龟八法相近处较多,似应列为正宗。

"飞腾八法"是把古代的九宫八卦学说与奇经八脉相结合,按照日时干支的推演数字变化,按时针刺八脉交会穴的取穴方法。"飞腾"指推算简单,疗效迅速;"八法"指八脉通八穴、八穴联八卦。他定出了"飞腾八法"中日、时干支的数字代码,即:"甲己子午九,乙庚丑未八,丙辛寅申七,丁壬卯酉六,戊癸辰戌五,巳亥属之四",又把八脉交会穴分别配属九宫八卦数,即"公孙配乾数六,内关配艮数八,后溪配巽数四,外关配震数三,列缺配离数九,申脉配坤数二,照海配兑数七,临泣配坎数一。另有五数,居八卦之中,男寄于坤卦配申脉,女寄于艮卦配内关"。开穴时,把临时日、时干支数字相加,其和除以九,取余数合卦定穴。从元代《针经指南》的"流注八穴"到王国瑞的"飞腾八法",及明代《针灸大全》的"灵龟八法",经历了相当长的历史时期,由最初的以病证为主发展为按时间取穴。

飞腾八法又称奇经纳干法,是在窦汉卿"流注八穴"的基础上发展而来。飞腾八法的运用只需掌握天干与八脉交会穴、八卦的对应关系,简单明了,不论日干支和时干支,均以天干为主,按时开取八脉交会穴的方法。例如:本日天干是甲或是乙,按"五虎建元"法推算,即是"甲己之日起丙寅",丙寅应取内关穴,因丙配艮卦内关(其他如丙申、丙戌、丙子、丙辰、丙午皆同)。他如戊辰时取临泣,己巳时取列缺等,均同此例。

2. 创十二经夫妻相合逐日按时取原穴法

王国瑞将《河图》五门十变十天干夫妻相配的理论,与十二经相配合,并根据夫妻经原穴相配的原则,按干支的变化,演绎成一种十二经夫妻原穴相合的逐日按时选穴法,是子午流注针法的另一支派。选穴时,先将十二经与天干相配,然后按《河图》生成数关系把各经原穴组合成六对为基础。胆经属甲(木)夫,取丘墟与脾经属己(土)妻,取公孙为甲己相合;大肠经属庚(金)夫,取合谷与肝经属乙(木)妻,取中都为乙庚相合;小肠经属丙(火)夫,取腕骨与肺经属辛(金)妻,取列缺为丙辛相合;膀胱经属壬(水)夫,取京骨与心经属丁(火)妻,取通里为丁壬相合;胃经属戊(土)夫,取冲阳与肾经属癸(水)妻,取水泉为戊癸相合;心包经寄于己(土)取内关与三焦寄于戊(土)取阳池为戊己相合。十二经夫妻相配,结合逐日临时干支,阳日阳时以阴经穴为主,阳经穴为配;阳日阴时以阳经穴为主,阴经穴为配;阴日阴时以阳经穴为主,阴经穴为配;阴日阳时以阴经穴为主,阳经穴为配。先针主穴,后针配穴。阴阳二经相配,体现了"阳病治阴""阴病治阳""阴阳互根"的理论,扩大了腧穴的主治范围。

飞腾八法与逐日按时取原穴法的创立,丰富了时间针灸治疗的内容,拓展了子午流注理论。

3. 倡用"穴法相应三十七穴"

"穴法相应三十七穴"居《玉龙歌》后,语句简练,如"承浆应风府,风池应合谷……"共37条文。其内容可与《玉龙歌》相印证,两者为姐妹篇。《玉龙歌》分为序歌1首,疾病证治歌83首,穴法歌1首。在证治歌中均以病名为标题,在歌诀后列出所选之穴的注释。

据《穴法歌》可见,穴法是指用穴的法则,即针刺的深浅,砭灸的运用,补泻之大小,以及配伍规律等。"穴法相应三十七穴"是王氏治疗常见疾病的主应穴配方,即最简练的针灸处方。王国瑞认为针刺某一穴后,再用相应之穴是最佳的配合,这对后世的针灸处方有很大的影响。王国瑞以单独的章节列出,足见其对应穴的重视,这也是王氏学术经验的精华所在。王国瑞认为,在相应穴之间用主穴后必用其应穴,但配穴也有一定的规律可循,主要有局部与远道、阴经穴与阳经穴相配运用等。

"穴法相应三十七穴"中以局部与远道穴相配最为多见。以患病局部邻近穴为主穴,如咳嗽取风门应列缺,耳聋取听会应合谷,脚疾取足三里应膏肓。或以远道穴为主穴,如上焦热、心虚胆寒取少冲应上星,虚烦取通里应心俞。以局部应远道尚有昆仑应命门,翳风应合谷,鸠尾应神门,中渚应人中,肩井应足三里,肩井应支沟,风池应合谷,膏肓应足三里,迎香应上星,肾俞应委中,阳陵泉应支沟。也有两组应穴均为远道穴,如人中应委中,申脉应合谷。

阴经经穴与阳经经穴相应主要是两个穴位取在同一部位,如照海应昆仑,昆仑应行间,尺泽应曲池,神门应后溪,太冲应昆仑,中极应白环俞,承浆应风府。也有两组阴阳部位相应归于此类,如天枢应脾俞,哑门应人中。

《玉龙经·穴法歌(穴法相应三十七穴)》所说的"承浆应风府",窦汉卿在《流注通玄指要赋》两穴均为单用,如"头项强,承浆可保","风伤项急,始求于风府"。与窦汉卿单穴相比有质的进步,表明针灸处方已由以前单穴处方为主,发展到以配穴处方为主,配穴理论虽不完整,但实践案例却极其丰富。王国瑞倡用"穴法相应三十七穴",是针灸处方学发展史上的一座里程碑,为现代针灸处方学的诞生奠定了理论与临床基础。

4. 首次明确提出透穴刺法

《玉龙经》首次明确提出了透穴刺法,并为之立名。透穴刺法是指针刺入某一穴位后,采用不同的针刺方向、针刺角度和针刺深度,以同一根针作用于两个或两个以上的多个穴位,从而达到治疗疾病目的的一种针刺方法。透刺有皮下浅透、筋骨间横透两种方法。《玉龙经·一百二十六玉龙歌·偏正头风》曰:"头风偏正最难医,丝竹金针亦可施,更要沿皮透率谷,一针两穴世间稀。"这是治疗偏头痛的皮下浅透针法。《玉龙歌》还记载了鹤膝风的筋骨间横透针法。如《玉龙经·一百二十六玉龙歌·膝风》曰:"红肿名为鹤膝风,阳陵二穴便宜攻,阴陵亦是通神穴,针到方知有俊功。"

透穴刺法弥补了传统一穴进针的针刺刺激点少的不足,加强了刺激面、刺激量和针感效应。透穴刺法具有取穴少、针感强、疗效好的优势,有增强针感的作用,已被针灸临床医家所广泛使用。

三、临证经验

王氏在针灸临床中重视辨证论治,或针灸并用,或补泻兼施,或先补后泻,或先泻后补,或多泻少补,或多补少泻,皆法随病施,灵活多变。

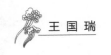

1. 针灸并用,补泻兼施

王氏对某些病证采用针加灸的方法治之,有同穴针灸兼施,有异穴分别灸刺。如《玉龙经·磐石金直刺秘传》中有:"眼目暴赤肿痛,眼窠红:太阳(出血),大小骨空(灸)";"耳聋气闭,肾家虚败,邪气攻上:肾俞(灸),听会(泻)";"尸厥,中极(补),关元(灸)";"黄疸四肢无力,中脘(灸),三里(泻)"等,这是在一组针灸处方中,视穴位的不同而分别针灸。又如:"风毒瘾疹,遍身瘙痒,抓破成疮:曲池(灸,针泻),绝骨(灸,针泻),委中(出血)";"中风后头痛如破:百会(灸,次用三棱针四旁刺之出血),合谷(泻)";"伤寒,寒战不已:曲池(补),关元(灸,针补)"等。这些在同一穴位针灸兼施的治法,在古今针灸文献中比较少见,是王氏独特的施治方法。

王氏在临床中重视辨证论治,皆法随病施,灵活多变。在针刺方法上,创用异穴补泻和同穴补泻两种方法。如《玉龙经·磐石金直刺秘传》谓"妇人血气痛:合谷(补),三阴交(泻)",属异穴补泻;如《玉龙经·一百二十六穴玉龙歌·不闻香臭》言"不闻香臭从何治,须向迎香穴内攻;先补后泻分明记,金针未出气先通",属同穴补泻。这种操作方法,成为后世"阳中隐阴""阴中隐阳"针法之先河。

2. 重用奇穴治病

《玉龙歌》中所用的奇穴,除了窦氏《流注通玄指要赋》中提到的髋骨、吕细二穴外,还有印堂、中魁、太阳、内迎香、大小骨空、二白、胛缝、阁(阑)门及不定穴。"奇穴"这一名称也是首见于此,即"翻呕不禁兼吐食,中魁奇穴试看看"。但对某些奇穴的定位仍有待进一步的讨论和考证。目前很多奇穴已被列为经穴,如《玉龙歌》中的"百劳",实际即大椎,"顶门"即囟会,"鱼尾"即瞳子髎,今均归属经穴。

"穴法相应三十七穴"中载有9条经穴应奇穴的条文。因奇穴对某一病证有特殊的疗效,在临床上不能忽视,兹加节录。盗汗:百劳应肺俞。眉目间痛:攒竹应太阳。肩肿痛:肩髃应髋骨。目热:内迎香应合谷。时疫疟疾:后溪应百劳。疟疾:间使应百劳。目病隐涩:太阳应合谷、睛明。腿痛:髋骨应风市,髋骨应曲池。

3. 注重针刺手法的灵活运用

针刺多用透穴这一方法也是初见于《玉龙歌》,有沿皮下浅透和筋骨间横透的不同。如丝竹空穴"更要沿皮透率谷,一针两穴世间稀",这是指沿皮浅透;印堂要分别透向左右攒竹,这是多向透,风池要"横针一寸半,入风府",说的是横透;颊车"沿皮向下透地仓一寸半",而地仓穴不说透刺,与现代临床上多用地仓透颊车法不同。四肢末端穴多采用"针一分,沿皮向后三分"的透刺法,如二间、少商、少冲、大敦等均如此。有的穴透得较长,如复溜"沿皮向骨下一寸半",指沿胫骨后方浅透;中都"沿皮向上一寸",指沿胫骨面浅透。《玉龙歌》注中还记载了能深刺穴位的针刺深度,如环跳深达三寸半、肩髃深达两寸半、关元深达两寸等。这些深度在以往的著作中均未见到,这些记载值得后人参考。这种一针多穴透刺的方法,十分重视针刺的方向,给近代针灸临床以很大的启发。

对于头风偏痛、胸胁疼痛的病证,王氏分别采用了"左疼取右,右疼取左"和"右疼泻左,左疼泻右"的治疗方法。如《玉龙经·磐石金直刺秘传》谓"中风,半身不遂,左瘫右痪:先于无病手足针,宜补不宜泻;次针其有病足手,宜泻不宜补",均是窦汉卿《标幽赋》中"交经缪刺,左有病而右畔取"思想的继承和运用。由此可见,针灸之所以神应,与精确的辨证、合理的选穴、独到的刺灸手法有密切的关系。

四、医论医话选录

1. 磐石金直刺秘传

中风，半身不遂，左瘫右痪：先于无病手足针，宜补不宜泻；次针其有病足手，宜泻不宜补：合谷一、手三里二、曲池三、肩井四、环跳五、血海六、阳陵泉七、阴陵泉八、足三里九、绝骨十、昆仑十一。

《扁鹊神应针灸玉龙经·磐石金直刺秘传》

2. 穴法相应三十七穴

穴法浅深随指中，砭炳尤加显妙功。劝君要治诸般病，何不专心记《玉龙》。圣人授此《玉龙歌》，补泻分明切莫差。祖师定穴通神妙，说与良医慎重加。承浆应风府，风池应合谷，迎香应上星，翳风应合谷，听会应合谷，哑门应人中，攒竹应太阳，太阳应合谷、睛明，内迎香应合谷，人中应委中，肾俞应委中，髋骨应风市，足三里应膏肓，肩井应足三里，阳陵泉应支沟，昆仑应命门，昆仑应行间，申脉应合谷，太冲应昆仑，髋骨应曲池，肩井应支沟，尺泽应曲池，肩髃应髋骨，间使应百劳，关冲应支沟，中渚应人中，少冲应上星，后溪应百劳，神门应后溪，通里应心俞，百劳应肺俞，膏肓应足三里，风门应列缺，照海应昆仑，鸠尾应神门，中极应白环俞，天枢应脾俞。

《扁鹊神应针灸玉龙经·穴法相应三十七穴》

3. 天星十一穴歌诀

三里内庭穴，曲池合谷彻，委中配承山，下至昆仑绝，环跳与阳陵，通里与列缺。合担用法担，合截用法截。专心常记此，莫与闲人说。三百六十法，不如十一穴。此法少人知，金锁都关镝。将针治病人，有如汤沃雪。非人莫传与，休把天机泄。

《扁鹊神应针灸玉龙经·天星十一穴歌诀》

4. 飞腾八法起例

甲己子午九，乙庚丑未八，丙辛寅申七，丁壬卯酉六，戊癸辰戌五，巳亥属之四。

右并以日时天干、地支配合得数，以九除之，取零数，合卦定穴。

八卦数例：一坎，二坤，三震，四巽，五中，六乾、七兑、八艮，九离。上以干支九数除，零合卦。

乾属公孙艮内关，震宫居外巽溪间，离巨列缺坤申脉，照海临泣兑坎观。

《扁鹊神应针灸玉龙经·飞腾八法起例》

参考文献

[1] 王国瑞.扁鹊神应针灸玉龙经[M].张其成,校注.合肥:安徽科学技术出版社,1992.
[2] 吴绍德.《扁鹊神应针灸玉龙经》简介——兼论王国瑞的学术思想及成就[J].中医杂志,1984,34(6):59-62.
[3] 李鼎.此法传从窦太师——王国瑞《针灸玉龙经》评析[J].上海中医药杂志,1993,38(5):34-37.
[4] 陈峰.王国瑞《玉龙经》与"穴法相应"[J].甘肃中医学院学报,1994,11(1):40-42.
[5] 严善馀.试论王国瑞对针灸学的贡献[J].光明中医,2005,20(4):29-30.
[6] 胡玲.新安医学精华丛书:新安医学针灸精华[M].北京:中国中医药出版社,2009.
[7] 高希言,王鑫,高峻,等.王国瑞针灸学术思想探讨[J].中国针灸,2013,33(12):1123-1125.

(蔡荣林)

程 玠

一、生平与著作

1. 生平简介

程玠,字文玉,号松厓,又号丹厓,明代徽州府槐塘村(今安徽省黄山市歙县郑村镇槐塘村)人,生卒年代不详。程玠出生于槐塘程氏名门望族,受"学而优则仕"价值观的影响,自幼习举子业,苦读经书,深悟儒理。其学"天官书入康用和(为明代成化初年祁门籍御史,名康永韶,引者注)之室,星历学订郭守敬之差"(见程寰序)。因而通经史,尤精深于天体、历法等,意欲考功名入仕为官。又目睹胞兄程玠医术的奥妙,医精救人,业尊举善,遂矢志儒学和医术双修,博学多技,儒医并进。并于明成化二十年(1484年)考取进士,入户部为官。

据《歙县志·人物》(2010年)载程玠:"父兄皆以医名。程玠生性清介不苟合,学《春秋》于康用和,得其奥旨,尤精于医卜,治病重切脉。"登进士后,入仕仍研医,公余更喜精究《灵枢》《伤寒》等,并高资收集秘方,重修医著。其临证精通内、外、妇、儿科,而名播京师。终以医名世,而又以术盖于仕。故世有"玠亦究玠之术,而精到过之"之谓,俗有"医中国手"之称。又弘治十五年(1502年)《徽州府志》卷十之四《程玠传》载:"程玠,字文玉(玠弟)。由邑庠生领成化丁酉(1477年,引者注)乡荐,登甲辰(1484年,引者注)进士第(三甲第26名,引者注),官至观户部政,曾作为钦差奉使江南,过家省亲卒。"

程玠胞兄程玠,字文炳,号宝山,槐塘人。通儒术,明医道。因母多病,遂以医为业。治病悉中肯綮,诊脉则富贵、贫贱、寿夭洞察无遗,为世人所敬重。有人欲荐之于朝廷,程玠力辞不受。卒年逾60岁。著有《太素脉诀》《经验方》等,惜已佚(见2010年版《歙县志·第二十七编·人物:1281-1282》)。

程玠一生对《黄帝内经》《伤寒论》及经验方收集整理,皆具有深入研究,在中医学理论创新上做出了一定贡献,而成为新安亦仕亦医的代表医家。

历史上槐塘程氏医学世家,同族医学授受,父子相传,叔侄同习,兄弟共勉,医户钵袭,成为医学传承一大特点,也是徽文化传承一个特征。程玠的医学成果,包含并传承着程玠的医学成就,在《松厓医径》脉学和"后集"众多秘传方剂中,无不受到程玠《太素脉诀》《经验方》之影响,成为程氏共同研究的结晶,也是程氏兄弟最具鲜明学术思想和丰富临床经验的重要部分。程玠、程玠亦为现有文献记载的槐塘程氏最早的医家,兄弟同辉,其学术对后世及族之医家影响深远。

2. 著作简介

程玠一生勤学精研,著说繁多,除医学之外,兼及天文、历法、易学等众艺。其传世代表作为《松厓医径》,此外尚有《大定数》《八门遁甲》《医论集粹》《太素脉诀》《见证辨疑》《脉法指明》等,但未见传世。

《松厓医径》为综合性医书,共2卷,上卷即前集,首论伤寒及伤寒诸证,阐述六经证候分类与治方,将各脏脉证以图说形式予以介绍,后附治疗方剂165首,其中汤类方剂77首、饮煎类10首、散类27首、丸丹类51首;下卷即后集,分述内科杂病、外科疮疡、妇人孕产兼及儿科、目齿等,计病证60余个,并附经方、时方及秘传效方242首,其中家藏秘方约120首。全书内容丰富,博约相济,条分缕析,论述精辟,方便学研。正如程开社序载:"盖径者,径约直捷之谓也,取途便而奏效速,用力微而成功博。"又"是书也,药无不投之剂,人无不医之疾,即素不谙医者,时一展卷,治方犁然毕具,初学之指南,涉海之斗杓,而穷原探本之捷径也。"

此外,世传清末民初众多同书异名、不同版本的《眼科良方》为程玠所著,源之该书江鼎臣序"松崖程正通先生"的字号所障目。甚有再版者直接用《歙西槐塘松崖程正通先生眼科家传秘本》为书名。真正作者应该是生于十八至十九世纪初的另一位槐塘籍医家程正通。其实在江鼎臣序文(1843年)及《程正通医案》程曦序文,已有了明确答案,考之与史料吻合。

《松厓医径》史传的主要版本共有3种,现存最早为明万历二十八年庚子(1600年)刻本(前附《伤寒集》1卷),藏于中国中医科学院图书馆等。另外还有明天启五年乙丑(1625年)刻本及清雍正集义堂刻本。

二、学术思想与特色

程玠钻研《伤寒论》颇有心得,临床诊治均宗仲景之旨。《松厓医径》全书尊崇"仲景伤寒为医方之祖",强调"治病之要不过切脉",倡导"心肺亦当同归一治"论。该书将伤寒置于卷首,提出"杂病准伤寒治法"的观点,并明确指出:"人病不只于伤寒,而特立伤寒一法,凡有病而治之,皆当准此,以为之绳度也。"临床内科杂病辨治均效仿伤寒治法,积极推崇治杂病用伤寒六经辨治。同时,倡导六经分属病证辨治,以五脏配及命门,分设六经证治之"图",每经病证有主证、致病因、证候群,以证分虚实冷热治疗,并突出切脉在诊断中的重要作用,这在脉象与证候的融合上有独创新意。而且,程氏受"肝肾同归于一治"说的启发,大胆地阐述"心肺亦当同归一治"之论,认为金花丸之类,既可以治心,亦可以治肺。其论述对后世心肺论治产生了重要影响,也与现代呼吸系统疾病的认识治疗极为吻合。

1. 重六经辨证,颇多发挥

程玠研究《伤寒论》,深明医理,阐发精微。鉴于原条文辞繁义深,理法叠复,初学者难以领会,为使学者短时间内掌握经意,满足临证简明切当的需要,他在原有条文基础上,重整归类,从繁入简,便于学者登堂入室,直达捷径。

书之首首推伤寒与伤风的辨证要点,提出"凡遇新得之病,须要如此别之"。并认为太阳病为风伤卫、寒伤营,又有风夹寒、寒中有风的交杂病机。较早认识到风、寒伤及营、卫间的关系,指明伤寒"一二日宜麻黄汤主之"、伤风"一二日宜用桂枝汤主之",体现了早治防传的思想。同时指出:"伤寒、伤风始之症不同,至传经皆同,故此后混为一治。"立论有"伤寒伤风传至肌肉、传筋、传少阳、传阳明经、传三阴经"的不同辨治要领,明确了"风与寒邪皆为百病之源,头疼、身热则为诸病之始"。

如程氏抓住麻黄汤使用的五大主症:身热,恶寒,头身痛,无汗,脉浮紧,认为此五症为寒邪入太阳证的表现,对原《伤寒论》中第35条、第36条、第46条用麻黄汤的条文加以精简,扼要用词,突出要点,体现了其对《伤寒论》的研究已到了至精至深的程度,履行了"径约直捷"的本意和初心。

同时,在伤寒与伤风的辨治上,又独重对伤寒的治疗,以防止伤寒误治易变坏病、易变证,体现了程氏"重治防变"的思想。在三阳经诸证中,他引入"标本""高下""深浅"之说,如"太阳在标,可汗而解,麻黄汤是也;在本可渗而解,五苓散是也。阳明在标,可以解肌,葛根汤是也;在本可下而解,三承气汤是也。"又如"邪之伤经,有高下之不同,邪之传经,有深浅之不一。高则桂枝汤,下则麻黄汤,浅则葛根汤、青龙汤,半深半浅则小柴胡汤,深则大柴胡汤、三承气汤。"按疾病传变立论,条列明确,行文工整,叙述有制。

此外,在坏症治疗上,程氏不泥于原经方使用,突破了仲景原意,引申发挥,述而有为。如蓄血证治疗上,以重证之"抵当汤",轻证之"桃仁承气汤"为基础,并依蓄血证病位不同,分上焦、中焦、下焦三焦而治。《松厓医径》载:"在上则犀角地黄汤、凉膈散加地黄;中则桃仁承气汤;下则生地丸或抵当汤丸。"又载:"务以一方对一病,毋容差失。"可见其辨治度之清晰,极大丰富了伤寒之蓄血证治疗内涵,对伤寒传变理论做了诸多发挥。又如在"发斑""痉病"条下的"阳毒升麻汤""防风当归散"等,辨治要点皆简明易懂,均可从中窥见程氏对《伤寒论》的精辟发挥。

程氏在伤寒的传变研究上,对伤寒急危重证的判断预后,亦能做到精确到位,时时警示,设有"辨伤寒潮热形证死诀""辨外证九候死诀""入患门案形证诀"等,统一编成口诀,便于诵记,对危重证的诊断具有很好的指导意义。

2. 阐发"杂病准伤寒治法"

《伤寒论》虽为外感热病而设,然六经辨证是《伤寒论》辨证论治的核心,而六经病证的治则,其不外调节阴阳、祛邪与扶正两方面。立论三阳病多属阳证、热证、实证,三阴病多属阴证、寒证、虚证。三阳病属表,三阴病属里。可见仲景之六经辨证中,隐含着"八纲"辨证基本原理,为内伤杂病之辨治奠定了基础。

程玠深悟仲景要领,认识到六经辨证不独为外感伤寒而设,从疾病的变化和临床需求出发,认为六经亦能为杂病立法,非伤寒一科所独有。在《松厓医径·前集》首立题为"杂病准伤寒治法"论点,足见这一论述在其心目中的地位。他明确指出:"人病不只于伤寒,而特立伤寒一法,凡有病而治之,皆当准此,以为之绳度也。"虽立文短少,但其论点抓住了辨治纲领,在该书中起到了核心作用。

程氏"杂病准伤寒治法"的思想,对后世产生了很大影响。如清代伤寒大家柯琴在《伤寒论翼》中,便提出"仲景之六经为百病立法,不专为伤寒一科"的辨治思想,成为后世医界的一句至理名言。柯氏明确指出:"伤寒、杂病治无二理,咸归六经之节制。六经中各有伤寒,非伤寒中独有六经也。"从中不难看出程玠、柯琴两人论点的渊源关系。两人的论述均包含有"仲景之六经为百病立法"的思想,故为后人所重。

又如《松厓医径》学术继承者程应旄在《医径句测·自序》中评述程玠之学术思想时谓:"乃知先生之取径殆与仲景同一轮蹄也。仲景论伤寒首以脉法,先生前其脉图以之。仲景论伤寒署以六经,先生分配六部以之。仲景论伤寒曰阴阳表里腑脏,先生区脉以浮沉虚实冷热以之。仲景论伤寒先脉后证,各有主方,方虽一成而有互用;先生各具其证与处方于每图之下,方亦一成而有互用以之。"

可见,程氏宗仲景学说,但对经旨不是一成不变地全盘接受,而是在继承中创新,在弘扬中发挥,突破了伤寒六经辨证专治外感热病窠臼,从一个侧面也了解到程氏其书虽本非为伤寒而著,但其"杂病准伤寒治法"论点,为后世医家在研究探索《伤寒论》治杂病开辟了新的思路。

3. 重脉诊,阐述二十四脉说

程玠重脉学研究,论述颇具特色,继承中不乏创新,其脉学诊断理论贯穿于《松厓医径》全书之中,成为其学术最宝贵的遗产之一。

"凡例"作为书籍之纲,有着释义和导读的作用。《松厓医径·凡例》共列医论 10 篇,前 3 篇即集中阐述脉诊论著,成为程氏脉学精华部分。首篇开门见山曰:"治病之要,不过切脉、辨证、处治三者而已。三者之中,又以切脉为先。苟切脉有差,则临证施治未免有实实虚虚之患。"把脉诊的重要作用,推向诊断最前端,以告诫切脉在临床的重要性,避免"心中了了,指下难明"的尴尬境地。程氏认为,一方面脉象诊断是辨证与处治的前提,另一方面切脉又能体现出医者的诊断水平,为有效用药起到指导作用。

他遵循《黄帝内经》《脉经》脉学精华的同时,沿袭了二十四脉之说而加以发挥,指出:"脉名二十有四,非深于其道及有所授受者,未易识也。"并进一步提出:"脉有七表、八里、九道,形状颇多,形同实异,未易尽之。"还在"先贤谓脉道虽多,而浮沉迟数四目足以该之"的基础上,结合自身临证体会提出:"俱分浮中沉三候,浮沉之中又分迟数平,迟数之中又分虚实冷热。至于中与平,则随其高下而准。"认为寸口脉在肌肉之上为浮为表,在肌肉之下为沉为里,在肌肉间为中。而寸口迟数之中又有虚实冷热之分。可见,程氏在先贤脉学浮沉的基础上,又细分为浮中沉三步诊脉法,将迟数中又分为迟数平三种脉象,形象而又循序渐进,层层剖析,使初学者易学易懂,便掌握脉证诊断要领。

从脉象来辨识证候,亦为辨证与处治铺平了道路。程氏治病首重切脉,切脉的临证心得演化成经验,立脉象浮沉、迟数、虚实、冷热"八法"为纲。体现为:脉先分浮沉,间于浮沉为中,再从浮沉之中分迟数,迟数之中再分虚实冷热,又依不同平脉脉象为脏腑之本脉,认为"凡异于平脉,则要考虑其为病脉"。并将滑、实、紧、弦、洪、长、促、牢、动脉,归属实热之候;将芤、微、缓、涩、伏、濡、弱、短、虚、结、代、细,归属虚冷之候。由此,将纷繁的脉法按需排列,主次明晰、条理井然,更能体现出其简捷之初衷和用心。

程氏重脉学,善钻研,书中《凡例》关于脉学的论述亦为其后之"六经证治之图"部分关于依脉论治、从脉用方的论述奠定了重要的基础。

程玠深研脉理,以脉统证,用脉诊指导辨证与处治,成为程氏诊断体系重要组成部分,一定程度上丰富了中医脉学理论。

4. 重命门,完善六经分属病证

命门作为一个独立的脏腑最早见于《难经》。《难经·三十九难》曰:"五脏亦有六脏者,谓肾有两脏也,其左者为肾,右为命门,命门者,谓精神之所舍也,男子以藏精,女子以系胞,其气通于肾,故言脏有六也。"在《难经·十八难》与《难经·三十六难》中又指出,命门为"肾间动气","原气之所系",故在机体中占有重要作用。

程玠对命门有自己独特的理解,他在遵循《难经》命门为部位的基础上,把仲景的六经辨证与手三阴三阳、足三阴三阳十二经相连接,突破了五脏六腑的范畴,形成了六脏、六腑与六经相对应。将《难经》的命门理论和六经辨证临床实际相融合,建立了六经统一完整的辨治体系。也正如《灵枢·海论》所说:"夫十二经脉者,内属于腑脏,外络于肢节。"而六经病证的产生正是脏腑经络病理变化的反映。

程氏认识到,命门在人体的生理功能和病理变化,与手厥阴心包经、手少阳三焦经相符,而手厥阴心包经起于胸中,出属心包络,向下穿过膈肌,依次络于手少阳上、中、下三焦经。由此,经络相连,病理相关,故而命门作用包含在手厥阴、手少阳经的范围。正是由于经络与脏腑的息息相连,提出了"以五脏及命门分为六图,各以腑附之"。其重点在"六经分属病证"篇中,从病因、证候、部位等论述各脏不同的症状表现,分列有"心、肝、肾、肺、脾、命门图病证",五脏与命门并列形成六脏。下又分别立论"心、肝、肾、肺、脾、命门部证治之图",将五脏及命门以表形式,分列立为"六图",每脏"图"下,分列脉象、证候及治方。

如在"命门部证治之图"载:〔命门经〕手少阳、手厥阴。〔引经药〕柴胡。〔腑脏平脉〕三焦脉洪散而急,包络脉(此书缺)。凡异于平脉,则要考虑其为病脉。把惊悸、健忘、羸弱无力、面色黧黑,真气不足等心包经病证,及目中溜火,寝汗憎风,咳吐痰唾,腰背肩痹痛三焦(上、中、下)的病证,统归属于命门图病证辨治。首先辨别其寒、热、虚、实,又以温药、凉药、补药、泻药治之,并重视引经药的应用。列命门部补药:熟地黄、黄芪、白术、沉香、肉苁蓉;泻药:地骨皮、青皮;温药:附子、肉桂;凉药:地骨皮、牡丹皮。引经药:柴胡(手少阳、手厥阴)。每部凭脉象、脉息,分别判定虚、实、冷、热证候而采用药物、方剂治疗。病证有主证、致病因、证候群。病证中又突出切脉,从脉象浮沉、迟紧、有力无力,来区别证之虚实、冷热而分别施治。

程氏从临证出发,在每(脏)部证治之下,从脏、脉、证、方逐一展现,一脏与一脉,一证对一方,有条不紊,丝丝入扣,体现了其命门配五脏辨治理论体系,自成一家,足可资助临床参考采撷。

5. 创"心肺同治"说,倡"同方异治"法

程玠深明经旨,善研医理,受"同方异治"和"肝肾同源"的理论启发,大胆提出"心肺同治"的学术思想。他在《松厓医径·凡例》第4条中指出:"古人方,固有为一病而设者,亦有数处用者。"又认为:"前辈云:肝肾同归于一治。愚谓心肺亦当同归于一治。有如八味丸之类,既可以补肾,又可以补肝;金花丸之类,既可以治心,亦可以治肺。"其精辟论述,开创了"心肺同治"的辨治思想,建立"通肺气,养心血""平心火,调肺金"的治疗法则,充实了"一方通治""同方异治"的通治理论。

心肺同居上焦。肺主气,心主血,肺助心行血,心辅肺宣气,二脏相依。手少阴心经与手太阴肺经皆从胸走手,二者经络相连,血脉相通。"心肺同源"生理机制,为临床"心肺同治"提供病理依据。可见二者实属异名而同源。故《难经·四难》中云:"呼出心与肺"。而《难经·本义》曰:"气中有血,血中有气,气与血不可须臾相离,乃阴阳互根,自然之理也。"程氏在心肺生理机制和理论的指导下,明确提出"心肺同治"说,提升了对心肺疾病的诊疗辨识的清晰程度,为其发挥经方时方灵活加减运用,提供了法理依据。

在《凡例》中,他特别述及"心肺同治"用方金花丸(黄连、黄芩、黄柏、栀子),指明其具有治疗上焦心肺实热证的功能。从心肺论治,诸清热泻火药合用,气血并调,达到心肺同治的目的。此后,诸医家深受程氏金花丸组方运用启发,衍生出众多金花丸同名方。如明代王肯堂《证治准绳》(1602年)金花丸,系在该方基础上加酒大黄组成,用以治疗心肺火盛、大便秘结者。而明代龚廷贤《万病回春》(1615年)中,亦广泛使用金花丸加减方,在程氏方基础上

加大黄、桔梗，治疗上焦一切火症，鼻红内热，深受医家病患喜爱。如今程氏金花丸系列方，已成为现代通用中成药方，惠及千家。

此外，在"心肺同治"辨证治疗体系指导下，如在"肺部证治之图"中所用助气丸，程氏既用于治疗心部"伏梁积"，又用治肺部右胁积气等，取其理气行滞的功用。

程玠在"同方异治"理论指导下，进一步提出："四君子汤，可以补气，可以调气，又可以降气，凡涉于气证者，皆可用之；四物汤，可以补血，可以调血，又可以止血，凡涉及血证者，皆可用之。"其原理，凡涉及"气"之证均可用四君子汤，涉及"血"证均可用四物汤，显示出"一方通治"原理的普适性。

虽然程玠在全书中对《伤寒论》113首处方所用比例并不突出，但其从通治之方的原理出发，善于发挥经典名方的独到用处，广泛在临证中随证加减，形成众多相类加减附方，少则4首，多则9首不等，成为其方剂变化的亮点。如小柴胡汤，他便衍生出众多加味方，有加天花粉方，加青皮、枳实、山栀方，加枳壳方，加生地黄方，加竹茹方，加吴茱萸方等。

特别是在二陈汤的辨证使用上，由二陈汤加味的同名"秘传加味二陈汤"就多达10余首，分别治疗恶心呕吐、吞酸、嘈杂嗳气、梅核气、咽喉不利、小儿感冒等证的主力用方，取理气和中化痰为主旨。尤其在"咳嗽"证中使用的秘传加味二陈汤，依据咳嗽发生的季节不同，采用春、夏、秋、冬不一样的加味用方。如夏嗽时，加入黄芩、黄柏、五味子、知母等，既有入肺经的知母，又有清心火的黄芩。这既充分体现了程氏"同方异治"经验，又包含着"心肺同治"思想。

另外，程氏又依据痰嗽、劳嗽、上半夜嗽、五更嗽等不同，以二陈汤为基础再行加味使用，突出了治嗽主以燥湿化痰，理气宣肃。把一张二陈汤的理气化痰作用，运用到了淋漓尽致的地步，极大丰富了名方二陈汤的方义内涵，也再次证明了"同方异治"的普遍规律。

程氏"心肺同治"学术理论和"同方异治"的临证经验，为其心肺病证的独特辨治体系奠定了基础。挖掘研究其学术思想和治疗特色，可为临床心肺病的治疗拓展新思路，为其临证辨证用方拓展新视野。

三、临证经验

程玠法仲景，重六经辨证，阐发"杂病准伤寒治法""心肺同治""命门六脏说""同方异治"及重视脉诊等学术思想，为其临证经验的发挥，提供了理论支撑；反过来经验的积累又充实了理论基础，形成了显著特色。同时，程氏又善于吸收金元诸大家经验，尤为推崇李东垣、王隐君、朱丹溪等前贤学术理论，为其学术体系的形成增添了催化剂。

在《松厓医径·后集》部分，程玠展开列举了43个常见病证，在每个病证之下，又分别述其见证，分析其成因，设置出方药。既有精要的论述，又集中体现了其丰富的临床经验，极大方便了医者掌握学习。程氏遵循"传方优于施药"之古训，对经典基本用方，依证、依季、依时等进行加减，特别是在"内伤"病证中，依据外感夹内伤和内伤夹外感之不同，辨别表里虚实，列举适证的、以补中益气汤为代表的常用方12首，而依辨不同兼症而加减的方法达40余种，可谓辨证施药丰富。其指出："斟酌用药，毋违东垣之旨也。"

在《松厓医径·后集》部分，选自东汉迄明代早期的各种实用经方、时方242首，其中家藏秘方和重金收购秘传验方达120余首，为保存古代名方贡献殊伟。现择其较有特色治疗病证经验介绍于下。

1. 中风分气血而治,药灸并施

程玠治中风主以气血分治。他认为,"中风者,专主正气,气虚而痰气乘之所致也。"气虚犹如"体漏则风伤",故在治法上提出"治痰先治气,气顺则痰利",若诊时"右手脉来无力",亦为气虚表现。若诊脉为"左手脉来无力,属血虚"。他指出,气虚是造成中风的主要机理,而血虚是生风之源,以养血祛风,首先"必用顺气排风等剂"。

在病情辨证准确后,程玠要求"依方随病制宜",并列出基本方秘传加减省风汤:陈皮、半夏、茯苓、甘草、羌活、防风、黄芩、白芷、白术、红花(有死血者加之)治疗。其用法:上药细切作一服,用水三盏,生姜三片,煎至一盏,去渣,再用木香磨姜汁、竹沥入药内,搅匀服。并指出:血虚者,再加当归、生地黄、熟地黄,去红花。气虚者,再加人参、黄芪,去白芷。痰盛者,加瓜蒌仁、枳实。大便燥闭,脉实者,加大黄。咬牙闭目者,用皂角末,芦筒吹入鼻内,或装入纸燃中冲用。用药吹鼻,有嚏者可治,否则不治。痰盛者,重用槌法,吐出痰者甚良,痰大出即苏,衡量老幼元气虚实而治之。他还认识到:"凡中风口开手撒,眼合遗尿,吐沫直视,喉如鼾睡,肉脱筋痛,发直,摇头上窜,面赤如妆,汗缀如珠,皆为中风不治之证也。"

此外,程氏还提出了中风灸法:采用风府二、人中一、颊车二、合谷二,双侧各灸 7 壮,具有行气通络、祛寒逐湿、回阳救逆作用。

程氏所选用的秘传加减省风汤,是在《太平惠民和剂局方》省风汤基础上,减天南星,加陈皮、茯苓、羌活、白芷、白术而来,主治卒急中风。而从组方看,其实该方仍是以二陈汤为基本方,应该说仍主以理气化痰除风为治,主导思想仍为"必用顺气排风等剂"。

由此可见,程氏临证辨治中风,讲究精简明证,论理丝丝入扣,组方加减严谨,药灸并施,预后判断明了,为临床中风辨治提供了新的方法。

2. 感冒准伤寒辨证,依季用药灵动有度

程玠治感冒宗伤寒法,在理法上分感风、感寒辨治。程氏认为,感冒初期,"感风者,脉多浮数,其证身热面光,有汗恶风,鼻塞声重,头疼涕唾稠黏。感寒者,脉多浮紧,其证身热面惨,无汗恶寒,腰背拘急,头顶强痛"。辨证上仍用仲景《伤寒论》标准,区分伤风、伤寒或风寒相夹。对常见的感风夹寒者,推荐使用参苏饮(人参、紫苏、前胡、干葛根、半夏、白茯苓、枳壳、陈皮、甘草、桔梗、木香、生姜),以之为基本方治疗虚人外感风寒,内伤痰饮。突出了气虚卫外不固而感受风寒,引动内痰的病因病机,主旨在感冒初期的使用。

程氏对感冒及内科杂病皆擅长结合四时辨治。"冬月外感,恶寒无汗,咳嗽,鼻塞声重者,加麻黄、杏仁、金沸草表汗散之;若春夏秋三季咳嗽有痰者,去人参、木香,加桑白皮、杏仁。"程氏按季气加减用药,体现了时令用药的重要性。感寒邪为冬季感冒,与非其时感冒辨治有着明显不同。如在感冒证的羌活冲和汤之加减法中,"若春夏秋感冒非时伤寒,亦有头痛恶寒、身热、脉浮缓、自汗,宜实表,去苍术,加白术",主打补气固卫。其按节气用药的特点和经验十分可贵,值得后世借鉴。

程玠针对感冒之不同症状表现又灵活加减,体现出其"同方异治"的用药思想,即所说的通治方。如:"若头痛兼咳嗽者,加川芎、细辛;若气促喘嗽不止者,加知母、贝母;若肺寒咳嗽者,加五味子、干姜;若痰热者加片芩;若胸满痰多者,加瓜蒌仁;若痰唾如胶者,加金佛草;若呕逆者,加藿香、砂仁;若心下痞闷,或嘈杂恶心,或停酒不散者,倍干葛、陈皮,加黄连、枳实;若脾泄者,加莲肉、白扁豆;若似疟者,加草果、川芎;若鼻衄者,加四物汤。"

程氏治感冒仍尊伤寒辨证,纳运气而按四时节度随证加减,择药多样,若非临床多年所

见所遇,岂能有如此多丰富的加减思路,值得效法取验。

3. 辨咳嗽重在治嗽,守方通变随证加减

程玠在咳嗽病证中指出:"咳嗽者,须分春夏秋冬,并阴虚火动劳嗽风痰治之。"文中除记载四季发生不同咳嗽外,还设有痰嗽、劳嗽、火嗽、风寒嗽等证型。在症状描述上,仍显出其简约而词少意深的特点,如"劳嗽者,盗汗面赤是也。""风寒嗽者,鼻塞声重是也。"寥寥数字之中包含着病因、病机、证候等信息,对一般业医者,也能一目了然。

在咳嗽治疗上,其首选的是家传验方,即秘传加味二陈汤[陈皮(去白)、半夏(汤泡)各一钱三分,白茯苓八分,炙甘草六分,黄连一钱。水煎时加生姜七片,乌梅一枚]。取二陈汤燥湿化痰、理气和中的功效。方中半夏辛温性燥,善能燥湿化痰,且又和胃降逆,为君药。陈皮为臣,既可理气行滞,又能燥湿化痰。君臣相配,寓意有二:一为等量合用,不仅相辅相成,增强燥湿化痰之力,而且体现治痰先理气、气顺则痰消之意;二为半夏、陈皮皆以陈久者良,而无过燥之弊。此为本方燥湿化痰的基本结构。佐以茯苓健脾渗湿,渗湿以助化痰之力,健脾以杜生痰之源。鉴于陈皮、茯苓是针对痰因气滞和生痰之源而设,故二药为祛痰剂中理气化痰、健脾渗湿的常用组合。煎加生姜,既能制半夏之毒,又能协助半夏化痰降逆、和胃止呕;复用少许乌梅,收敛肺气,与半夏、陈皮相伍,散中兼收,防其燥散伤正之虞,均为佐药。以甘草为佐使,健脾和中,调和诸药。

程氏在二陈汤的基础上又加黄连,增强清热燥湿、泻火解毒作用。该方后在清代《医宗金鉴》中定名为黄连二陈汤,以治疗小儿胎前受热,面黄赤,手足温,口吐黄涎酸黏者。实则黄连二陈汤为程玠所创。

程玠认识到"百病痰作祟",痰是咳嗽之源,咳嗽要在治嗽、重在治嗽。而湿痰为病,犯肺致肺失宣降,则咳嗽痰多;停胃令胃失和降,则恶心呕吐,其咳嗽病机正好与二陈汤祛痰药理相符。故程氏把该秘传加味二陈汤作为治痰嗽的通用方,并依四季及病情程度不同加减。春嗽,加五味子、白芍、杏仁、柴胡、黄芩;夏嗽加黄芩、五味子、黄柏、知母;秋嗽加苍术、白术、五味子、黄芩、杏仁;冬嗽加桂枝、苏叶、细辛、杏仁、麻黄;痰嗽加桔梗、前胡、贝母、紫菀、白芍;劳嗽合四物汤再加杏仁、紫菀、五味子、贝母、款冬花。

程氏不仅将二陈汤加味用于四季嗽等,更重要的是以独特的经验辨别咳嗽属性的诊疗方法,以及诊疗中所体现出的丰富的药性知识。如:"上半夜嗽者属阴虚,二陈汤合四物汤,加黄柏、知母、五味子。五更嗽者,属阳虚食积,二陈汤加枳实、神曲、山楂。凡嗽得出者,用半夏;嗽不出者去半夏,用贝母。若干嗽者,为最难治。"程氏用二陈汤为基本方,一方通治,依证、依季、依时等辨别不同兼症,视嗽状态进行加减,其辨证施药之丰富,若非长于临证者,很难写出这种体会与经验来。

4. 痢疾证分湿热、食积,因证施方不拘泥

程玠就痢疾证的辨治指出:"痢者多是湿热,亦有食痰积者,初不可便用止涩之剂,宜早据虚实,通因通用为先,以断下为后。"此后又分别予以祛邪、消滞、淡渗、攻坚等治法。且因证施方,同病异方。因此,程氏在本证中,针对各种证情选择各类汤、丸、食疗方剂达12首,以便对证入剂。并认为"痢方纷杂,治者慎按焉。"其鉴于痢疾多由湿热、积滞所致,采用通因通用法,"引方感应丸(丁香、木香、杏仁、肉豆蔻、干姜、巴豆、百草霜),治痢初起祛逐之,此通因通用之法。"主以温中消积,通腑逐邪。

程氏面对痢疾病在临床中的各种证型,以及各项复杂的病情,在总结前贤经验基础上,

力求在古人用方上有所改良和提高，特别是在寻求通治方治疗痢疾方面进行了探索，以便于后学者借鉴。

在其所列的12首方剂中，其中自制冠以"秘传"家藏验方就有4首，分别是秘传万病遇仙丹、秘传香连丸、秘传和中饮、秘传团鱼羹等，包括有汤、丸、食疗等剂型。如"秘传香连丸"以"治大人、小儿一切痢疾"。方用黄连二两（其中一两同吴茱萸炒，另一两同砂仁炒。凡同炒者不用吴茱萸、砂仁二药，炒后均弃去不用），木香一钱，肉豆蔻（面炮）、诃子肉（面炮，去核）各二钱。共为细末，醋糊丸，如梧桐子大，每服二十丸，空心服。若红痢，甘草汤送下；若白痢，干姜汤送下；若红白相杂，清米汤送下。此方是在《圣济总录》香连丸清热化湿、行气止痛基础上，加诃子入大肠经，起到涩肠下气作用。

程氏十分重视药物的炮制，内容多彩。每在需方当制之药下，十分详细地予以注明，明确告诫。他在《松厓医径·凡例》中指出："临用之际，必须依法制度，不可厌烦而轻率忽略以误人也。"其采用以药制药的炮制和随证选药煎汤送服的方法，皆说明其临床审证求变的用药经验。又如："秘传团鱼羹：选团鱼（大者）一个。上一味，用水煮去肠甲，加生姜七片，砂糖一小块，不用盐酱，少入米粉，作羹吃。一二碗立愈。"此食疗用方，对久痢阴虚体弱患者，具有滋阴养胃止泻作用，亦不失为一种很好的辅助食疗治痢的新方法，值得验证推广。

此外，程玠非常重视古方研究，辨证使用历史名方，如小柴胡汤、二陈汤等，随证加减，丰富实用，扩大名方使用范围。他在临床上不主张盲目用大剂，特别对古方的用量，有很中肯的论述。如《松厓医径·凡例》中云："人有大小老少，病有新久浅深，故医者因之而酌为衡量……用药概用大剂，病者请药，辄喜大剂，殊失古人之意。按《局方》中劫药至多而剂量至少，如嘉禾散，以二钱为剂；五香散、秘传降气汤以三钱为剂，他方中多不过四钱五钱而止。"并主张以轻为原则，治之不愈，然后用重剂。对偏寒偏热峻下之方，以中剂为准。对不确定的度量衡，要特别加以说明。

凡此种种经验方法，程氏都在诸方剂中谆谆告诫，一一予以标注，认为关系到疗效的优劣和治病的成败。

四、医论医话选录

1. 治病以切脉为先

治病之要，不过切脉、辨证、处治三者而已。三者之中，又以切脉为先。苟切脉有差，则临证施治未免有实实虚虚之患。但脉有七表、八里、九道，形状颇多，形同实异，未易尽之。今将各脏脉证，姑举其要，括而为图，虽不能弘邃奥妙，以尽古人之本指，初学据此而行，由是而驯至乎古圣人之全书可也。

（《松厓医径·凡例》）

2. 脉理

脉名二十有四，非深于其道及有所授受者，未易识也。先贤谓：脉道虽多，而浮沉迟数四目足以该之。然迟数之中，又有虚实冷热之分，今以迟数属浮沉，以虚实冷热属迟数，曰滑、曰实、曰紧、曰弦、曰洪、曰长、曰促、曰牢、曰动，实热之候也。曰芤、曰微、曰缓、曰涩、曰伏、曰濡、曰弱、曰短、曰虚、曰结、曰代、曰细，虚冷之候也。今括以为图，各具其证与处药治病之方于各图之下。

（《松厓医径·凡例》）

3. 浮沉迟数、虚实冷热之道

以五脏及命门分为六图，各以腑附之。俱分浮中沉三候，浮沉之中又分迟数平，迟数之中又分虚实冷热。至于中与平，则随其高下而准。准于肌肉之上，为浮为表；肌肉之下，为沉为里；肌肉之间，为半表半里，是谓之中。各以类相从，徐则为迟，疾则为数；无力者为虚，有力者为实。迟为阴，阴冷也，郁则生热；数为阳，阳热也，郁则生寒。初学据此以求其病，亦庶几矣。

（《松厓医径·凡例》）

4. 通治方

古人方，固有为一病而设者，亦有数处用者。如四君子汤，可以补气，可以调气，又可以降气，凡涉于气证者，皆可用之；四物汤，可以补血，可以调血，又可以止血，凡涉于血证者，皆可用之。前辈云：肝肾同归于一治。愚谓心肺亦当同归于一治。有如八味丸之类，既可以补肾，又可以补肝；金花丸之类，既可以治心，亦可以治肺。肾也、肝也、心也、肺也。既可以通治，而脾也独不可以通治乎？脾居中州，贯乎四脏，故善治四脏者，未有不治乎脾，此承气汤之类又能治四脏之邪者，为是故也。引而伸之，触类而长之，无不如是。故此一书，皆摘人所常用之方，互可相通者，填注于各证之下，编成序次，使人易于披阅。或病证时有出入，又当以意消息，互相假借而可也。

（《松厓医径·凡例》）

5. 制方先轻后重

人有大小老少，病有新久浅深，故医者因之而酌为衡量。是以旧方汤液剂量，有用二三钱者，有用四五钱者，有用七八钱者至一两者，用药概用大剂，病者请药，辄喜大剂，殊失古人之意。按《局方》中劫药至多而剂量至少，如嘉禾散，以二钱为剂；五香散、秘传降气汤以三钱为剂，他方中多不过四钱五钱而止。又按：东垣《脾胃论》于除风湿羌活汤，每服称三钱；升阳散火汤，每服称半两。古人制方，或增损，或应病，率以轻剂为则，治之不愈，然后用重剂焉。于偏寒偏热峻下之方，既以中剂为率，又在用药者临时制宜以加减云。

（《松厓医径·凡例》）

6. 伤寒证论治

足太阳经，头项痛，腰脊强。以少阳、阳明、太阳三经通论，则此经为表；以本经专论，又当分表之表、表之里之异焉。此经受邪最先，外来之邪，莫甚于寒，寒不伤卫而伤荣，卫不受伤则强，寒主收敛闭藏，所以无汗，无汗卫强，表之实也。太阳之经有标有本，标病则身热，本病则恶寒。凡伤寒邪，其候必头项痛，腰脊强，脉浮疾，大略与内伤同。内伤则右关以上脉大于左，口腹为之不利；伤寒则左关以上脉大于右，鼻息为之不利。一二日宜麻黄汤主之。此特举其常数而已，然有一日之内就转经者，亦有二三日只在一经者，不可越经而治。

（《松厓医径·前集》）

7. 伤风证论治

风，阳邪也。风喜伤卫，卫既受伤则腠理为之不密，所以自汗而恶风。与寒邪伤人不同，寒为肃杀之气，其色必惨；风为鼓舞之气，其色必和，各从其类也。卫者，外卫也，对荣而言，为表之表，对无汗而言，为表之虚，脉来浮缓。然其所可同者，经络标本而已，是以头项、腰脊俱疼，身表亦为之热。一二日间宜用桂枝汤主之。其传经与伤寒无异，当以脉证辨之。但桂枝汤颇燥，非通于脉者，不可用也。遇此经症，莫若用易老神术汤，尤为稳当。

（《松厓医径·前集》）

8. 传三阴经论治

阳经有太阳、少阳、阳明,阴经有太阴、少阴、厥阴。治阳经顺而易,治阴经逆而难。所以易者,以其治可得而一也;所以难者,以其治不可得而一也。何也? 阳经之邪,始寒而终热,有一定之法,人所易知;阴经之邪,或寒而或热,无一定之法,人所难知。苟无所辨,欲下之,则有可温之说以拒之于中;欲温之,则有可下之说以挽之于内;二者交战于胸中,殊无定见,岂不误人性命乎? 殊不知阴经之邪有二,有自阳经而传来者,有不自阳经而直中者。自阳经而传来,则为热邪;不自阳经来而直中,则为寒邪。热邪为病,在太阴,则腹满,而嗌干;在少阴,则口燥,舌干而渴;在厥阴,则烦满而囊缩。脉皆沉疾而有力,是其经虽阴而证则阳矣。其少阴、厥阴虽有厥阴之症,而内则实恶热而欲得凉也。寒邪为病,在太阴,则腹满而吐利,不渴;在少阴,则吐利欲寐,足胫寒而小便色白,恶寒蜷卧,或脐腹间痛;在厥阴,则手足厥冷,小腹痛,吐利而寒,脉皆沉细而无力,是其经既阴而症又阴也。其少阴、厥阴,虽有燥、有烦、干渴之症,终是恶寒而大小便利也。二者之邪,其始之所得,既不同,其终之所至,亦不同,以此别之,若睹黑白,何难之有哉? 大凡临症在两似之间,必须审其得病之始,自阳经传来,或六七日,或十数日得,以上阳邪之候,必须下之,以承气辈。不自阳经传来,而直中之,初病之间遂得,以上阴邪之候,必须温之,以四逆辈。庶免实虚之祸,而人无夭札之患矣。

(《松厓医径·前集》)

五、代表方剂选录

程玠《松厓医径》前、后集共载方剂 407 首(有部分重叠),而《后集》载方 242 首,其中家藏验方(属首创或首载方)约 120 首,此成为程氏最主要学术成就的组成部分,可谓是秘方琳琅满目,包含其各科各病证用方,加减方法五彩纷呈,应证尽有,经验满载,体现了其重守方又不拘方,随证用药的特色,于临证大有作为。

1. 秘传加减省风汤

组成:陈皮、半夏、茯苓、甘草、羌活、防风、黄芩、白芷、白术、红花(有死血者加之)。

主治:卒急中风。

制法:以上细切,作一服。

用法:用水三盏,生姜三片,煎至一盏,去渣,再用木香磨姜汁、竹沥入药内搅匀,内服用。

加减:血虚者,加当归、生地黄、熟地黄,去红花。气虚者,加人参、黄芪,去白芷。痰盛者,加瓜蒌仁、枳实。大便燥闭,脉实者,加大黄。咬牙闭目者,用皂角末、芦筒吹入鼻内,或装入纸燃中冲用。有嚏者可治,否则不治。痰盛者,重用槌法内吐痰甚良,痰大出即苏,衡量老幼元气之虚实而治之。

宜忌:凡中风口开手撒、眼合遗尿、吐沫直视、喉如鼾睡、肉脱筋痛、发直、摇头上窜、面赤如状、汗缀如珠,皆为中风不治之证。

2. 秘传加减理中汤

组成:人参、白术、干姜、甘草、干葛、肉桂、陈皮、半夏、茯苓、细辛。

主治:冬时中寒,手足厥冷,或腹痛呕吐,甚则晕倒,昏迷不省人事,脉沉迟无力。

制法:以上细切,作一服。

用法:用水二盏,姜三片,煎至一盏,去渣温服。

加减:中寒重者,六脉全无,或腹痛泻痢不止,加附子。如身甚恶寒,加麻黄、煨生姜,水煎,临服时,再加姜汁半盏服,其患者皮肤外,仍用生姜捣碎炒热,款款熨之良。

3. 秘传加减香薷饮

组成:香薷、白扁豆、黄连、甘草、麦门冬、五味子、知母、陈皮、茯苓、厚朴。

主治:中暑。脉虚身热,自汗背恶寒,毛耸齿燥。

制法:上细切。

用法:用水二盏,加姜、枣、灯心草,煎至一盏,去渣,不拘时冷服。

加减:身热者,加柴胡。呕者加半夏、姜汁。渴者加天花粉。元气虚者加人参、黄芪。小便短赤或涩者,加山栀仁、泽泻。自汗或水泻者,加炒白术、升麻。头痛者加石膏、川芎。

4. 秘传加减渗湿汤

组成:苍术、厚朴、陈皮、茯苓、半夏、黄连、灯心草。

主治:中湿。小便不利,脉俱沉细。

制法:以上细切,作一服。

用法:用水二盏,姜三片,枣一枚,煎一盏,去渣纳盐,分两次服。

加减:内湿者,食下必呕吐,腹中胀满,小便短赤,加山楂、枳实、黄连、炒萝卜子。外湿者,身体必肿痛,寒热往来,小便短赤,加羌活、木通、黄芩。小便不利者,加猪苓、泽泻。发黄者,专主湿热所成,如盦曲桐似,则湿热易为黄,利小便为上策,加茵陈、滑石、木通、猪苓、泽泻、山栀、黄柏。

5. 秘传加减平胃散

组成:苍术、白术、白茯苓、甘草、陈皮、砂仁、猪苓、泽泻。

主治:泄泻。

制法:以上细切。

用法:用水二盏,加姜、枣、灯心草,煎至八成,去渣,食远服。

加减:若泻如清水,脉来无力者,属寒,加炮干姜、肉桂;泻甚不止,加制附子。若泻如痢,黄赤稠黏,或乍泻口渴、脉来无力者,属火,加黄连、黄芩、炒干姜少许。若泻而腹痛,或呕吐者,加木香、磨姜汁服。若泻,小便短赤,脉沉者,属湿,加滑石、灯心草;若泻,腹如雷鸣者,用煨生姜五大片。若久不止者,属脾泻,脉来无力,加人参、黄芪;若甚不止者,加升麻、炒白术、苍术。

6. 秘传加味二陈汤

组成:陈皮、半夏、茯苓、甘草、白术。

主治:呕吐恶心。

制法:以上细切。

用法:用水二盏,姜三片,枣二枚,煎一盏,去渣,再入姜汁服。

加减:若气虚者,加人参、黄芪。若血虚者,加当归。若痰火者加姜汁、炒黄连、黄芩、山栀。若胃口有痰火者,加姜汁、炒黄连、炒干姜。若夹食停寒者,加砂仁、枳实、山栀、姜汁。若恶心者,加黄连、炒干姜、生姜汁。若脾胃弱者,加砂仁、藿香。

7. 秘传加味四物汤

组成:当归、川芎、熟地黄、白芍药、人参、茯苓、黄连、山栀仁、半夏、炙甘草。

主治:嘈杂嗳气。主补血。

制法:上细切。

用法:用水二盏,生姜三片,枣一枚,煎服。

加减:若嘈杂心痛,加茯神、生地黄。

8. 秘传助脾渗湿汤

组成:苍术、白术、人参、枳壳、枳实、黄连、山栀、厚朴、大腹皮、炒莱菔子、猪苓、泽泻。

主治:水肿臌胀。

制法:以上细切。

用法:用水二盏,姜三片,灯心草一握,煎,再用木香磨姜汁服。

加减:若大便燥结者,加大黄微利之。若小便不利者,加滑石。若皮厚气短,饱闷腹肿者,为鼓。

宜忌:若见脐凸,腹露青筋,手掌足背俱平者,不治。

9. 秘传加减八珍汤

组成:人参、白术、茯苓、甘草、当归、生地黄、白芍药、酒黄柏、酒知母、橘红、桔梗。

主治:劳怯。脉多弦虚细数。

制法:上细切。

用法:用水二盏,煎一盏,去渣服。

加减:若咳嗽者,去人参,加沙参、五味子、麦门冬。若久嗽者,去人参,加杏仁、罂粟壳。若喘者,去人参,加桑白皮、瓜蒌仁。若胸中满闷者,加制枳实。若有痰者,加贝母、半夏曲。若痰中带血者,加紫菀、黄芩、山栀。若吐血咳血者,加山栀、阿胶、胡黄连。若遗精者,加牡蛎粉。若盗汗者,加黄芪、半夏曲、浮小麦。若寒热往来者,加柴胡。若心下惊悸,去茯苓,加茯神、远志。若声嘶及咽痛生疮者,加青黛、犀角、桔梗。若渴甚者,去芍药,加天花粉。若元气不足,大便溏者,加升麻、炒白术。

若作丸剂,加酥炙龟板。若遗精,加樗根白皮。为细末,炼蜜为丸,如梧桐子大,每服五十丸,空心盐汤、温酒任下。

10. 秘传加减川芎茶调散

组成:片黄芩(酒拌炒,再拌再炒,如此三次,不可令焦)二两,小川芎一两,白芷半两,芽茶三钱,荆芥四钱,薄荷叶二钱半。

主治:头风热痛,不可忍者。

制法:上为细末。

服法:每服二钱,茶清或滚开汤调下。

11. 秘传加减调中汤

组成:苍术、厚朴、陈皮、甘草、枳实、桔梗、白茯苓、草豆蔻(福建建宁产者为佳)。

主治:胃脘痛。

制法:上细切。

用法:用水二盏,姜三片,煎一盏,去渣,再入木香磨姜汁服。

加减:若寒痛者,脉必无力,加干姜、肉桂。若热痛者,脉必存有力,加姜汁炒黄连、黄芩、山栀。若食积痛者,加炒砂仁、草果、山栀。若痰饮作痛者,加半夏曲、瓜蒌仁。若日轻夜重者属死血,加当归尾、桃仁、红花、延胡索。

12. 秘传飞步丸

组成:苍术八两,草乌(不去皮尖)四两,川芎、白芷各二两,葱白(连根)、生姜各四两。

主治:诸风湿、瘫痪、痛风等证。

制法:上细切作一处,入罐内封固,罐口倒覆阴土上,春天停五日,夏天停三日,秋天停七日,冬天停十日,取出煎剂,晒干为末,醋糊丸,如梧桐子大。

服法:每服十五丸,空心服,任选茶、酒服下。

宜忌:服此药须忌热物,宜避风,孕妇勿服。

13. 秘传乌药顺气散

组成:乌药、川芎、防风(去芦)、桔梗、枳壳(去穣,麸炒)、白芷、羌活、僵蚕(汤洗净,姜汁炒)、当归(酒洗)、熟地黄(酒洗)、木瓜、白芍药、槟榔、南木香、秦艽各一两,川独活、甘草各五钱。

制法:上细切,以生绢袋盛药,同无灰好酒二十五斤,入不津坛内,春冬浸一个月,秋天浸二十日,夏天浸十日,紧封坛口,浸满日。

服法:取酒将吞捉虎丹,随量饮之,如饮过半,再添酒连绢袋煮熟饮之。

宜忌:须忌食猪肉。

14. 秘传捉虎丹

组成:麝香二钱半,京墨(烧烟尽)一钱半,乳香、没药各七钱五分,草乌(去皮脐)、五灵脂、地龙(去土)、木鳖子(去壳油)、白胶香各一两半,当归(酒洗)七钱五分。

主治:风寒暑湿脚气,无问远年近日,一切走注痛风,及中风左瘫右痪,筋脉拘急,麻木不仁,手足不能屈伸,日夜作痛,叫呼不已。

制法:上各为细末,再箩过和匀,用糯米糊丸,如芡实大。

服法:临发时,空心用前药酒送下一丸或三丸。赶到脚面上,赤肿不散,再服一丸。赶至脚心,出黑汗乃可除根。凡服,察病患上下饥饱服,俱用前药酒送下,自然汗出定痛为验。若中风不省人事,牙关紧闭,偏枯等证,研用二丸,酒调下,一省为验。

宜忌:须忌食猪肉。妊娠妇不宜服捉虎丹。

15. 秘传加味二妙丸

组成:苍术四两(米泔浸),黄柏二两(酒浸),川牛膝(去芦)、当归尾(酒洗)、川草薢、汉防己、龟板(酥炙)各一两,虎骨(酥炙)一两。

主治:两足湿痹疼痛,或如火燎,从足跗热起,渐至腰胯,或麻痹痿软,皆是湿为病。

制法:上为细末,酒煮面糊为丸,如桐子大。

服法:每服百丸,空心姜汤下。

16. 秘传开明银海丹

组成:白炉甘石一两,辰砂一钱,硼砂二钱,轻粉五分,片脑三分,多则五分,麝香五分。

主治:一切风热上壅,两目赤肿涩痛,风弦烂眼及内外翳障等证。

制法:白炉甘石以炭火煅,候三炷香时间,以黄连半两,煎浓汁,滤去渣,淬七次,余药合一处和匀,研为极细末,再研一二日无声,银瓶盛贮,蜜蜡封口,勿令泄气,点眼极妙。

因调西江月以诵扬之:体具全惫,银海百年,惟喜光明,苟因失慎致盲昏,或是风疼翳钉。传得真方秘诀,岂同售药虚名,略将簪杪点眸睛,立效浑如响应。

用法:用簪杪沾水蘸药,点眼内。

17. 秘传宁口散

组成:青黛二钱,硼砂一钱,孩儿茶、薄荷叶各五分,片脑二分。

主治：牙痛牙疳，口舌生疮，咽喉肿痛等证。

制法：上为细末。

用法：以笔尖蘸药点患处。咽痛，用芦管吹入。

加减：一方加蒲黄、朴硝、生甘草各等分，片脑少许，治口内诸病。

18. 秘传加减芩连四物汤

组成：黄芩、黄连、当归、生地黄、白芍药、山栀、陈皮、白术、人参、甘草。

主治：大小便血。

制法：上细切。

用法：用水二盏，姜三片，枣一枚，煎去渣温服。

加减：若溺血者，加黄柏、知母、滑石。若下血及肠风脏毒者，加黄柏、子芩、槐角、阿胶、防风、荆芥。

19. 秘传黄连地黄汤

组成：黄连、生地黄、天花粉、五味子、川归、人参、干葛、白茯苓、麦门冬。

主治：消渴。

制法：上细切。

用法：加生姜一片，枣二枚，竹叶十片，水二盏，煎去渣，温服。

加减：若上焦渴者，加黄芩。若头眩渴不止者，加石膏。若下焦渴者，加黄柏、知母。若作丸剂，加薄荷炼蜜为丸，如弹子大，嚼化。

20. 秘传泻肝汤

组成：川芎、炒白芍、半夏(汤泡)、当归(酒洗)、柴胡、橘红、炒枳壳、天麻各六分，黄连(酒炒)、生甘草各四分，薄荷三分。

主治：小儿肝经火旺有余，目睛动摇，痰气上升，或壮热制动搐，面色红，脉有力，脾胃无伤，宜用。

制法：上细切。

服法：用水一盏，姜三片，煎服。

21. 秘传补脾汤

组成：白术一钱三分，黄芪(蜜炙)、当归(酒洗)、川芎、陈皮、人参、煨肉豆蔻、炒神曲、干葛各五分，白芍药(酒炒)一钱，白茯苓、半夏各七分，炒黄连、炙甘草各四分。

主治：小儿脾经不足，土败木侮，目睛微动摇，微抽搐，或潮热往来，脾胃有伤，饮食少进，或泄泻呕吐，面色黄，脉无力。

制法：上切细。

服法：用水一盏半，姜三片，煎服。

参考文献

［1］程玠. 新安医籍丛刊：松厓医径[M]. 合肥：安徽科学技术出版社，1995.

［2］胡武林，柯灵权，张恺，等. 歙县志[M]. 合肥：黄山书社，2010.

［3］柯琴. 伤寒来苏集·伤寒论翼[M]. 上海：上海科学技术出版社，1978.

［4］程应旄. 新安医籍丛刊：医径句测[M]. 合肥：安徽科学技术出版社，1995.

［5］余瀛鳌.程玠及其《松厓医径》［J］.安徽中医学院学报,1983,（2）:20-23.

［6］徐子杭,洪军.程玠与《松厓医径》［J］.安徽中医学院学报,1997,16（6）:15-16.

［7］刘永尚,郭锦晨,冯烨,等.新安医家程玠"心肺同归一治"学术思想析要［J］.山西中医学院学报,2018,19（1）:1-3.

（来雅庭）

汪 机

一、生平与著作

1. 生平简介

汪机,字省之,明代徽州府祁门县(今安徽省黄山市祁门县)人,生于明天顺七年(1463年),卒于明嘉靖十八年(1539年),享年76岁。

据镜山散人李汛的《石山居士传》,汪氏祖籍不详,大约在南宋之时,其先辈才迁徙至古黟赤山镇,也就是后来的祁门石山。到了元代时,其先人又迁至石山的南边一个叫朴墅的地方。汪机在此出生,也在此成长和行医,所以也就有了"石山居士"的雅号。因世居祁门石山,故后世又称其为汪石山。

汪机的父亲名汪渭,字以望,也是当地的名医。汪机之所以最终走上行医之路,与其父亲的言传身教不无关系。汪机年纪稍长时,得一"补邑庠弟子员"名分,类似于秀才,其后,科举未能进步。其父汪渭以范仲淹的"不为良相,当为良医"之思想开导。汪机信其言,便摒弃科举浮文,全身心研读医书,再结合其原先所学的儒学知识,将两者融会贯通,加之其父的亲自点化,其在理解医学理论和掌握医技方面均有了长足的进步。行医之处,疗效卓著,医名较大,《明史·列传第一百八十七·方伎》评价"吴县张颐,祁门汪机,杞县李可大,常熟缪希雍,皆精通医术,治病多奇中"。

2. 著作简介

汪氏一生勤于著述,先后编著、抄录了12种医书。其中汪氏原创著作为《石山医案》;抄录他人著作内容并加以点评发挥的著作有《脉诀刊误》《续素问钞》《运气易览》《痘治理辨》《推求师意》《外科理例》《伤寒选录》《医读》;属于编著的著作为《针灸问对》《医学原理》《本草会编》。现就其上述著作做如下介绍。

(1)《脉诀刊误》

又名《脉诀刊误补注》《补订脉诀刊误》《脉诀刊误集解》。初刊于明嘉靖元年(1522年)。该书正文2卷,为朱升节抄戴起宗原著部分。戴氏采用夹叙夹议方式,针对《脉诀》内容采撷先贤诸论及己见于后,补充完善《脉诀》内容,力图纠正《脉诀》错讹之处,汪氏对这两卷内容基本上是照抄不改。附录部分为汪氏针对一些特殊问题进行的讨论,包括汪氏辑诸家脉书要语以及自己的观点,还有其自撰的《矫世惑脉论》。

现存主要版本有明嘉靖元年壬午(1522年)吴题刻本、明嘉靖二年癸未(1523年)刻本、明万历二十四年丙申(1596 年)刻本、日本宽永十九年壬午(1642 年)刻本和清光绪十七年辛卯(1891 年)池阳周学海校刻周氏医学丛书本等。

(2)《续素问钞》

实为汪机重集《读素问钞》,又名《素问秘抄》,3 卷,初刊于明嘉靖五年(1526 年)。是书是对元代滑寿所辑《读素问钞》的增注。汪氏采取凡引用王冰之注前均以"续"字开头,引用滑氏之注则以"今按"开头,自己的注释则以"愚谓""愚按"开头。而"愚谓"多是汪氏对原文的自我理解之语,"愚按"则多是汪氏引述别人或别著之语。因此"愚谓"之语当是最能体现汪氏学术思想之处。书后有"读素问钞补遗"一篇附后。

现存主要版本有明嘉靖三年甲申(1524 年)至明嘉靖五年丙戌(1526 年)程纪纲程文杰等刻本、明嘉靖十二年癸巳(1533 年)明德书堂刻本(2 卷)、明万历三十年壬寅(1602 年)沈府刻本(12 卷)等。

(3)《石山医案》

3 卷,附录 1 卷,初刊于明嘉靖十年(1531 年)。本书系汪机门人为汪氏编录的专集医案。书中总共载有 183 个案例,其中属汪氏亲诊者 171 个。多体现汪氏主张人参、黄芪补气补阴的学术思想和临证体验。后世通常均把此书视作汪氏学术思想及临证经验的代表作。

现存主要版本有明嘉靖二年癸未(1523 年)许忠刻本、明嘉靖十年辛卯(1531 年)陈桷校刻本、明嘉靖二十年(1541 年)重修本、日本元禄九年(1696 年)大阪涩川清右卫门刻本(题石山居士医按八卷)、清宣统元年己酉(1909 年)刻本。

(4)《运气易览》

3 卷,初刊于明嘉靖十二年(1533 年)。本书以北宋刘温舒《素问入式运气论奥》为蓝本,兼收他家运气见解和己按,较系统地介绍了运气常识,配以歌括和图解,简明扼要,并注重临床应用,编有五运主方治例、六气主病治例等。个别地方还引据病案论证。

现存主要版本有明嘉靖十二年癸巳(1533 年)刻本、清光绪石印本等。

(5)《针灸问对》

又名《针灸问答》,3 卷,初刊于明嘉靖十一年(1532 年)。本书取《黄帝内经》《难经》及诸家针灸之书,"穷搜博览,遇有论及针灸者,日逐笔录,积之盈箧","因复序次其说,设为问难以著明之"。上卷六十问,讨论针灸基本理论问题;中卷十五问,论针法;下卷十问,为灸法和经穴。答问的内容大都摘自针灸典籍,亦有汪机自己的一些发挥。

现存主要版本有明嘉靖十一年壬辰(1532 年)刻本、明崇祯六年癸酉(1633 年)汪氏朴墅刻本、清道光十年庚寅(1830 年)刻本、日本抄本、上海千顷堂书局石印本等。

(6)《外科理例》

7 卷,附方 1 卷,初刊于明嘉靖十年(1531 年)。自序谓"盖其中古人所论治,无非理也。学人能仿其例而推展之",故名"理例"。自序中汪氏第一次对"外科"概念进行了定义,"外科者,以其痈疽疮疡皆见于外,故以外科名之"。并且再一次强调自《黄帝内经》"有诸内者,必形诸外"的整体观念,告诫后人"外科必本于内",若"治外遗内,所谓不揣其本而齐其末",则遗留后患。书中内容主要辑自其他外科著作,主要包括薛己的《外科心法》(1525 年)和《外科发挥》(1528 年)(两书中又摘录有南宋陈自明的《外科精要》、金代李东垣的《东垣试效方》、元代齐德之的《外科精义》以及明初徐彦纯、刘宗厚的《玉机微义》等内容)。除此之外,书中还引用朱丹溪《外科精要发挥》中的内容。日本丹波元胤《医籍考》(1826 年)注明朱丹溪《外科精要发挥》已佚,目前确也未曾再见此书流传。这说明在汪机编辑《外科理例》时此书尚存于世。书中所举案例大多数取自上述几本书中的案例,内容文字有所改动,但原意保留。汪氏在有的案例后略加点评,如"此症凭脉论治""此症凭因论治""此症为未凭脉误治"等,使读者受益颇多。全书分154门(包括《补遗》)、附方265首。补遗附于第7卷末,亦有单作一卷者。

现存主要版本有明嘉靖二十年辛丑(1541年)序刻本、明嘉靖祁门朴墅汪氏刻本、日本嘉永元年戊申(1848年)鹿仓格直抄本、民国上海千顷堂书局石印本等。

(7)《痘治理辨》

又名《痘疹理辨》,1卷,附方1卷,初刊于明嘉靖十年(1531年)。因"嘉靖庚寅(1530年,引者注)冬,有非时之暖,痘灾盛行,而死者过半","遂探索群书,见有论治痘疮者,纂为一编"。书以诸家所论列之于前,引魏直《博爱心鉴》之说辨之于后,卷末附痘治方153首。

现存主要版本有明嘉靖十年辛卯(1531年)汪氏自刻本、明嘉靖十三年甲午(1534年)刻本、上海石竹山房石印本等。

(8)《推求师意》

2卷,初刊于明嘉靖十三年(1534年)。此书原为朱丹溪的门人戴思恭所撰,汪机于歙县名家处获见戴氏之本,录之以归。因"观其中之所语,皆本丹溪先生之意,门人弟子推求其意而发其所未发者",又嘉许协助整理刻印的陈桷、项恬"能善推予之所欲推",故题其名曰"推求师意"。汪氏在抄校此书的过程中多有发挥。

现存主要版本有明嘉靖十三年甲午(1534年)陈桷刻本、清嘉庆十二年丁卯(1807年)刻本、清道光十四年甲午(1834年)刻本等。

(9)《医读》

7卷,初刊于清康熙八年(1669年)。此书自本草、脉诀以至病机,皆四言为句,缀以韵语,辞义贯通,便于诵读,似为课徒之作。虽内容浅显,但"极力于源头径路上求其清,求其正",又"汇诸家所有而折衷之,网罗虽多,旨归颇一",不失为入门式教育中之佳作。

现存主要版本有清康熙八年己酉(1669年)草墅刻本、清抄本等。

(10)《医学原理》

13卷,初刊年代不详,应在汪氏去世之后。是书为汪氏晚年最后完成的临床综合性著作。汪氏感到自己虽已著书多种,但内容较分散,"患吾子孙有志于是者非二十年之功弗能究竟其理",于是复著此书。自谓"朝究暮绎,废寝忘食,经历八春,而始克就"。书中卷一以经络图主论十二经脉,各经腧穴数量以及"穴法歌括";卷二论奇经八脉,其中任、督二脉体例如论十二经脉,其余只有一般性文字论述;其余11卷均为各证临床内容,包括某证之论、治疗大法、朱丹溪治某证的临证处方和加减、治某证的常用方剂。汪氏在该书中所列治某证之方中,均包括某方主治证候、病因病机以及方解等内容。我们知道,医史上全面注解方剂的专著是吴崑的《医方考》,但在汪氏的《医学原理》中,无论是方解内容、体例,还是注解方剂的数量,均可称之为"全面注解方剂"之作。并且汪氏的《医学原理》要早于吴氏的《医方考》。本书主要是汪氏总结前人,尤其是朱丹溪临床经验之作。

现存主要版本有明吴继武刻本、明梅墅石渠阁刻本、明古吴陈长卿刻本等。

(11)《伤寒选录》

8卷,定稿于明嘉靖十五年(1536年)。本书是汪机壮年读《伤寒论》时对经文及各家论注作的分类选编。自序云:"尝辑诸说,少加隐括,分条备注,祖仲景者书之以墨,附诸家者别之以朱",以"备临证参考之用"。当时并没有准备刻印,"稿几废弃如故纸"。晚年交付门人陈桷和程铦,由两人"逐条补辑,反复数过","爰及三载,始克告成",时已在嘉靖十五年(1536年)三月。此书刊出后曾传至日本,丹波元胤《中国医籍考》(现称《医籍考》)中有著录。国内近世仅有目录著录而未见此书流传。1999年,《中医古籍孤本大全》委员会据日本所藏明万历三年(1575年)敬贤堂刻本复制归国,并于2002年7月,由中医古籍出版社影印出版,此书才得行于国内。

现存主要版本有明万历三年敬贤堂刻本(藏于日本)、2002年中医古籍出版社据明万历三年敬贤堂刻本影印中医古籍孤本大全本。

(12)《本草汇编》

又名《本草会编》,20卷,佚。刊印不晚于明嘉靖十二年(1533年)。该书依据王纶《本草集要》体例,不收草木形状,李时珍曾评价该书:"其书撮约,似乎简便,而混同反难检阅;冠之以茅,识陋可知;掩去诸家,更觉零碎;臆度疑似,殊无实见,仅有数条自得可取尔。"这也许即是该书亡佚不传的原因之一。《本草纲目》中有几十条是摘录于该书的。

二、学术思想与特色

(一) 创立"营卫虚实论"

汪机为了纠正明代初期医家们关于朱丹溪"阳有余,阴不足"观点的误解,特在其《石山医案》开篇中专列"营卫论"篇,论述朱丹溪这一著名论点的真正内涵,并依此引出其"营卫论"的学说。

首先,汪氏认为朱丹溪这一论断是基于常人所论,强调的是人之生理常态。指出"丹溪揭出而特论之,无非戒人保守阴气,不可妄耗损"的意思;倘若是在人之病理状态下,则还需气虚补气、血虚补血,并非一味地专从滋阴着手,两者应该加以区别,而不能混为一谈。为此,汪氏还列举出朱丹溪即使是在治疗产后阴虚之证时,也不是专滋阴,而是根据脉象辨证结果的不同区别补气补血药的使用比例的例子,即若"右脉不足"则"补气药多于补血药",若"左脉不足"则应"补血药多于补气药",来说明问题。

其次,对于世人以为气病补血无害、血病补气有害的观点,汪氏认为:血病补气有害是因为使用了过于刚烈的补气药所致;补血药即使柔和,错用在气病时也同样有害,应该建立在正确辨证的基础上方可避害趋利。

第三,针对世人对于朱丹溪"阳有余,阴不足"理解的困惑,汪氏从对卫气和营血的关系出发,来解释朱丹溪的阳有余阴不足论。他以为,营卫的关系即是朱丹溪"阳有余阴不足"观点的最好佐证。在营卫之中,阳有余之阳,指的是《黄帝内经》中所定义的"水谷之悍气,慓疾不受诸邪"的卫气;阴不足之阴,指的是《黄帝内经》中所定义的"水谷之精气,入于脉内,与息数呼吸应"的营阴。营与卫是相互依存的关系,营阴依靠卫阳才能营昼夜利关节,卫阳依附于营阴才能固护于外,两者在各经中的分布,又有气多血少和血多气少之别,也即古人所谓"阴中有阳,阳中有阴"的关系。朱丹溪所谓"阴先虚,而阳暴绝"的观点,就是强调阳赖阴而有所依附的意思。据此,汪氏进一步认为,若以气质来论,卫气为阳,形质为阴;以内外来论,卫气护卫于外为阳,营气营养于内为阴。若要细分,则营中自有阴阳,即阴阳互根。营阴中的营气即是阴中之阳,营阴依靠其化生、推动而发挥功能,此中阳气可虚可补。而补气即是补营中之气,补营中之气也即补营,补营也即补阴,从这个意义上来理解,人体的虚证皆是阴虚证,也正是朱丹溪拳拳于滋阴的依据所在。

至此,汪氏将朱丹溪的阴阳有余与不足论统归为营卫阴阳的观点上,这为临床上如何看待"阳有余,阴不足"以及气虚补气、血虚补气、血虚补血等治则的确立,从理论根本上给予了新的解释,为其进一步确立"参芪说"奠定了理论基础。

(二) 倡"参芪双补说"

汪氏在上述营卫阴阳关系理解的基础上,进一步地阐释人参和黄芪在补气(补阳)和补血(补阴)方面的双重作用。其以为,《黄帝内经》中所谓"阴不足者,补之以味"和"阳不足者,温之以气"的观点,恰恰符合人参和黄芪的作用能兼顾两者的事实。其说道:"参、芪味甘,甘能生血,非补阴而何?"又谓:"参、芪气温,又能补阳,故仲景曰气虚血弱,以人参补之,可见参、芪不惟补阳,而亦补阴。东垣曰血脱益气,仲景曰阳生阴长,义本诸此。"从而说明参、芪不但具有补气的功用,而且还可以通过补气来达到补血的目的,并认为后一种作用是人们没有细致考究而形成的一种误判,导致世人以为阴虚之证只能一味地使用滋阴药物,不能使用像参、芪这些气温之品,出现了因为过用滋阴苦寒之品而损害脾胃之气,从而影响正气的恢复,临床上往往适得其反的现象。

汪氏在阐释了参、芪所具有的阴阳双补的功能之后,又在"辨《明医杂著·忌用参芪论》"一篇中,进一步驳斥王纶强调的在阴虚火旺所致的系列疾病证候中忌用参、芪的错误观点。汪氏认为这是王氏对朱丹溪"阳有余阴不足"观点的片面理解,并举出朱丹溪针对这种情况也不是一味地滋阴而不用参、芪的病案来一一批驳。其核心思想还是归结在辨证施治上,即"有是病用是药",认为有些病即使阴虚重于阳虚或已成阴虚火旺之势,参、芪的使用不是不可以,关键是在于如何根据病的主次去进行配伍和变通。其以为,"参、芪性虽温,而用芩、连以监之,则温亦从而轻减矣。功虽补气,而用枳、朴以制之,则补性亦从而降杀矣。虑其滞闷也,佐之以辛散;虑其助气也,辅之以消导,则参、芪亦莫能纵恣而逞其恶矣。"

其实,"参芪观"严格来说并不能算是汪氏的独创,只是在当时所处的医疗背景下,汪氏的阐释无非是要警醒人们能够回到正确的辨证论治轨道上来。正如其弟子程铨在《病用参芪论》一文中所云:"予幸受业于石山汪先生,见其所治之病,多用参、芪,盖以其病已尝遍试诸医,历尝诸药,非发散之过,则降泄之多,非伤于刚燥,则损于柔润,胃气之存也几希矣。而先生最后至,不得不用参、芪以救其胃气,实出于不得已也,非性偏也。"这是促使汪氏思考和实践"参芪观"的真正原因。而其在具体临证实践中,又非一味地拘泥于药性,而是将参、芪之药性与病证结合起来,用其补气之性而节监其过之用,灵活而变通地发挥参、芪的作用。程铨怕后人误解其师的意思,接着又说:"其调元固本之机,节宣监佐之妙,又非庸辈可以测识。是以往往得收奇效全功,而人获更生者,率多以此。或者乃谓其不问何病,而专以参、芪为剂,是不知先生也。"

(三) 运气学说

五运六气之运气学说,自王冰注释《素问》补入七篇大论始,后代医家间有论述与发挥,对于临证诊治疾病,尤其是在形成瘟疫学辨证施治等方面均有着指导性的意义。明代初期,五运六气学说的发展出现了一个高潮,医家开始关注此学说。至汪机生活年代,这一学说的发展以及人们对于这一学说的理解与认识产生了一定偏差,机械地理解和运用运气学说的现象也较为普遍。汪氏即是在此背景下撰写了《运气易览》一书。其在自序中说道:"圣人详著于经,盖将使人知有所谨,而勿为其所中也。纵使或为所中,亦知其病因。"说明古人创立运气学说的目的是要人们能够认识自然规律,从而能够顺应自然,防病治病。又说:"虽然,运气一书,古人启其端倪而已,员机之士其可徒泥其法,而不求其法外之遗耶……务须随机达变,因时识宜,庶得古人未发之旨,而能尽其不言之妙也。"要求人们于无字处去揣摩古人运气学说的真谛,不能拘泥于书面之言,更要理论结合实际,因时因地地去运用此说,才能不枉古人的初衷。此书成书已久,汪氏经过多年的反复斟酌推敲,欲使此书既浅显易懂,又能反映古人运气学说的真谛,确是煞费苦心。自该书刊刻行世以来深受后人推崇。除此之外,运气学说的思想在汪氏撰写的其他医籍中也间有涉及,如其《脉学刊误》《石山医案》等。由此可见,汪氏对运气学说的重视。

该书又多以刘温舒《素问入式运气论奥》为蓝本,兼取他书内容并结合自己的观点,以补充和完善刘氏之不足。

汪氏在全面录用前人文献的基础上,对一些理论深奥难于理解的内容进行了阐释与发挥,力求明了易懂,并根据自我的理解与感悟创立一些运气对应方剂。

1. 对"南北政"的理解

自《黄帝内经》提出"南北政"的概念,后世医家对于这一概念的理解与解释不尽相同,以致"南北政"成为运气学说中困扰历代医家的一个难题。

"南北政"出自《素问·至真要大论》中,原文是:"夫子言察阴阳所在而调之,《论》言人迎与寸口相应,若引绳小大齐等,命曰平。阴之所在寸口何如?岐伯曰:视岁南北,可知之矣。帝曰:愿卒闻之。岐伯曰:北政之岁,少阴在泉,则寸口不应;厥阴在泉,则右不应;太阴在泉,则左不应。南政之岁,少阴司天,则寸口不应;厥阴司天,则右不应;太阴司天,则左不应。诸不应者,反其诊则见矣。帝曰:尺候何如?岐伯曰:北政之岁,三阴在下则寸不应;三阴在上则尺不应。南政之岁,三阴在天,则寸不应;三阴在泉,则尺不应。左右同。"

那么,何为"北政""南政"?唐代王冰注释道:"木火金水四运,面北受气","土运之岁,面南行令"。又有托名启玄子所著的《素问六气玄珠密语》也认为:六十花甲中,土运之岁为南政计十二年,其余四十八年为北政。王冰对《素问》原文的这一理解与解释,为后世包括刘温舒以及汪机在内的多数医家所采纳。但就"南北政"与脉象的应与不应关系的理解,汪氏有其不同于王冰的理解与注释。王冰在注释"厥阴在泉,则右不应"时认为是"少阴在右故";"太阴在泉,则左不应"则是因为"少阴在左故"。汪机的解释是:"经论阴之所在,则脉不应,兼三阴而言,非独指少阴也。王太仆于太阴、厥阴下注以少阴,近其位致然,反遗本气,左右不以位取,人所向义亦牵合。""按脉不应,专指三阴言,然少阴君主也,故主两寸两尺,所以少阴司天,两寸不应;少阴在泉,两尺不应,子之左丑属太阴,故太阴司天,左寸不应;太阴司地,左尺不应。子之右亥属厥阴,故厥阴司天,右寸不应;厥阴在泉,右尺不应。但看三阴所在,司天主寸,在泉主尺,不论南政北政,此要法也。"汪氏对王冰及诸家的脉象不应诸说进行了高度的概括,强调"但看三阴所在,司天主寸,在泉主尺,不论南政北政",具有极大的启发意义。

2. 创制运气"复气"方

在《运气易览》中,汪氏还收录了陈无择《三因极一病证方论》书中"五运时气民病证治"和"六气时行民病证治"的内容。这些内容是针对六气时行民病的一般情况而言,但对于异常气候变化所致"复气"的情况并未涉及。复者,报复之义。"复气"即为抑之太过,必起反应。汪氏以为："《玄珠》论六气有正化、对化之司,若正司化令之实甚,则胜而不复;对司化令之虚微,则胜而有复。胜甚则复甚,胜微则复微,所谓邪气化日也。言六气胜甚复甚,胜微复微。如是气不相得,则邪气中人而疾病矣。然天地之气,亦行胜复。故经曰:初气终三气,天气主之,胜之常也;四气尽终气,地气主之,复之常也。盖胜至则复,复已而胜,故无常其乃上,复而不胜则是生气已绝,故曰伤生也。又岁气太过……"汪氏由此根据临证经验,在《运气易览》中列"六气主病治例"一节,专论运气"复气"的生克制化关系,并创立了六首生克复气之方。

(1) 风胜燥制火并汤

此方为汪氏根据"复气说"理论,在风木之气偏胜的情况下,须用金克木的生克原理对其抑制,但又要防止其子之火克金的出现所立的方剂。以天南星、北桔梗、小栀子等助金克木制肝风,"助燥化制其风";又以黄连泻心之君火,"泻火抑母之甚";防风、薄荷散木之风;青皮"引诸药至风胜之地",从而发挥各药的作用。

(2) 水胜湿制风并汤

太阳寒水之气偏胜,须用太阴湿土制水,同时又要防止水之子厥阴风木之气克土。用苍术、白术、甘草"助土制水甚",吴茱萸、干姜泻风木之气,以达到母实泻子的目的。附子一味"引诸药至水甚之地",以发挥各自的药用。

(3) 火胜寒制湿并汤

少阴君火气化太过,当用苦寒少阴经药,以助太阳寒水制克君火,又防君火之子太阴湿土反制太阳寒水。故用黄柏、知母"助寒化以制火甚",用黄芩、栀子仁入太阴脾经,"助湿化抑母甚",达到母实泻子的目的;黄连一味既"引诸药至火胜之地",又同时泻少阴君火。

(4) 土胜风制燥并汤

太阴湿土之气偏胜,则应以厥阴风木制之,须防湿土之子燥金反克风木。用川芎、当归入厥阴风木,"助风化,以制其温";又以南星、桑白皮泻太阴湿土之子燥金之气,以防复气。以大枣一味"引诸药至湿胜之地",又以萆薢开散脾土之湿。共奏土胜风木制之、泻燥金以防反克之效。

(5) 热制寒并汤

此方名,依据其他五方名称和内涵,当为"燥胜热制寒并汤"。阳明燥金之气胜,当以少阴君火之气制之,又防燥金之子太阳寒水之气反克,故须泻寒水之气。用肉桂助少阴心经热化以制金甚,当归"助木生火以制燥甚",泽泻、独活泻少阴肾经寒水之气,以抑母燥金之甚;用桔梗一味,"引诸药至燥胜之地"。全方共行燥胜热制泻寒之效。

(6) 火胜阴精制雾沤渎并汤

少阳相火之气偏胜,助太阳寒水以制火,防太阴湿土之气反克寒水。以天门冬、生地黄"入阴经助水化以制热甚",柴胡、连翘、黄芩"入雾沤渎抑甚",即泻湿土之复气;以地骨皮、黄柏"引诸药至热胜之地"。

(四) 脉学思想

汪氏脉学思想主要体现在《脉诀刊误补注》一书"附录"之中。在此篇中,针对"诊脉早晏法""寸、关、尺""五藏六府所出"等十二个专题进行了评按,最后对于当今脉学方面的一些错误认识和思潮做了总结性的阐述,也即"矫世惑脉论"一篇。兹将其具有代表性的论述观点叙述点评如下。

1. 诊脉不拘于平旦

汪氏在肯定了《黄帝内经》"诊脉早晏法"的临床价值的同时,提出了"若遇有病,则随时皆可以诊,不必以平旦为拘"的新观念。与此同时,汪氏还以为,诊病也不能仅仅拘泥于诊脉一项,还应结合"察色观形,以此相参伍",方可决死生之分,体现了四诊合参的整体观念思想。这对当时的世俗医生"专尚诊脉,而不复问其余"的流弊起到了警示的作用。

2. 独取寸口的再认识

汪氏在此既录下了古人强调"独取寸口"的重要性,即寸口为脉之大会,为手太阴之动脉,为五脏六腑之终始之处,为决五脏六腑死生吉凶之候;又指出古人还论述了寸口在关之处为胃气所主,在尺之处为元气之根,也均可决断人之生死的问题。告诫人们应全面综合地理解古人对于"独取寸口"脉法的重要性,以及寸、关、尺三部各自具有的诊断意义。

3. 古人"寸、关、尺"认识各有侧重

汪氏在举出了《脉经》及《难经》关于寸、关、尺三部在寸口的分布位置后,着重阐述了二书对于寸、关、尺的尺度大小与阴阳之间的关系。指出《难经》所言"寸口"为脉之大要会,是特指手太阴肺金乃朝百脉而言,而《脉经》所言"尺寸"为脉之大要会,却是特指阴阳相对而言,两者所指各有侧重,表述有所差异,但实为一个道理。汪氏还纠正了另一种认为"寸部占九分,关尺部各占一寸,三部共二寸九分"的说法。指出若按此种说法,在为那些臂短之人取脉之时,第一指当落在了正常的关部,第二指即落在了尺部,那么第三指即落在了间处,这样是无法获得诊病结果的。因此,汪氏以为,人们不必拘泥于寸、关、尺三部各占多少尺寸,只需将中指寻按在寸口部高骨之处,以定关部,其余两指自然落在寸部和尺部。从而简化了寸、关、尺三部取脉的标准,有利于初学者学习。

4. 脏腑诊脉以轻重论之惑

汪氏认为,《脉诀刊误》中论及脏腑脉象取脉的原则和标准是诊脏在沉取,诊腑在轻取。但是汪氏在查阅先前文献时却发现,并没有提及或特别突出论述到五脏六腑之脉在具体诊脉中的应用标准,甚至仅谈及五脏之脉而间谈六腑之脉,把六腑之脉放到了极其次要的位置。古人这种重视五脏之脉而轻视六腑之脉的做法令汪氏"莫解其意"。对于《脉诀刊误》中五脏六腑之脉的取脉以轻重为准则的说法,也觉得因无充分的依据而不能理解。故而其在这里将问题提出,"以俟明者"回答。汪氏在此书中有多处以这种形式提出其一些对于脉学方面的不解的问题,提示后人注意并希望于后人能够给予解答。这种实事求是的态度值得肯定。

5. 矫世惑脉论

汪氏在其"附录"中撰写一篇名为"矫世惑脉论"的医论,主要阐述其对当时医学界存在的一些错误认识和观念的观点。

首先,汪机指出当下医家只知《脉诀》之法而不知《脉经》之理,是一种较为粗浅的表现,提倡应该深入理解脉学之理,然后才能真正运用好脉诊之法。

其次,汪机对时下医患均以脉诊为唯一诊病手段的现象提出了批评,指出:"若只凭脉而不问症,未免以寒为热,以表为里,以阴为阳,颠倒错乱,而夭人长寿者有矣。是以古人治病,不专于脉,而必兼于审症……古人以切居望闻问之后,则是望闻问之间,已得其病情矣,不过再诊其脉,看病应与不应也……故专以切脉言病,必不能不至于无误也,安得为医之良?"提倡四诊合参,而不能独以脉诊之技炫耀自我,以致酿成误诊大错。

第三,汪机是对人们迷信脉象有可以预知人的"贵贱穷通"功能想法的抨击。指出:"贵贱穷通,身外之事,与身之血气了不相干,安得以脉而知之乎……以脉察病,尚不知病之的,而犹待于望闻问切,况能知人之贵贱穷通乎!"这是汪氏较为理智的唯物观和辩证观思想在看待脉学价值方面的反映。这一进步的观点和认识,在其后面抄录的李东垣、朱丹溪有关脉诊方面所论的文章中也有涉及。

(五) 外科学思想

汪氏外科学思想主要反映在《外科理例》中。

首先,其在自序中将外科的概念进行了确定,"外科者,以其痈疽疮疡皆见于外,故以外科名之"。中医外科名称,自《周礼·天官》载有"疡医"以来,至宋代陈自明《外科精要》、齐德之《外科精义》,再至明代陈实功《外科正宗》等,均有其名而无定义。一直以来中医外科还是较多地沿用"疡科"或"疮疡科"之名。汪氏的这一说法可谓是中医学史上第一次将中医外科内涵进行定义。

第二,强调自《黄帝内经》以来形成的外科认识观,即"有诸内者,必形诸外"的整体观。指出"外科必本于内。知乎内,以求乎外……有诸中,然后形诸外",主张外病结合内治,也就是标本兼治的思想。

(六) 针灸学术思想

汪氏所著的《针灸问对》是反映其针灸学思想的代表性著作。在书中,汪氏引经据典、汇集诸家注释观点来阐释针灸经络腧穴的原理,其在书序中曰:"余因有感,乃取《灵枢》《素》《难》及诸家针灸之书,穷搜博览,遇有论及针灸者,日逐笔录,积之盈箧"。具体体现有:

1. 反对无论何病皆用针灸治疗

汪氏在《针灸问对》三问中,先就人们关心的古人创制九针的用法和适应证,指出九针各有所用,虽用途广泛,但主要是以治疗"外邪薄凑"之病,对此类疾病"用针施泻,深中病情"。至于一些"病邪大甚,元气已伤"之病,却断不可以针所能治。批判了当时社会上一些专司针灸科的针士,不按照古人所定九针的不同用途和治疗疾病的范围,除了锋针、铍针之外,皆用毫针施治,在不识脉察形等辨证的情况下即轻而下针,虽然有时有效,但终究不会有全面的治疗效果,甚至会因为误针而使疾病成为顽固之疾。汪氏在开篇即首先指出社会上背离先人创制九针的原意而擅自篡改使用九针的危害性,这对当今临床用针不无启示。

2. 强调针灸治病须重视诊脉

在《针灸问对》四十七问中,汪氏首先举出《黄帝内经》中一段关于针家不诊脉而施针治病带来了不良后果的例子,强调诊脉在针家施针治疗的重要性。接下来,汪氏又从脉口、人迎等脉象出发,阐述经络气血盛衰对于针刺治疗效果的关系。指出"察脉盛衰,以知病在何经,乃可随病以施针刺"的道理,如果针家不诊视脉象,"则经脉之虚实,补泻之多寡,病症之死生,懵然皆无所知"而妄施针,除了效果不能肯定之外,也会受到一般医生的耻笑。之后,汪氏从脉之缓急、大小、滑涩等几个方面,阐述脉象与阴阳盛衰的关系以及对应的针刺之法。如"脉实而疾,则深刺以泻;脉虚而徐,则浅刺以补"。只有懂得脉象与阴阳盛衰的关系,才能"临病施针,庶免妄治之失"。告诫人们要重视诊脉施针。

3. 阐发"迎随补泻"

在《针灸问对》六十一问中,汪氏对古今所论"迎随补泻"的观点有自己的理解和阐发。他指出,"迎随补泻"在不同古代文献中的含义与用法也不尽相同,如其在《素问》中是"通各经受病言"之意,而在《难经》中则是"主一经受病言"之意。病若"合于《素问》者,宜依《素问》各经补泻之法治之";若"合于《难经》者,宜从《难经》子母迎随之法治之"。各随其适,不必拘泥,均是合乎"迎随补泻"宗旨的。

接下来,汪氏又对宋代何若愚《流注指微针赋》中的迎随补泻观进行了评判。

《流注指微针赋》曰:"捻针逆其经为迎,顺其经为随。"汪氏认为:"经曰迎者,迎其气之方来而未盛也,泻之以遏其冲,何尝以逆其经为迎? 随者,随其气之方往而将虚也,补之以助其行,何尝以顺其经为随? "

对于《流注指微针赋》中"迎接犹提也,随送犹按也……迎随即提按"之说,汪氏评论道:"经言提针为泻,按针为补。是知提按只可以言补泻,不可以释迎随之义。"认为古人所说的提按只适用于补泻,不适用于迎随。

汪氏还对《流注指微针赋》中所说的"吸而捻针,左转为泻、为迎,呼而捻针,右转为补、为随"的观点进行了评判,认为"古人用针,但曰转、曰动而已,并无所谓左转为泻,右转为补"之说,即使是说到呼吸与针刺的作用,也只能说明呼吸"可以言补泻,不可释迎随",告诫人们有所区别。

此反映了汪氏在针灸"迎随补泻"观念中的尊古思想。"迎随补泻"观念是后人对前人观念的补充与发挥,是对古人提按之法和观念的再一次诠释。尽管确实与古人观念有出入的地方,但是不能完全否定后人试图创新和发展古法的初衷。"迎随补泻"的观念有其可取之处,汪机的评判亦有其合理之处。

4. 对"后世"多种用针方法的评判

汪氏重经典、重古法,在《针灸问对》中其介绍了"后世"各种用针方法,如十四法、青龙摆尾、白虎摇头、赤凤迎源、烧山火、透天凉等。介绍完这些名目繁多的用针方法之后,汪氏以经典用针观念进行了评判。其以为:"古人用针,于气未至,惟静以久留,待之而已。待之气至,泻则但令吸以转针;补则但令呼以转针。如气已至,则慎守勿失,适而自护也。何其简而明,切而当哉! 舍此之外,别无所谓法也。"认为"后世"所谓的那些用针方法,"不出乎提按、疾徐、左捻右捻之外,或以彼而参此,或移前而挪后,无非将此提按、徐疾、左捻右捻六法,交错而用之耳",也无非是"巧立名色,聋瞽人之耳目"。建议人们不要被这些名词所迷惑,要抓住用针的精髓所在,精心领会经典用针实质,方是用针的正道。这些论述反映了汪氏尊古的思想,但又不是盲目迷恋古法,而是善于去伪存真地去取舍古今的用针之道。

5. 赞同朱丹溪针法只泻不补的观点

汪氏在《针灸问对》七十五问中,对朱丹溪"针法,浑是泻而无补"的观点大加赞同,并以《黄帝内经》中的观点予以佐证。其指出:"经曰阳不足者,温之以气,阴不足者,补之以味。针乃砭石所制,既无气,又无味,破皮损肉,发窍于身,气皆从窍出矣,何得为补? "其根据药物能以气味补阴阳的观点,否定针法具有直接补虚的作用。另一方面,他又从张从正的"祛邪扶正"观点出发,认为即使针法具有补的作用,也是在针法具有祛实邪以护卫正气的基础上的间接体现。虽然汪氏补充了这点,但是其基本观点还是认为针法只能泻不能补,起码是不能直接作为补法来应用。可见,汪氏的这些观点受到金元医家观点的影响较大。

现代针灸学认为,通过针灸的不同手法能够产生不同强度的刺激,从而达到调理气血、鼓舞正气的针补目的。从这点可以看出,汪氏确实忽略了针法可以通过调理气血以达到补虚目的的作用,反映了其局限性的一面。

6. 批驳直接灸烙穴位的做法

汪氏在《针灸问对》七十九问中对"人言无病而灸,以防生病"的观点进行了批驳。其认为"无病而灸,如破船添钉……一穴受灸,则一处肌肉为之坚硬,果如船之有钉,血气到此则涩滞不能行"。汪氏批驳这种做法有其可取之处。从针灸经络的医理上来说,腧穴瘢痕的形成确有阻滞经络气血循行的弊端。但从预防疾病角度上来看,灸某个穴位以达到调理气血、预防疾病目的的观点还是正确的。现在也意识到直接灸的弊端所在,已经以艾炷非瘢痕灸、温针灸和艾条温和灸等方法来取代艾炷直接灸的做法,从而既能体现以灸腧穴达到治未病的目的,又能避免因直接灸烙在身体皮表留下瘢痕的弊端。

三、临证经验

汪氏医案的主要代表著作为其弟子整理编写的《石山医案》,其主要的临证思想与经验是以这部书为主的。在其《外科理例》中虽然也有一些医案,但是汪氏本人在其序言中曾提到,其在编辑该书时见到薛己所著的《外科心法》《外科发挥》两部书,并将其中的一些医案编入其书中。经过比对可以看出,《外科理例》中的一些医案确实为摘录薛氏两本书中的案例,故而此处仅以《石山医案》为例来阐述汪氏的临证经验。

《石山医案》卷上记载 57 案,卷中记载 55 案,卷下记载 23 案,附录记载 48 案,总共载有 183 案。其中转抄《韩氏医通》中案例(包括医论)者有 3 案,集中在卷下,分别为"脉""补阴"和"惊" 3 案;他人诊治者有 9 案,分布在卷上的"臌胀""茎中虫出"(2 案)、卷中的"杨梅疮"(3 案)、卷下的"喜""舌出""忧""气结"(4 案);其余属汪氏亲诊者 171 案。涉及内科、外科、妇科、儿科及五官科,病种数量不下 40 余种。尤以外感和内伤杂病为最。在 171 个汪氏亲诊医案中,大多数为经过他人诊治未愈或误治之后,再经汪氏复诊的案例。此种案例为 108 案,占总数的 63.16%。

(一) 善用参、芪

经统计,在 171 个医案中,用到人参的案例有 156 个,占到总案例的 91.23%;用到黄芪的案例有 85 个,占到总案例的 49.71%。

从所涉及病种病案分析,疾病表现多为诸证兼有呕吐泄泻、痞满食少、怠倦嗜卧、口淡无味、自汗体重、精神不足、懒于言语、恶风恶寒等脾胃有伤之证。

诊断指标中,汪氏主要以脉象为诊断指标。脉象包括沉细、细弱而数、浮濡无力、过于缓等。以此又将病机主要归纳为脾胃虚弱,气血虚少,肝木乘土等。

人参、黄芪在治疗中常用的剂量,从半钱至五钱、一两不等。

人参煎服法上,有随诸药同煎而服的;有不拘时候而单独服用的;先小剂量,后渐次加量而服的。

常用方剂有四君子汤、八珍汤、大补汤、参苓白术散、归脾汤、独参汤、补中益气汤、清暑益气汤、人参白虎汤等,在实际案例中进行配伍加减使用。配伍上多以补血(如当归)、增液(如麦冬、生地黄)、清热(如黄芩、黄连、黄柏)、破气(如厚朴、枳实)等。其中,黄芩、黄连的配伍作用,汪氏主要是用来监制参、芪温补阳气太过而致积温成热,气旺血衰之弊;配伍厚朴、枳实(壳)以防参、芪补气太过而致气滞痞闷之虞。在配伍原则上,汪氏主张"佐使分两不可过多于主药"。

1. 诊治腹痛

汪机诊治一例"形瘦而黑,理疏而涩,忽病腹痛,午后愈甚"的腹痛患者,前医诊治,不是从气滞以快气之药诊治,就是从血滞于阴以四物诊治。但均未达到诊治效果。经汪氏诊断,此证实为阴虚火动使然。其因为"起于劳欲,劳则伤心而火动,欲则伤肾而水亏",因而以补脾滋肾、清心行滞为治则。在用药时,汪氏特别提出"惟人参渐加至四钱或五钱,遇痛进之",可见,汪氏重视人参在此案中的作用,即阴虚火动之腹痛,实质在阴血亏虚,故重用人参补脾,使脾生血的功用增强,以达到气行则血行、气血通行则不痛之目的。再佐以滋肾清心行气之品,以巩固根本。

又一患者,"体弱色脆,常病腹痛,恶寒发热,呕泄倦卧,时或吐虫,至三、五日或十数日而止"。他医"或用丁、沉作气治,或用姜、附作寒治,或用消克作积治,或用燥烈作痰治,罔有效者"。经汪氏诊视,脉皆濡小近驶,认为是"气虚兼郁热也"。气虚郁热伴腹痛之证,本属有热不可使用甘温药物之例,但汪氏以为,病久必虚,气虚则卫气不固,外邪易侵,入内而激其内郁,致痛大作。又因病久而郁,郁则生热。必用"参、芪、归、术、苓、草"甘温之品补气以固表,黄芩、白芍寒酸之品以清郁热,川芎、香附、陈皮以行气,如此则表固而邪不侵,无邪内入扰动气郁,郁热方可日消而痛自除。

2. 诊治热病

汪机诊治一例久疟误治出现呕吐不休、粒米不入、大便或泻、面赤、妄语、身热证候的患者。经汪氏诊视,其脉皆浮而欲绝。汪氏认为,患者出现面赤、身热、妄语本当属阳证,但是脉象却是微而欲绝,属于张仲景所言"阳病得阴脉者死"之危候,又粒米不入,属于"失谷者亡"之危候,再加之数泄泻而面赤、身热不除,也属于"泄而热不去者死"之危候。因而,汪氏此时以气亏阳亡之证治之,重用人参以补阳气,辅以白术增强补脾气之功,以御米鼓舞胃气,以橘红行气,共奏补气救阳之功。

汪氏诊治一例阳越阴虚热证,以脉浮洪数为根本依据,初步认定此证"非疟、亦非热",乃"阴虚阳无所附,孤阳将欲飞越"之证。其未采用滋阴潜阳之法,而是先以人参煎服,待服两三帖有效后,汪氏又在亲诊的基础上,以参、芪为君药,以补益中焦脾胃气血为主的原则,培补元气。

汪氏诊治一例暑热胃虚患儿,以望诊诊断该儿是因胃气不足而受暑热之邪侵入,他医仅见暑热而未察其因是胃虚,妄用清暑热之品,而使胃虚更甚。汪氏从补益胃气着手,以一味人参浓煎少量频服的方式,以鼓舞患儿胃气,胃气生则暑邪去,而诸证皆退。

3. 诊治血证

汪机诊治一例阳虚血瘀证患者。其证候表现为"近乎三月间,天热行路,出汗逾日,又少费力颇倦,日仄顿然昏晕,不省人事,手足扰乱,颠倒错乱,将一时久方定。次日亦然。续后每日午时前后,如期发一次。近来渐早,自辰至午,连发二次,渐至三四次,此前稍轻。发时自下焦热,上至胸壅塞,则昏晕良久方苏"。他医始疑是疟和痫,认为是火动,或又是痰证,用牛黄丸以竹沥、姜汁磨服,又服清痰火之剂。虽每日只发一次,但止后却汗多,口干,食少。身热时多见,凉时少见。经汪氏诊脉,"皆浮虚洪数,不任寻按,坐起则觉略小,亦不甚数"。三日后再次诊脉,出现"左脉小而滑,右脉大而滑,独肺部浮软,按之似蛰蛰有声",汪氏诊断其为虚证,是阳虚血瘀之证。于是"取参、芪各二钱半、远志、山楂、川芎、黄芩各七分,天麻、茯神、麦门冬各一钱,甘草、陈皮各五分,归身八分,白术一钱半",煎服十余帖后不复发。此为阳气虚则失去推动血液运行的动力而致瘀血。气虚血瘀又致不能输布津液。究其根本,则为劳力过度或酒食过伤,扰动阳气,变而为邪热。邪热又扰乱五脏神魄,出现昏晕之证。

他医虽作痰热治之,但能止一时而不能除根。汪氏以为应以补气安神敛阳为主,气足则血行,血行则津液得以输布,五脏得以安定。故以参、芪为君药,辅以活血补血安神之品,收补气安神清热之功。

汪氏又治一例气虚血涩之证。患者为一妇人,证候表现为"或时遍身麻痹,则懵不省人事,良久乃苏"。他医作风治,用乌药顺气散,又用小续命汤治之,病更加严重。汪氏诊之,脉皆浮濡缓弱,断为气虚,气运不利则血亦罕来。遂用参、芪各二钱,当归身、茯苓、麦门冬各一钱,黄芩、陈皮各七分,甘草五分。煎服而愈。此案汪氏从脉象皆浮濡缓弱,诊断此病乃气虚之证。以气虚致心血不足,心失所养则昏懵麻痹。不同于他医以风邪所致的诊疗思路。以参、芪为补气主药,配以当归补血活血之品,以黄芩兼制参、芪温阳之过,陈皮、茯苓行气健运,以达补心气养心血之功。心气心血运行正常,则麻痹昏懵之证尽释。

汪氏诊治一例血少涩滞之证。患者年近六十,面色苍白,病左耳聋已有三十年。近年来或头左边及耳皆肿溃脓,脓从耳出甚多,时或又肿复脓。当下则右耳亦聋,屡服祛风去热逐痰之药不效。汪氏诊其脉为左手心脉浮小而驶,肝肾沉小而驶,右脉皆虚散而数,认为此脉恐乘舆远来,脉未定,诊断为血少涩滞之证。以人参二钱,黄芪二钱,当归身、白术、生姜各一钱,鼠黏子、连翘、柴胡、陈皮各六分,川芎、片芩、白芍各七分,甘草五分,煎服数十帖而安。此案汪氏以为病在少阳经,而少阳乃多气少血之经,宜补气血。而今医用祛风去痰之燥剂,使在经之血愈少,加重气血涩滞之证。出现耳聋出脓肿胀,甚及右耳亦聋的结果,均是不辨证候病机所致。故而汪氏以参、芪为君药,补气以生血;白术、当归身、白芍、生姜为臣药,温煦阳气补气血;佐以鼠黏子、连翘、黄芩清热解毒;柴胡、川芎清热活血;陈皮行气。使得气血旺,以去除气血涩滞之根本。

(二) 医案特色

汪氏诊治案例中绝大多数加注按语。有在治疗过程中对病家或他医提出疑惑之时的解释语,有在治疗以后对治疗该病的理论分析与认识。按语中的内容多数是关于疾病病因病机的分析与判断。常引用《黄帝内经》《脉经》《脉诀》以及张仲景、李东垣、朱丹溪之观点和自身经验等来作为其判断的依据。按语长短不等,多数仅寥寥数句,言简意赅地解释了病因病机和用药原则。也有发挥较多者,如治疗一妇人血崩之证时,按语中援引《黄帝内经》、朱丹溪、李东垣等对血证中气血之间关系的阐述发挥以及个人认识等文字,达到300余言。

汪氏在医案中对一些用方进行注解,完善理法方药内容。如治疗劳倦伤暑证案例中对方剂各药功效的注解,"宜黄芪五钱以固表,人参五钱以养内,白术三钱、茯苓钱半渗湿散肿,陈皮七分,吴茱萸四分消痰下气,再加甘草五分以和之,门冬一钱以救肺"。再如一则治疗腹痛的案例中的方解,"以人参、白芍补脾为君,熟地、归身滋肾为臣,黄柏、知母、麦门冬清心为佐,山楂、陈皮行滞为使"。

在整个案例中的剂型上,汪氏为了便于调整药物组成及剂量,方药的剂型多以汤剂剂型为主,也有根据病证治疗实际,单独使用膏、丸、散剂的,或在服用汤剂的同时,配合服用膏、丸、散剂,或在以汤剂治疗疾病的后期,作为调理而改用膏、丸、散剂。对于需长期服药或体弱不宜使用汤剂速治者,多改用膏剂、丸剂或散剂。

汪氏在其案例方剂制法上,在膏、丸、散剂的制备中采用了不同的方法,其特色尤其表现在制备丸药方面。一是为兼顾人体正气而用粥或饭糊丸;此为汪氏制备丸药时最常使用的方法,体现出其顾护脾胃正气的思想。二是为增强脾胃消化功能,用神曲糊丸。

汪氏在方药服法上也体现其灵活多样的一面。①有随时煎药服用。如根据疟证脾气极虚的病情治疗需要,不仅要求患者在服以人参、橘红补脾之剂时需"时时煎汤呷之"。②更有在护理上,要求患者"旦暮食粥,以回胃气"。如在治疗一老年患者患背痛,在服药和护理上也有特殊做法,"先令以被盖暖,药热服,令微汗"。③有以"清米饮"调服。如在治疗因泻痢太过而致肠胃气虚之痢疾时,先将补气升提之方药做成散末,在服用时要求以"清米饮调下",以补充水谷正气。④有以枣汤调服。如在治疗吐血证后因伤食而复发时,汪氏考虑到再服用汤剂恐再伤肠胃,故提出服用参苓白术散加肉豆蔻时,以"枣汤调下"。既有利于服用散剂,又有利于补血,一举多得。⑤有分时服用。如治疗一人因气虚又病咳血和梦遗,在正常使用补气补血之品外,还要求患者"朝服六味地黄丸加黄柏、椿根皮,夜服安神丸"。⑥有随时小剂量服用。如在治疗一例因怒又冒雨饥寒,出现发热恶食,上吐下泻,昏闷烦躁,头痛身痛等证,又经他人发汗而汗出不止。汪氏处方原则为以人参救里,黄芪救表,白术、干姜、甘草和中安胃,茯苓、陈皮清神理气,服用该药的服法采用"不时温服一酒杯"的方法,用以观察其治疗效果。⑦有空腹服药。如在治疗一例因血热而月经失调者时,以酒煮黄连、香附、归身尾、五灵脂等药为末,以粥糊丸,"空腹吞之"。总览汪氏此类病案,在治疗服药时均主张"空腹"服药,这点值得关注。⑧有以茶为药引。如在治疗一例颈项患有痈肿者时,汪氏认为其病在少阳经,根据少阳经多气少血的特点,主张以补为主而反对使用驱热败毒之品。在服用以人参、黄芪、当归、白术为主而制成的膏剂时,"用茶调服无时",之所以以茶调服,是因为"茶能引至少阳故也"。

(三)善用成方

在对于成方加减运用上,汪氏具有娴熟的应变能力,常将一些古人成方针对不同的病证进行加减运用,往往取得不错的疗效。

1. 善用清暑益气汤

清暑益气汤为李东垣针对长夏湿热大胜,人感之后四肢困倦、精神短少、胸满气促、肢节沉疼,或气高而喘、身热而烦、心下膨痞、小便黄而少、大便溏而频,或痢出黄糜或如泔色,或渴或不渴、不思饮食、自汗体重,或汗少者、血先病而气不病等证候而创立的清燥之剂,用于元气本虚,又伤于暑湿之证。

汪氏以此方加减治疗疫症、疟证和过劳伤酒证。

如汪氏遇到一因房劳后忽洒洒恶寒,自汗发热,头背胃脘皆痛,唇赤、舌强、呕吐、眼胞青色的患者,经过其他医生用补中益气汤之类治疗后,反出现午后谵语、恶热、小便长等症状,并且初日脉皆细弱而数,次日脉则浮弦而数,手按脐下痛。医生欲下之,遣书来问汪机。汪机根据前述脉证,认为是疫症,且疫兼两感,内伤重而外感轻。至于脐下痛是肾水亏虚。此时若用下法则无异于杀人。汪机根据古人治疫有补、有降、有散的原则,用补降二法治之。用清暑益气汤减去祛湿之苍术、泽泻和酸收之五味子,加生地黄、黄芩、石膏等清热之药,服了十余帖而愈。

再如汪机诊治一个年龄三十岁男子,"六月因劳取凉,梦遗,遂觉恶寒,连日惨惨而不爽,三日后头痛躁闷"的患者。经过医家诊之,患者脉绝,诊断为阴证,欲给予附子汤以回阳救逆。经汪机诊断,认为若是阴证当无头痛,但患者有头痛,是风暑乘虚入于阴分,脉象是伏脉而非脉绝之象。如果用附子汤救逆,则是"以火济火"。故汪机让患者停药,"姑待以观其变,然后议药"。至次日未末申初之时,患者出现了"寒少热多,头痛躁渴,痞闷呕食,自汗,大便或泻或结,脉皆濡小而驶,脾部兼弦"之证,汪机诊断"此非寻常驱疟燥烈劫剂所能治",于是用清暑益气汤减苍术、升麻,加柴胡、知母、厚朴、川芎,以人参加作二钱,黄芪一钱半,白术、当归各一钱治之,二十余帖而愈。

六月,暑热之气当时,患者劳累后感受风暑邪气,邪入阴分而恶寒头痛躁闷。汪氏诊为疟证,结合脉象认为非寻常驱疟燥烈劫剂所能治,故用清暑益气汤减去燥湿之苍术和清热解毒之升麻,加入疏解躁闷之柴胡、清温热泻火之知母、行气燥湿之厚朴以及祛风止痛之川芎,同时加大补益气血之品的剂量,共达清暑益气,祛风除热功效。

2. 善用参苓白术散

参苓白术散为《太平惠民和剂局方》中的成方。主治脾胃虚弱,食少,便溏,或泻,或吐,四肢乏力,形体消瘦,胸脘闷胀,面色萎黄,舌苔白,质淡红,脉细缓或虚缓之证所设。汪氏以此方加减治疗疟证、吐血、月经不调、产后、血崩。

如汪氏在诊治一位因劳倦伤脾之证,以人参、黄芪、当归、白术、陈皮、甘草、麦门冬治疗月余而愈的患者,后又因伤食而发作,汪氏改用参苓白术散加肉豆蔻,并用枣汤调下而愈的案例。

又如汪氏诊治一例妇人行经期间患泻利,脉皆濡弱,为脾虚之证,用参苓白术散,每服二钱,并以米饮调下二三次。待妇人下月行经时,不再发生泻利。汪氏对行经伴有腹泻之证,从脾虚湿生入手,认为尽管泄泻是在行经时发生,但都与脾有关。脾虚则湿生,故应补脾中之气以强化脾的运湿功能。以参苓白术散加米饮正得其证。

再如汪氏诊治一产后滑泻之证,除了确诊其为生产过程中劳力伤气而致脾胃气虚,气不运化,治当补益脾胃之气而用参苓白术散方外,还顾及若服汤药会加重脾胃湿气,改用散剂,可避免增湿伤脾,可谓是细致有加,经验丰富。并在参苓白术散基础上,去除砂仁而改用芳香化湿之力更甚之肉豆蔻,以加强祛湿之功效,加陈皮行气化湿,再用姜、枣以补益脾胃。

3. 善用补中益气汤

补中益气汤为李东垣《脾胃论》中之方,用于脾胃气虚、气虚下陷之证的治疗。汪氏用此方在病案中主要用于治疗疟证、腹痛。

汪氏曾诊治一例疟证,患者年三十,形瘦色脆,八月份因劳病疟,出现寒少热多,自汗体倦,头痛胸痞,略咳而渴,恶食,大便或秘或溏之证,发于寅申巳亥之夜。汪氏诊其脉为濡弱近驶稍弦。患者虽患病于八月,但病势一直延续至冬季。汪氏诊断为"属气血两虚,疟已深入厥阴"之证,故以补中益气汤加川芎、黄柏、枳实、神曲、麦门冬,倍用人参、黄芪、白术。治后诸证稍除,而疟证未止。之所以会出现疟未除尽的现象,汪氏认为"冬气沉潜,疟气亦因之以沉潜,难使浮达,况汗孔亦因以闭塞",尽管"经曰疟以汗解",但"当此闭藏之时,安得违天时以汗之乎",于是继续嘱咐患者服"参、术、枳实、陈皮、归身、黄芩丸",认为"胃气既壮,来年二月,疟当随其春气而发泄矣"。至来年春天,"果如期而安"。此为汪氏因时治病案例。疟气随冬气蛰伏,故不可以发汗之法解之,应以巩固正气,待阳气春发而使疟随之发泄而愈。

4. 善用四物汤

四物汤出自《太平惠民和剂局方》,具有补血调血功效。主治冲任虚损,月经不调,脐腹疼痛,崩中漏下等证。汪氏在案中以四物汤加减治疗咳嗽咯血、妊娠腰痛便秘、水肿、腹痛。

汪氏医案中记载有一患者,形色苍白,年三十余,咳嗽,咯血,声哑,夜热自汗。汪氏诊脉,脉皆细濡近驶,断定"此得之色欲也","遂以四物加麦门冬、紫菀、阿胶、黄柏、知母。煎服三十余帖,诸症悉减"。后患者"又觉胸腹痞满,恶心畏食,或时粪溏",脉皆缓弱,汪氏以为"阴虚之病已退,再用甘温养其脾胃,则病根去矣"。又服"四君子汤加神曲、陈皮、麦门冬",余证全除。

此案患者表现尽管以咳嗽、咯血、声哑为主要症状,但汪氏却抓住患者夜热自汗、脉皆细濡的证候表现,据此认为患者为色欲所致阴血亏少而相火妄动的虚证,故用药非肺系药物,而是以四物汤加麦门冬、阿胶补血调血,以黄柏、知母清相火,仅以紫菀一味肺系药物止咳,可谓切中病证之根本病机,活用了四物汤。

又如汪氏诊治一例患者为妊娠八月的孕妇,血热便结难免,加之曾有腰痛旧疾,怀孕后期腰疾复发,他医以通利之品下之,虽能起一时之效,但终不能切中病根。汪氏辨证为血热血滞,可谓一矢中的。故以四物汤调血,加木香、乳香、没药活血止痛,黄柏清血中之热,火麻仁润肠通便。二诊时又据刻下证候减去乳香、没药、黄柏,加入柴胡、黄芩清表热。在血利之后再加人参一味补正气。整个治疗过程围绕着清血热、利气血的治疗思路展开,以四物汤为主方加减治疗,收到满意的治疗效果。

5. 善用四君子汤

四君子汤也出自《太平惠民和剂局方》,有益气健脾之功,主治脾胃气虚之证。汪氏医案中以此方加减治疗脾胃气虚妊娠咳嗽、肺痈后期胃气虚证、肝气犯胃脾虚之证、妊娠头痛腹泻之证。

汪氏诊治一患者,其人瘦长而色青白,性急刚果,年三十余,病反胃,每食入良久复出,又嚼又咽,但不吐。汪氏认为是肝气犯胃、脾胃虚弱之证。故采用固土抑木之法,用四君子汤加陈皮、神曲健脾和胃,使中焦巩固,仅以少量姜炒黄连清肝火,泄气逆,使克伐之气丧失,而脾胃安宁。

6. 善用枳术丸

枳术丸为李东垣《脾胃论》引张元素方,功用为健脾消痞。主治脾虚气滞,饮食停聚,胸脘痞满,不思饮食之证。汪氏往往以此方加减治疗诸病后期脾虚气滞痞满之证。

汪氏诊治一例酒色不谨,腹胀如鼓,脉皆浮濡近驶之证。其认为酒色不谨之人,必有脾胃虚弱之虞。患者腹胀如鼓,是脾之运化水液障碍所致,以枳实、白术加厚朴、当归、人参补脾胃之气,以黄连清热,再以荷叶烧饭与诸药为丸,也是增强健脾祛湿之举。

7. 善用独参汤

独参汤,指的是以人参一味药煎煮,往往用来治疗气血亏虚至极之证。汪氏以独参汤治疗小儿惊痫、小儿泄泻、腿痛,均获奇效。案例如下。

新生儿感受风寒,不乳,时发惊搐:煎独参汤,初灌二三匙,啼声稍缓。再灌三五匙,惊搐稍定。再灌半酒杯,则吮乳渐有生意。

一孩孟秋泄泻,昼夜十数度,形色娇嫩,精神怠倦:令浓煎人参汤饮之。初服三四匙,精神稍回。再服半酒杯,泻泄稍减。由是节次服之,则乳进而病脱。

一人色黄白,季春感冒,发汗过多,遂患左脚微肿而痛,不能转动,脉初皆细软而缓。唯精神尚好,大便固秘,夜卧安静:独参汤一两,一剂与之,其效甚速。

四、医论医话选录

营 卫 论

丹溪论阳有余阴不足,乃据理论人之禀赋也。盖天之日为阳,月为阴。人禀日之阳为身之阳而日不亏,禀月之阴为身之阴而月常缺。可见人身气常有余,血常不足矣。故女人必须积养十四五年,血方足而经行,仅及三十余年,血便衰而经断,阴之不足固可验矣。丹溪揭出而特论之,无非戒人保守阴气,不可妄耗损也。以人生天地间,营营于物,役役于事,未免久行伤筋,久立伤骨,久坐伤肾,久视伤神,久思伤意。凡此数伤,皆伤阴也。以难成易亏之阴,而日犯此数伤,欲其不夭枉也难矣。此丹溪所以立论垂戒于后也,非论治阴虚之病也。若遇有病气虚则补气,血虚则补血,未尝专主阴虚而论治。且治产后的属阴虚,丹溪则曰:右脉不足,补气药多于补血药;左脉不足,补血药多于补气药,丹溪固不专主于血矣。何世人昧此,多以阴常不足之说横于胸中,凡百诸病,一切主于阴虚,而于甘温助阳之药一毫不敢轻用,岂理也哉?虽然,丹溪谓气病补血,虽不中亦无害也;血病补气,则血愈虚散,是谓诛罚无过。此指辛热燥烈之剂而言,亦将以戒人用药,宁可失于不及,不可失于太过。盖血药属阴而柔,气药属阳而刚,苟或认病不真,宁可药用柔和,不可过于刚烈也。《书》曰:罪疑唯轻,功疑唯重,《本草》曰:与其毒也宁善,与其多也宁少之意,正相合也。虽然,血虚补气固为有害,气虚补血亦不可谓无害。吾见胃虚气弱,不能运行,血越上窍者,多用四物汤凉血之药,反致胸腹痞闷,饮食少进,上吐下泻,气喘呕血,去死不远,岂可谓无害耶?是以医者贵乎识病真耳。

或又曰:人禀天之阳为身之阳,则阳常有余,无待于补,何方书尚有补阳之说?予曰:阳有余者,指卫气也。卫气固无待于补。而营之气,亦谓之阳。此气或虚或盈。虚而不补,则气愈虚怯矣。《经》曰:怯者着而成病是也。况人于日用之间,不免劳则气耗,悲则气消,恐则气下,怒则气上,思则气结,喜则气缓。凡此数伤,皆伤气也。以有涯之气,而日犯此数伤,欲其不虚难矣。虚而不补,气何由行?

或问:丹溪曰人身之虚,皆阴虚也。若果阳虚,则暴绝死。是阳无益于补也。又曰:气无补法,世俗之言也。气虚不补,何由而行。是气又待于补也,何言之皆背戾耶?予曰:经云卫气者,水谷之悍气也。慓疾不受诸邪,此则阳常有余,无益于补者也。朱子曰:天之阳气,健行不息,故阁得地在中间,一息或停,地即陷矣。与丹溪所谓阳虚则暴绝同一意也,此固然矣。使阴气若虚,则阳亦无所依附而飞越矣。故曰:天依形,地附气。丹溪曰:阴先虚,而阳暴绝。是知阳亦赖阴而有所依附也。此丹溪所以拳拳于补阴也。经曰营气者,水谷之精气,入于脉内,与息数呼吸应。此即所谓阴气不能无盈虚也,不能不待于补也。分而言之,卫气为阳,营气为阴。合而言之,营阴而不禀卫之阳,莫能营昼夜利关节矣。古人于营字下加一气字,可见卫固阳也,营亦阳也。故曰:血之与气,异名而同类。补阳者,补营之阳;补阴者,补营之阴。又况各经分受,有气多血少者,有血多气少者。倘或为邪所中,而无损益,则脏腑不平矣。此《内经》所以作,而医道所以兴也。譬如天之日月,皆在大气之中。分而言之,日为阳,月为阴。合而言之,月虽阴,而不禀日之阳,则不能光照而运行矣。故古人于阴字下加一气字,可见阳固此气,阴亦此气也。故曰阴中有阳,阳中有阴,阴阳同一气也,周子曰:阴阳一太极是也。然此气有亏有盈,如月有圆有缺。圣人裁成辅相,即医家用药损益之义也。是知人参、黄芪补气,亦补营之气,补营之气即补营也,补营即补阴也,可见人身之虚皆阴虚也。经曰:阴不足者,补之以味。参、芪味甘,甘能生血,非补阴而何?又曰:阳不足者,温之以气。参、芪气温,又能补阳,故仲景曰:气虚血弱,以人参补之,可见参、芪不惟补阳,而亦补阴。东垣曰:血脱益气,仲景曰:阳生阴长,义本诸此。世谓参、芪补阳不补阴,特未之考耳。

予谓天之阳气,包括宇宙之外,即《易》所谓天行健、《内经》所谓大气举之者是也。此气如何得虚,虚则不能蓄住地矣。天之阴,聚而成形者。形者,乃地之坤也。故曰:天依形,地附气。可见人身之卫,即天之乾;人身之形,即地之坤。营运于脏腑之内者,营气也,即天地中发生之气也。故以气质言,卫气为阳,形质为阴;以内外言,卫气护卫于外为阳,营气营养于内为阴。细而分之,营中亦自有阴阳焉,所谓一阴一阳,互为其根是也。若执以营为卫配,而以营为纯阴,则孤阴不长,安得营养于脏腑耶?经曰:营为血,而血即水,朱子曰:水质阴,而性本阳,可见营非纯阴矣。况气者,水之母。且天地间物有质者,不能无亏盈。既有质而亏盈,血中之气亦不免而亏盈矣。故丹溪以补阴为主,固为补营;东垣以补气为主,亦补营也,以营兼血气而然也。

(《石山医案·营卫论》)

五、医案选录

1. 劳伤肾亏腹痛案

罗汝声,年五十余,形瘦而黑,理疏而涩,忽病腹痛,午后愈甚。医曰:此气痛也。治以快气之药,痛亦加。又曰:午后血行阴分,加痛者血滞于阴也。煎以四物汤加乳、没,服之亦不减。诣居士诊之,脉浮细而结,或五、七至一止,或十四五至一止。《经》论止脉渐退者生,渐进者死。今止脉频则反轻,疏则反重,与《脉经》实相矛盾。居士熟思少顷,曰得之矣。止脉疏而痛甚者,以热动而脉速,频而反轻者,以热退而脉迟故耳,病属阴虚火动无疑。且察其病,起于劳欲。劳则伤心而火动,欲则伤肾而水亏。以人参、白芍补脾为君,熟地、归身滋肾为臣,黄柏、知母、麦门冬清心为佐,山楂、陈皮行滞为使,人乳、童便或出或入,惟人参渐加至四钱或五钱,遇痛进之即愈。

或曰:诸痛与黑瘦人及阴虚火动,参、芪并在所禁,今用之顾效,谓何?居士曰:药无常性,以血药引之则从血,以气药引之则从气,佐之以热则热,佐之以寒则寒,在人善用之耳。况人参不特补气,亦能补血。故曰气弱,当从长沙而用人参是也。

(《石山医案·附录》)

按:大凡阴虚火动之证,医家多不用甘温之品,更不用说是阴虚火动腹痛。但汪氏在针对此证时却另有理解和主张,其曰:"所谓诸痛禁用参、芪者,以暴病形实者言耳,若年高气血衰弱,不用补法,气何由行,痛何止?"故主张阴虚火动之腹痛应根据患者的脉证来辨证用药。恐参、芪气温,则可加些凉润之品以缓之。

2. 气虚郁热腹痛案

居士之甥汪宦,体弱色脆,常病腹痛,恶寒发热,呕泄倦卧,时或吐虫,至三、五日或十数日而止。或用丁、沉作气治,或用姜、附作寒治,或用消克作积治,或用燥烈作痰治,固有效者。居士诊视,脉皆濡小近驶,曰:察脉观形,乃气虚兼郁热也。遂用参、芪、归、术、川芎、茯苓、甘草、香附、陈皮、黄芩、芍药,服之而安。

或曰:诸痛不可用参、芪并酸寒之剂,今犯之何也?曰:病久属郁,郁则生热。又气属阳,为表之卫,气虚则表失所卫,而贼邪易入,外感激其内郁,故痛大作。今用甘温以固表,则外邪莫袭,酸寒以清内,则郁热日消,病由是愈。

(《石山医案·附录》)

按：气虚郁热伴腹痛之证，本属有热不可使用甘温药物之例，但汪氏以为，病久必虚，气虚则卫气不固，外邪易侵，入内而激其内郁，致痛大作。又因病久而郁，郁则生热。必用甘温之品以固表，寒酸之品以清郁热，如此则表固而邪不侵，无邪内入扰动气郁热则痛自除。

3. 内伤兼外感案

一人年弱冠时，房劳后忽洒洒恶寒，自汗发热，头背胃脘皆痛，唇赤、舌强、呕吐，眼胞青色。医投补中益气，午后谵语，恶热，小便长。初日脉皆细弱而数，次日脉则浮弦而数，医以手按脐下痛。议欲下之，遣书来问。

予曰：疫也。疫兼两感，内伤重，外感轻耳。脐下痛者，肾水亏也。若用利药，是杀之也。古人云疫有补、有降、有散，兹宜合补降二法以治别。清暑益气汤，除苍术、泽泻、五味，加生地、黄芩、石膏，服十余帖而安。

（《石山医案·疫》）

按：此例中汪氏所用成方"清暑益气汤"乃东垣"清暑益气汤"，为"劳逸失节，脾胃气虚"之人感受暑温之邪，耗气伤津所设，非后世王孟英之"清暑益气汤"。本案"内伤重"，故以参、芪补气，当归身、地黄补血，首护气血；再以石膏、黄芩降火泄热。一补一降，补为主，降为辅，补降结合，遂即奏效。

4. 虚发寒热案

一人形短苍白，平素善饮。五月间忽发寒热，医作疟治，躁渴益甚，时常啖梨，呕吐痰多，每次或至碗许，饮食少进，头晕昏闷，大便不通，小便如常或赤，夜梦不安，或一日连发二次，或二日、三日一发，或连发二日，平素两关脉亦浮洪，邀予适以事阻，令服独参汤二、三帖，呕吐少止，寒热暂住。三日，他医曰：渴甚脉洪，热之极矣，复用独参以助其热，非杀之而何？及予往视，脉皆浮洪近数。

予曰：此非疟而亦非热也。脉洪者，阴虚阳无所附，孤阳将欲飞越，故脉见此，其病属虚，非属热也。渴甚者，胃虚津少，不能上朝于口，亦非热也。盖年逾六十，血气已衰，加以疟药性皆燥烈，又当壮火食气之时，老人何以堪比？然则邪重剂轻，非参所能独活。遂以参、芪各七钱，归身、麦门冬各一钱，陈皮七分，甘草五分，水煎。每次温服一酒杯，服至六、七帖，痰止病除食进。大便旬余不通，导之以蜜，仍令服三十余帖以断病根，续后脉亦收敛而缓，非复向之鼓击而驶也。

（《石山医案·汇萃》）

按：汪氏未泥呕吐、痰多、纳少、头晕、便秘、失眠诸证，脉证合参，认定此症"非疟、亦非热"，乃"阴虚阳无所附，孤阳将欲飞越"之证。其未采用滋阴潜阳之法，而是以补益中焦脾胃气血为主的原则，以培补元气。这种从中焦补益气血着手治疗阴虚阳越之证的思路和治法，值得借鉴与思考。

5. 虚热呕血案

一人年十五，色黄悴。十二月间，忽呕瘀血一、二碗，随止。当请小儿科丁氏调治，肌体尚弱，常觉头晕。近乎三月间，天热行路，出汗逾日，又少费力颇倦，日仄顿然昏晕，不省人事，手足扰乱，颠倒错乱，将一时久方定。次日亦然。续后每日午时前后，如期发一次。近来渐早，自辰至午，连发二次，渐至三四次，此前稍轻。发时自下焦热，上至胸壅塞，则昏晕良久方苏，始疑是疟和痛。医云火动，又云痰症，用牛黄丸以竹沥、姜汁磨服二次，共四丸，又与煎药多清痰火之剂。服后，每日只发一次。止则汗多，口干，食少，身热时多，凉时少。

予脉之，皆浮虚洪数，不任寻按，坐起则觉略小，亦不甚数。脉书曰：数脉所主为热，其症为虚。三日后再诊，左脉小而滑，右脉大而滑，独肺部浮软，按之似蛰蛰有声。与昨脉不同者，虚之故也。

夫阳气者，清纯冲和之气也。或劳动过度，或酒食过伤，则扰动其阳，变而为邪热矣。然脾胃以阳气为主，阳变为热，血必沸腾而越出于上矣。昏晕者，由热熏灼，故神昏运倒而类风也。风之旋转运动，与火相类。每觉下焦热上，胸膈壅塞而即发者，脾脉从足入腹至胸，今下焦热上，乃脾火也。然胸膈，心肺之分，为阳之位。清阳居上，今邪热扰之，则阳不得畅达，而心肺之神魄不免为之而昏乱矣。况五脏皆赖胃气以培养，胃受火邪则五脏皆无所禀，而所藏之神亦无所依，故肺之魄，心之神，肝之魂，脾之意，肾之志，安得不随之溃乱躁扰而昏瞀耶？多发于午前后者，乃阳气所主之时。阳为邪扰，不能用事，故每至其时而辄发也。且汗多津液泄，口干津液少，医用牛黄、朱砂、琥珀、南星、半夏等而复燥之，是愈益其燥，故暂止而复发，不能拔去其病根也。

因取参、芪各二钱半，远志、山楂、川芎、黄芩各七分，天麻、茯神、麦门冬各一钱，甘草、陈皮各五分，归身八分，白术一钱半，煎服十余帖，而病不复发矣。

（《石山医案·瘀血》）

按：此为阳气虚则失去推动血液运行的动力而致瘀血。气虚血瘀又致不能输布津液。究其根本，则为劳动过度或酒食过伤，扰动阳气，变而为邪热。邪热又扰乱五脏神魄，出现昏晕之证。他医虽作痰热治之，但能止一时而不能除根。汪氏以为应补气安神敛阳为主，只有气足则血行，血行则津液得以输布，五脏得以安定。

6. 气虚麻痹案

一妇或时遍身麻痹，则懵不省人事，良久乃苏。医作风治，用乌药顺气散，又用小续命汤，病益甚。邀余诊之，脉皆浮濡缓弱。

曰：此气虚也。麻者，气馁行迟，不能接续也。如人久坐膝屈，气道不利，故伸足起立而麻者是也。心之所养者血，所藏者神。气运不利，血亦罕来，由心失所养而昏懵也。遂用参、芪各二钱，归身、茯苓、门冬各一钱，黄芩、陈皮各七分，甘草五分，煎服而愈。

（《石山医案·身麻》）

按：汪氏从脉象皆浮濡缓弱诊断此病乃气虚之证。以气虚致心血不足，心失所养则昏懵麻痹。不同于他医以风邪所致的诊疗思路。以参、芪为补气主药，配以当归补血活血之品，以黄芩兼制参、芪温阳之过，陈皮、茯苓行气健运，以达补心气养心血之目的。心气心血运行正常则麻痹昏懵之证尽释。

参考文献

[1] 汪机.汪石山医学全书[M].高尔鑫,编校.北京:中国中医药出版社,1999.

[2] 汪机.中医古籍孤本大全·伤寒选录[M].北京:中医古籍出版社,2002.

[3] 张廷玉,王鸿绪,万斯同,等.明史[M].北京:中华书局,1974.

[4] 徐焘,管延寿.汪机热病治验赏析[J].安徽中医临床杂志,1994,6(4):52-53.

[5] 薛己.薛立斋医学全书[M].盛维忠,编校.北京:中国中医药出版社,1999.

[6] 付佑宝.汪机益气活血的经验与现代研究[J].吉林中医药,2000,(3):9-10.

［7］付佑宝,张秀梅.汪机运用人参、黄芪治疗腹痛的学术初探［J］.河北中医,2000,22（8）:633-634.

［8］南京中医药大学.中药大辞典［M］.2版.上海:上海科学技术出版社,2006.

［9］陈曦.汪机《运气易览》对于运气学说的继承、发挥和临床运用［D］.合肥:安徽中医学院,2006.

［10］薛清录.中国中医古籍总目［M］.上海:上海辞书出版社,2007.

［11］吴又可.瘟疫论［M］.柳长华,何永,校.北京:中国医药科技出版社,2011.

（陆 翔）

陈 嘉 谟

一、生平与著作

1. 生平简介

陈嘉谟,字廷采,自号月朋子,人称陈月朋,明代徽州府祁门县(今安徽省黄山市祁门县)人。生于明成化二十二年(1486年),约卒于明隆庆四年(1570年)。少年习儒,自幼颖悟,读书广博,多才多艺,精通诗文,天性朴茂,以质行闻。后因体弱多病而留意轩岐之术,遍阅医书,尤其重视本草。他认为:"不读本草,无以发《素》《难》治病之玄机","是故《本草》也者,方药之根柢,医学之指南也"。陈氏感于当时部分本草著作不便学习与应用,如《大观本草》"意重寡要",《本草集要》"词简不赅",《本草会编》虽力求详尽,但"杂采诸家而讫无的取之论,均未足以语完书也",于是取诸家旧本,重点在南宋艾晟校《大观本草》、明代王纶《本草集要》、明代汪机《本草会编》的基础上,"重者删,略者补,吻者取,乖者遗",会通而折中之,取长补短,附以己见,历时七载,五易其稿,编成《本草蒙筌》。成书之时,年已八十,于文于医,均已炉火纯青,可谓学验俱丰,老而弥坚。据康熙三十八年(1699年)《徽州府志》记载,陈氏还著有《医学指南》一书,但未见传本。

2. 著作简介

《本草蒙筌》,12卷。又名《撮要便览本草蒙筌》《图像本草蒙筌》,成书于明嘉靖四十四年(1565年),是继南宋《大观本草》之后,明代《本草纲目》之前的一部重要的本草学专著。全书正文载药448种,附录388种,共计836种。卷首载历代名医图说及药物总论,其中名医图说为后人所增,总论"惟举其要,各立标题,发明大意",分出产择地土、收采按时月、藏留防耗坏、贸易辨假真、咀片分根梢、制造资水火、治疗用气味、药剂别君臣、四气、五味、七情、七方、十剂、五用、修合条例、服饵先后、各经主治引使、用药法象等18节,每节短者不过200字,长者不过1200字,言简意赅。

陈氏经七年精心研究,首次系统概括和归类炮制方法,同时对药物部属品汇进行了适当调整,卷一至卷十二分述诸药,共分为草、木、谷、菜、果、石、兽、禽、虫鱼、人共10部,对所收录药物的药性、产地、采收时节、保存方法、真伪辨别、加工炮制、功效主治、配伍应用、修合条例等,靡不备述,并记载了应验诸方和作者按语,图文并茂,内容丰富,颇多发明。附录药物,只做简介,未详论述,避免了繁而寡要的弊病。

该书以对语写成,便于吟诵,利于初学。书名"蒙筌",乃旨为童蒙而作,虽述旧章,悉创

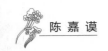

新句,韵叶易诵,词达即明,俾童蒙习熟,济人却病,立方随机应变,可作为童蒙初学本草知识的工具书。但本书不仅是为启蒙所用,作者在按语中每出的独特见解,又可为经验丰富的医者参考借鉴,故此书虽为童蒙所作,仍不失为巨制精品。李时珍评价此书说:"《本草蒙筌》,书凡十二卷……每品具有气味、产采、治疗、方法,创成对语,以便记诵,间附己意于后,颇有发明。便于初学,名曰《蒙筌》,诚称其实。"并在其撰《本草纲目》时,将其列为重要的参考典籍之一。

作为本草学专著,《本草蒙筌》虽不及《证类本草》的宏大,也难比《本草纲目》之完整,但正因其简要,则避免了烦琐与重复,又综合诸家经典,深入浅出议论,集成式地构建起了本草学的理论框架,堪称一部既深入浅出、又学术精致的本草佳作。

本书最早刊本为明嘉靖四十四年乙丑(1565年)醉畊堂刻本,现存于上海图书馆。因本书流传广泛,履经翻刻,现有不同版本近80种,除初刊本外,现存其他主要版本有明万历元年癸酉(1573年)仁寿堂刻本、明崇祯元年戊辰(1628年)金陵万卷楼刻本等。

二、学术思想与特色

1. 医贵通变,强调合宜用药

陈嘉谟在《本草蒙筌》序言中指出:"尝悲世之医者,凡遇某病,不察虚实三因,则曰古方以某药治效,吾智不逮古人,而敢不遵耶? 殊不知病有标本久新,治有逆从缓急。医贵通变,药在合宜。苟执一定之方,以应无穷之证,未免虚虚实实,损不足益有余,反致杀人者有矣,安望以活人乎?"陈氏认为,即使是同一种病也有标本久新之别,治疗讲求正治反治和轻重缓急,根据不同情况采取不同的处理方式,而不能用同样的方法应对所有的病证。中医强调个体化治疗,针对每一个患者的具体病情因时、因地、因人制宜,正所谓"医贵通变,药在合宜",切忌按图索骥,"执死方以医活人"。从古至今,人们的生活环境发生了很大的变化,饮食、居住、体质、病因、气象、病种等均有很大的不同,疾病的发生发展、传变转化、标本缓急随之而发生变动。这也警示我们,在运用中药防病治病的医疗实践中,既要掌握本草学术的法度规矩、组方理论和宝贵的临床经验,又要注意结合当下具体情况,加减化裁,随证变通,做到灵活运用、药证合宜,才能收到应有的效果。

2. 阐发药性,重视气味相参

药物性味的记载始自《神农本草经》,至明代均散见于诸家本草各药中。陈嘉谟十分重视性味理论的正确应用,他在《本草蒙筌》总论中单列"治疗用气味"一节,提出"治疗贵方药合宜,方药在气味善用"的精辟论述,指出配方用药"有使气者,有使味者,有气味俱使者,有先使气后使味者,有先使味后使气者","有一药两味或三味者,有一药一气或二气者",不可一例而拘,一途而取。只要善用气味,治病犹"鼓掌成声,沃水成沸"。

金元四家之一的朱丹溪认为"气病补血,虽不中病亦无害",陈嘉谟却认为补血药多服,导致胃气亏损,进而指出"血虚固不可专补其气,而气虚亦不可过补其血"的辨证用药规律。前人云当归为血药,能逐瘀血,生新血,使血脉通畅,陈氏认为当归为"血中气药",并例述了"血药补阴,与阳齐等,则血和而气降矣"。求其主治相合,把药性与治疗紧密结合起来,反映了独立的学术见解。

在用药法象方面,陈氏主张应据其形、色、性、味、体来区分用药。从"形"可分"金木水火土"及"真假",从"色"可分"青赤黄白黑"及"深浅",从"性"可分"寒湿温凉平"及"急缓",

从"味"可分"辛酸咸苦甘"及"厚薄",从"体"可分"虚实轻重平"及"枯润",并分别指出治上宜"轻枯虚薄缓浅假",治下宜"重润实厚急深真",治中宜"平者",其余随脏腑所宜处方。

陈氏上述针对药性的理论认识,对后世处方用药有重要的指导价值。

3. 注重炮制,颇多创新发明

《本草蒙筌》在中药炮制领域的贡献尤为突出,其"制造资水火"一节对炮制理论做了系统地归类总结,首次明确提出了"凡药制造,贵在适中,不及则功效难求,太过则气味反失"的炮制原则,被后世竞相引用;陈氏首次将炮制方法归纳为三类九种,即"火制四:有煅、有炮、有炙、有炒之不同;水制三:或渍、或泡、或洗之弗等;水火共制造者,若蒸、若煮而有二焉。余外制虽多端,总不离此二者。"陈氏还第一次系统总结了药物加入辅料炮制所起的作用,指出"酒制升提,姜制发散。入盐走肾脏,仍使软坚;用醋注肝经,且资住痛;童便制,除劣性降下;米泔制,去燥性和中;乳制滋润回枯,助生阴血;蜜制甘缓难化,增益元阳;陈壁土制,窃真气骤补中焦;麦麸皮制,抑酷性勿伤上膈;乌豆汤、甘草汤渍曝,并解毒致令平和;羊酥油、猪脂油涂烧,咸渗骨容易脆断",简明扼要地阐述了中药经辅料制后,在性味、功效主治、作用趋势、归经和不良反应等方面所发生的变化,引发了明末清初中药炮制发展的高潮,中药炮制史上三部炮制专著雷敩《雷公炮炙论》(隋代)、缪希雍《炮炙大法》(1622年)、张仲岩《修事指南》(1704年),明末清初三居其二就是一个典型的证明。

《本草蒙筌》在各药炮制中,从时间的控制到火候的掌握,从辅料的选择到料量的确定,系统地把药物配伍理论引申为"以药制药"的炮制方法,对后世很有启发。"火候"是中药炮制的核心理论之一,《本草蒙筌》对于许多药物有明确的火力火候要求,书中还吸取古徽州当地烹调用火方式,首倡"紧火"(持续猛烈之明火)的运用。书中还详细介绍了胆南星、半夏曲、竹沥、荆沥、百药煎、水银、玄明粉、砒霜、鹿角胶等多种药物的制备方法,其中所述水银制作方法是为首见。

4. 强调道地,重视药材品质

陈嘉谟深识药材品质对临床疗效的深刻影响,在《本草蒙筌》中始终贯穿着药材品质高于一切的学术思想,分析了影响中药品质的诸多因素,强调为保证药材品质优良,要从产地、采收季节、储藏、药材鉴定、炮制加工等多方面严把品质关。陈氏把产地和药名联系起来,以强调产于这些地区的药材品质优良,如在总论"出产择地土"中指出:"如齐州半夏,华阴细辛,银夏柴胡,甘肃枸杞,茅山玄胡索、苍术,怀庆干山药、地黄,歙白术,绵黄芪,上党参,交趾桂。每擅名因地,故以地冠名。地胜药灵,视斯益信。"

在各药条下,陈氏均详述该药产地及品质,如在记述川芎时云:"生川蜀名雀脑芎者,圆实而重,状如雀脑,此上品也。用治凡病证俱优;产历阳名马衔芎,根节大茎细,状如马衔,含止齿根血独妙;京芎关中所种,关中古西京多种蒔,因而得名。功专疗偏头疼;台芎出台州,只散风去湿;抚芎出抚郡,惟开郁宽胸。余产入药不堪。"

陈氏认为药材的生长环境不同,对药材的质量影响也很大,如云:"宜山谷者,难混家园所栽,芍药、牡丹皮为然;或宜家园者,勿杂山谷自产,菊花、桑根皮是尔。"

陈氏还特别强调了选择适宜时节采收药材的重要性,在各药项下指出了适宜采收的时节,如在人参项下指出:"轻虚取春间,因汁生萌芽抽梗;重实采秋后,得汁降结晕成胶……春参无力,虽用一两,不如秋参五钱"。

在各药条下也强调了储藏保管的重要性,并对许多药材提出了具体的储藏保管方法,如

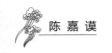

其在书中指出:"粗糙悬架上,细腻贮坛中。人参须和细辛,冰片必同灯草。麝香宜蛇皮裹,硼砂共绿豆收。生姜择老沙藏。山药候干灰窖,沉香、真檀香甚烈,包纸须重;水、腊雪水至灵,埋井宜久。"

三、医论医话选录

1. 出产择地土

凡诸草本、昆虫,各有相宜地产。气味功力,自异寻常。谚云:一方风土养万民,是亦一方地土出方药也。摄生之士,宁几求真,多惮远路艰难,惟采近产充代。殊不知一种之药,远者,亦有不可代用者。可代者,以功力缓紧略殊,倍倍加犹足去病。不可代者,因气味纯驳大异,若妄饵反致损人。故《本经》谓参、芪虽种异治同,而芎、归则殊种各治,足征矣。他如齐州半夏,华阴细辛,银夏柴胡,甘肃枸杞,茅山玄胡索、苍术,怀庆干山药、地黄,歙白术,绵黄芪,上党参,交趾桂。每擅名因地,故以地冠名。地胜药灵,视斯益信。又宜山谷者,难混家园所栽,芍药、牡丹皮为然;或宜家园者,勿杂山谷自产,菊花、桑根皮是尔。云在泽取滋润,泽傍匪止泽兰叶也;云在石求清洁,石上岂特石菖蒲乎?东壁土及各样土至微,用亦据理;千里水并诸般水极广,烹必合宜。总不悖于《图经》,才有益于药剂。《书》曰:慎厥始,图厥终。此之谓夫。

(《本草蒙筌·总论·出产择地土》)

2. 治疗用气味

治疗贵方药合宜,方药在气味善用。气者,天也。气有四:温热者天之阳,寒凉者天之阴。阳则升,阴则降。味者,地也。味有六:辛、甘、淡者,地之阳,酸、苦、咸者,地之阴。阳则浮,阴则沉。有使气者,有使味者,有气味俱使者,有先使气后使味者,有先使味后使气者,不可一例而拘。有一药两味或三味者,有一药一气或二气者。热者多,寒者少,寒不为之寒;寒者多,热者少,热不为之热。或寒热各半而成温,或温多而成热,或凉多而成寒,不可一途而取。又或寒热各半,昼服之,则从热之属而升;夜服之,则从寒之属而降。至于晴日则从热,阴雨则从寒,所从求类,变化犹不一也。仍升而使之降,须其抑也;沉而使之浮,须其载也。辛散也,其行之也横;甘缓也,其行之也上;苦泻也,其行之也下;酸收也,其性缩;咸软也,其性舒。上下、舒缩、横直之不同如此,合而用之,其相应也,正犹鼓掌成声,沃水成沸。二物相合,象在其间也。有志活人者,宜于是而取法。

(《本草蒙筌·总论·治疗用气味》)

3. 药剂别君臣

诸药合成方剂,分两各有重轻。重者主病以为君,轻者为臣而佐助。立方之法,仿此才灵。往往明医,不逾矩度。如解利伤风,风宜辛散,则以防风味辛者为君,白术、甘草为佐;若解利伤寒,寒宜甘发,又以甘草味甘者为主,防风、白术为臣。疟寒热往来,君柴胡、葛根,而佐陈皮、白术;血痢腹痛不已,君芍药、甘草,而佐当归、木香。大便泻频,茯苓、炒白术为主,芍药、甘草佐之;下焦湿盛,防己、草龙胆为主,苍术、黄柏佐之。眼暴赤肿,黄芩、黄连君也,佐以防风、当归;小便不利,黄柏、知母君也,佐以茯苓、泽泻。诸疮疹金银花为主,多热佐栀子、连翘,多湿佐防风、苍术;诸咳嗽五味子为主,有痰佐陈皮、半夏,有喘佐紫菀、阿胶。如是多般,难悉援引,惟陈大要,余可例推。又况本草各条,亦以君臣例载。各虽无异,义实不同。彼则以养命之药为君,养性之药为臣,治病之药为使。优劣匀分,万世之定规也;此则以主病之药为君,佐君之药为臣,应臣之药为使。重轻互举,一时之权宜也。万世定规者,虽前圣复起,犹述旧弗违;一时权宜者,固后学当宗,贵通变无泥。医家活法,观此可知。

(《本草蒙筌·总论·药剂别君臣》)

4. 论四气

凡称气者,是香臭之气。其寒热温凉,是药之性。且如鹅条中云:白鹅脂性冷,不可言其气冷也。况自有药性,论其四气,则是香臭腥臊,故不可以寒热温凉配之。如蒜、阿魏、鲍鱼、汗袜,则其气臭;鸡、鱼、鸭、蛇,则其气腥;狐狸肾、白马茎、近阴处、人中白,则其气臊;沉、檀、脑、麝,则其气香。如此方可以气言之。其古本序例中,并各条内气字,恐或后世误书,当改为性字,于义方允,仍寒热温凉四性。五味之中,每一味各有此四者,如辛之属,则有硝石、石膏、干姜、桂、附、半夏、细辛、薄荷、荆芥之类;甘之属,则有滑石、凝水石、饧饴、酒、枣、参、芪、甘草、干葛、粳米之类;苦之属,则有大黄、枳实、厚朴、酒、糯米、白术、麻黄、竹茹、栀子之类;咸之属,则有泽泻、犀角、阳起石、皂荚、文蛤、白华、水蛭、牡蛎之类;酸之属,则有商陆、苦酒、硫黄、乌梅、五味子、木瓜、芍药之类。此虽不足以尽举,大抵五味之中,皆有四者也。

(《本草蒙筌·总论·四气》)

5. 论五味

天地既判,生万物者惟五气耳!五气定位则五味生,五味生则千变万化,不可穷已。故曰:生物者,气也。成之者,味也。以奇生则成而耦,以耦生则成而奇。寒气坚,故其味可用以软;热气软,故其味可用以坚;风气散,故其味可用以收;燥气收,故其味可用以散。土者,中气所生,无所不和,故其味可用以缓。气坚则壮,故苦可以养气;脉软则和,故咸可以养脉;骨收则强,故酸可以养骨。筋散则不挛,故辛可以养筋;肉缓则不壅,故甘可以养肉。坚之而后可软,收之而后可散。欲缓则用甘,不欲则弗用。用之不可太过,太过亦病矣。治疾者,不通乎此,而能已人之疾者,吾未之信焉。

(《本草蒙筌·总论·五味》)

6. 论七方

大:君一、臣二、佐九,制之大也。其用有二:一则病有兼证,邪气不专,不可以一二味治之,宜此大方之类是也。二则治肾、肝在下而远者,宜分两多而顿服之是也。

小:君一、臣二、佐四,制之小也。其用有二:一则病无兼证,邪气专一,不可以多味治之,宜此小方之类是也。二则治心、肺在上而近者,宜分两少而频服之是也。

缓:治主当缓,补上治上,制以缓。凡表里汗下,皆有所当缓。缓则气味薄,薄者则频而少服也。其用有五:有甘以缓之为缓方者,盖糖、蜜、枣、葵、甘草之类,取其恋膈故也。有丸以缓之为缓方者,盖丸比汤、散药力行迟故也。有品味群众之缓方者,盖药味众多,各不能骋其性也。有无毒治病之缓方者,盖药无毒,则攻自缓也。有气味薄之缓方者,盖气药味薄,则常补上;比至其下,药力已衰。此补上治上之法也。

急:治客当急,补下治下,制以急。凡表里汗下,皆有所当急,急则气味厚,厚者则顿而多服也。其用有四:有热盛攻下之急方者,谓热燥、前后闭结、谵忘狂越,宜急攻下之类是也。有风淫疏涤之急方者,谓中风口噤不省人事,宜急疏涤之类是也。有药毒治病之急方者,盖药有毒,攻击自速,服后上涌下泻,夺其病之大势者是也。有气味厚之急方者,盖药气味厚,则直趋下而力不衰。此补下治下之法也。

奇:君一、臣二,奇之制也。近者奇之,下者奇之。凡阳分者,皆为之奇也。其用有二:有

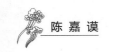

药味单行之奇方者,谓独参汤之类是也。有病近宜用奇方者,谓君一、臣二,君二、臣三。数合于阳也,故宜下之,不宜汗也。

偶:君二、臣四,偶之制也。远者偶之,汗者偶之。凡在阴分者,皆为之偶也。其用有三:有两味相配之偶方者,谓沉附汤之类是也。有两方相合之偶方者,谓胃苓汤之类是也。有病远而宜用偶方者,谓君二、臣四,君四、臣六。数合于阴,故宜汗之,不宜下也。

奇与偶有味之奇偶,有数之奇偶,并当察之,则不失其寒温矣。

天之阳分为奇,假令升麻汤,升而不降也,亦谓之奇,以其在天之分也。

汗从九地之下,假令自地而升天,非苦无以至地,非温无以至天,故用苦温之剂,从九地之下,发至九天之上,故为之偶。

地之阴分为偶,假令调胃承气汤,降而不升也,亦谓之偶,以其在地之分也。

下从九天之上,假令自天而降地,非辛无以至天,非凉无以至地,故用辛凉之剂,从九天之上,引至地之下,故为之奇。

复:奇之不去,复以偶;偶之不去,复以奇,故曰复。复者,再也,重也。洁古云:十补一泻,数泻一补,所以使不失通塞之道也。其用有二:有二、三方相合之为复方者,如桂枝二越婢一汤之类是也。有分两匀同之为复方者,如胃风汤,各等分之类是也。又曰重复之复,二三方相合而用也。反复之复,谓奇之不去,则偶之是也。

(《本草蒙筌·总论·七方》)

7. 论五用

汤:煎成清液也。补须要熟,利不嫌生。并生较定水数,煎蚀多寡之不同耳。去暴病用之,取其易升、易散、易行经络。故曰:汤者荡也。治至高之分,加酒煎。去湿,加生姜煎。补元气,加大枣煎。发散风寒,加葱白煎。去膈病,加蜜煎。止痛,加醋煎。凡诸补汤,渣滓两剂并合,加原水数复煎,待熟饮之,亦敌一剂新药。其发表、攻里二者,惟煎头药取效,不必煎渣也,从缓从急之不同故尔。

膏:熬成稠膏也。药分两须多,水煎熬宜久。渣滓复煎数次,绞聚浓汁,以熬成尔。去久病用之,取其如饴,力大滋补胶固,故曰膏者胶也。可服之膏,或水或酒随熬,滓犹酒煮饮之。可摩之膏,或油或醋随熬,滓宜捣敷患处。此盖兼尽药力也。

散:研成细末也。宜旋制合,不堪久留,恐走泄气味,服之无效尔。去急病用之,不循经络,只去胃中及脏腑之积,故曰:散者散也。气味厚者,白汤调服。气味薄者,煎熟和滓服。

丸:作成圆粒也。治下焦疾者,如梧桐子大。治中焦疾者,如绿豆大。治上焦疾者,如米粒大。因病不能速去,取其舒缓,逐旋成功,故曰丸者缓也。用水丸者,或蒸饼作稀糊丸者,取至易化,而治上焦也。用稠面糊丸者,或饭糊丸者,取略迟化,能达中焦也。或酒或醋丸者,取其收散之意。犯半夏、南星,欲去湿痰者,以生姜自然汁作稀糊为丸,亦取其易化也。神曲糊丸者,取其消食。山药糊丸者,取其止涩。炼蜜丸者,取其迟化,而气循经络。蜡丸者,取其难化,能固护药之气味,势力全备,直过膈而作效也。

渍酒:渍煮酒药也。药须细锉,绢袋盛之,入酒罐密封。如常法煮熟,地埋日久,气烈味浓。蚤晚频吞,经络速达。或攻或补,并著奇功。滓漉出曝干,微捣末别渍,力虽稍缓,服亦益人;为散亦佳,切勿倾弃。补虚损证,宜少饮旋取效;攻风湿证,宜多饮速取效。

(《本草蒙筌·总论·五用》)

参考文献

[1] 陈嘉谟.本草蒙筌[M].北京:人民卫生出版社,1988.

[2] 尚志钧.明代安徽名医陈嘉谟和《本草蒙筌》[J].中医临床与保健,1991,3(1):49.

[3] 徐树楠,李庆升,刘海丽.《本草蒙筌》的学术特色探讨[J],浙江中医杂志,2004,39(2):85-86.

[4] 黄辉.《本草蒙筌·序》述评[J].安徽中医学院学报,2008,27(6):12-14.

[5] 王宁,郑宏萍,朱丹.《本草蒙筌》中有关药物炮制加工方法考释[J].辽宁中医药大学学报,2013,15(12):31-32.

（王　鹏）

江 瓘

一、生平与著作

1. 生平简介

　　江瓘,字民莹(或作廷莹),明弘治嘉靖年间徽州府歙县(今安徽省黄山市歙县)人,约生于明弘治十六年(1503年),卒于嘉靖四十四年(1565年),享年62岁。由于"世家篁南"(世代居住在篁南),亦称"江篁南"或"篁南子"。江氏出生于读书人家,"幼负奇气,顾犹跳梁",小时非常顽皮淘气,也没有用功读书,14岁时母亲郭氏因暴病而去世,入殓时双目未瞑,江氏抚棺痛哭道"母其以二三子未树邪",此后发愤读书,专意于科举。但"初试县官,不利",后督学使者萧子雍来县,江氏与其弟民璞并补"县诸生"。次年,江氏因应乡试再次失利,因而更加发愤读书,"下帷读书,历寒暑,穷日夜,不遗余力"。因太过勤苦,积劳成疾,一夕呕血数升,前后曾更十数名医诊治。科场的挫折和多病的身体使江瓘"谢学官,罢举子业",对家事也"终不入于心",遂研岐黄,自取医书,闭门研读,从容吟诵,细心体会,终于贯通医理,自药而愈,由此走向了由儒而医、亦医亦儒的道路。后治愈亲朋好友多人疾病,其为医而渐为人知,因而专攻医学,名冠江南。

　　江应宿,江瓘次子。应宿幼时多病,经父亲指教学医。20岁时,游历今江苏、浙江、山东、河北等地,博采验方医案。江瓘逝后,应宿在父亲生前好友的敦促下,乃取遗稿,编次补遗。又经过反复整理,易稿五次,并由其兄长应元帮助校订考证,始成《名医类案》。

2. 著作简介

　　《名医类案》的编集,历二十春秋,初稿完成于明嘉靖二十八年(1549年),后经江瓘长子江应元"校正",次子江应宿"述补"后,于明万历十九年(1591年)刊行,此为初刊本。还有复刻本、清代校订本及其复刻本、清代抄本、四库全书本、清代与《续名医类案》合刻本、丛书本等约20余种。

　　江瓘认为,经与史是相表里的,《黄帝内经》《难经》是医学之经,扁鹊、仓公及历代名家医案则是医家之史。两者若能互相印证,便可相得益彰。加之于临床参考名医医案中诊治用药经验施治而每每获效,且有感于《褚氏遗书》中所说"博涉知病,多诊识脉"的见解,故萌发搜集各家有代表性的奇验案例,结合自己临床体会,加以评注,汇成一编的想法。于是行医之暇,"上自诸子、列传,下及稗官、私谱",搜罗备至。遇到典型医案,便随笔录出,收录了先秦至元明之间自扁鹊至江瓘、江应宿父子等医家的临床验案约2400余则,涉及医家共

193 位,时域跨度近 2000 年,地域范围几乎遍及大半个中国,辑用一般医书 39 种,史志杂录等其他文献 96 种,收载方剂 416 首,计 1 952 次;收载药物 461 味,计 17 727 次。全书共 12卷。所辑医案,凡辨证精详、治法奇验者,皆予收录。按病证分为 205 门,以内科病案为主,兼及外、妇、儿、五官、口腔等医案。每案详载姓名、年龄、体质、症状、诊断和治疗。案或详于证,或详于因,或详于治,均有依据。在一些医案后,随附评论,又多驳正发明,颇为精审。

二、学术思想与特色

江瓘阅读、整理了大量前人医案,撰集著作《名医类案》,既是对先贤的崇敬,也是对后学者的期望;既是对之前医学知识的总结和继承,也是在此基础上对诊疗、处方、用药的创新。他认为论病当重视虚损,其用药多用温补,在此基础上,江瓘、江应宿父子将自己的临床经验进行整合,结合江南地区区域特色及发病特点,提出"伤寒多属内伤"的观点,将温补思想灵活运用在伤寒病的治疗当中,扩大了伤寒病的治疗,开拓了相关领域的学说。

1. 溯流穷源,推常达变

"溯流穷源"比喻探究和追溯事物的根源,"推常达变"指通过对一般规律的掌握,进而理解事物的特殊性,从而达到全面认识事物的目的,均是中医辨证思维的基本特征。江瓘认为,医者需要通过广泛的学习,在掌握大量的理论和临床基础上,结合实际进行实践。撰集《名医类案》,是为"宣明往范,昭示来学,既不诡于圣经,复易通乎时俗,指迷广见",强调中医的学术继承和发展,希冀后学者能"由规矩以求班,因彀以求羿",从而"引而伸之",最终达到"溯流穷源,推常达变"的目的。这种中医思维,在《名医类案》书中江瓘、江应宿父子的治疗案例中有体现。结合著书的初衷,更体现了江瓘作为新安医家"亦医亦儒"的特征。

2. 重视虚损,善用温补

通过对《名医类案》中江瓘、江应宿父子医案进行整理研究,不难看出江氏父子二人善用温补。受类案辑编者个人学术思想的影响,其在医案的选择和用药的特点方面都偏于温补。

在《内伤》篇中,载有江瓘治疗程钜内伤的病案,患者"肌热多汗,时昏晕不醒,目时上窜,气短气逆,舌上白胎,腹中常鸣,粒米不入",病证之重是显然的。江诊其脉"皆浮大而快,带弦",便告其家人说:"虚损内伤症也。病虽剧,不死……经云:汗出而脉尚躁疾者死,目直视者死,在法不治。然察脉尚有神,可救也。按此本内伤外感之症,今外邪已去,内伤饮食亦消导无余,惟惊惕房劳失调补,故气虚而汗,又湿热生痰,中气虚,挟痰,故时时晕厥也。法宜补中清痰。"根据脉之有神无神来判断病情的轻重,非精于临证者不能;用"补中清痰"的平易治法来救治危重病证,非老于用药者不能;能辨别外感内伤于疑似之间,更非谙于病机者不能。由此可见,其善用温补治疗虚证之娴熟。

江瓘临证案例,用药也多选用人参、黄芪、白术、附子类。如治吴氏子发热证,前医用药发汗、又投五积散,均不效,江瓘辨为内伤外感发热之证,用人参、黄芪、当归、白术补里,防风、羌活以解其表,并以山楂消导而愈;治族弟因过饮梦遗,又遇寒发热证,他医用十神汤发汗,继投生料五积散,不效,江瓘以人参、白术补中,羌活、防风、葛根、生姜、葱解表,大附子少许回阳后,获效。

其重视虚损温补还体现在《名医类案》所收载的前代医案中。如《伤寒》案中载,元代滑寿治疗一人七月份患发热,服小柴胡汤二剂后,出现恶寒甚、肉瞤筋惕、脉细欲无,以真武汤加附子获效的医案后,江瓘评论说:"汗多亡阳,则内益虚。恶寒甚而肉瞤筋惕者,里虚甚而阳未复也,故宜真武汤,多服附子而效。"为该案使用真武汤并加用附子的用药机制进行了阐说。

3. 内伤伤寒,亦用补法

东汉张仲景以外感伤寒病为研究对象与实践基础,撰写《伤寒论》,后世将其奉为"方书之祖",举世宗之,经不断完善后,成"治病之宗本"。江氏认为,《伤寒论》虽为百代医方之祖,但其方法唯宜用于冬月即时发病正伤寒,"江南地区为温暖之方,正伤寒病,百无一二","伤寒属内伤者十居八九",对于内伤伤寒,若不审求,只顾表散外邪,会导致"正气日虚,邪滞不出",乃"拙工之过"。

江瓘主张当重视江南一带内伤伤寒的辨治,因风雨寒暑,不得虚邪,不能独伤人,"盖凡外感寒者,皆先因动作烦劳不已,而内伤体虚,然后外邪得入。故一家之中有病有不病者,由体虚则邪入,而体不虚则邪无路入而不病也",丹溪有云:"卒中天地之寒气,有口伤生冷之物,皆以补养兼发散之法",江氏认为内伤伤寒治疗上需尊丹溪法。"夫邪之所凑,其气必虚。其法补养兼发散,宜用补中益气汤为主,随所见症加减。"如气虚热甚者,少加附子,以行参、芪之功;夹痰者、夹外邪者、郁热于内而发者,皆以补元气为主,然后根据寒热不同配伍消导发散之药。

此种辨治,不仅扩大伤寒病的治疗,且为明末张景岳"大温大补兼散"之剂疗治外感热病之先声,也为清代新安医家吴澄提出"外损致虚"奠定了基础。

三、临证经验

《名医类案》内容记述翔实,"凡察脉、证形、观变、易方,网罗纤悉";涵盖病种广泛,内容全面,治疗方法丰富,为江氏父子临床辨证、遣方、用药方面提供诸多参考。根据书中所辑江氏父子诊疗病案及读案心得共123则,总结临床经验如下。

1. 重视元气,活用成方

江瓘重视人体元气,认为伤风、劳瘵、疟疾、麻木、脚跟疮等多种内外科疾患均与元气虚损有关,如"元气之虚,曰阳虚……阳虚者,温肺、健脾"(《虚风》)、"夫久疟,乃属元气虚寒"(《疟》)、"两手指麻木……此热伤元气也"(《麻木》)等。结合江氏疾病的按语及病案中用药特点知悉,这里元气并非仅指肾气及先天之气,更多的指代肾气及中气,且偏于中气居多。

江瓘重视元气,活用成方,尤力崇"补中益气汤",该方出自金元时期医家李东垣的《脾胃论》,由黄芪、甘草、人参、当归、橘皮、升麻、柴胡、白术组成,功能补中益气、升阳举陷,用治脾胃气虚、气虚下陷、气虚发热诸证。方中人参、黄芪和甘草,三者共补一身之气,白术、当归资气血化源,陈皮理气,升麻、柴胡升阳举陷,共建补中、升清、举陷之功,临证多有奇效。江氏认为,该方应用广泛,无论中气亏虚,或各类元气耗损之证均可以加减应用之。

(1)治伤寒

江瓘认为,伤寒属内伤者,十居八九。邪之所凑,其气必虚,当使用补养兼发散的方法,方用补中益气汤加减。如气虚热甚者,少加附子,以行参、芪之功,李东垣《内外伤辨惑论》甚详,世之病此者为多。但有夹痰,夹外邪者,郁热于内而发者,皆以补元气为主,看所夹而兼用药,寒多者补散,加姜附;热多者加芩柏;痰积者加消导;杂合病,当杂合法,不必先治感冒。

江瓘治黄进年、罗光远等患伤寒者,出现发热口干、似火烧,四肢倦怠,双脚挛急或伴四肢厥冷、足冷到膝冷症时,于补中益气汤内,加养血生津、滋养阴液药如当归、芍药、地黄汁、麦冬等;清虚热药如黄柏、知母等;或大剂补阳固涩如黄芪、人参、五味子等。

（2）治久疟

江瓘认为,久疟属元气虚寒,涉及气血亏虚,脾胃亏虚之证候。胃虚则恶寒,脾虚则发热,故而出现寒热交作、吐涎不食、泄泻腹痛、手足逆冷之证。疟疾久证多有劳伤元气引起,可用补中益气汤加减,如兼外感证,加川芎;兼停食,加神曲、陈皮。若外邪已去,当实表,补亏损之中气,方选补中益气以实其表,即能防止久病脾胃虚损,预后不良。

久疟多脾胃俱损,大抵内伤饮食者必恶食,外感风寒者恶食,审系劳伤元气;属外感者,主以补养,佐以解散,其邪自退。内邪用补中益气病自愈,外邪退却即用补中益气实其表。若邪去不实其表,或过发表,亏损脾胃,皆致绵延难治。因此,不问阴阳日夜所发,是否伴有外证,审察病因,属于劳伤元气的,即使有诸证存在,皆宜补中益气汤。如书中记载薛氏治妇人久疟及汪氏治久疟案,多用该方加减。

（3）治下血

明代医家薛己用药偏补养,江瓘极推崇薛己,《名医类案》中收载薛案治疗下血案6则,多用补中益气汤取效。江瓘评价:"丹溪有曰:精气血气,出于谷气,惟大便下血,当以胃气收功。厥有旨哉! 故薛立斋之诸案多本诸此。"

江应宿治友人朱姓者,患便血七年,遇寒加剧,伴面色萎黄,六脉濡弱无力,辨证中气虚寒。用补中益气汤,加灯烧落荆芥穗一撮,橡斗灰一钱,炒黑干姜五分,用药二剂而血止。后单用补中益气汤十余服以实表,即实中气,表亦固。

（4）疗劳瘵

古人认为,劳瘵是因瘵虫食人骨髓,血枯精竭而成,不救者多。江瓘认为,此病乃精竭血虚,火盛无水之证,脉多弦数、潮热、咳嗽、咯血,若肉脱脉细数者不治。江瓘认为,劳瘵可从阴阳虚实辨证,心肾虚而寒,是气血正虚,"以其禀赋中和之人,暴伤以致耗散真气,故必近于寒";心肾虚而热,是气血的偏虚,"以其天禀性热血少之人,贪酒好色,肾水不升,心火不降,火与元气不两立,一胜则一负,故致于热也";肾虚寒证,治疗当于"温补以复元气",肾虚热证,当"滋阴养血,凉肝补肾"。同时还有"挟外感邪热"以及"产后血虚,及劳心用力失血,饮食失调,暴伤血虚之症"均属于"正虚"之类,临床需多顾护阴阳气血的调理,采用相应的治法。

其子江少微治方某,年三十余,因劳役失饥,得潮热疾,六脉弦数,宛然类瘵疾,但"日出气暄则热,天色阴雨或夜凉则否",即热随日出入为进退,故而出现"暄盛则增剧,稍晦则热减",已有二年余。江氏辨证,此为内伤脾胃、阴炽而阳郁导致。补中益气汤加牡丹皮、地骨皮、阿胶、麦冬、五味子温补元气,滋阴养血而愈。

2. 治法灵活,不拘一法

《名医类案》中治法应用广泛,治疗手段丰富,且往往数种并用,所载江氏父子医案,许多治法也是内病治外,外病治内,内外合治及针刺、艾灸、药膏、药酒、药浴、吹鼻、滴耳、吹喉、漱口、擦牙、催吐、敷脐等独特疗法的适时应用和准确把握,整理挖掘这方面内容,对疾病治疗和养生保健大有益处,同时这些验案体现出来的神奇功效,对当今也有重要启发作用。

（1）外病内治

《名医类案》记载有江应宿外病治内之例。如治一妇人颈瘿,因郁怒痰气所成,乃以海藻、昆布、海带、半夏、小松萝、枯矾、蛤粉、通草、龙胆草等合方为末,食后用酒调下三钱,一个月即愈(《名医类案·瘿瘤》)。他又记述本人某年盛夏北上,途中酷暑,由于鞍马劳顿,加之饮烧酒、食葱蒜,患痔如荔枝大,用川黄连一斤,无灰酒七斤,慢火煮黑,滴稠如蜜,加清酒调服,脱然如失。后再发再用,永不复发。江应宿认为,此疾"勿妄用穿针挂线烂药,内病不除,徒伤正气,致损天命,慎之"(《名医类案·痔》)。

(2)内病外治

《名医类案》同时记载有江氏内病外治之案。江应宿云:"盘肠产乃中气虚、努力脱出,与脱肛同。"主张多服补中升提药,并以蓖麻子四十九粒,去壳捣烂,贴产妇顶心(《名医类案·盘肠产》)。江曾治张氏子手足疮痏大发,令内服防风通圣散,并与祛风湿药煎汤洗之,月余而安(《名医类案·疮疡》)。再如江应宿以香砂桔半枳实丸结合热盐熨,灸中脘、夹脐、膏肓等综合疗法治疗其长子伤食腹痛案(《名医类案·心脾痛》)。又以人参白虎汤内服合白萝卜汁吹鼻中治岳母中暑热证案(《名医类案·暑》)。皆精深高妙,内病外治,颇能启示后学。

(3)药膏、药酒、药浴治外证

江应宿在《名医类案》记载有用膏、酒等多种制剂和方法治疗外证的病案。如治程氏"脚发",脚腿肿起如瓜瓠,赤肿痛楚难支,以广胶合麝香熔如稠膏,摊油纸贴之,外用好醋煮青棉布三片,乘热贴膏外,轮替更换,即肿消(《名医类案·脚发》)。又治金氏患两臁赤痛痒,疮口无数,脓水淋漓,以猪板油合铅粉、黄腊制膏外用,旬日而愈(《名医类案·臁疮》)。又治其次子因食杨梅引发遍身面目浮肿,予口服药的同时,取紫苏、忍冬藤、萝卜种煎水洗浴(《名医类案·肿胀》)。

(4)五官病证给药

《名医类案》记载江应宿五官病案用药方式亦颇有特色。如治一妇患喉痹,用喜蛛巢二十一片,煅成性,枯矾、灯草灰等分,以鹅管吹喉中,即愈(《名医类案·咽喉》)。再治其夫人产后眼眶红烂,用槐树枝合青盐"水飞炒燥"后,早晨擦牙洗之,即愈(《名医类案·目》)。又治岳母六月劳倦头痛,用白萝卜汁吹入鼻中,效良(《暑》)。

(5)善用单方、验方

根据《名医类案》记载,江瓘还善于运用单方验方。如以乌药、香附二味组方,治一妇人"月候不调,常发寒热",二服后诸症俱减(《名医类案·师尼寡妇寒热》)。再如以温酒化下鹿角胶治眉发脱落(《名医类案·眉发自落》),用桑树汁涂搽治小儿口疮(《名医类案·口疮》),以生白矾火化滴涂治蛇虫咬伤(《名医类案·蛇虫兽咬》),以五谷虫治小儿疳积(《名医类案·疳积》)。又治霉疮、顽癣、疥癞、诸顽癣、疮疥积年不愈者,制黄花酒,方用乌梢蛇酒浸,去头尾皮骨净肉一两,木香、人参、川乌、川芎、白芷、天花粉、麻黄、防风、天麻、朱砂、当归、金银花各三钱,白蒺藜、僵蚕、白鲜皮、连翘、苍术、荆芥、独活、羌活各二钱,沉香一钱,皂角刺、川草薢各五钱,两头尖一钱,麝香二分,核桃肉、小红枣各四两,好头生酒十五斤,烧酒五斤,以绢袋盛入坛,悬胎煮三炷香,取出置泥地,过七日服之。另熬苍耳膏,每服加一匕,后以治,俱效(《名医类案·霉疮》)等。

3. 四诊之中,贵在诊脉

脉诊是根据"脉象"观察、判断证情的一种诊断方法,根据病脉推断病在何经、何脏,属寒、属热,在表、在里,为虚、为实,以及病情的进退、预后等。江瓘认为,诊病须四诊合参,四诊当中,贵在诊脉,脉晰则辨证精准,用药方能对证。

如《名医类案·内伤》载其治疗吴氏子发热证案,前医从外感热病,方用五积散等发热剂无效。江瓘切脉"六脉皆洪大搏指,作虚而受风寒",脉象洪大而无高热,提示有虚,或病进,结合症状,考虑虚人外感,因此用人参、黄芪、当归、白术以补里,防风、羌活以解其表,加山楂以消导之,一服而病减半。后因再次发热伴鼻衄、谵语,服柴胡桂枝汤出现口干不除,脉象洪盛,按之勃勃然之状,予生脉饮合柴葛解肌汤加生地黄、黄芩、白芍,一服而愈。又,孙秀才患伤寒少阳发热证,服小柴胡不效,误投白虎汤后出现唇干、齿燥、舌干、身倦神疲,江瓘切脉,脉带结而无力,辨为内伤证,生脉汤加陈皮、甘草,用药一剂,继加白术、柴胡等药,即愈。

对于一些重证急证,书中更是详细描述脉象,以示后人。如《名医类案·痢》载,江应宿治许翰林颍阳公令叔息血痢,述"脉沉细代绝,六脉代绝,少阴脉久久如蛛丝至者",脉如竹丝,提示阳气衰弱,江氏结合患者症状认为,此脉提示胃中有寒湿,寒湿伤脾,脾虚则不能摄血归源而下行,是为胃寒则不能食所致。再如饶州吴上舍仆,小腹卒痛,四肢厥冷。诊六脉沉伏,辨为中寒阴证(《名医类案·中寒》)。又如浙商朱鹤子,忽手足抽掣,由风、惊、火、痰治均无效,江诊之右手三部脉沉弱无力,左手滑大,辨有虚痰之证,由脾虚论治,用归脾汤加减而愈(《名医类案·虚风》)。

4. 生克制化,以情胜情

《名医类案》收录诸多古代医家运用五行生克制化诊疗疾病的案例,例如根据五行"思胜恐"之原理运用情志疗法治疗疾病等。还收录了劝说开导、顺情从欲、暗示转移、移情易性、情境疗法、认知行为疗法等诸多心理治疗的医案。书中还记载了"诈病"案例,即医者在辨别出"患者"装病、假病之基础上,根据诈病者之弱点,采取不同的诈治法,迫使装病者恢复常态,此亦值得后学研究。

江氏临证亦颇有体会。《名医类案》载,治朱秀才母,恶寒头疼,恶心呕吐之风寒外感,症见两尺脉沉无力,辨脾肺虚寒证,因考虑寡居多年,多伴抑郁,治宜四君加疏肝散郁温中之品(《名医类案·命门火衰》)。再治弟妇厥之重证,因寡居,又因事忤意而起,从痰火论治,收效甚好(《名医类案·厥》)。又治一富妇,出现肿胀伴经水不去之证,脉象沉小而快,两寸无力,问其夫久外不归,予健脾理气泄浊之剂后,继予补中除湿、开郁利水之剂而收效(《名医类案·肿胀》)。

四、医论医话选录

1. 医戒

进士王日休劝医云:医者当自念云,人身疾苦,与我无异。凡来请召,急去无迟,或止求药,宜即发付。勿问贵贱,勿择贫富,专以救人为心,以结人缘,以积己福,冥冥中自有祐之者。若乘人之急,切意求财,用心不仁,冥冥中自有祸之者。吾乡张彦明善医,僧道贫士,军兵官员,及凡贫者求医,皆不受钱,或反以钱米与之,人若来召,虽至贫亦去,富者以钱求药,不问钱多寡,必多与药,期于必效,未尝萌再携钱来求药之心,病若危笃,知不可救,亦多与好药,以慰其心,终不肯受钱。予与处甚久,详知其人,为医而口终不言钱,可谓医人中第一等人矣。一日,城中火灾,周回蕘尽,烟焰中独存其居。一岁,牛灾尤甚,而其庄上独全。此神明祐助之明效也。其子读书,后乃预魁荐。孙有二三庞厚俊爽,亦天道福善之信然也。使其孜孜以钱物为心,失此数者,所得不足以偿所失矣。同门之人,可不鉴哉!若常如是存心,回向净土,必上品生,若因人疾苦,而告以净土,则易生信心,使复发大愿以广其传,以赎宿谴,以期瘥愈,必遂所愿。若天年或尽,亦可乘此愿力,往生净土,常如是以化人,非徒身后上品化生,现世则人必尊敬,而福报亦无穷矣。

(《名医类案·医戒》)

2. 论伤寒辨治

医之学,伤寒为难,以其邪气自表入里,六经传变六日,三阴三阳之气皆和,邪气自衰,七日当已。七日不已,谓之过经再传。在表者可汗而已,在里者可泄而已,此大法也。若夫阳盛阴虚,汗之则死,下之则愈,阳虚阴盛,汗之则愈,下之则死,生死在于反掌之间。若医者体认不真,阴阳差互,以寒为热,以实为虚,毫厘有差,千里之谬,轻者困笃,重者必死矣。昔张长沙氏著论,实为百代医方之祖,举世宗之,诚是也。但其方法唯宜用于冬月即时发病正伤寒,其余至春变瘟,至夏变热,又当依温热病例,清凉和解,从乎中治。况江以南温暖之方,正伤寒病,百无一二,所以伤寒属内伤者十居八九。丹溪主乎温散,有卒中天地之寒气,有口伤生冷之物,皆以补养兼发散之法,实本《内经》成败倚伏生于动,动而不已而变作,及风雨寒暑不得虚,邪不能独伤人之旨也。盖凡外感寒者,皆先因动作烦劳不已,而内伤体虚,然后外邪得入。故一家之中有病有不病者,由体虚则邪入,而体不虚则邪无路入而不病也。是故伤寒为病,属内伤者十居八九(即百十三方中,用人参者居多)。世人皆谓伤寒无补法,但见发热,不分虚实,一例汗下,而致夭横者,滔滔皆是也。夫邪之所凑,其气必虚。其法补养兼发散,宜用补中益气汤为主,随所见症加减。气虚热甚者,少加附子,以行参、芪之功,东垣《内外伤辨》甚详,世之病此者为多。但有挟痰、挟外邪者,郁热于内而发者,皆以补元气为主,看所挟而兼用药,寒多者补散,加姜、附,热多者加芩、柏,痰积者加消导,杂合病当杂合法,不必先治感冒。譬如恶寒发热,得之感冒,明是外合之邪,已得浮数之脉,而气口又紧盛,明为食所伤。病者又倦怠,脉重按俱有豁意,而胸膈痞满,牵引两胁,其脉轻取似乎弦,此又平时多怒,肝邪之所为也,细取左尺大而沉弱之体,此又平时房劳之过也。治法宜感冒一节可缓,须视其形色强弱厚薄,且与补中化食行滞,中气一回,伤滞稍行,津液自和,通体得汗,外感之邪自解。医者若不审求,只顾表散外邪,又不究兼见之邪脉,亦不穷问所得之病因与性情,执著巧施杂合治法,将见正气日虚,邪滞不出,皆拙工之过也。

(《名医类案·伤寒》)

3. 论遗精辨治

夫梦遗有三,有因用心积热而泄,有因多服麦门冬、茯神、车前、知母、黄柏冷利之剂而流泄者;有久遗玉门不闭、肾气独降而泄者。治法:积热者清心降火,冷利者温补下元。肾气独降者升提肾水,使水火自交,而坎离之位定矣。

(《名医类案·遗精》)

4. 论暑证辨治

夏月热倒人昏迷闷乱,急扶在阴凉,切不可与冷饮,当以布巾衣物等蘸热汤,覆脐下及气海间,续续以汤淋布巾上,令撤脐腹,但暖则渐醒也。如仓卒无汤处,掬道上热土于脐端,以多为佳,冷则频换也,后与解暑毒。若才热倒便与冷饮,或冷水淋之,即死。又一法,道途无汤处,即掬热土于脐上,仍拨开作窝子,令众人溺于中,以代热汤,亦可取效。解暑,用白虎汤、竹叶石膏汤之类。凡觉中暑,急嚼生姜一大块,冷水送下。如不能嚼,即用水研灌之,立醒。路途仓卒无水,渴甚,急嚼生葱二寸许,和津同咽,可抵饮水二升。

(《名医类案·暑》)

五、医案选录

1. 小儿手足瘛疭案

江应宿治一富家儿,病手足瘛疭,延至二十余日,转笃。予后至,曰:此气虚也,当大补之。以参、芪、归、术、茯、芍、黄连、半夏、甘草,佐以肉桂,助参、芪之功,补脾泻肝。一饮遂觉少定,数服而愈。所以知儿病者,左脉滑大,右脉沉弱,似有似无,右手主于气,故曰气分大虚。经所谓土极似木,亢则害,承乃制,脾虚为肝所侮而风生焉。症似乎风,治风,无风可治,治惊,无惊可疗,治痰,无痰可行。主治之法,所谓气行而痰自消,血荣而风自灭矣。见肝之病,知肝当传脾,故先实其脾土。治其未病,否则成慢脾风而危殆矣。

(《名医类案·瘛疭》)

按:小儿患瘛疭多从肝经论治,病因多考虑风、痰。此案如文中所言,"症似乎风,治风,无风可治,治惊,无惊可疗,治痰,无痰可行",似无从论治。江氏详辨其脉证,认为此证当为脾脏虚弱,土虚木侮,风袭经络致疭。脾为气血生化之源,脾脏虚弱,则气血无以化生,气虚推动之力减弱,则痰湿内停。血虚不可柔肝阴,则肝风愈亢。方用人参大补元气,黄芪、当归助人参补气养血,茯苓、白术健脾渗湿,黄连、半夏合用清热化痰、和胃降逆,少佐肉桂助参、芪扶阳益气以充达周身,甘草调和诸药。共奏补气养血、健脾定风之效。

2. 痿躄案

江应宿北游燕,路过山东,孙上舍长子文学病瘵,逆予诊视,曰:无能为矣。经云,大肉已脱,九候虽调,犹死。况于不调乎?时夏之半,六脉弦数,既泄且痢,脾传之肾,谓之贼邪侵脾,病已极矣。不出八月,水土俱败,至期而逝,敢辞。孙曰:内人请脉之,形容豫顺,语音清亮,不显言何症。诊毕,孙问何病。予曰:寸关洪数,尺微欲绝,足三阳脉逆而上行,上实下虚,此痿症也。病虽久可治。孙曰:何因而得此?予曰:经云,悲哀太过则胞络绝,胞络绝则阳气内动,发则心下崩,数溲血也。大经虚空,发为肌痹,传为脉痿;有所失亡,所求不得,则发肺鸣;鸣则肺热叶焦,发为痿躄。此之谓也。孙曰:果因哭子忧伤,两脚软弱无力,不行起者七越岁矣。或以风治而投香燥,或认虚寒而与温补,殊无寸效。予曰:湿热成痿,正合东垣清燥汤例。但药力差缓,难圆速效。以独味杜仲,空心酒水各半煎服,日进清燥汤,下潜行散,兼旬出房门。无何,病瘵子死,哀伤复作。

(《名医类案·痿》)

按:清代俞震:"上实下虚之病甚多,何以知为痿证。殆于形容豫顺,语音清亮而不起床。可权衡以决之。"为本案做了注脚。江氏不为患者家属所说的"豫顺"(安乐和顺,没什么明显的疾病和症状)所误导,辨证为"痿躄",并为今人治疗痿证开拓了思维,同时通过医案,也可察江氏对脉证的重视以及通过脉证辨证施方用药的精准度。同时,该案为系统式中医病案,夹叙夹议,不仅有叙述部分,也有以经释证的议论部分,彰显了江氏研究医学之底蕴深厚,用心良苦。同时提出了特殊的药物用法,以单味杜仲,空心,酒水各半煎服,配合清燥汤日服,以达下潜行散的效果。

3. 崩漏案

江应宿治昆山顾氏,年四十余,患崩漏两月余,形瘦唇白。诊得气口紧实,乃食伤太阴中焦,气郁阴滞而然。化食行滞,乃愈。

(《名医类案·崩漏》)

按:崩漏为妇科常见病,多从肝脾肾三脏论治,用药予调补脏腑中寓活血、固涩、养血之剂。本案江氏独辟蹊径,从脉象"气口紧实",判断此乃饮食伤太阴脾土,气机阻滞所致崩漏之证,据此,患者还当有腹胀不熟、饮食不馨、舌苔厚腻等症,予化食行滞之剂果奏效。再次说明江氏精于脉证,辨证精准。

4. 呕血案

经曰:大肉已脱,九候虽调犹死。予见儒生汪巽山善风鉴,断人生死祸福,无不奇中。家贫,不肯以术自售。予素慕其为人。一日,患呕血,召予诊视,叩其占五脏生死法。汪曰:脾之死色,唇之四白,青如马牙。红唇上起黑斑,譬如木朽而生菌耳,死期在半年。语未毕,呕血数口。予视其色,正合死脾之色,果如期而逝。惜乎,未竟其说。后遍访,未闻相术有如汪君者。

(《名医类案·色诊》)

按:"望而知之谓之神,望见颜色而知其病者上也。"此案患者出现死脾之相,江应宿仅从望诊便可确定死期,江氏承其父业一贯重视脉诊,然而并不纠于此一法,体现了他善学好问、治学灵活的特性。

六、代表方剂选录

1. 定振丸

组成:黄连、姜半夏、当归、川芎、熟地黄、芍药、人参、黄芪、白术、天麻、秦艽、威灵仙、荆芥、防风、细辛。

主治:肝肾经血亏虚之中风,症见头振动摇,诊得六脉沉缓,左关尺无力。

服法:水煎服。

2. 五汁汤

组成:芦根汁、藕汁、甘蔗汁、牛羊乳、生姜汁。

主治:血虚有热之噎膈,症见胃脘干燥不舒。

服法:上五味少许,余各半盏,重汤煮温,不拘时,徐徐服。

3. 瘰疬案方

组成:黄连、海藻、昆布、干葛根、石膏、山栀、龙胆、连翘、天花粉。

主治:与六味地黄丸合用治肝肾虚热之瘰疬,症见累累如贯珠,遍体疮疥,两胁肿核如桃,脉微弦而数。

服法:上药为丸,吞服。

参考文献

[1] 江瑾.名医类案[M].焦振廉,注释.上海:上海浦江教育出版社,2013.
[2] 长青.江瑾[J].山西中医,1995,11(4):32.
[3] 王乐匋.新安医籍考[M].合肥:安徽科学技术出版社,1999.
[4] 苏礼.《名医类案》导读[J].中医文献杂志,2005,(2):10-11.
[5] 牛淑平.新安医学名著丛书:新安医学医论医话精华[M].北京:中国中医药出版社,2009.
[6] 焦振廉.关于《名医类案》若干问题的讨论[J].中医文献杂志,2012,30(3):13-16.

(董妍妍)

余 傅 山

一、生平与著作

1. 生平简介

余傅山,明代弘治嘉靖年间徽州府歙西富山(今安徽省黄山市歙县余家山)人,生卒岁月不详。据明代《弘治徽州府志》载,余氏早年曾为湖北钟祥令,工儒通医,后自任所归,方正式从医,成为新安名医之一。堂弟余淙从其学,后被人尊为新安余氏医学世家开山名师。再传弟子吴崐,也是著名医家,其医著在中医界颇有影响。余傅山对余淙不仅尽授其医学技艺,更嘱咐重视医德。曾以"士人遭际不遇,诚能益世利人,欺不负所学"之语告诫余淙,要求他对个人的遭遇不要过于注重,重要的是能以所学知识为社会、为百姓做出有益的贡献。明嘉靖年间卸任公职回乡的余傅山,召集歙县医家吴篁池、汪双泉等6人,给门生弟子讲学,其讲学记录未曾梓行问世,原署名"乌聊山馆珍藏之精抄本"。余傅山先生亦是新安医家中造诣深厚、学验俱丰的著名医家之一。

2. 著作简介

《论医汇粹》,原名《乌聊山馆论医汇粹》,又名《余傅山医案》,其中摘录有余傅山察脉辨治方面的内容。该书是当时新安部分医家共同交流学术见解的讨论记录,是我国第一部医学讲学实录,特别是有关脉学、伤寒、杂证等相关知识的论述,甚为精到、形象、发人深省。该书1995年《新安医籍丛刊·杂著类》收录其中。

二、学术思想与特色

余傅山宗《黄帝内经》《难经》《伤寒杂病论》,精研脉学,纠正了一些长期存在的不适观点,并启迪后人,尤其在《伤寒论》方面造诣很深,对一些常见的临床问题往往有自己独到的观点,其医案医话内容全面,均以临床为依据,发人深省。

1. 精研脉学,不拘一格

《论医汇粹》的脉学篇,计4 500余字,论述多有创见,篇首即论寸、关、尺所候脏腑,宗《素问·脉要精微论》"上竟上者,下竟下者"之旨,指出了高阳生《脉诀》以"左寸候心、小肠,左关候肝、胆,左尺候肾;右寸候肺、大肠,右关候脾、胃,右尺候命门"的错误,认为"取人身脏腑之高下而配之三部,最为有准",并正之为:"左寸候心及膻中,左关候肝、膈,左尺候肾及小腹(小肠、膀胱附焉);右寸候肺及胸中,右关候脾、胃,右尺候肾及腹中(大肠附焉)"。余傅山

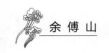

还补充了寸、关、尺三部为何能察其虚实、决其死生之理，他认为："盖肺经主气，诸经皆会于肺，此三部皆肺经所属，凡气聚则生、气散则死……故以此决其死生也。"

元代医家滑寿《诊家枢要》有言："察脉须识上下来去至止六字"，余傅山十分赞同，认为临床上亦要"活看"(灵活看待和处理)，并在此基础上做了进一步发挥：如果患者的脉象上下来去分明，循乎常度，即使病情很重，不死；如果患者脉象混混而动，上下来去不明，说明气血将竭而不能涌起波浪，死证；如果脉象乱动、毫无规律可言，不见上下来去者，则必死无疑。这些脉学的见解都是余傅山积毕生的经验得来的真知灼见，足资后学借鉴。

2. 研读伤寒，独到见解

(1)寒邪入里统归脾胃

余傅山认为，伤寒"凡邪入里，脾胃主之，非他脏腑所得专也"，故"太阳之邪入胃，则不传阳明经络；阳明经之邪入胃，则不传少阳；少阳经之邪入胃，则不传三阴"。并引《伤寒论》第278条来说明："伤寒脉浮而缓，手足自温者，系在太阴，太阴当发黄，若小便自利者，不能发黄，至七八日，虽暴烦下利日十余行，必自止，以脾家实，腐秽当去故也。"认为这是太阴之邪复返阳明之例证。又引《伤寒论》第374条"下利谵语者，有燥屎也，宜小承气汤"，认为这是厥阴之邪入阳明腑之例证。余傅山先生这一见解的另一依据是："邪热入里，用大小承气汤攻之，所以导肠胃之实；寒邪入里，用附子理中、四逆，所以温脾胃之寒。"而以此推知寒邪入里统归脾胃的客观性。这一见解不仅发扬了李东垣脾胃学说的蕴义，又进一步证明寒邪传里，"实则阳明，虚则太阴"的客观性，也是中医对热病"治未病"思想的具体体现，此对《伤寒论》的研究有一定的启示。

(2)伤寒直中为内伤兼外感

余傅山认为："夫三阴之经，其经里，其位僻，外邪安能遂伤之？其必饮食寒冷，停滞于中，胃气已亏，不能统卫经络，又复不慎，外感寒邪，由是邪乘各经之虚，直入于里，内外夹攻，而阴证作。"故伤寒直中的形成是"三阴必内伤，而后邪中之"。他还进一步指出："窃喻之脏腑犹京师也，皮肤犹边防也，经络犹关隘也，寒邪犹夷虏也，邪之伤人，犹夷虏由关隘而入，委曲必久，而后可至邪之中人；自是夷虏由间道直抵京师，道路直捷，朝发而夕至也。伤寒证缓，中寒证速，即此验也。"他还深刻地指出："门墙必先颓而后贼入之；三阴必内伤，而后邪中之。"通过对《伤寒论》少阴证"麻黄附子细辛汤"中发表药与温里药的组成分析，他认为该方内外兼治，即因其有内伤外感二者而然。余氏所见，深合"邪之所凑，其气必虚"的经义，对寒邪直中之病有较深入的阐发。

此外，余傅山还提出"三阴证分表里"的见解，并以"渴"之微甚而界定邪气传里之浅深，可谓执"渴"之简，而驭诸证之繁。

上述观点对伤寒学研究具有重要的指导意义。

3. 医案医话，发人深省

余傅山云："治火须分有余不足，有余之火，其势猖狂，周流不滞，只以济火药正治则退，故其治多易；不足之火，其势缓涩，凝滞一处，或滞于此，或滞于彼，即不能升，又不能降，须用补剂，使其元气周流，则火因之自散矣，故其治多难。"所言确是经验之谈，虽不见经传，但与甘温除热同义，一则杂证，一则温热而已。

余傅山又云："凡偏枯半身不遂之证，虽属痰壅经络，然其原大抵本于气虚，盖气不运行，故痰因之而滞也。凡治之症，宜用参、附大补为主，以行痰药佐之，服久自然获效。"中风偏枯

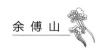

卧床久治不愈,临床确属难治之证,亦乏良法策应。此经验,当是幽室一灯,开一治法,或使沉疴复起。

余傅山曾云:"予尝历试诸病,既以着于人身,虽药病相对,亦不能一时速愈,必须候之以渐……人所服药数剂不效,便接他医来,再服之二三剂而愈,遂病前医,神后医,不知前医之药以为之根柢,故后医适逢其会耳。"此言虽是疏导世人识医之语,亦是开导后学善示医嘱之言,语轻而意远,不可忽视。

三、临证经验

1. 善于补益中气

《论医汇粹》临床篇,详细记录了余傅山、吴篁池、汪宦等医家对癫病、痰饮、中风、尿浊、黄疸、积聚等证的临床见解。余傅山对李东垣"元气为人生之本,脾胃为元气之源"之说颇为重视。赞同吴篁池"予生平治病以补中气为本,故每得效。常治痰多之人,治痰不效,只与补中气,久之痰自消,此百发百中"之观点,认为此等证候,乃中气不足,不能运行痰饮,故虽食而不能化,痰积滞而不舒。治疗以补中气,气盛自能运行,痰亦自散。不仅如此,即使癥瘕积聚顽证,亦用补中气治疗。如一妇人腹中包块大如盘,掩脐高起。吴篁池认为,治须补中气为主,兼之略加行气药,大忌用削坚磨积峻利之剂。服后果然积块渐消。符合李东垣所云:"人以胃气为本,治法当主固元气,佐以攻伐之剂,必需待岁月。若期速效,投以峻剂,反致有误也"。

2. 参、芪用量需大

余傅山善于重用参、芪培补元气、扶正固本。他认为,若用芩、连凉剂,大便必然作泻。须重用参、芪以固其本,因加芩、连于内,则用之必不作泻。吴篁池认为,参、芪力重,能制芩、连之苦寒,芩、连不能为害反为吾用。一人痰饮停滞,病胁痛。余傅山察其形消瘦,其脉涩而歇止,判为中虚,运化失职。方中重用人参七钱并渐至一两,病告痊愈。书内记载了类乎"虚人之痰"的治验,一案为痰涌而气喘,形瘦、脉涩而歇止,重用人参七钱至一两而渐愈。此与清代著名医家王清任补阳还五汤中重用黄芪治疗中风偏枯,有异曲同工之妙。再如余傅山治产后元气虚脱,冷汗淋漓,昏迷不语,大补元气以固脱,亦用参、芪为主,甚者少加附子以助回阳之力。

3. 妙用行气消导

余傅山数次论及化痰或消导药中佐入行气药物,认为有相得益彰之功。"凡用痰药,须加行气药于其中,如木香、砂仁、香附、郁金之类",由于胃气得香味而能行,痰涎得行气药而能运,若无行气药,多不见效。

余氏治胸膈胀满病证,必选用降下药,如牛膝、云茯苓、木通之类;治久泄,必加升提清气的柴胡与升麻。此种用法实乃宗《黄帝内经》"浊气在上,则生膜满;清气在下,则生飧泄"。余傅山此法示人以绳墨,绝非固守上举几味,后世医家宗升降之理,选用枳壳、桔梗、薤白、升麻、柴胡、杏仁、荷叶、瓜蒌皮、旋覆花等,再辅以相应之味,效如桴鼓,无不应验。

四、医论医话选录

1. 话说《伤寒论》

傅山云,仲景《伤寒论》极好,但世既远,不无残缺。正书王叔和收拾于残篇断简之余。六经编次失序,或有将阳经混入阴经,或有将太阳误编入阳明者,或将阳明误编入少阴者,此

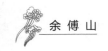

皆世远失传,遂致如此。宋成无己因加注释,不能辩答各经是非,顺文注释,略无缺疑。俟后之意,仲景之书,至此复不明于天下矣。世人承讹习舛,胸中无权变,守此论为不易之典,杀人于冥冥之中,死者亦甘其分,岂不冤哉!予常欲将《伤寒论》删其繁芜,撮其指要,重于编次,另为一编。其六经编,又必精思研究,各经证候条列于各经之下,务要药证相同。其原本错简混淆彼此差谬者,悉为更正,使开卷了然无所疑。庶几仲景之心复明于十载之下。或疑之曰:仲景之书,犹一字不同,则治法霄壤,岂可擅更?予应之曰:《礼记》乃六经之一,世远经残、编次无序:吴草庐乃翻旧本,以类相从,作《礼记纂言》;晏彦文因之为《三礼考注》,湛甘泉因之为《三礼训测》。由今观之,愈更愈明。论者谓三家,大有功于《礼记》,不谓其为擅更也。夫六经犹若此,况《伤寒》医书乎?遵信昔人之误本,而不知更张,真所谓胶柱鼓瑟、刻舟求剑者矣。

傅山先生云,伤寒大法在分别表里。何谓表?皮肤肌肉、筋骨之间是也;何谓里?脏腑之间是也。夫寒邪之伤人,或入三阳,或入三阴,凡脉浮并见头痛、身热、恶寒等证者,皆属表也。若传入里,脉沉而实、数而有力,不恶寒,专恶热,燥渴便闭,此传经郁热之阳邪;若脉沉而细微无力,腹痛下利,不渴,小便清,此直中纯寒之阴邪。凡此者,皆属里也。在表者,汗之解也;在里者,热则下之,寒则温之,切勿误也。

(《论医汇粹·傅山先生话伤寒论》)

2. 诸证杂论

傅山云,予尝历试诸病,既以着于人身,虽药病相对,亦不能一时速愈,必须候之以渐。如痢疾颇重,用芩、连、芍药之类,可谓深中病情,然不能速愈,必过七日,方才见效。予常治数十人皆然。病二三日间,遂求速效,可谓不达病情者矣。至于口疮、牙床肿痛、舌破等热证,其热既已上升,须另服数剂,七日后方才渐退而愈,欲二三日间愈之,决所不能,此余所亲试之。今人所服药数剂不效,便接他医来,再服之二三剂而愈,遂病前医,神后医,不知前医之药以为之根柢,故后医适逢其会耳。嗟哉!世人见之愚也。非亲历试者,安能知乎?

傅山云,予尝观痨瘵脊痛,世人专用补肾之药,多致误人,此处最不可不察。尝思此病,宜以补脾药为主。盖脾胃旺则能饮食,饮食进则能化生精血,久之肾是实矣。不先补脾胃而专补肾,不知黄柏、知母、地黄、龟板之类,安能生精添髓?如此治法,可谓舍本而求末矣。尝见吴篁池云:近来历医痨瘵之病,多用参、芪、白术取效,百发百中。但要知佐使轻重及因时加减,无有不愈。若专用四物汤,十死八九。哀哉!此盖泥丹溪之言,而不知通变者也。尝思痨瘵病,有因劳苦得之,有因色欲得之,不可一例。或用东垣补中之法,或用丹溪滋阴之剂,要当随证。但予尝用补中之剂多,用滋补剂者,百中二三耳,若非亲验,必不能知,贵耳贱目,宜更详省。

(《论医汇粹·傅山先生等话杂论》)

3. 话说妇人病

傅山先生云,产后二三日,病有二项,一曰恶血胀道,二曰元气虚脱。如小腹胀痛,恶心,头痛发热,此恶血未尽,须防血胀上心,宜用破血行血之药取效。若冷汗出,作泻,不能食,昏迷不语,须防元气虚脱,宜用大补元气之剂。甚者,少加附子以行参、芪之功,使气易于复原。一属血有余,一属气不足,攻补少差,必至危殆。一妇难产,用力过多,次早发渴似狂,时医以行血药不效,诊其脉三四至一二至,且足冷呕恶,食不进,予知其元气大虚,去血过多,防有变证,用参、芪补剂,药未及下,元气虚脱而死。

傅山先生云，产后多防气脱。难产妇人，用力过多，必耗血气，必成虚损，只须大补。虽有他证，以末治之。时有如因难产，子死腹中，一手先出，生婆取之，一手即脱，生婆惊骇计穷。予曰：此烂胎也，宜补血兼行气。彼未服药。后有教者云：用哺鸡蛋一个，擂烂，滚酒泡开，去渣服下。一伏时胎下无事。但气息奄奄，不能饮食，兼微泄泻、呕吐，予以为大虚之证，用人参二钱半，黄芪二钱，陈皮一钱，炙甘草一钱，白术二钱，砂仁三分，藿香一钱，川芎一钱，干姜一分，服二剂稍愈。但大便日一次，下如鼻涕之状，腹中痛，且身体肌肤作热，予意此干姜过热，乃去干姜，加白芍一钱，服二剂，腹痛止，大便亦调。乃去芍药，加白茯苓一钱，淡利余热，服三剂，痊愈。方其大便如涕，有云将作痢，宜加黄连。予谓：产才三时日，凉药大忌，只加芍药，后果愈，乃知丹溪之言不宜用凉药，大有见识。由此观之，则产后诸症，必须以补药为本，予亲试之，尤信。

傅山先生曰，一妇人生男十余日，因用水洗下身，致微伤风，避身发热不止，头亦痛。予以产后不可发汗，仍作虚证治，方用人参二钱，黄芪二钱，白术钱半，陈皮、白茯苓、甘草各一钱，白芍二钱，干姜三分，水煎，半时服之。一帖热退十之六七，二帖身热退凉，头亦不痛，遂痊愈无事。但愈后七八日不大便，觉心前胀，食少。余用酒炒大黄为末，用酒为丸如绿豆大，临晚用荆芥汤下三分，大便通，然亦不泻。自后遂愈如常。

黄刚先生云，产妇虽忌汗吐下，然予常试产妇伤风寒时，加发表药亦无事，但不可大耳。许明远先生办云。

（《论医汇粹·傅山先生等话妇人病》）

4. 话说幼科及其他

傅山先生云，一女年三岁，三月初伤风寒，肌肤大热，呕吐不食，身如火蒸，适吴篁池过此，乃邀视之。伊即用干葛、升麻、白芍、甘草、麻黄一剂。将煎时，其母或来云：身汗多不止。乃加桂枝一钱。予问：加桂何意？吴云：因其汗多，故加之也。然则桂枝为止汗之药欤？因其寒邪未散，汗孔不闭，故用桂枝驱散表邪，邪出而汗孔闭矣。其药性虽发散，要其功则止汗也。此予平日常用，经历甚多，故以此加之也。始予欲用桂枝，特疑未决，忽之汗多故决之。服二剂，热不退，服三剂，热退而遂痊愈矣。

傅山先生曰，余弟第四子，年二岁，种痘甚密，十日不焦。请医服药，面与身体四股焦一片，或腹或臀焦一片。乃问于予。余谓：痘出即多，血气不能遍灌，只能成脓，不能焦敛，须用大补气血方可。用人参二钱，生黄芪二钱，炙甘草二钱，肉桂五分，白芍七分，姜二片，水煎服。头药遍身如火热，余止渣勿服，半日许，尽焦矣。

傅山先生云，浙弟子，年一周，生火丹，请潜口汪宗进先生治之。彼用上好磁片击碎，将磁片锋与肿赤上割数下，其紫血出如墨，而太阳额及颈背脚腕俱割一二下，半日许，疮口就合，仍用铁锈水调敷上，内服大连翘饮，服中微作泻，数日火丹遂愈。今录大连翘饮，出《伤寒便览》：连翘、瞿麦、滑石、车前子、牛蒡子、赤芍各一钱，山栀、木通、防风、当归各五钱，甘草、荆芥各两半，黄芩两半，蝉退二钱半，每服二钱，灯心、薄荷、麦冬煎温服。疮疹加紫草同煎。

（《论医汇粹·傅山先生话幼科及其他》）

五、代表方剂选录

1. 化痰丸

组成：枯矾二钱，黄丹(炒飞七次)四钱。

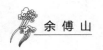
主治:顽痰不化。

制法:上为末,炼蜜为丸,如龙眼大。

服法:每次含化一丸,温汤送下。有痰即吐。

2. 治疟病神方

组成:常山、槟榔、枳壳各一钱五分。

主治:各类疟疾。

制法:加酒水各二盅。

服法:空心温服,若渴者加乌梅。

3. 治痞块方

组成:芦荟、阿魏、血竭、当归、芫花各五钱。

主治:食积痞块,癥瘕痞块,脘腹疼痛。

制法:上将皂荚煎汤,作糊丸,如梧子大。

服法:每清晨服五丸,约三钱许。

4. 治痰喘方

组成:石膏二两(火烧童便淬七次),细芽茶一两,乌梅(去核)一两。

主治:咳痰喘嗽。

制法:上为末,用生蜜糖拌匀。

服法:每服二五匙,立效,虚人不宜多服。

5. 治火烧泡成疮

组成:大黄、车前子各等分。

主治:各类烧烫伤。

制法:二味共锉细,新瓦上焙干为末,用鸡蛋煮熟,取黄碗盖,炒出油,调药敷上。

服法:调药敷上,如疮湿烂,不用油,只干擦上,三五次即愈,并无痕。

参考文献

[1] 余傅山.新安医籍丛刊:论医汇粹[M].合肥:安徽科学技术出版社,1995.

[2] 黄兆强,刘家华,黄孝周.新安医家的一次讲学实录——评介《论医汇粹》[J].安徽中医学院学报,1992,11(2):14-17.

[3] 汪幼一,项长生.新安医学抄本《论医汇粹》评介[J].安徽中医临床杂志,1998,3(10):181-182.

[4] 吕中.未刊本《论医汇粹》用药钩沉[J].中医杂志,1993,34(8):503-504.

(张永跟)

余　淙

一、生平与著作

1. 生平简介

余淙,名午亭,明代徽州府歙县(今安徽省黄山市歙县)富山人,生于明正德十一年(1516年),卒于明万历二十九年(1601年),享年85岁。余淙自幼攻读儒学,熟读经史,为邑之秀才,受堂兄余傅山之教益,遂弃儒习医,精研《黄帝内经》《难经》,融合李东垣、朱丹溪之道,斟酌历代前贤之说。正如其曾孙余士冕所谓:"自轩岐以下,及百家之编皆潜心研究……参同考异,万派汇宗,一旦心目豁然,如重门洞辟,投人匕剂,无不桴鼓相应。"余氏行医数十载,所存活者,何止万计,凡沉疴经手,治无不立愈者,医名鹊起,传术至清代、延续8代,被后世尊为"新安余氏医学"之鼻祖。著有《诸证析疑》《余午亭医案》《医宗脉要》等,除《诸证析疑》流传于后世外,其余著作均已散佚。

2. 著作简介

《诸证析疑》全书共4卷,总载各类疾病等66症,如肿胀、肺脾两虚及痰火等,共875首方,附医论医案若干则。"爰取古人不易之论,纯正之方,敦于经旨,而确乎无疑者,汇成一编,目曰《诸证析疑》。"该书论理详而有要,选方博而不杂,宗古而不泥古。书中每种病证均先博采先贤之论,并参以余氏己见,详论该病证的病因、病机及治则,次则列脉法以参合证候,后载"诸方",所载方药,每选历验之方,名家之言。所载方剂型中,汤、散、丹、丸俱全,不拘一格,随症使用。方论结合,便于检阅,是一部较为实用的综合性临床专著,亦是一部入门的简捷读本。作序者王艮赞其"批窾划繁,刊前哲之枝而出其柢,汇诸家之精而据其要。论不必尽己出,可以全废古人,方不必增己人,可以默悟来者"。

《诸证析疑》为内科之善本,由余士冕校订,现存1911年余淙稿本,藏于上海中医药大学图书馆。1995年安徽科学技术出版社以《新安医籍丛刊》本刊行。

余氏的著作在学术上,远溯《黄帝内经》《难经》《伤寒杂病论》《诸病源候论》《备急千金要方》,近搜张元素、金元四家及新安诸名家等,私淑李东垣、朱丹溪,在前人学说的基础之上,有所创新。非一味因循守旧,而是励意图新,继承之中有所发展,临证之时别出心裁,多有独到见解。

二、学术思想与特色

余淙由儒入医,持儒家"中庸之道",秉"述而不作"之旨,取各家之长,兼收并蓄,选临证合用之论与方,约而综之。但又非一味尊经崇古,每证之论,均以临床为是,有所取舍。

1. 推崇前人之说,但不拘泥偏执

余淙在治疗内科杂病时,深受金元著名医家李东垣、朱丹溪二人学术的影响,但不拘于一家之言,对许多病证的认识,常是同列二家,以自身临床之验,予以分析取舍。他认为"今之偏于清、偏于寒者,则宗丹溪、河间;偏于温、偏于补,则宗东垣、立斋……即如一人之疾,先后之证同,而先后之治异也,同证尚不可执,况似是而非,斯盖不明其所因,而偏执一见,视虚为实、实为虚,任意颠倒仁者之术"。余氏不偏执一家之言,不盲时医,不苛责古人,不泥于前贤。

如论"带下"病时,朱丹溪论治带下之病,认为带下之病为胃中湿热、积痰流下、渗入胞络所致,饮食宜断厚味炙煿之品。若气虚者,温补兼升举之法补中益气;血虚者,四物汤、二妙散加阿胶、贝母、香附治之。而李东垣治带下,则专主治寒,用干姜、高良姜、木香、附子、延胡索、肉桂、乌药之类。余淙则认为:带下者由湿痰流注于带脉而下浊液而成,赤属血分,自小肠来,湿热居多,治宜黄芩、黄连、栀子、二妙散、牡丹皮、当归、熟地黄、白芍;白属气分,自大肠来,湿痰居多,治宜二陈汤加天南星、川芎、香附、薏苡仁、瓦楞子、苍术、滑石。余氏推崇朱丹溪治带之法,又对东垣治带之方论予以补充,认为临证当精察之,不可偏执一见。

2. 重视脉诊,辨证四诊合参

新安医家于脉法颇多研究,余淙亦在其列。余氏对当时依脏腑表里相合关系定位脉位,提出异议:"二肠,浊阴之最,乃与心肺同列,混地狱于天堂,可乎!岂有浊气上干,三焦交乱,尚可称为平人乎!"他主张应以脏腑部位的高下,小肠当候于右尺,大肠当候于左尺,三焦候于右尺,膀胱候于左尺。所谓"一尺而水火两分,一脏而四腑兼属,因心与小肠同诊,肺与大肠同诊,识者咸共非之,如心移热于小肠,肺移热于大肠之类,不可定部位"。

临证时,注重四诊合参,以脉参病。在《诸证析疑》中,每种病证论述后多附有脉法,所取脉法之论,多参合《金匮要略》《脉经》《脉诀》《丹溪心法》等著作,认为从脉象的细微变化上抓住疾病的本质,治病多奇中。但临床施用时,脉法之取舍,须因人、因证而异,不可尽凭。如"联墅一人,得时令伤寒,咳逆殊甚,十八日不解,医以白虎加柿蒂、枇杷叶等药,咳逆稍减,得大汗,身热越甚"。余淙诊之,脉大而促,两至一止,按伤寒之论咳逆不止,热不为汗衰者死,而脉书则云:"促脉退之则生,进之则死","可谓进之极,较之啄虽异,重脉也",即脉按之有神,其人神清,脉象虽重,系时令病,乃以人参、甘草、知母、贝母、黄连、栀子、犀角、麦冬治之而愈。其告诫医者,脉象不可尽凭,凡遇危证,当潜心斟酌。

3. 诊病施治,反对妄用温补

明清时期,当时不少医家滋降之法相习成风,盲从古人,治疗疾病,不辨虚实,滥用寒凉攻伐之药。由于用药偏执寒凉,势必克伐人体阳气,其危害与温燥伤阴实无本质区别,当然受到不少医家的反对。随后"固本培元"之说渐起,新安医家多以汪机用参、芪温补为学。"温补"法本是为纠正时弊而设,难免出现了矫枉过正之状,当时不少医者,乱用参、芪大补元气,妄补致危。

为了警示时医,余淙提出"妄用人参,呆补致危"之说。《诸证析疑》就载有一案:"蒋村有一儿童,年八岁,得外感内伤证,其父比日用惺惺散,内有人参,遂大热作泻,日夜数十行,饮食不进。继用人参一钱,莲子二十个,大枣十枚,以为补脾之说,病益增剧"。他在"妄补致危"论中,以此案言之,认为此病本轻,因误用参、芪,激发内火而大泻,助长外火,故大热,治

宜清凉之剂救之。遂用柴胡、前胡以彻其外,黄芩、黄连彻其内,厚朴、枳实、陈皮以消其滞,赤茯苓、泽泻以通其水。服用三剂,热退泻止,饮食渐进,神志渐安。

4. 辨论暑病,中暑中热有别

江南一地,暑热致病尤为多见。前医多认为暑病有冒暑、伤暑、中暑之分,但对中暑、中热之证如何区别,没有统一的认识。余淙参阅各家之说并结合自身的临床所验,经过系统总结后明确提出"中暑中热,惟有虚实之分,断无动静之别"。

对于中暑、中热如何区分,金元时期张元素认为"静而得之为中暑,动而得之为中热。中暑者,阴证;中热者,阳证";其弟子李东垣从其说,详言"避暑热于深堂大厦得之者,名曰中暑,其病必头痛恶寒,形体拘急。若行人于日中劳役得者,名曰中热,其病必头痛发热,大渴而引饮"。明代王履认为:"暑热者,夏令之天行也。人或饥饿劳动,元气亏乏,暑气乘虚而入,名曰中暑;其人元气不虚,但酷热侵伤,名曰中热。其实一也。"并认为李东垣所谓深堂大厦而得头痛恶寒等症者,"非暑邪也,身中阳气受阴寒所遏而作也"。余氏认为"王氏之论,深合予心,惜于中暑中热二义尚欠明悉"。他从《素问·评热病论》"邪之所凑,其气必虚"与《素问·刺志论》"气虚身热,得之伤暑"的论述中受到启发,认为中暑之证"盖以其人,元气本虚,暑气乘虚而入心脾二经,故有脉虚身热,面垢燥渴,背恶寒,小便秘涩等症,皆不足之证也"。

治疗上,他指出暑证当补虚清热而不可发表通里:"清暑益气汤、清燥汤、人参白虎汤,皆补虚清热之剂,而发表通里之治不得而与焉。"而中热系因"其人元气不虚,而遇此亢极之阳,先侵肌肤,渐入肺胃,故成壮热头痛,肢节重痛,大渴引饮,脉而实,此皆有余之证也",故对中热的治疗则宜发表清里而不得补益调养,"仲景用麻黄、桂枝、石膏、知母、黄芩知母汤,丹溪用黄连香薷饮、黄连解毒汤,皆发表清里之剂,而补益调养之治不得而与焉"。并引朱肱《类证活人书》之论"中暑、中热,疑似难明。脉盛壮热,谓之中热;脉虚身热,谓之中暑"为佐证。同时吴氏认为,夏月"中暍"与"中暑""皆以虚而受热,其证二而一者也。但暑中少阴心经、暍中太阳膀胱经,为少异耳。至于用药,皆以人参白虎汤"。

5. 重视宗气,以之为人身之主

"宗气"之说源于《黄帝内经》,《灵枢·邪客》曰:"宗气积于胸中,出于喉咙,以贯心脉,而行呼吸焉。"《灵枢·刺节真邪》曰:"宗气留于海,其下者注于气街,其上者走于息道。"《素问·平人气象论》曰:"胃之大络,名曰虚里,贯膈络肺,出于左乳下,其动应衣,脉宗气也。"简要概述了宗气的生成、分布、主要生理功能,而对其作用于临床则言之不多。

余淙对宗气功用相当重视,明确提出"宗气为一身之主"的观点,他在《诸证析疑》中指出:"惟宗气尤为一身之主,起自气海下一寸五分,上出于胃,输散于五脏六腑。宗气不虚,虽症重不死。凡病人危笃之际而喘息奔急者,是宗气将绝,有出无入也"。宗气的病机变化主要体现为宗气不足与宗气下陷,且两者的表现形式不同。在肺的影响是"膻中者,为气之海……气海不足,则气少不足以言",可出现呼吸无力,少气不足以息,语音低微,气紧,呼吸困难似喘等症状;在心则是"宗气不下,脉中之血,凝而留止",可出现心悸,心痛,胸中憋闷,口唇发紫等症状。但宗气总行气血,在宗气的作用下,心肺机能达到高度的分工与合作,病理状态下,宗气也成为心肺病变相互传变、相互影响的中介。故治疗时不可偏执一脏,且临床上可形成夹寒、夹瘀、夹痰等虚实夹杂的证候,需因人制宜兼顾扶正祛邪两面。

宗气的作用,以清代医家喻昌的"大气即宗气"论颇具影响。其在《医门法律》指出:"五

脏六腑,大经小络,昼夜循环不息,必赖胸中大气斡旋其间。大气一衰,则出入废、升降息、神机化灭,气立孤危矣。"而余淙提出"宗气为一身之主"的观点,与喻昌的观点颇有相似之处,皆认为宗气对人体生命活动至关重要。迨至清末张锡纯提出"大气下陷证"之说,认为元气是宗气产生的原动力,元气从下焦气海上达于肝,经肝的升发作用到达胸中,激发心肺之阳气;肺司呼吸,呼出肺系中浊气,吸入自然界清气;心阳温煦脾土,脾主运化升清,水谷精微上奉于肺,元气、清气、饮食之气三气聚集于胸中,遂成为宗气。自制升陷汤救治。由此可见,余淙对宗气学说的发展起到了承前启后的作用。

6. 论寒邪入里,终归脾胃

余淙认为,伤寒凡邪入里,脾胃主之,非他脏所传。从临床实践中,他体会到:太阳之邪入胃,则不传阳明经络;阳明经邪入胃,则不传少阳;少阳经邪入胃,则不传三阴。他还以《伤寒论》第 192 条、373 条为佐证,"阳明病,初欲食,小便反不利,大便自调,其人骨节疼,翕翕如有热状,奄然发狂,濈然汗出而解者,此水不胜谷气,与汗共并,脉紧则愈"(192 条)乃太阳之邪复返阳明胃的例证,"下利欲饮水者,以有热故也,白头翁汤主之"(373 条)系厥阴之邪入阳明胃腑的例证。并以《伤寒论》用方来证明其说:"邪热入里,用大小承气汤攻之,所以导肠胃之实;寒邪传里,用附子理中、四逆,所以温脾之寒。"余氏强调寒邪入里统归脾胃之说,意在说明凡见伤寒传经,均应重视治疗太阴、阳明,并使之不再传他经。余淙此说既是对李东垣脾胃学说内容的发挥,又再次验证了"寒邪传里,实则阳明,虚则太阴"之说,对《伤寒论》的研究有一定的启示。

7. 论三阴直中,内伤多兼外感

余淙认为,"三阴之经,其经于里,其位僻,外邪安能遂伤之?"其必饮食寒冷,停滞于中,胃气已亏,不能"充卫经络",又复不慎外感寒邪,由是邪乘各经之虚,直入于里,内外夹攻,而阴证作矣。故伤寒直中的形成是"三阴必内伤,而后邪中之"。余氏通过对《伤寒论》少阴证"麻黄附子细辛汤"中发表药与温里药的组成分析,认为该方内外兼治,即皆因其有内伤、外感二者所致。此论对《黄帝内经》"邪之所凑,其气必虚"之说有所证明,对寒邪直中之病有较深入的阐发。

三、临证经验

余淙辨治疾病,无论外感、内伤疾病,均注重四诊合参,临证时重视辨证论治,详察病因病机和三因制宜,考虑病者寒热虚实之不同,据四诊而识证,依辨证而论治,"师其古而不泥其古",为后学者提供了一个良好的示范。

1. 治疗外感温病,注重养阴清热

余淙治疗温病,在吸收刘完素以寒凉药清解的基础上,进一步认识到热久伤阴,故治疗上注重防止阴虚情况的出现。如其在"瘟疫"中所言:"火令当权之疫,宜以甘寒之剂治之,不可以辛热香窜,益其火而枯其津也。予常治此证,多先以甘寒清解之剂投之,热退,即用四物汤以养血,稍加清热之味,而青蒿之功居多。"这一做法实有与明清温热学派甘寒养阴治温病之法有异曲同工之妙。此外,温热阳邪,传变迅速,往往是表里同病,先解表则里热蒸腾、专清里则寒凉遏表,邪无外达之机,因其主张轻清解表与寒凉清里同施,所谓"温热至深,表里俱实,降之则郁,扬之则越,郁则温热犹存,兼之发扬则炎炎之势皆烬矣,此为内外分消之势也",临证选用三黄石膏汤,以其中石膏之寒能制热,黄芩、黄连、山栀、黄柏之苦能下热,

佐麻黄、淡豆豉而能发散。

2. 治疗内伤,新解"七情""六欲"

余淙在论述内伤病因时,阐述了"七情六欲"致病特点及治疗方法。余氏所论"七情"并非中医学传统的"喜、怒、忧、思、悲、恐、惊",而是儒家经典《礼记·礼运》中所言"喜、怒、哀、乐、爱、恶、欲";其"六欲"是指"耳、目、口、鼻、心、意"与佛教"六识"相同。明言二者皆是"神思间病",论其致病则言"妇人得之郁而不舒,多成劳病;男子得之蓄而不解,多成膈症",更明确指出"七情之中得祸至速者,惟怒为甚;六欲之中得患最大者,惟色为先,经曰大怒则令人暴绝煎厥,使血菀于上"。

在"七情"病的治疗上,以《黄帝内经》所主张之"大怒则令人暴绝煎厥,使血菀于上"为据,谓"得此患者,以气升血亦升,气降血亦降",并依此而设"降气制肝汤"(当归,白芍,陈皮,厚朴,前胡,桑白皮,萝卜子,苏子,甘草,肉桂)。在"六欲"病的治疗上,据《难经》"损其肾者益其精"与《黄帝内经》"精不足者,补之以味"之论,制"十味回生丸"(熟地,杜仲,山萸肉,枸杞子,知母,黄柏,山药,茯神,丹皮,泽泻)。

余氏对"七情""六欲"致病的认识,与临床十分贴切,是对中医情志病诊疗的重要补充,对现代临床诊疗情志疾病仍具有一定的指导意义。

3. 治疗劳病,健运脾胃为先

余淙认为,"劳者,伤也,因伤而成劳者也",并非"劳瘵"之"劳",且劳之为病"伤脏者多,六腑间亦有之"。对劳病因的认识,认同虞抟《苍生司命》中"酒伤肺,色伤肾,思虑伤心,劳倦饮食伤脾,忿怒伤肝"之说,并特别指出"心劳"之证又是"不得意者多有之",对心理致病因素的认识颇切临床实际。余氏对"五劳"形成与演变过程有详细论述,强调诊治当"究其始末,明在何经"。论劳病之治,明言"劳有阴虚、有阳虚、有阴阳两虚,凡气皆阳也,凡精血皆阴也"。其论治则多责精血不足之"阴虚",而治疗以健运脾胃为先,言"卒有可治者,皆脾胃充盛、饮食多进致然",脾胃壮健,元阳不亏,才能够"伐相火之邪,滋金水之正,随手辄效"。余氏在《诸证析疑》中对其成因做了详细论述:"脾土一旺则饮食自调,精血自生,虽有邪热,药得以制之消之,久则邪日退而正日复,此病之所以可起也。若脾胃一弱,则养血、生精、清肺之药,不无出入加减用之,而脾胃日愈损矣,将见元气下陷,虽资肾而肾不生精,虽养心而心不生血,虽清肺而肺不生液。盖元阳一亏,不能鼓舞乎诸经而生新阴补旧损也,真阴不生则邪火日炽,所谓不能壮水之主以制阳光也。"

4. 臌胀之治,补消同参

臌胀之治,余淙主张以朱丹溪"扶脾补气"之法为大法。臌胀起于脾气虚损,治之当补剂,以培其根本,少加消导以祛其积,次当顺气以通其滞。有气虚者补气,有血虚者补血,有食积者消积,有夹热者清热,有痰滞者行痰,有外因寒郁内热而胀者散寒,有因大怒而郁气为胀者散气,有蓄血而腹胀者行血,实者下之、消之,虚者温之、补之。有夹热者,加清凉药以荡其邪,使清气上升,浊气下降,清者出头面而入四肢,浊者化微汗而行便溺,腹日消而神日旺,病斯愈矣。又兼有清肺金、滋肾水、制肝养脾之不同。余氏明确指出:"知治斯病者,清补当适其宜,不可执一自是。"

针对"臌症多有服人参而反增剧,遂致不救"者,余氏认为:"参入手太阴肺经,肺有邪热者,得参而火愈甚,故胀急日加,筋青脐出,危笃立见。"《难经》云:"呼出心与肺,吸入肾与肝",肺主出气也,肾主纳气也。肺为气之主,肾为气之根。邪火夹气而出,脾胃先受之,以脾胃旧有气,今得新邪,宜胀满之益甚也,故胀症必服人参。"人参必肺无热方可服,有热则不能服参,不可救也。"

5. 善化裁成方,据虚实用药

余淙所撰《诸证析疑》是一部以内科杂病为主的综合性医著,书中所列诸病证,多为临床常见者,其论治均首分虚实,次别轻重。纵观全书,所选之方皆历代方书中平正效验者,其中 32 种病证的治疗中运用到四物汤加减,28 种病证选用了二陈汤加减。

书中以四物汤为养阴补血之要药,无论何种病证,但见阴虚伤血者,均化裁用之,如中风证中,"属瘀血、血虚,宜四物汤加桃仁、红花、竹沥、姜汁";痰证中,"妇人郁怒,心火亢甚,津液生痰不生血,亦宜四物汤加开郁清心顺气之剂,稍兼化痰";痞满证中,"伤寒下多则亡阴而痞者,用四物汤加参、苓、白术、升麻、柴胡,少佐以陈皮、枳壳之类疏之"。

二陈汤因其能"理一身之气,疗一身之痰",余氏不唯在理气化痰上运用,凡症见气之不顺,或有痰阻者,均以二陈汤加减为用。如淋秘证中,"有痰者,痰热隔滞中焦,阻塞升降,气不运行,以致淋涩不通,治宜二陈汤探吐";治郁证中,"气郁,火郁,食郁"皆以二陈汤加味。

此外,余氏书中所选频率较高者尚有补中益气汤、五苓散、四君子汤、小柴胡汤、保和丸等临床常用之剂,少有偏怪之方。凡所选方中涉及下利药、破气药,或大辛大寒之品,多在方后备注"量人虚实用之"之言,以教人活法。如胃脘心痛证中,"治痰用玄明粉,水调服或用搽面粉生炒各半,俱量人虚实用一二钱"。

6. 治疗热病,反对过用寒凉

余淙此观点,与《黄帝内经》"热者寒之"之旨并无抵触,而是进一步的补充。其义有二:一则虚火或实火而体虚者,不得纯用寒凉泻火,所谓:"凡用本证药治本病,必察其虚实,实者用之无疑,虚者必加补药在内方稳。"而且补泻配合必须与病情相应,必须察情立则,务求其是。余氏以酒客为譬,"有饮之身暖,有饮之身寒,有饮数碗而不醉,有饮数杯而大醉。"其意为同是火病,亦要因人而异,不得一味使用寒凉药。二则要求视兼证而选方。如认为胃火亦有不得用白虎汤之时,若胃火渴者当用,胃火而不渴者反之,此时往往是中焦兼夹有痰,须以化痰之法治之。

四、医论医话选录

1. 论不宜服参者多用成害

溪南吴机孺人胡氏得疫症,病在少阳,服小柴胡退热,三日复热,大便秘结七八日,以大柴胡微下之,热退,脉虚亦浮细,以参、芪、归、术、芎等,补而调之;忽大吐不止,吐中有血,大便亦血下十数条,补药加重。病剧势危,接予诊之。予曰:凡见血症,俱是虚热,但今夹虚殊甚,人参殊甚。人参必不可无。遂以四物加酒芩、栀子、贝母、白术、茯苓、陈皮等药,加人参八分,不效。再去人参,重加白术、麦冬,一服血止食进。四服之后,脉仍虚浮细快,只得加人参五分、麦冬七分、五味子五分,以回其脉,又吐下有血,人反虚弱。予思此妇,必素多痰火,与人参永不相宜,终去人参,以前方斟酌加减,二三十服,调理而安。嗟夫!能服参者虽一两而不足;不能服者,投五分而有余,况病症皆危,脉虚皆极。差之毫厘,谬以千里,医者其可草率应病,而不知细心精虑以求之乎?

（《诸证析疑·论不宜服参者多用成害》）

2. 论火病不能用寒凉药

予族中一女人素嗜酒,因发热体痛,两胁尤甚,用茯苓、栀子、柴胡、白芍等药,反大热大痛,不能起床。三日后,用四物加陈皮和之渐起。

岩镇一女人,身热,两胁肿痛,用柴、芩四物等药,痛热愈甚,饮食少进。改用四君子加归、芍、陈皮等药,渐愈。

又见一妇人瘦极,作事多劳,常得内伤外感证,皆不能服发散消积药,服之腹中大动作泻,或晕或痛。故凡用本证药治本病,必察其虚实,实者用之无疑,虚者必加补药在内方稳。由上文观之,或虚中有实,实中有虚,似是而非,细微曲折,非一诊之所能精,非一剂之所能尽。譬之如酒人,有饮之身暖,有饮之身寒,有饮数碗而不醉,有饮数杯而大醉,须细心体察。药一不中,即变易别药,古人立有正治从治之法者为此。

独伤寒一证,须辨明白,有属阳虚而中寒者,所谓阳虚生外寒也;有属阴虚而中热者,所谓火极似水也。须审症之初,头痛身热,小便黄赤,干渴烦躁,脉数大而滑,渐寒,此阳极真除,仲景所谓热深厥亦深也。若病初入,即恶寒身寒,引衣自覆,不渴,小便清白,大便溏泄,清宁自可,有时寒战,脉沉细缓伏,此阳虚受寒为病,急当温之,理中、真武、四逆,视其轻重而选用之,出入可也。关头一差,为祸甚捷。又有明是火症,而用寒凉之剂,则火愈盛。有是虚证,用补气之剂,则脉愈微。病轻者,不可用重剂,重剂则病反增剧。症重者不可轻剂,轻剂则重病不除。

凡病微者可祛,盛者难救。故治病者,当视其盛微,以辨其危安,毋可泛视而轻断也。微者血气未衰,特邪扰动于内,故一伐邪,而正气自复,其邪易却耳。盛者,血气先衰,邪气内炽,非扶正不能祛邪,若去邪则正气内耗,邪气日盛而正气日衰,如之何其可救也。

孤阳无阴,强服参、芪者立危;孤阴无阳,误服贪凉者立毙。阳虚易补,阴虚难疗。

(《诸证析疑·火病不能用寒凉药说》)

3. 论"不药得中医"

暴病者,自见不真,医认不的,以药试之,中病与否,莫能定也。幸中,则福而生;不中则祸立至。兹时也,宜静守以观其变,调摄之以养其元。稍久,则寒热自明,虚实自著,表里自昭,于此而治之,则见证真确,而取效必矣。中病之浅者,不治则邪自去,所谓必养必和,待其来复是也,故曰:不药得中医乎。虽然,见之不真,徐俟守之,固无不可。若夫医的病真,治以正理,自复急惰不治,久则元气日虚,外邪深入,痼疾已成,命且自殒矣,卢能援之,非惟不得中医而已哉。仲景云:此非万世之妙典也。

(《诸证析疑·不药得中医论》)

4. 人病不能服气药说

常见病人参、芪固不能服,而术、苓、山药亦不能服。溪南一人病火证,脾虚用术、苓、陈皮等药,便涌喘滋甚。一女劳病,用滋阴药内加术、苓等药,即大热烦躁,彻夜不眠,诸病愈进。槐塘一人亦然。由是观之,凡阴虚火盛者不能用气药。此病亦多不救。

(《诸证析疑·人病不能服气药说》)

5. 痰火

溪南吴达卿兄,正月十七日得外感内伤证。予用发表消里之剂,遂热退而积消,但素性嗜煎炒肥甘之物,致痰火尚宏息。适余往王村治病,有黄医者至,大言曰:此病死在须臾,惟吾能治。索三百金为谢,病者举家惊骇,乃送百金礼帖。用黄连、大黄、附子、干姜、甘遂等剂,随吃随吐,次日大泻,而胃气大虚,粒米不进,自谓如在云雾中人。黄计无所出,乃曰此痰火为患,又用瓜蒌、杏仁、花粉、麦冬等药。胃气益虚,胸膈益逆,呕吐不止。事急矣,时至王村迎予数次。予暮抵伊家,时余医亦至。予究病者,询知其原,此中气被下,胃气复虚,须急救胃气,犹可生也。遂重用白术、茯苓、苡仁、藿香、生姜、人参等药回其胃气。黄医惧吾成功,妨伊重谢,止而勿服。余医示以当服,遂至服之。次日胃气回,精神复,能进米饮,照前方出入,渐次获效,但附子、干姜、甘遂之性大助火邪,一时难消。病者告曰:予腹中若食胡椒煮鳖,胀扰难过;喉若食陈年腊肉皮,辛辣难除。予曰:此胃虚虽回,而邪热未息故也。遂于健脾药中少加知母、川连以清余热,服更获效。黄医以言惑人曰:伊父食黄连而殒。今服黄连,八日之后,病必加重,时请予,不至矣。吾闻之不觉抚掌大笑曰:病有寒热不同,虚实不同,安得以父受害于黄连而子禁之不用也。其症赖予痊愈。黄医仍复大言欺人曰:此病乃寒实结胸,吾以妙药一帖,回转大病,谓予特调理耳。予诘之曰:夫所谓结胸者,乃胸中之气陷入心分。仲景谓下之早者为结胸,此症原未经下,其非结胸矣。况寒结胸则不当用大黄,实结胸则不当用附子、甘遂、干姜。吾闻之甘遂达水,未闻达实也,岂通论乎?黄医犹曰:脚冷过膝,寒证显明。予复晓之曰:此热厥也,阳气衰于下者为寒厥,阴气衰于下为热厥。正与仲景所谓热深厥亦深、热微厥亦微是也。若厥逆过膝,则真寒矣。真寒而用大黄何哉?黄医曰:吾有附子以制其寒。予曰:吾闻兄用大黄一钱五分,附子只七厘,一杯水可能救一车薪之火哉?黄曰:然则胸中所结者何物?喉中所冲者何证?予曰:丹溪云在右为食积,在左为死血,在中为痰气。此正痰气所结,与结胸何与哉?经又曰诸逆冲上,皆属于火,火证甚明,何寒之有?当时只用清痰降火足矣,焉用此劫剂为之哉!黄医语塞,余医称服。或谓予曰:翁素性含污纳垢,今何辨之悉也?予曰:甚哉,人之好异也,本无是证,而巧用是药,不过立异以索人之财。吾恐好异者,乐而效之,其贻害生灵不少也。辨一人以保千万人,虽好辩,吾何辞哉!

(《诸证析疑·痰火》)

6. 拘挛与痿软不同

岩寺一小儿病左手指拘挛,劲劲难随;右足短缩寸半有余,步履似跛;自颈至手有大筋,青急高肿可见。医用风药,又用散湿药,又用大补元气药,俱不效。请予治之。予思经云:大筋软短,软短为拘。丹溪释之曰:湿久成热,热伤血,血不能养筋,故大筋软短,而为拘挛。理宜清热以和筋,血和则大筋自舒,热尽则劲强自退。乃制养血清热和筋汤,用当归五分,川芎、白术、茯苓各五分,生地、川连、条芩、玄参各三分,陈皮四分,防己、秦艽各五分,姜、枣煎服十二剂,手指能开,手亦能上头矣。

又上临河见一男子,年二十时,双足皆痿软肿痛,不能步立。予以经言:小筋驰张为痿。丹溪释之曰:湿伤筋,筋不能束骨,故小筋弛张而为痿弱矣。此证湿多而兼热,故治湿为本,治热次之,遂制燥湿清热健步汤,用茅山苍术一钱二分,白术一钱,汉防己一钱,木瓜、黄连、黄柏、槟榔、生地、木通各五分,川芎七分,甘草三分,苡仁二钱,服八剂,痛止肿消,又进八剂,遂能步行,体轻健。予思先圣垂教真切,学者能精察而行之,鲜有不中肯綮而获奇效。但共日共病而分热湿,治之不同,其获则一,始信古人之立言,乃后学之良鉴也。

(《诸证析疑·拘挛与痿软不同》)

7. 肺脾两伤

休宁一人,酒色过度,在栗阳忽然吐红数口,脉遂伏。医作阳虚,每剂用人参五钱。服至数两,渐成发热咳嗽,气喘坐不能眠,已半月矣。一小儿科至,又以阴虚治之,用四物、知、柏、杷叶、玄参之类。前证益甚,又加腹胀不食。予诊之,脉两手皆细,微如线,间或断而不来几绝。因语之曰:参、芪伤肺,寒凉伤脾,清肺则喘自定,理脾则胀自消,当治其急者,勿混淆也。遂先清肺,使得少眠,乃以知母、贝母、百部、麦冬、桔梗、茯苓、苡仁、甘草二剂,而安卧嗽减;次当治脾,遂以白术、茯苓、米仁、山药、陈皮、神曲、枳实、萝卜子,兼用大安丸,继用健脾丸,腹胀顿除,而嗽喘亦不作。予退,而医者又进温补,下人参一钱,而旧病悉作。予急止之,但与养血健脾平和之剂,复愈。

（《诸证析疑·肺脾两虚》）

8. 肿胀属湿热

王池弟妾张氏产前得肿胀病,产后病证犹存。一医诊其脉虚,用参、芪、归、术大剂温补,复增大喘大胀,遍身不以人形,医谢去,示以必死矣。予时黄山归,见其忙办后事。予诊之曰:此病湿热太甚,医者误用大补,致病益增剧。遂用五皮饮加黑山栀,二剂知,四剂去其七八,后用调理药,八剂痊愈。

（《诸证析疑·肿胀属湿热》）

9. 内伤误认外感论

予堂兄傅山翁精于医理。为钟祥尹时,得内伤证,头稍痛,身热恶寒,自以外感治之,服羌活冲和汤不效;继加独活、柴胡,汗出,身愈热,头愈痛,临床而虚弱过甚。予诊之,两手皆沉细微弱。予曰:此非外感,乃内伤也,若果外感,发汗之后,当身热退,头痛愈。今两者加焉。按仲景云:发汗后,身灼热,名曰风温。风温为病最重,若果风温而得是脉,则阳病而得阴脉者死。今观症观脉,必劳倦伤脾,复得饮食伤脾,太阴受伤,则元气虚弱,头痛身热,倦怠恶心,口不知味。证见似外感,而实则内伤也。又按东垣《内外伤辨惑论》参之,今兄之寒热间作,口腹不和,言语怯弱,内伤明矣。差之毫厘,谬以千里,死生关系,岂细故哉?翁悟曰:果然,吾病中神思昏昧,几误大事。遂以大剂补中益气汤加神曲、砂仁、麦芽各六分,一剂知,四剂愈。嗟呼!吾兄素精于医者,予辈多所启发,临证之余,几于自误,然则医可易言哉?

（《诸证析疑·内伤误认外感论》）

10. 大病中不可差药论

江村一人,因远行劳力,饮食伤脾,遂成霍乱,通身大热,懵不知人,谵语。医用胃苓等汤,反加遗尿,大便亦不禁,事危矣,迎予治之。方稍知人事,脉敛而平,但苦于小便不通,喉内壅塞。一医于补药中去干姜,加山栀、贝母、麦冬等药,遂复人事不清,口中乱语,神色大变,青黑满面。事危矣,急以大剂参、芪、归、术、干姜,少加陈皮,连进二剂,神色渐变,人事渐醒,饮食渐进而生矣。然则病重用药,不可差之毫厘者,可不慎之。但凡元气虚者,虽有别证,当理元气,元气一复,诸证渐消。此理极微,学者当虚心详究。

（《诸证析疑·大病中不可差药论》）

11. 论脉症不足尽凭

联墅一人,得时令伤寒,咳逆殊甚,十八日不解。医以白虎加柿蒂、枇杷叶等药,咳逆稍减,得大汗,身热愈甚。予诊之,脉大而促,两至一止,按伤寒书咳逆不止,热不为汗衰者死。而脉书之促脉退之则生,进之则死,可谓进之极矣,较之麻:啄虽异,亦重脉也。所幸者,脉按之有神,而其人清爽,脉症虽重,系时令病,犹可生也。乃以人参、甘草、知母、贝母、黄连、栀子、犀角、麦冬,治之而愈。然则脉症可尽凭乎?后人凡遇危证,亦当潜心斟酌,不可遽谓死也。

(《诸证析疑·论脉症不足尽凭》)

12. 论宜服人参者多用成功

予堂弟妇吴氏,年二十三时小产,去血过多,遂成虚脱,懵不知人。黄医以参一钱,干姜一钱,佐以归尾、芍、地、夏、陈、白术等药,虚晕不止,烦躁不眠。方医急投参、芪、归、术、白芍、芎、地大剂与之,亦不效。予诊之,脉俱虚浮细快,不任寻按,病系危证,亦未有不救而生者。予思仲景云气虚血弱以人参补之,东垣云血脱益气,古圣人之法也。乃用人参一两,生芪七钱,生附子一钱,炙甘草五分,水三盅,煎二盅,频频服之。剂尽忽大睡去,至次日方醒,谓其姑曰:何置我如此?始能认人。求粥。次剂加归身一钱,枣仁一钱,汗敛脉回,饮食知味,服参一斤而愈。

(《诸证析疑·论宜服人参者多用成功》)

五、代表方剂选录

1. 加减凉膈散

组成:连翘一钱,栀子五分,薄荷叶五分,淡竹叶五分,黄芩五分,桔梗五分,甘草(生)一钱五分。

主治:六经热,及伤寒余热不解,胸烦、中风等证。

制法:共研为粗散。

服法:上药细切,作一服。水一盏半,煎至一盏,日三五服。热退即止。

2. 活命金丹

组成:贯众、甘草、板蓝根、干葛根、甜硝各一两,川大黄一两五钱,牛黄、薄荷、珍珠粉、犀角(现用适量水牛角代)各五钱,辰砂、龙脑各二钱(研),麝香、肉桂、青黛各三钱。

主治:中风不语,半身不遂,肢节顽痹,痰涎上潮,咽嗌不利,饮食不下,牙关紧,及解一切毒酒毒,发热腹胀,大小便不利,胸膈痞满,上实下虚,气闭面赤,汗后余热不退,劳病诸药不治,无问老幼男子妇人,俱宜服之。

制法:上为细末,与研药和匀,炼蜜同水浸蒸饼为剂,每一两作十丸,以朱砂为衣,就湿以真金箔为衣。腊月合之,磁器收贮,多年不坏。

服法:如疗风毒,茶清化下;解药毒,新冷水化下;汗后余热,劳病及小儿惊,热薄荷汤化下。衡量病人大小加减用之,大有效。

3. 三黄石膏汤

组成:石膏二钱,黄连、黄芩、黄柏各一钱五分,栀子五枚,麻黄一钱,淡豆豉半合。

主治:里热已炽,表证未解证(温疫)。症见壮热无汗,身体沉重拘急,鼻干口渴,烦躁不眠,神昏谵语,脉滑数或发斑。

制法:上方加生姜三片、大枣二枚、细茶一撮,水煎服。

服法:热服,气实者剂量加倍。

4. 人参三白汤

组成:人参三钱,白术、白芍、白茯苓各二钱,生姜三片,大枣二枚。

主治:太阳病误下误汗,表里俱虚,以致郁冒不得汗解者。

制法:水煎服。

服法:食前服。

5. 大顺散

组成:甘草(长寸)三十斤,干姜、杏仁(去皮、尖,炒)、肉桂(去粗皮,炙)各四斤。

主治:冒暑伏热,引饮过多,脾胃受湿,水谷不分,清浊相干,阴阳气逆,霍乱呕吐,脏腑不调。

制法:先将甘草用白砂炒至八分黄熟;次入干姜同炒,令姜裂;次入杏仁,又同炒,候杏仁不作声为度,用筛隔净;后入桂,一处捣,箩为散。

服法:每服二钱,水一中盏,煎至七分,去滓,温服。如烦躁,井花水调下,不计时候。以沸汤点服亦得。

6. 坎离丸

组成:天门冬四两(去心),黄柏三两(童便浸),当归四两(酒浸),牛膝三两(酒洗,去芦),麦门冬四两(去心),知母三两(盐酒炒),白芍三两,山药二两,菟丝子四两(酒浸),川芎三两,生地三两,熟地五两,枸杞子四两(酒浸),茯神五两(去皮心),杜仲三两(去皮,酒炒去丝)。

主治:补心神,固肾精,坚筋骨,润肌肤,泽容颜,乌须发,久服续嗣延年。

制法:上为末,炼蜜为丸,如梧桐子大。

服法:每服五十至六十丸,盐汤送下。

7. 四兽饮

组成:半夏(热水去滑)、茯苓、人参、草果、陈皮、甘草、乌梅肉、白术、生姜、大枣各等分。

主治:气虚致疟及久疟气虚,面黄肌瘦,以及生冷不节、饱食伤胃而成下利之证。

制法:上锉散,加盐少许腌制,厚皮纸裹,水淹入,慢火煨香熟,焙干。

服法:每服半两,水二盏。煎至七分,去滓,未发前,并进三服。

8. 大消痞丸

组成:砂仁、泽泻、厚朴各三钱,半夏、陈皮、人参各四钱,黄连、黄芩、姜黄、白术各一两,神曲、干姜、炙甘草各二钱,枳实五钱,猪苓一钱五分。

主治:热痞,烦渴溺赤。

制法:上为末,水浸蒸饼为丸,如桐子大。

服法:每服五七十丸至百丸,白汤送下,食后服。

9. 鼓腹遇仙丹

组成:莪术、三棱、猪牙皂、茵陈各五分,白槟榔一枚,白丑头末(白牵牛子取头末)四两(半生半炒)。

主治:臌胀。

制法:上为末,醋糊为丸,如绿豆大。

服法:五更时冷茶送下三钱,服后随以温粥补之,忌食他物。

10. 清空膏

组成:黄芩(酒炒)、黄连(酒炒)、羌活、防风各一两,柴胡七钱,川芎五钱,炙甘草一两半。

主治:偏正头痛,年久不愈,及风退热上壅损目、脑痛不止者。

制法:上为细末,每次六钱,入茶少许,汤调如膏。

服法:临卧时抹在口内,用少许白开水送下。

11. 黄丸子

组成:木香、槟榔、茯苓各五钱,大黄、牵牛子各一两,白及七钱,三棱、莪术、青皮、甘草各四钱,陈皮、黄连、黄芩、黄柏、枳壳各六分,香附八分。

主治:消痰定喘。主治痰饮喘嗽。

制法:上为细末,炼蜜为丸,如弹子大。

服法:每服一丸,细嚼,白汤任下,不拘时候。

12. 通治痛风方

组成:黄连、苍术、天南星各二两,神曲、川芎各一两,防己、白芷、桃仁各五钱,桂枝、羌活、威灵仙各三钱,红花一钱,龙胆草一钱半。

主治:祛风除湿,温散通利,通治一切痛风。

制法:上为细末,曲糊为丸,如梧桐子大。

服法:每服二钱,空心时白汤服下,不拘时候。

13. 降气制肝汤

组成:白芍一钱五分,当归七分,前胡六分,厚朴六分,陈皮六分,肉桂三分,苏子一钱,萝卜子一钱,甘草五分,桑白皮五分。

主治:大怒之后,血逆妄吐。

制法:上方加生姜二片,大枣二个。

服法:煎服,空心时白汤服下,不拘时候。

14. 十味回生丸

组成:杜仲二两,山茱萸二两,熟地四两,山药四两,知母二两,牡丹皮、茯神、枸杞、黄柏各二两,泽泻一两五钱。

主治:虚劳。

制法:炼蜜为丸服。

服法:每服二钱,空心时白汤服下,不拘时候。

参考文献

[1] 余午亭.新安医籍丛刊:诸证析疑[M].合肥:安徽科学技术出版社,1995.

[2] 汪伟.余午亭《诸证析疑》学术思想浅析[J].湖南中医药大学学报,2016,36(7):41-43.

[3] 洪靖,王鹏,周晨,等.《诸证析疑》血证诊疗思路探讨[J].山西中医学院学报,2017,18(5):4-5,8.

[4] 李永攀.基于《诸证析疑》考证的新安医家余午亭学术观点与经验研究[D].合肥:安徽中医药大学,2014.

[5] 张智伟.《黄帝内经》宗气理论及张锡纯对宗气理论贡献的应用研究[D].哈尔滨:黑龙江中医药大学,2007.

[6] 张玉慧.宗气之生理初探[J].中国医药指南,2008,6(23):298-299.

[7] 崔小希,高沁诗,潘秋予.宗气理论辨析与运用[J].国医论坛,2015,30(5):14-15.

[8] 张永文.宗气论析[J].安徽中医学院学报,2001,20(4):6-7.

[9] 陈吉全.运用张锡纯宗气理论治疗重症肌无力经验[J].中华中医药杂志,2018,33(3):957-959.

(张永跟)

徐春甫

一、生平与著作

1. 生平简介

徐春甫,或作徐春圃,字汝元(或作汝源),号东皋,又号思敏、思鹤。生于明正德八年(1513年),卒于明万历二十四年(1596年),明代徽州府祁门县(今安徽省黄山市祁门县)人,祖居县城东皋。"家世业儒",其父徐鹤山为"襄府典膳",然暴病早逝,时妻已身孕,春甫乃其"遗腹子"。幼从国子监太学生叶光山攻举子业,因苦学失养,遂援儒学医,拜祁门籍太医院吏目汪宦为师,攻读《黄帝内经》等医学典籍。

徐春甫酷爱藏书,嗜读医书,"于医书无所不窥",学成后于嘉靖三十一年(1552年)起游学行医,遍历肆间书坊、遍访藏书大家,渐以医鸣世。曾游历过江浙吴越和长江湘江流域,"尝游吴越江湘,历濂洛关闽,抵扬徐燕冀",拜识高明之士。读万卷书,行万里路,为其日后汇编大型医学全书奠定了坚实的基础。壮年以后,徐春甫寓居直隶省顺天府,设"保元堂"居药应需,业医诊病。临床各科无不精通,内妇儿科造诣尤深,精于诊治,以治病"随试而辄效""鲜有误"著称。

为了方便患者使用,徐氏保元堂就制备有各种剂型的成药出售,主要经营以丸、散、丹、膏等剂型为代表的自制成药。徐春甫十分留心验方,广泛征求,甚至不惜以重金赎买秘方。但他自幼接受了良好的"仁心仁术"教育,绝非满足于"尺寸之利"的庸碌之辈,有明显的"良相良医"情结和"寿国寿民"志向,反对保守秘方,在中年编撰《古今医统大全》(以下简称《医统》)时,就曾将保元堂特色成药均刊刻其中,卷九十三还专门附有从各地搜集到的经验秘方68方(法)。晚年正式出版的《医学捷径六书》(以下简称《医学捷径》),更是将其"二十四方""三十六方"效验方悉数刊行公布于世。他在74岁时作序云:"评定二十四方、三十六方,乃日用秘验,应手取效,济急扶倾,夺奇奏捷之家兵也。计以遗厥子孙,无心就梓,不佞老矣,以此起家矣。复思先圣贤制方发秘,期以寿国寿民。不佞何人也,敢以此自秘而逆先圣贤?庸是付之梓人,公诸天下,俾医业者,体慈仁心,济度无量,则人己兼成,物我两利。不佞一念恻隐,藉此以不朽云。"

由于他治病以存心济人为务,医技高超,求治者盈门,患者络绎不绝,常常排队坐候应诊,声名渐重,即使是达官显贵请其出诊也不能随叫随到,后被授予太医院吏目(从六品)。在京师这个国家政治、经济、文化中心,他接触范围更广、交友更多,与同道探讨医理、切磋医

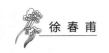

术、脉理、病机、治法及各家学说,"随问随对,略无凝滞",无所不通,成为世袭成国公的座上客,名重京师。

嘉靖(1522—1566 年)后期,进入中年以后的徐春甫迎来了学术生涯的高峰期。他在平素攻读医学、整理医籍的基础上,编撰了《医统》百卷。其《医统》各卷就是靠当时的官宦绅士"捐俸助梓"的,上至一品的太师太保、下至六部各品级的官吏计 38 人,均出资赞助出版。据《一体堂宅仁医会会录》(简称《会录》)记载,明隆庆二年(1568 年)正月前,他又效仿当时孔门文会"以文会友,以友辅仁"的形式,广泛联络客居京师的名医共 46 人,包括太医院院使、院判,户部郎中等官吏,发起组织了我国第一个全国性医学学术团体——"一体堂宅仁医会"。

所谓"宅仁",宅者保存,仁者爱人,医会以"宅心仁慈"为宗旨,"宅仁以为会,取善以辅仁",共设诚意、力学、明理、讲习、格致、辨脉、审证、处方、规鉴、存心、恒德、体仁、忘利、恤贫、自重、自得、法天、知人、医学之大、医箴、戒贪鄙、避晦疾等 22 项"会款"(相当于现代学术组织的章程和条例),对会友的医德、学术、医术、义务等都做出了明确要求和规定,这类似于现今学术团体的章程和条例,这在中华医学史乃至科技史上都是史无前例的第一次,由此奠定了徐春甫在中医学中的特殊地位。

2. 著作简介

(1)《古今医统大全》

成书于明嘉靖三十五年(1556 年)至明隆庆四年(1570 年)间,全书 100 卷。

卷一《历世圣贤名医姓氏》按历史序列,分别介绍了 270 多名医家传略,附"助梓缙绅诸公氏号""采摭诸书"目录。

卷二《内经要旨》,2 卷,分阴阳、摄生、病能、论治、脉候、色诊、藏象、经度、运气、标本、针刺、骨空等 12 篇,"提注详明,辨释条达",为全书纲领。

卷三《翼医通考》,分上、下 2 卷,博赅各家医论以羽翼医疗,内容包罗万象,医学观、疾病观、病因病机、医理药性、本草方药、诊治养生、医药典籍、为医之道、医事制度无所不包。

卷四《内经脉候》,计 46 篇,附图 6 幅。以《黄帝内经》诊候脉法为宗,辨王叔和《脉经》之论,五代高阳生《脉诀》之误,还包括后世诸家脉学精论及诸多临床实用脉学。

卷五《运气易览》,收录汪机《运气易览》,分 79 篇,附有大量的图解和歌诀。

卷六《经穴发明》,计 86 篇,系针对当时取穴无准而集,如当时之医"惟取中指中节,谓之同身寸",徐氏指出以中指一寸通身取穴当称"同指"而非"同身"。书中以图说经穴尺寸为准绳,以大量的经穴图解和歌诀加以说明。

卷七《针灸直指》,计 72 篇,系引录元代滑寿《十四经发挥》,明代高武《针灸节要》《针灸聚英》和明代汪机《针灸问对》等著作内容而成。

卷八至卷九十二分述临床各科病证辨治,在全书 100 卷之中占 85 卷之多,包括内科杂症、伤寒、皮肤科、骨伤科、外科病证,眼、耳、口、鼻、舌、齿、咽喉五官科病证,妇产科、幼科病证和奇病及老年保健;各科病证分属于 160 余个"子目",约归纳为 400 余种病。

其中卷八至卷七十九 72 卷为内科杂证诊治内容,分中风门、内伤门、脾胃门等共计 161门。每一病证,一般均设有病机、脉候、治法、药方等项,间或备有易简诸方、灸法、导引法、治案治验等。方药则注明药物、剂量、功效、炮制、制备、说明等,用灸及用针则标注穴位、功用、方法等。

卷八十、八十一《外科理例》，计101篇，系集明代薛己《心法发挥》和汪机《外科理例》两部外科著作之要领编成。书分外科引、病机、药方（诸方论、外科附方）等节，病机实则包含病证、治法、方药等。"诸方论"论及11首方药，"外科附方"附181首。书中重视元气、重视内治，强调"治外必本诸内"的整体观念，以消为贵、以托为畏，善用砭灸法、隔蒜灸法治疗外科疾病。

卷八十二、八十三《妇科心镜》，计45篇，悉尊宋代陈自明《妇人大全良方》之要旨，备选唐代昝殷《经效产宝》等书奇效方附之。

卷八十四《螽斯广育》，以嗣续为重，有原始要终论、阴虚论、药方等论，录有男子别类经验诸方、妇人别类经验方、广嗣方法及调经论、调经方法诸方各法。阐述了男女生育的生理机制，论不育不孕责乎男女双方。

卷八十五《胎产须知》，分17篇，以调经及其胎产诸方论说。

卷八十六、八十七《老老余编》，上、下卷，对前人老年养生思想以及验案、验方予以系统收集和整理。上卷17篇，包括老年养生保健、祛病强身、延缓衰老以及养性、食治、补益等方面内容。下卷载186首养生调理的药膳食疗方，可分为两大类，扶正类又分7类，祛邪类又分8类，简要记述了各方适用证候、组方配料、制备和食用方法，方便实用。

卷八十八至九十《幼幼汇集》，130篇，小儿病机悉尊宋代钱乙《小儿药证直诀》、陈文中《小儿病原方论》《小儿痘疹方论》，对小儿的保养和发育论述详尽精到。其中小儿指纹望治、面部形色望治、颅囟望诊颇有特色；各证候篇均按病机、脉候、治法和药方叙述，条理清晰；治疗上重视脾胃温补，惊风及痘疹证治特色鲜明。

卷九十一《痘疹泄密》，采录了"诸名家辨论病源，经验奇方"，详细记载了痘疹诊治的各种方法。

卷九十二《奇病续抄》，计130篇，列述百数十种奇病怪证辨治，方法切合实用。

卷九十三《经验秘方》，计68方（法），采录"四方之说"，"凡出奇治法并秘验药方，及平日闻见于四方之说，而可以为规鉴者"均收入，可以说是临床各科疑难杂病治疗的奇法秘方、单方验方集锦。

卷九十四、九十五《本草集要》，系明代前朝礼部郎中王纶所撰著作。分总论和各论两部分，总论论述了本草大意、用药之法等内容；各论载药545种，按草部、木部、菜部、果部、谷部、石部、兽部、禽部、虫鱼部、人部分类，论及本草性能、功用及服药宜忌。

卷九十六《救荒本草》，系辑明代周定王朱橚（朱元璋之子）《救荒本草》内容，分为草、果、谷、木、菜5部，收药食同用植物216种，依产地、生态、形状、食用调制方法等项分别论述。

卷九十七为《制法备录》，68篇，诸药制法涉及药物120多种，附有制图。

卷九十八为《通用诸方》，记载了与日常生活密切相关的一些验方以及生活常识，分为药品类等10篇，其中饮食类又分金汤（茶）、酒醋、菜蔬、脯鲜、酪酥、果煎各项。

卷九十九至一百《养生余录》2卷，乃选《黄帝内经》《道德经》《庄子》《淮南子》《养生延命录》，古圣贤名士乃至本草等修真"道藏"（犹言真经）之可法者而辑成。全书7篇，从诸家之言到饮食起居，分门别类引述古今养生之道，格言警句俯拾皆是，方式方法简要而明，篇幅短小，内容精当。

全书卷帙浩繁，概括了明代以前中医学的主要成就，所谓"会百家之异同，接轩岐之正脉""笼挫韬略，抢算无遗"，名副其实地成为"远稽古哲，近述名流，宗旨必存，小技兼录"的

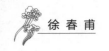

医学全书。

(2)《医学捷径六书》

6集,按"阴阳风雨晦明"六字命名,每集分别独立成书。

卷一阴集《内经正脉》,卷名表明是以《黄帝内经》为本的正统脉学,内容同《医统·卷之四·内经脉候》,有少数修改和补充,表达更为精确。

卷二阳集《雷公四要纲领发微》,46节,为中医基础入门知识,内容简要,歌诀甚多。强调学医先要熟谙人身阴阳、表里、荣卫、三焦、五脏、六腑、十二经络、奇经八穴、十二官等基本知识;临证则重在掌握四要纲领,即诊脉、审证、治要、处方。又于五运六气、药品方剂之后,设"《内经》《灵枢》纂要"一节,摘取诊脉、藏象等原文。其后为临证审表里以及各种常见的药性歌诀等。

卷三风集《病机药性歌赋》,《病机歌》将中风等75种病证的病机、辨证、治法编为七言歌诀;《药性赋》分寒药性治(72味药)、平药性治(41味药)、温药性治(45味药)、热药性治(24味药)四类,共介绍182味药物的主要功用。

卷四雨集《诸症要方歌括》,计分中风门等43门,每门列举要方若干首,2首到35首不等,共计276方。每方歌诀长短不一,以四句七言为多见。只列方歌,大多不谈辨证,须与前集《病机歌》结合起来学习。

卷五晦集《二十四方》,是徐氏日常治病应手取效、原不打算公之于人的秘验家法。二十四方,即"宣、通、补、泻、轻、重、滑、涩、燥、湿、调、和、解、利、寒、温、暑、火、平、夺、安、缓、淡、清",其中前十剂即古之"十剂",后十四剂则是综合各家做出的新归纳。实际上就是按功效分类的二十四剂的代表方,除宣剂有3个代表方外,基本上是一剂一方。这二十四剂与一年四季二十四节气对应起来,其中以参苏饮、五苓散、正气散、十神汤四方为纲,分别调理春、夏、秋、冬四时之"违和"。二十四剂共26方,分别详细列出其功效、证候、组方、加减、剂量及煎服方法,其加减运用变化可以达到治疗不同疾病的目的。卷后将二十四剂主方编为歌诀,以便记诵。

卷六明集《评秘济世三十六方》,是六书中最重要的一集,是徐氏保元堂自制自用、凭此起家的秘方成药专集,包括36首常用验方以及4首补遗秘传验方。每一方按方名、出处、组方、制法与剂型、服用法与剂量、徐春甫评语、保元堂广告牌记的体例记述。徐氏评语说明适应证、方解、加减及注意事项等,保元堂广告功用、主治、用药简要明了。

《医学捷径》原是徐春甫私密之本,最能反映其平生临床实际经验,尤其最后二集可视为其一生精要的总结。根据其自序,晚年他以其"业医五十余年,积久频验"的行医历练加以肯定,并"付之梓人",可以说是他朴素的物我两利思想和寿国寿民情怀的集中体现。

二、学术思想与特色

在编撰《医统》和《医学捷径》以及组织成立"一体堂宅仁医会"中,徐春甫勤于思考,勇于探索,引古人之说并结合临床加以推衍阐发,提出了很多富有价值的学术观点和命题。

1. 以脉诊为医之关键

徐春甫对脉诊尤为重视,他在《医统·凡例》中就申明"医道以脉为先",全书除卷二《内经要旨》列有脉候篇外,后又于卷四单列《内经脉候》一卷,《医学捷径》又重出《内经正脉》并列为首卷,卷二《雷公四要纲领发微》首曰诊脉,《〈内经〉〈灵枢〉纂要》中首录"脉要精微篇",明确指出:"脉为医之关键,医不察脉则无以别证,证不别则无以措治。医唯明脉则诚良医,诊候不明则为庸妄。"又在《医统·翼医通考》中首加按语"望闻问切订",除强调四诊合参的重要性外,特别指出:"殊不知四者之要,则又在乎切之之功也,其望其闻其问之三者,先以得其病情之端,而后总切脉于寸口,确乎知始病之源"。故全书卷八至卷九十二分述临床各科辨治,每病证均设有病机、脉候、治法、方药诸项,实质上是以"脉候"来代表诊断与辨证,作为疾病诊断、病情顺逆及预后之裁决,并提出按脉对证调治,充分体现了"总切脉于寸口"的思想。

由于脉诊临床难辨,当时有医家避难趋易,只言辨证不言辨脉。徐氏强调平脉辨证,据脉分析病情,凭脉用药。平脉辨证要善于抓住浮、沉、迟、数、有力、无力等明确无误的脉象,徐春甫执简驭繁,列出"脉法部位表里虚实主病提纲",以两手六部脉"浮而无力""浮而有力""沉而无力""沉而有力",来确定"表虚主病""表实主病""里虚主病""里实主病"等,这些见解确有启发后人的作用。

诊脉辨证,首辨顺逆。徐春甫根据脉与形证相从主病顺、相逆主病凶的思想,认为脉证相符,无论虚实寒热皆为顺证,即便邪气尚盛,只要正气尚存,也易于治疗,预后尚好;脉证不符,多为正虚邪盛,正虚衰败,邪气亢盛,正不胜邪,或正气衰竭,症状假象出现,故预后险恶。因而得出结论:"阳病得阴脉,阴病得阳脉,皆死。"附列"死脉总类"、言明不治之证也是其一大特色,认为"凡不可治证,医所当知。病有一脏之气绝者,药必不能以强生",表面上似乎惊世骇俗,仔细深思则令人无惑也。《会录·医会条款·辨脉》中强调说:"脉为元气之苗,死生吉凶之先见。"可谓深谙《黄帝内经》"气口成寸,以决死生"之道。

晋代王叔和《脉经》问世后,独取寸口的脉诊逐渐发展成为一门独立的学问。其实上古尚有《黄帝内经》全身遍诊法、人迎寸口参诊法、《难经》独取寸口法三法,又《伤寒杂病论》有人迎、寸口、趺阳遍诊法,至王叔和倡导独取寸口脉法以后,前两法逐渐淡出。徐春甫对此深感痛惜,他在《医统·内经脉候》中,既编有《内经三部九候脉法》篇加以辨析,又录有《庞安常脉论》篇,论人迎、寸口"两脉相应,如两引绳"的参诊法,一再强调"诊候有三"。他在《医统》之内伤门、咽喉门、关格候及《外科理例》《幼幼汇集·积滞门》中一些病证的脉论,不仅仅局限于气口脉,也往往会论及人迎脉帮助诊断;而在伤寒门、疸证门、呕吐哕门、嗳气证、水肿门、膈噎门、翻胃门、惊悸门、消渴门、疝气门和《妇科心镜》各卷,其"脉候"等项还保留有趺阳脉的诊候内容。

2. 提出"脾胃元气论"

徐春甫私淑李东垣,又是新安固本培元派奠基人汪机的再传弟子,更加重视后天脾胃的作用。

(1)高扬李东垣脾胃学说

徐春甫学术上最大的亮点,就是推崇李东垣的脾胃观。他在《医统·脾胃门》中称:本人研读李东垣诸论,详细阐明《黄帝内经》论百病皆由上、中、下三焦元气虚惫、形气两虚而变生,而且进一步发挥为脾胃不足不能充实三焦而生百病。认为世医不知脾胃本源,分不清生死与病愈迟速的关系,攻法欲速而不达,反伤元气而误人性命。并称自己临床治病,之所以能达到极高的境界和水平,得到大家的信任和重视,原因就在于克己用力,私淑李东垣,探本穷源,深得脾胃元气之妙,注重顾护"脾胃元气",调理调补脾胃,投药所至,疗效无不如意。

的确,徐春甫全面承袭了李东垣脾胃学说之论述,认为五脏六腑皆主于脾胃,"脾胃中

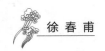

土"主生万物,虽具坤静之德,而有乾健之运,"内外所感,皆由脾气虚弱","诸病从脾胃而生"。其《医统》不仅单设《脾胃门》重点阐述,而且各证、候、门对脾胃的生理、病理作用机制多有论述。

在这段肺腑之言中,他还第一次提出了"脾胃元气"的这一组合性名词。元气是由《难经》首次引入医学领域的,李东垣认为脾胃乃一身之根本,胃气损则元气伤,其《脾胃论》将脾胃气虚与元气不足相提并论,视元气为胃气的"别称"。徐春甫更直接地创造出"脾胃元气"这一组合性概念,寥寥四字,传神达意,全面精确地表述了《脾胃论》的核心观点,可谓深得"有胃气则生"之经旨和李东垣学说之秘籍。

(2)强调"治病当察脾胃虚实"

针对时医不重视脾胃的种种弊端,他在《翼医通考》"医道"中大发论议,认为疾病"不足者十常八九",指出身体强壮偶有外感而病者,确实可以攻邪一法治愈,但这仅仅只是少数,一般医生治疗也易成功;但脾胃一虚而遇外邪侵袭,一般医生再仅用攻邪治疗就大不同了,束手无策之时推诿称"难医",这样的情况数不胜数。其在脾胃门中进一步指出,"百病皆脾胃衰而生,主虚则客邪不退",胃气虚则"主气不能行药力",故病不愈;"胃气实者,虽有病,不攻自愈",只要正气有自愈能力,不同的医生从不同的角度去调整脾胃功能,虽诊断、用药不同,一般疾病皆有自愈的可能,并由此明确提出"治病不察脾胃之虚实,不足以为太医"。

在《医统·翼医通考》论"医道"中,他又重申:"调和脾胃,为医中之王道;节谨饮食,为却病之良方。"《医学捷径·明集》中又反复指出说:"人之有生,以脾胃为主,脾胃健盛,则恒无病,苟有六气七情,少可侵籍,则亦不药而自愈矣。脾胃虚者,谷气少资,元气寖弱,稍有微劳,则不能胜而病矣。"在《医统》《医学捷径》两书中,对脾胃在各病证中的生理、病机多有大篇幅阐述。

在临床各科诊疗上,徐春甫多从顾脾胃、培元气上考量,选方用药以不克伐脾胃为原则,或直以脾胃论治,或先调护脾胃、未渐先防,或愈后补土复元、善后防变,不急于求速效而称奇,沉疴痼疾反能逐渐效验。如《医统·痼冷门》载:沉寒痼冷之症,若脾阳亏损、脏腑失养、寒自内生而致者,则用温补脾阳、祛除内寒法治之,"方用大建中汤加黄芪、白术、附子、肉桂以治之"。

《医统》卷三十一水肿门在分析"诸湿肿满,皆属脾土"时,他形象地比喻说:"积饮留饮伤脾,若土之于雨中则为泥矣"。"若泥土之得和风暖日,水湿去而阳化,自然万物生长"。水肿本因脾虚不能制水,故不仅在于开鬼门、洁净府,也要从脾而治,当以参术补中宫为大法,大抵只宜补中行湿,脾气健运则水自行,水肿方愈。"用二陈汤加人参、苍白术为主,佐以黄芩、麦门冬、炒栀子制肝木",并随证加减,"切不可下"。

再如《医统》卷四十三痰饮门认为,痰饮为病乃因于太阴湿土,脾弱而不能营运,气道壅滞,中焦不能腐谷,"遂停滞为痰、为饮,变则为寒、为热、为喘、为嗽、为呕吐、为反胃、为肿满、为眩运、为风痫、为暖气、为吞酸嘈杂、为嗝噎、为怔忡、为疼痛之类"。卷七十一淋证门指出,水道通调虽有赖肺金清肃,"然肺金又藉脾土健旺"。

《医统》卷四十二血证门、卷四十八虚损门和卷八十四《螽斯广育》,则在指出四物汤的适应证后,指明不察脾胃虚实滥用四物汤之误,强调说:"凡用四物治血,须审其人脾胃。虚者必先用六君子、补中益气之类以养胃,然后合四物而用之,万无一失。"妇科如治崩漏,则以"养脾、升胃、固血"为大法,认为带下一证多由脾胃湿热所致,用"秘验带下丸最妙",并强调

"愈后多服大健脾丸"。儿科列有奇效肥儿方专治儿童脾弱疳积。老年患者强调"以养元气、健脾为主",善用秘传六和丸,视之为"益老扶羸,助脾活血,进饮食,第一平和之剂"。甚至外科疾病,也"大旨主于调补元气,先固根柢,不轻用寒凉攻利之剂"。

在方药运用上,徐春甫力推"王道之方"。他认为"李东垣著《脾胃论》补中益气等方,为王道之本,而实为医家之宗主"。李东垣从师于张元素,张元素为防"用峻利之药"损伤脾胃、"促人之寿",特制一方"枳术丸",白术剂量是枳实二倍,且用荷叶包烧饭为丸,但徐春甫犹认为不足,强调"枳术二味亦平剂耳",须得补中益气之剂,方能奏功。为保护脾胃功能,他还对枳术丸的传统制剂进行改革,改大粒糊丸为易于消化的"汤滴小丸",堪称是方药运用的一项发明。

徐春甫在京师设有"保元堂",以创制脾胃王道之剂起家,显见其推重健脾保元之治。其临床立足于"脾胃元气",用药多偏于温补,善用白术、茯苓、人参、黄芪。《会录·医会条款》举例说,治脾胃虚弱证以人参、白术甘温为君,专精而效速。《医学捷径·三十六方》理脾胃之治方达 8 首;以重用、倍用白术创制大健脾养胃丸取效而引以为豪,并推荐为"医家之主药,人生之根本,不可须臾离也"。从张元素枳术丸,李东垣补中益气汤,到徐春甫大健脾养胃丸,均体现了扶养脾胃之意、顾护中州之旨,徐氏则有过之而无不及。

其《养生余录》186 首食疗养生方中,脾胃治方 69 首、占 37%,投参、芪、术者无计。堪称一绝的还有他的药饼疗法,主要宜于脾胃虚弱,纳谷不馨,不耐汤丸又不宜丹散之人。

(3)提出"五脏之脾胃病"的理念

徐春甫还以"东垣论五脏六腑皆主于脾胃"为依据,提出肝、心、肺、肾四脏皆需脾胃化生营养,脾胃病变可以影响诸脏,五脏皆有脾胃之气、脾胃之病,皆可从脾胃调治。《医统·脾胃门》结合脉诊分析了五脏脾胃病的证治和用药,指出"脾胃既虚,十二经之邪不一而出",假如不能饮食、肌肉瘦削,乃脾胃本部之病,其右关脉缓而弱,是脾胃本脉之证;而本部本证脉中兼见弦脉,或见四脉满闭、淋溲便难、转筋一二证,此肝之脾胃病,当于本经药中加风药以泻之;本部本证脉中兼见洪大,或见肌热烦热、面赤而不能食、肌肉消一二证,此心之脾胃病,当于本经药中加泻心火之药;本部本证脉中兼见浮涩,或见气短、气上、喘咳、痰盛皮涩一二证,此肺之脾胃病,当于本经药中兼泻肺之体及补气之药;本部本证脉中兼见沉细,或见善恐、欠之证,此肾之脾胃病,当于本经药中加泻肾水之浮,乃泻阴火伏积之药。并引有《脾胃论》"脾胃不足而四脏乘侮、母病及子"的理法方治论述,也多有兼顾脾胃之意。李东垣《脾胃论》特列有一章节论"肺之脾胃虚",所用方药为升阳益气汤,也有心、肾及肝之脾胃病的类似论述,但像徐春甫这样明确地提出肝、心、肺、肾"五脏之脾胃病",系统地论述"调理脾胃以安和五脏"的治疗思路,还是第一次。

徐春甫提出"治病不察脾胃之虚实,不足以为太医"等学术观点,"脾胃元气""脾阴虚""五脏之脾胃病"等名词概念,以及"调理脾胃,以安五脏"等新的治疗思路,临证善用术、苓、参、芪,改进枳术丸制剂剂型,创制大健脾养胃丸,明显形成了调理脾胃的用药风格和特色制剂,为新安医派调理脾胃的特色治法奠定了基础,也为丰富和完善脾胃学说做出了重要贡献。

3. 论五郁、六郁、七情之郁,"无往而不郁"

郁者,滞结不通也。《黄帝内经》有五郁之说,朱丹溪有六郁之说,徐春甫又提出了七情之郁。从五郁、六郁到七情之郁,郁的本意发生了本质的变化。

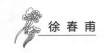

（1）强调六郁之辨

《黄帝内经》有"木郁达之、火郁发之、土郁夺之、金郁泄之、水郁折之"之说，朱丹溪有气、湿、痰、热、血、食为病之说。前者为五运乖和、外来六气之郁，后者为"气血失和"之六郁。徐春甫尊引《黄帝内经》之说，治以通畅为则，临床上更强调要辨别朱丹溪六郁，指出六郁的常见症状，气郁者胸胁疼痛，湿郁者周身关节疼痛、遇阴而发，热郁者瞀闷、心烦、尿赤，多有为暑风所致者，痰郁者动则喘息、可为厥为痹，血郁者四肢无力、能食便血，食郁者嗳酸腹胀、不喜饮食；并列出六郁的常用药物，特别指出："凡郁在中焦，以苍术、抚芎开提其气以升之，假令食在气上，气升则食降。余仿此。妇女诸郁，须以川芎、香附子。苍术、抚芎、香附子总解诸郁。"这是与其强调脾胃元气思想相关联的。

（2）提出"郁为七情之病"

《医统·郁证门》指出了六郁的常见症状，又提出"郁为七情之病，故病郁者十有八九"的新观点，认为情志所伤是造成郁证的重要原因。卷二十七膈噎门认为，"五膈五噎总是七情之气郁于胃口而成"，忧膈、气膈、恚膈、寒膈、热膈五膈和气噎、忧噎、食噎、劳噎、思噎五噎，不外乎忧愁、思虑、愤怒等情志失调及饮食因素造成。《医统·王序》就记载了徐春甫诊断一例左臂不和、时作眩状的官员，辨为烦懑不宣致郁，并以清痰发郁之剂治愈；后经核实，此与其丧子且含悲贮恸之实情十分吻合，众人惊奇不已。

（3）提出"脏腑之郁"

在五郁、六郁、七情之郁基础上，徐春甫还提出了"脏腑之郁"说。所谓"脏腑之郁"，以五脏郁和胆郁为主，《医统·郁证门》指出了脏腑之郁的症状表现和治疗方药：心郁者，神气昏昧，心胸微闷，"主事健忘"；治心郁，当加黄连、石菖蒲、香连丸之类。肝郁者，两胁微膨，或时刺痛，嗳气连连有声；治肝郁，宜用青皮、川芎、吴茱萸、左金丸之属。脾郁者，中脘微满，生涎少食，倦怠嗜卧，四肢无力；治脾郁，宜用苍术、半夏、砂仁、神曲、陈皮、越鞠丸之属。肺郁者，毛皮枯涩，燥而不润，欲嗽而无痰；治肺郁，宜用桔梗、瓜蒌、杏仁之类。肾郁者，小腹微硬，腰腿重胀，精髓亏少，淋浊时作，不能久立；治肾郁，宜用苍术、茯苓、肉桂、小茴香、青娥丸之类。胆郁者，口苦，身微潮热往来，"惕惕然如人将捕之"；治胆郁，宜用竹茹、生姜、温胆汤之类。另外还有肺金之气郁在大肠之间而致腹痛的情况。显然，"脏腑之郁"是从病变的脏腑部位而言，而不是从病因角度出发。

至于"脏腑之郁"的病因，则有内外因之别，徐春甫更强调七情之变。郁证门举一病案说："一室女因忤意，郁结在脾，半年不食。"辨证上，既辨脏腑又辨五郁、六郁、七情之郁。治疗上，在六淫之病汗、下、吐、利等诸法和丹溪解郁开郁之外，强调郁为七情之病，使郁证和解郁之法更具有实际运用价值。

（4）提出"久病当兼解郁"

郁证七情内伤，新病者有之，久病者更多。故徐春甫强调"病郁者十有八九"，凡久病多有气血郁结，必须参以解郁之法，久治不愈者当兼解郁。《医统·郁证门》曰："诸病久，则气滞血凝而成郁结。治之虽各因其证，当兼之以解散，固不可不知也。郁滞一开，则气血通畅，而诸病各自以其方所能愈也。"认为时人病久，每用治本病之药而不奏效者，皆是郁证之故，也是时医不悟治之不效、愈治愈重的原因所在。强调诸病有郁"治之可开"，对那些久治不愈的病证，必须适当兼之以解郁之药，以条畅气血。《医统·腹中窄狭证》自言："用开郁之药多效，惟痰与火被郁则窄"，可谓经验之谈。现代认为郁有广义、狭义之分，情志致郁为狭义概念，而广义之郁泛指外感六淫、内伤七情所引起的脏腑机能失调,气、血、痰、火、食、湿等瘀塞、郁滞而引起的疾病总称。必须说明的是,徐氏"久病当兼解郁"的含义,是广义、狭义两者兼而有之,而侧重七情之郁,所以临床上又必须各求其属,求其所因。

对于有外因导致的郁证,论治上既要分新久又要辨虚实。《医统·吞酸门》载,脾郁吐酸有新久之别、寒热之治,久病火郁而吐酸者,宜辛温发散。"夫久病人脾胃虚弱,属郁者多,此吐酸宜从东垣安胃之治(方有安胃散,组成为人参、藿香、丁香、陈皮。引者注),是则热因热用之法也。"而新病吐酸当从寒味论治,并引用朱丹溪之语曰:"凡吞酸、吐酸皆属于热,必用吴茱萸顺其性而折之,炒黄连、炒栀子为必用之药。"同是吐酸,而新久寒热不同,用药各异。不过徐春甫认为,临床解郁之药,除热郁用药之外,大多辛温香燥,而有耗气伤阴之弊,故气虚、阴虚者犹当注意。如《医统·噎膈门》指出"治膈噎勿用燥热药","兹因气虚而郁热,若用辛热耗气,则是虚者益虚,热者益热,其何以为救治之道哉"。

(5)提出"无往而不郁"

从"天气"之郁转变为七情之郁,徐春甫吸收前辈医家的认识,结合自己的临床经验,推崇"七情之郁",发明"脏腑之郁",更强调"久病当兼解郁"。在此基础上,他还进一步提出了五郁、六郁、七情之郁"无往而不郁"的观点,其郁证门明确指出:"大抵七情六淫,五脏六腑,气血痰湿,饮食寒热,无往而不郁也。治之宜各求其属而施之,则无不愈者。"并分析说:"或七情之邪结,或寒热之交侵,故为九气怫郁之候;或雨湿之侵凌,或酒浆之积聚,故为留饮湿郁之候;又如热郁而成痰,痰郁而成癖,血郁而成癥,食郁而成痞满,此自然之理也。"《医学捷径·病机药性歌赋·郁证歌》则对五郁、六郁、七情之郁做了全面归纳、概括和总结,对郁证的辨证论治有着重要的指导意义。

4. 提炼阐发养生命题

徐春甫养生之论散在于《老老余编》《养生余录》等卷中,他于"养生万计"之中,提取、精选出"养神、惜气、堤疾"的保养三术,"啬神、爱气、养形、导引、言语、饮食、房室、反俗、医药、禁忌"十大养生要点,"体欲常劳,食欲常少。劳无过极,少无过虚。去肥浓,节咸酸,减思虑,损怒气,除驰逐,慎房室"之武氏养生法。还包括"避邪""惜精""悦志""起居""少言""服饵""存想""形景"等养生要术。

其一,《养生余录》曰"愚智贵贱则别,养生惜命皆同",提出无论贫富愚智,养生惜命之理则是同一的,关键在通达其理,体现出了生命平等的意识和医者仁心仁术的价值观念。

其二,《养生余录》对晋代葛洪提出的"养生以不伤为本"的观点做了进一步的阐发,指出不应强求自己过度作为,主张人的言行举止、存思计虑都不应超出正常的生理限度,书中还分析了种种"伤本"之行动:"才所不逮而困思之,力所不胜而强举之",以及悲哀憔悴,喜乐过度,汲汲所欲,戚戚所患,久谈言笑,寝息失时,挽弓引弩,沉醉呕吐,饱食即卧,跳走喘乏,欢呼笑泣,阴阳不交,皆所伤也。这里"伤"指的是人们衣、食、行、住、坐、卧等不按大自然和人体生命规律进行,"伤"在不知不觉中积累,到了一定程度便会引起疾病。养生必须去"伤","不伤"就是要顺应自然,和谐适度,保持旺盛生机。"是以养性之方,唾不及远,行不疾步,耳不极听,目不极视,坐不至久,卧不及疲",食不过饱,饮不过多,"不欲起晚,不欲汗流,不欲多睡,不欲奔车走马,不欲极目远望,不欲多啖生冷,不欲饮酒当风"等。

在此基础上,他进一步提出养生也不可为过,"然养生之具,譬如水火,不可缺,过反为害。"养之得理,即可"常寿一百二十岁"。保持情绪中和、睡眠酣畅、形劳而不倦,使体内阴

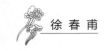

阳平衡,守其中正,保其冲和,则能永葆健康长寿。

其三,"养生以不伤为本"并非消极不作为,道家认为"天人合一",但并不是一味消极顺从自然,《养生余录》就引用了道家《仙经》"我命在我,不在于天"的观点,强调命运自主,延生有术,养生之道完全掌握在自己手中。这显然与"生死有命,富贵在天"的消极思想大不相同。反对把精神寄托于来世,提倡通过炼养元气等手段,以延缓衰老、竟其天年,显然是一种积极进取的生命自主观。徐春甫倡导此说,把命运自主与对规律的把握联系在一起,旨在提倡"知自然之道"来获得生命的自由。这种尊重规律基础上获得的自由,是一种理性的自由,体现出三个基本价值理念,即以人为贵、"生为第一"的乐观精神,"性命由己,操之在我"的命运自主的观念和超越生命思想、延生有术的生命实践思想。

其四,养生延年是每个人的期盼,但并不是人人都能做到的,早在汉魏时期,"竹林七贤"精神领袖嵇康就发出了"养生五难"的感叹:"名利不灭,此一难也;喜怒不除,此二难也;声色不去,此三难也;滋味不绝,此四难也;神虑精散,此五难也。"徐春甫赞同嵇康的观点,认为"五难"不除,虽口诵至言,但口惠心不诚,不论是吃药进补还是采用其他养生方法,都难以避免疾病。尖锐地指出"人自谓难行,而不肯行",说养生难行,实质是托词而不愿意实行,可谓洞察秋毫,人事之练达也令人钦佩。其所论寓意深刻,发人深省。

在"五难"基础上,徐春甫进而提出了"将收情欲,先敛五关"之说。这里的"欲"和"关",包括了伐性之斧(色)、攻心之鼓(声)、腐脏之药(味)、熏喉之烟(芳馨)、召蹶之机(舆驷)。欲是人的本能,"此五者所以养生,亦以伤生",过度欲望损人身心健康,导致行为越轨。徐春甫比喻说:"身之有欲,如树之有蝎。树抱蝎则还自凿,人抱欲而反自害。故蝎盛则木枯,欲炽而身亡。"强调了过度欲望的危害性及控制自身自欲望的重要性,提出这一命题的目的就是要预防"抱欲自害",节欲养生。

医道相融,预防养生所由兴也。徐春甫《医统》全书分福、寿、康、宁4集,以"富贵荣华客,清闲自在仙;鹏程九万里,鹤算八千年;玉质成飞步,朱颜永驻延;平安无量劫,静默有真玄"一诗之40字作为40帙之序号。此诗不用细玩,仙风道骨扑面而来。他在《医统》自序中说"其于养生,不无小补",可见在他的心目中,养生是一个包括防病治病、延年益寿保健康的大概念,也表明养生治未病是中医学的精髓所在。在《老老余编》《养生余录》等养生专著中,他议论纵横,洞察秋毫,既有微观具体的养生方法,又有宏观精神层面的养生大要,对于养生的难点、要点等多有创见,引古发新,观点鲜明,富有哲理,深化了中医养生学说,丰富和发展了中医"治未病"思想。

三、临证经验

1. 倡用"白术、参、芪"补元阳

从元代延至明代初中期,时医胶于滋阴降火、"专事苦寒以伐真阳",戕伤脾胃元气,新安医学家汪机不得不用"参、芪、白术"以救护脾胃元气,并针对王纶戒用人参之说,针锋相对地提出《病用参芪论》,创立了"营卫一气说"和"参、芪双补说",形成重用人参、黄芪、白术以固本培元的特色治法。徐春甫作为汪机的再传弟子,是传扬"参、芪、白术"固本培元治法的佼佼者。他在著作中,不仅有对王纶"血证不可用参、芪"的批驳,还进一步对世医滥用四物汤、补阴丸之害大加挞伐,其固后天之本、培"脾胃元气"之治用,较之先师有过之而无不及。

徐春甫认为,百病皆由脾胃衰而生,补中益气"为王道之本,而实为医家之宗主",力荐

重用活用白术、人参、黄芪等补益元气。他认为，李东垣补中益气汤立方本旨在于，脾胃素虚之人，因饮食劳倦，心火亢盛而乘其土位，脾胃一虚，肺气先绝，须重用黄芪，以益皮毛而闭腠理，人参补元气次之，白术、甘草除胃中热。

虚劳一证，经曰："形不足者，温之以气；精不足者，补之以味"，但徐春甫更重前者，认为"元气虚兮参术主，脾胃调和气血融"，强调补肾滋阴要识养脾之功。其书中常用的补益名剂如四君子汤、六君子汤、八珍汤、十全大补汤、调中益气汤、升阳顺气汤、升阳益胃汤、参苓白术散、参术调中汤、谷神丸、八仙糕、人参养胃汤、人参启脾汤、固本人参丸、固本六味丸、天王补心丹、加味虎潜丸等，均以白术、人参、黄芪为君或为主药。"用劳伤药，先煎黄芪"，则是其经验之谈。

徐春甫以自制健脾保元的"王道之方"起家，其"保元堂"起家之成药秘方《评秘济世三十六方》，和脾胃、补脾肾、从脾肾论治之剂多达18方，专治脾胃者8方；白术、人参、黄芪三味中两味组合使用或单用一味者，共计11方，其中此三药为君药或主药者有8方，其中第一方大健脾养胃丸、第四方参苓散中白术、人参均为君药，第二方保和丸、第三方香砂枳术丸中白术均为主药。尤其是其自创自制的大健脾养胃丸，重用白术，治病"随试辄效"，引以为豪；强调胃气虚则"主气不能行药力"，未病培元、已病保元、愈后复元时，应"多服大健脾丸"，自荐其为"医家之主药，人生之根本""治未病养生之要药"。可以看出，不仅在自制自用制剂中含"白术、参、芪"三药的方剂所占比例较高，而且在使用频率和使用量上含"白术、参、芪"之方比重也大，表明白术、人参、黄芪是其保元堂配药中的大宗药材。

徐春甫十分注重内外伤之辨，强调脾胃内伤切不可混作外感处治，对于内伤夹外感，宜补中益气汤为主。

外感中邪，大之者莫若中风。中风有外有内，东南之人，湿土生痰，气虚内发，四肢不举有虚有实，李东垣主以气虚之论。徐春甫认为，不仅"气虚卒倒用参、芪"，而且中风均宜先调其气，八味顺气散、人参顺气散均用人参、白术，常用的愈风汤、续命汤也要用人参或黄芪。

治暑风，徐春甫指出"预却必须元气壮，四君、生脉是为然"，宜补元气为主，清暑益气汤以人参、黄芪、甘草为君，苍术、白术健脾除湿；伤暑用人参白虎汤；治伤暑及霍乱吐泻，桂苓甘露饮用到四君子汤；治伏暑十味香薷饮用人参、白术、黄芪。

治疟疾，清脾饮用白术，四兽饮有四君子汤，加减柴苓汤用人参。治瘟疫，若脉浮而大、按无力，"补中带表随时宁"，人参也多用。

治痢疾，气虚湿热下痢要用黄芪建中汤；久痢体虚，元气下陷，脾元虚弱，不可骤下，需用白术、人参、黄芪健运脾胃、升提补气，戊己丸、大安丸、真人养脏汤可用之；噤口痢也需用人参以加开降。即使"通因通用"后，也当以白术、人参调和胃气，下痢后力倦，气少，夹虚证者，当用四君子汤。下痢白术为必用药，痢后腹中作痛，白术煎服自安。

治泄泻，"气虚参术芍升麻"，气虚久泻治宜以白术为君，方如术茯车前子汤、参苓白术散、黄芪建中汤等，可随证运用。泻痢腹痛，黄芩芍药甘草汤用到人参；即使采用张从正"通因通用"法，治后也宜以白术为主，调理脾胃而止，如白术散、胃风汤可用于调养。

治腹痛，木克土者，小建中汤；水侮土者，理中汤；湿胜、自利不化者，平胃散，总离不了白术。饮食倦怠、小儿食积，保和丸、五疳丸中必用白术。

治胀满，清六丸、温六丸治气滞需用白术，流气饮子治气滞用到黄芪；中满腹胀，气短小

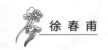

便利者,四君子汤加黄芪,以增强补气之力;实脾散、禹粮丸治疗肿胀痞满用白术,消痞丸、失笑丸用人参、白术。

内科杂证,头痛常见。徐春甫认为,头痛大法分内外因,气血虚者宜补,崇李东垣之法,"补中兼益气"。"肠胃所生"之气虚头痛,九窍不利,当以人参、黄芪为主,方有升气和中汤、调中益气汤、人参顺气散。气血俱虚头痛,当用黄芪、当归;痰厥头痛,用半夏白术天麻汤,白术、人参、黄芪也不可少。

治惊悸,归脾汤用"参、芪、白术",妙香散、定志丸用人参、黄芪。治痘证,茯苓渗湿汤用白术。治胁痛,木香流气饮用人参、白术;治腰痛、身痛,独活寄生汤用人参,肾着汤、东垣健步丸用白术,当归拈痛汤用人参、白术。治痹证,五痹汤用白术,三痹汤用人参、黄芪。治消渴,地黄饮子、麦门冬饮用人参、黄芪;治淋浊,清心莲子饮用人参、黄芪;治膈噎,大法以人参、黄芪补元气为要,因证增损,无不愈。

除内科杂证外,在妇科及外科方药运用上,徐春甫也重视"白术、参、芪"补气之用。如治血崩证,他认为"参、芪、四物补收功",强调血证甘温可用"参、芪",虚火体弱气虚者必须用。指出运用四物汤养血调经,脾胃虚者必须先用六君子汤、补中益气汤之类以养胃。妇人胎前产后,动产下血,安胎,声称白术加黄芩为圣药,"白术止泻行湿,佐黄芩为安孕良图",其固胎饮和自创方泰山磐石方以"白术、参、芪"为主加黄芩,安胎饮白术、人参加黄芩,此为其特色治疗经验。产后大虚,他强调"一经产后体便虚,必须大补其气血",其还元丹用人参、白术、黄芪,玉烛散、束胎饮用白术,达生散用人参。

治外科疾病,徐春甫尊汪机之旨,而以疮疡运用见长,认为"溃久不收虚旨甚,十全大补莫都迟",溃疡宜"参、芪、白术"大补阳气为大法。内托散用了"参、芪、白术";黄连消毒散托毒排脓,用了黄芪、人参。

《医学捷径·病机药性歌赋》对"白术、参、芪"三味药做了如下归纳:"人参:益元气以补三焦,肺火颇忌;生津液而止烦渴,热嗽休求";"黄芪:补元气而卫表虚,并收虚汗;退火热而实腠理,内托须谋";"白术:健脾补胃,君枳实乃消膨妙药;止泻行湿,佐黄芩为安孕良图"。三药之中,从其行文论述来看,徐春甫更看重白术,使用最为广泛。《医统》《医学捷径》两书中白术在其方药中出现频率相对较高,而且《医学捷径·三十六方》第一方至第四方均以白术为君药,尤其大健脾养胃丸的广泛运用,表明白术在其日常运用中使用量最大。歙术、祁术是徐春甫的家乡徽州盛产的地道药材,这为其运用白术、积累固本培元治法的学术经验,提供了得天独厚的物质条件。

养元、培元、护元、保元,对于维护人体生机、强固生命根基、抵御外邪侵袭、促进疾病康复、延缓衰老,具有重要作用,以白术、人参、黄芪温煦全身,鼓舞气血,助脾健运,扶正祛邪,用之于临床每有效验。元气是生命的动力,就阴阳而言,本当阳刚阴柔、阳强阴弱,以"白术、参、芪"助推生命动力,激发生命活力,以增强体质、治病保健,也是中医学的基本理念和特色优势之所在。

2. 临证各科发明举要

（1）妇人病重在健脾调气血

徐春甫主张,妇科治疗应注重健脾固本、调养气血。如《医统·妇科心镜》论及崩漏一证,中年以上及高年嫠妇,多忧思过度,气血俱虚,"必须大补气血,养脾升固",早为治疗,"养脾升胃固血乃其大法"。

《医统·胎产须知》载有"助气顺易"的方剂枳壳散(由枳壳、粉甘草、香附子组成),在介绍后不忘谆谆告诫道:"愚意此皆耗气之药,若服过多,恐损真气。但于临产之月,间日服之,可以降气破气而已,庶几胎气顺而易产也。"对于习惯性流产,医家安胎多用艾叶、附子、砂仁热补,徐春甫认为尤增祸患而加速其堕矣,其治疗气虚崩漏的龙骨散、治疗月经不调的八珍益母丸、安胎防堕的千金保孕丸、养血安胎的太山磐石方等方,用药均注意气血调固,传承至今仍是妇科常用中成药。

(2)小儿养育听声探其微

徐春甫《幼幼汇集》虽多引录,但在育儿和诊断上也有其精到之处。如引北宋陈文中提出的"养子十法",即背暖以护肺;肚暖以助消谷;足暖以防寒从下起;头宜凉,以防阳热升泄;心胸宜凉,以防心火之证;精神安静,以防惊啼;温养脾胃,不致内伤受损;悲啼未定,勿予乳食,以防气食蓄结;不轻用轻粉、朱砂之类毒物,以防损心伤神;不轻易频繁沐浴,以防伤寒外感,或湿热郁蒸不散。

徐春甫重脉诊,但在小儿疾病的诊断上,则认为听声最关键。《医统·幼幼汇集(上)·小儿诸病状》有听声验病之发明,譬如"无故啼哭不已,或夜间啼哭之甚,多是腹痛之故,大都不外寒热二因","心中积热夜惊啼","小儿惊哭,声沉不响者,是病重,医难得效。声浮者轻,调治便瘥","叫呼冷汗因虫痛"。其原理"盖人病蕴于内,声音显应于外,乐声乱则五音不和,人声乱则五脏不和,所以听声音,验人疾病也"。

治疗上,如惊风强调以解热、豁痰、利惊、截风为大法;积滞强调消导要兼行气,切忌消导伤正;遗尿不能一味固摄,而应先调和荣卫以治本,再以涩药收之。另外,痘疹(天花)是危急重症,古代小儿出痘如临大敌,故著有《痘疹泄密》一书,详细记载了痘疹诊治的各种方法。

《医学捷径·病机药性歌赋·小儿证歌》归纳说:"小儿之病最难医,口不能言辨是非。惟在揣摩而推测,听声察色探其微。虎口脉纹定凶吉,三关通度曷能为。紫脉为风红感热。青为惊证白疳推。若有黑纹为中恶,应知黄色属脾虚。大都脾与肝经病,吐泻惊疳四者医。少见多病是惊风,急慢须分治不同。若是忽然惊证至,斯为疾热实堪攻。脾虚泻久而惊至,是知虚寒慢证风。急则可施金枣类,慢惊须补四君逢(乌蝎四君子汤)。"这些具体的经验和方法,对今日儿童保健和儿科疾病的诊治,仍有一定的指导价值。

(3)外治强调内治之理

外治之理即内治之理,徐春甫《外科理例》集明代医家薛己和汪机要领之余,也有独到串解阐发。如疔疮之治,当时世俗有说"是疮不是疮,且服五香连翘汤",但实际效果或中或不中,致误者多。徐春甫指出:"盖不审形气虚实、疮毒浅深,发表攻里,所因不同故也。"他认为,该药善于驱逐,以五般香窜之药佐之,与漏芦相间,大黄为佐,大黄入阳明、太阳,性能走而不守,泄诸实热,以其峻捷,故号将军,如不分虚实浅深,即使加有人参、漏芦、甘草之补药,也难免驱逐之药带来的伤害。言之有据,切合临床实际。

再如有蜞针一法治疗疮痈,方法是以二寸高竹筒围住疮头,稍注一点水,将蚂蟥放于竹筒中,任其吮吸疮血,疮去恶血而渐轻松而愈,然后用药治疗。有人认为只可用于轻浅之症,如积毒已入脏腑,白白耗竭其血于外,也无益。针对此说,徐春甫加按语说:"愚谓虽用蜞针,仍须按证施药,则内外兼治亦可已矣。若云徒竭其血于无益,斯言过矣。毒为积血而成,今吮去其恶血,亦驱其毒之一端也。"认为蜞针法需要内外兼治,辨证施药,外治吮吸恶血,是驱毒的方法之一,外治之法即内治之理,并非无益。

四、医论医话选录

1. 望闻问切订

望闻问切四字,诚为医之纲领,若得四字之旨,则于医学可谓至矣。今人惟问一端而已,其于望闻亦浅浅耳。至于切脉,则又谓居三者之末而犹后轻视之,故所以卒鲜有精于脉者。间有言者,亦不过左心小肠之说耳。经位不别,其何以察虚实生死之几耶?殊不知四者之要,则又在乎切之之功也,其望其闻其问之三者,先以得其病情之端,而后总切脉于寸口,确乎知始病之源。而方今延流于何脏何经、若虚若实、或死或生,准候酌方,必有赖于切脉,而后可以为图治之效矣。

(《医统·翼医通考·望闻问切订》)

2. 脾胃元气论

春甫读东垣诸论,详明《内经》论百病皆由上、中、下三焦元气虚愈,及形气两虚,则百病变生。东垣发挥脾胃不足而不能充实三焦,百病之所由生也,故著《脾胃论》《内外伤辨》,叮咛恳切,以祛千载之惑,诚有功于生民,发《内经》之秘,开世医之盲也。奈何今之医者习矣不察,惟执成方指病用药,如刻舟求剑何异哉?病之疑似,虚实悬壤。不察元气,不知脾胃致病之源,而惟以瞑眩之药攻病之标,反伤元气。甚至脾胃大坏,谷气绝亡,恬不知觉,而犹谓病之不去,是吾忧也。殊不忧绝谷则死,与病愈之迟速,孰为重轻?世医之昏庸,学术不工,反致误人之命有如此。噫!孰从而知之?此春甫所以克己用功,私淑老人之旨,超脱凡俗,极登万仞,探本穷源,深得脾胃元气之妙,故投之所向,无不如意。非敢狂妄自矜,实有以得其要领者,所以发辞不觉自露圭角,好生君子幸其鉴诸。

汉张仲景著《伤寒论》,专以外伤为法,其中顾盼脾胃元气之秘,世医鲜有知之者。观其少阳证,小柴胡汤用人参,则防邪气之入三阴;或恐脾胃稍虚,邪乘而入,必用人参、甘草,固脾胃以充元气,是外伤未尝不内因也。至于阳毒升麻汤、人参败毒散、化斑汤、黄连汤、知母葛根汤、白通汤、理中汤、炙甘草汤、橘皮汤、五味子汤、瓜蒌根汤、建中等汤,未尝不用参、芪以治外感,可见仲景公之立方,神化莫测。或者只以外伤是其所长,而内伤非所知也,此诚不知公之论也。何今世之医不识元气之旨?

百凡治病,胃气实者,攻之则去,而疾恒易愈。胃气虚者,攻之不去,盖以本虚,攻之则胃气益弱,反不能行其药力,而病所以自如也。非药不能去病,亦以王气不行药力故也。若峻攻之,则元气伤而病益甚,若不知机,攻尽元气,则死矣。如虚热者,服寒凉之药而热反甚,何也?经曰:服寒而反热者,奈何?岐伯曰:治其王气,是以反也。若胃气不虚,虽有病者,不攻自愈。故中医用药,亦常效焉。观夫藜藿野人之病,常不药自愈可知矣。故曰:治病不察脾胃之虚实,不足以为太医。

(《医统·脾胃门》)

3. 四物汤论

四物汤为治血之总剂,而不能治气虚而不生血者,若脾胃虚而血不生,当从仲景之补,以人参气分之药,阳旺则生阴血也。

(《古今医统大全·血证门·药方》)

虽云治妇人众病,惟血病者用之,若兼脾胃虚弱者,亦难用也。何则?芍药酸寒,能伐杀生之气;生地甘滞,凝膈壅胸,而脾胃虚者益加损弱,血脉不行而经愈塞矣。若脾胃虚甚,单用四君子汤以健脾,脾稍健,方可合二方为八物,服之庶不偏误。昔张声道用四物汤治妇人百病,加吴茱萸煎服。若阳脏之人,少加茱萸;若阴脏人,多加茱萸,此善用四物汤者。若得茱萸,则芍药、地黄之寒滞不能害脾胃也,岂不善夫?

(《医统·妇科心镜(上)·药方》)

四物汤,古方为血病而制。当归养血为君,熟地为臣,芍药滋阴为佐,川芎行血为向导之使。此立方之本旨,固为血之妙剂也。后谓女人以血为事,则以四物汤主之。养血调经,胎前产后,悉以资用。盖自常而言之,诚有不可遗焉者。及用之弗效,而反加病者有之,甚则至于误死者有之,其故何也?盖四物治血虽工,用之于脾胃无伤,只是血病,则四物之功,岂复能有过之者?今人不察脾胃虚实,一概放用,以故误也。何则?脾胃虚者,用之益虚,饮食浸减;元气浸衰,而血益无资生之地矣。不理会者,久服不已,即脾泄而中满之证作矣。甫见如此而伤生者何限?调经养血又乌足以语哉!凡用四物治血,须审其人脾胃。虚者,必先用六君子、补中益气之类以养胃,然后合四物而用之,万无一失。盖六君子、益气汤亦能益血,四物汤不能益气补脾胃,多用之,则为脾胃之害。所以脾泄中满之证,非四物之害而何!殊不知血由脾胃所生,根据气而充行经脉。书曰:血不自行,随气而至。人只气一耗,则血虽独存,而必无能生之理。则气绝而死者,血初未常破耗也。可见血无气而不能以独生人,补血而不补气,斯可别矣。所以古方女金丹,纯以香附子一味为君,谓能调经开郁。今人用之,反致气血两虚,而经益不调矣。苟不知止,必病甚而伤生。何则?香附味辛性燥,耗气燥血,止可以开有余之郁耳。今之妇女动以虚弱者多,则经不调,皆因虚而致也。春甫创制八珍益母丸,用之者,曾不终剂而经正且孕矣。何也?益母调经为君,佐以八珍滋补气血,所以神效者,此也。知者审诸。

(医统·螽斯广育·药方·四物汤论》)

4. 太阴阳明篇解

《太阴阳明篇》曰:阳者,天气也,主外;阴者,地气也,主内。故阳道实,阴道虚。故犯贼风虚邪者,阳受之;饮食不节、起居不时者,阴受之。阳受之则入六腑,阴受之则入五脏。入六腑则身热不时卧,上为喘呼;入五脏则腹满闭塞,下为飧泄,久为肠澼。

此言贼风虚邪,阳受之,入六腑;饮食起居,阴受之,入五脏。《阴阳应象论》:天之邪气害人五脏,水谷寒热害人六腑。两说相反,其理安在?此谓虚邪外伤有余,饮食内伤不足,二者之伤,互有所受,不可执一而言伤也。惟湿从外伤,故及皮肤;湿从内成,亦伤脏腑。此又不可一途而云然也。

(《医统·内经要旨上》)

5. 评三承气汤

或问曰:承气汤既有三等之殊,治之必有浅深缓急次第,可得闻乎?曰:太阳传于阳明者,自表之里,无形传至有形,故用大承气汤急下之,以其硝黄猛烈故也。少阳传于阳明,为逆传来者,阳明居太、少之中,故从乎中,治宜小承气汤之缓也。若夫正阳、阳明为本经传于有形,故用调胃承气汤之缓剂。无太、少二气之传,故不用厚朴、枳实燥药,所谓有缓急次第之用者,此也。大承气汤,下药之最急者;大柴胡汤,下药之最缓者;调胃承气汤,急之次者;小承气汤,缓之次者。

春甫按:大承气汤,治三焦俱实,痞、满、燥、坚全,故用厚朴、枳实苦寒泻满,芒硝咸以除坚,大黄之苦以泻实热。此为胃实不大便,发热狂言谵语,三焦俱实,而用之者也。小承气汤,

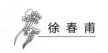

治上焦积热而成痞实,以厚朴、枳实去痞,大黄泻实热,不用芒硝则不伤下焦血分之真阴,此为上焦实热而用之者也。调胃承气汤,治邪在中焦则有燥、实、坚三证,故用甘草调胃和中,芒硝润燥,大黄泻实,不用朴、实以伤上焦之元气也。桃仁承气汤,治中焦于血积热。经曰:中焦如沤,血之源也。中焦热甚,则血瘀凝,故有腹痛不可按。又有谵语,则以调胃承气加桃仁、肉桂以破之,亦不用朴、实以伤上焦。此则诸承气因证立方,而不容以不易名也。上文谓无形、有形、缓急、次第,惟见其大略焉耳,岂若直以三焦证治而论,不亦深切著明也哉!《伤寒论》潮热条云:设当行大承气汤,亦须先与小承气汤,不转矢气者,不可攻也。仲景云:阳明病,不大便六七日,恐有燥粪,欲行攻法,少与小承气汤,腹中转矢气者,此有燥粪也,乃可以大承气攻之。若不转矢者,此先硬后溏也,切不可攻之,攻之必腹胀不能食也。凡伤寒攻热邪,皆用汤液涤荡热积,不可用圆子药攻,不可不知也。

(《医统·伤寒门上集·伤寒药方》)

五、医案选录

1. 郁证案

往岁吾乡侍御少泉郝公疾,予过而问焉。其仆为予言:昨朝出无恙,比暮之客所,与客语未竟,忽自仆地。及持归,即患左臂不和,又时时作眩状,疾呼弗省也。予私心危之。嘱医数辈至治,皆弗验,乃往迎徐君。徐君视诸医所为治,则笑曰:夫兹病郁也。烦懑而不宣,其发必遽。纥缘于阳络,为臂痹;逆攻于上,必作眩。诸君以风治之,左矣!乃为清痰发郁之剂。饮之有顷,少泉公目微瞬,嘘唏服臆,泪涔涔承睫,呼儿以泣。众惊问其故,有客曰:少泉公性至孝,即京邸,宁独居,不以携家,曰:留侍太夫人尔。以故公子卒,且数月不及闻。既闻,意其拊擗忉怛,顾避左右,无以尽哀,则含悲贮恸而止;兼为太夫人虑,恐以其孙毁,奈何不郁而为疾!徐君言是也。于是众皆挢舌相视,奇徐君术为神。不数日,少泉公愈。

(《医统·王家屏序》)

按:此为翰林王家屏为《古今医统大全》作序时,记述的一则徐春甫诊治侍御郝少泉郁证的病案。郝少泉在京为官,独居一人,不携家眷,将妻儿留在家乡山西侍奉母亲大人,以尽孝道,不料其子去世,且数月后方才得知,其忧伤、悲痛、思念之情可想而知。且其赴任的是十三道监察御史之一的侍御之职,作为天子的耳目风纪之司,负有稽查、举劾、纠弹百官之责,权势颇重,职责要求性格沉静稳重,喜怒不形于色,故其含悲贮恸、退避左右,无以表达和发泄哀痛的情绪;又担心自己的母亲因失去孙子而悲伤过度,恐有不测,为此而又忧愁焦虑,食不甘味,昼夜思虑,怎能不郁而为病?诸医从风论治,当然不对证。郁者滞结不通也,郁证有广、狭义之分,广义包括五行之"五郁"、气湿痰热血食"六郁"和"七情之郁"之分,狭义即指情志致郁。徐春甫认为"百病中多有兼痰","郁为七情之病,故病郁者十有八九",患者无征兆地忽然仆地,左臂不和,时时作眩,徐君断为郁证,故从郁而治,以一剂清痰发郁,郝公即呼儿痛泣,郁之症情得以宣泄,故很快痊愈。这则医案体现了徐春甫临床阅历之深、学术经验之丰富。

2. 痰证案

春甫治一妇人,年二十,身颇肥,性急,因气恼后得痰咳、呕逆,用二陈加顺气降火、开郁利痰之剂,如水投石,渐次咳逆,怪声哈哈,日夜不绝如缕。昔人所谓咳逆,连连五七十声方已,或三五十声而已者,此之谓咳逆也。兹日夜连声不息,无乃死证欤?脉浮而微洪,沉按小滑,复以滚痰丸下之,亦如故。予意痰郁滞胃脘胸膈之间,而气不得宣通,咳逆而后能出,非吐之不可。遂以瓜蒂散,酸浆水调,鹅翎探吐,得痰碗许,而咳逆遂止,寂然无声,而其效若神也。逾二日,因食面及肉汁,又复咳逆。与清痰顺气药,不效。予意前日吐痰不多,尚有未尽。再吐之,又得痰半碗许,即愈。

(《医统·痰饮门·医案》)

按:咳嗽本意,"咳乃有痰而无声,嗽乃有声而无痰","咳逆"乃以痰盛为主要矛盾。肥人多痰,痰因脾湿郁热、气滞而生,故徐春甫先予二陈汤加顺气降火、开郁利痰之剂;患者脉浮洪小滑,实热老痰之征,复用滚痰丸下之。奈何痰涎壅盛,郁滞胸膈,影响呼吸,"哈"痰连连,日夜不绝,终不能止。有形痰涎难以化解降除,病情急迫,非吐不可,徐春甫果断采用吐法,以迅速催吐出停蓄在咽喉、胸膈、胃脘间的痰涎,其效立见。吐法尤其是运用瓜蒂散催吐痰涎,现代已不常用,但清痰化痰之后,祛除有形痰涎乃临床必需,此其理也。

3. 中邪案

戊午秋,甫在杭城过,遇饭店一妇,年三十,颇姿,因往神庙烧香,被热,途中饮凉水一碗,归而腹胀不食,渐觉昏闷,遂至妄言妄见,皆云附邪,巫祷不效。余带有八毒赤丸,因与七粒令服之,遂下黑汁一桶,其妇遂软而伏卧不言,复进四君子汤,一剂而愈。

(《医统·邪崇门·医方·(李豫)八赤毒》)

按:此为徐春甫为说明李豫八赤毒丸的药效而附的病案。据《医统》记载,八毒赤丸由雄黄、朱砂、矾石、附子(炮)、藜芦、牡丹皮、巴豆各一两,蜈蚣一条组成,研为末,炼蜜丸,如小豆大,治一切邪崇鬼疰,服之即愈。所谓邪崇鬼疰,《医统》认为"非若世俗所谓鬼神之妖怪也","非妖邪崇之所迷也"。从病案来分析,患者遇热饮凉,胃不受纳,脾不健运,水液停滞,故腹胀不食,冷热相激,故渐觉昏闷,且烧香拜佛而多有思虑,故有妄言妄见之症。以八毒赤丸助阳杀毒、逐瘀通下,泻下停滞脘腹之中的"黑汁一桶",其腹胀、昏闷之症一除,断其妄虑之根,故"软而伏卧不言"。复进四君子汤健脾益气,体现了徐春甫重视脾胃元气和善后补养的一贯思想。本则医案也证明了徐春甫反对迷信、不信邪说的立场。

李豫指晋代豫州(今河南汝南)名医李子豫,据晋代陶渊明《续搜神记》记载,曾以八赤毒丸治愈豫州刺史许永弟弟"心腹疼痛十余年"之症。

4. 眩晕案

春甫治一妇人,忽眩倒不能动,诊其脉,两寸浮大而滑,知风痰眩运而兼火也,以半夏白术天麻汤下滚痰丸一百粒,即愈。

(《医统·眩运门·治法》)

按:"无痰不作眩",患者脉两寸浮大而滑,风痰热郁而上壅,闭塞清阳,故痰厥眩倒,故以治痰为主,兼以补气,李东垣半夏白术天麻汤祛风化痰,滚痰丸泻火逐痰,药证合拍,故取效甚捷。

六、代表方剂选录

1. 大健脾养胃丸(《评秘济世三十六方》第一方)

别名:大健脾丸、百谷丸

组成:白术(净)三斤(饭上蒸),人参十两(清河者佳),白茯苓一斤,广陈皮一斤(温水洗),枳实八两(饭上蒸),川黄连八两(姜汁炒),神曲八两(炒),谷芽八两(炒去壳),吴茱萸三两(汤

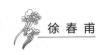

泡去苦水),当归身六两(酒洗),青皮五两(醋炒),白豆蔻三两(炒仁),南木香二两。

功效:健脾养胃,滋谷气,除湿热,宽胸膈,去痞满。日常治未病,饮食积滞消后以及病愈后脾胃调养。

制法:上为末,老粳米煮荷叶汤滴丸,绿豆大。

服法:食远服,白开水吞下二钱,小儿一钱。

2. 香砂枳术丸(《评秘济世三十六方》第三方)

组成:白术二斤(饭上蒸),广陈皮八两(洗),枳实五两(麸炒),神曲二两五钱(炒),山楂肉三两(蒸)砂仁一两二钱(炒),半夏曲二两五钱(炒),广木香六钱五分。

功效:消食快气,宽膈利中,除痞满,祛痰饮,解宿醒,健脾助胃消食。用治脾胃虚弱,内伤饮食,呕吐、嘈杂、痞满,食积腹痛、腹胀。

制法:上为末,老粳米煮荷叶汤滴丸,绿豆大。

服法:食远半饥时服,白开水吞下百丸,小儿五十丸。

3. 加味左金丸(《评秘济世三十六方》第二十方)

组成:黄连一斤(姜拌炒),吴茱萸三两(开水泡,去苦水),青皮三两(醋炒),木香一两,槟榔四两,川芎二两。

功效:清肝解郁,降逆止痛。用治肝火郁结,两胁胀痛,及胃脘当心痛,吐酸,不思食,多为酒伤怒气所致。

制法:上药为末,滴水为丸,如绿豆大。

服法:食远服,姜汤吞下,服八十丸。

4. 四神消积方(《评秘济世三十六方》第三十方)

组成:陈皮三两(洗去白),青皮二两(醋炒),槟榔二两,广木香五钱,川厚朴二两(姜炒),枳实二两(蒸),京三棱一两(煨切),蓬莪术二两(煨切),山楂肉二两(蒸),神曲二两(炒),麦芽二两(炒),半夏曲二两(炒),香附米二两(炒),白芥子五钱(炒),砂仁一两(炒),吴茱萸一两(汤泡去苦水)。

功效:消酒积、食积、痰积、气积。用治四积所致之心腹胀痛,呕吐酸腐,大便酸臭。

制法:上药为末,萝卜汤滴丸,绿豆大。

服法:食远服,白开水吞下一钱,小儿五分。服八十丸。病浅只用一两,即获安;久病用二三两,即愈。愈后服大健脾养胃丸月余,终身免脾胃之患。

5. 香连方(《评秘济世三十六方》第五方)

组成:川黄连(净)一斤(切豆大,吴茱萸汤泡良久,去汤,以湿吴茱萸同黄连焖过,炒黄连赤色,去吴茱萸),广木香四两,白芍药四两(醋炒),平胃散四两。

功效:和脾胃,除湿热,止泻痢,解宿醒、吐酸嘈杂、腹痛,并治男子淋浊、女人带下。

制法:上为末,醋糊丸,梧桐子大。

服法:空心米汤或白开水吞下八十至百丸。

6. 秘验止久泻丸(《评秘济世三十六方》第二十九方)

组成:黄丹一两(飞过),明矾一两,黄蜡一两。

功效:止久泻久痢。用于一切久虚泻痢诸药不效者。

制法:将蜡熔化于小铜勺中,次以黄丹、明矾末和入,乘热急手制丸,如豆大。

服法:空心米汤下,大人每服二丸,小儿用一丸。未效再服。

7. 斑龙百补方（《评秘济世三十六方》第六方）

组成：鹿角霜十两，鹿角胶四两，白茯苓四两，干山药四两(炒)，人参四两，川牛膝四两(酒洗)，川杜仲三两(姜汁拌炒)，甘枸杞三两，黄芪四两(酒炒)，五味子二两，川当归三两(酒洗)，怀生地四两(酒洗)，芡实粉四两，知母四两(盐水炒)，夏月加黄柏四两。

功效：固本保元，生精养血，培复天真，大补虚损，壮元阳而多子嗣，益五内而壮精神，强健筋骸，充血脉，美颜色，补百损，祛骨蒸，除百病，延年益寿，聪明耳目，润泽髭须，久服通玄。

制法：上药为末，炼蜜和胶丸，梧桐子大。

服法：空心盐汤服下百余丸。

8. 固本肾气丸（《评秘济世三十六方》第九方）

组成：人参一两，麦门冬三两(去心)，天门冬三两(去心)，怀熟地三两(酒煮)，怀生地三两(酒洗)，白茯苓二两，怀山药四两(炒)，山茱萸四两(净肉)，牡丹皮二两(酒洗)，泽泻一两(白者)，枸杞子二两。

功效：补下元虚损。用于精气不固，或阴虚火动、水火不济、上实下虚之证，症见瘦弱虚烦，梦泄遗精，盗汗淋沥，肾虚消渴、淋证、白浊，疮疡未疽先渴。

制法：上为末，炼蜜为丸，梧桐子大。

服法：空心淡盐汤吞服百丸。

9. 琥珀安神丸（《评秘济世三十六方》第十一方）

组成：川黄连八两(酒炒)，当归身三两(酒洗)，生地黄三两(酒洗)，生甘草一两，玄参四两(酒洗)，酸枣仁一两(纸捶)，白茯神四两，远志二两(甘草汤泡，去心)，琥珀一两，犀角一两(镑)，辰砂一两(为衣)。

功效：镇养心神。治一切心虚神短，烦躁不宁，夜卧不安，惊悸怔忡，恍惚健忘。

制备：上药为末，莲子灯心汤滴丸，绿豆大，辰砂为衣。

服法：食远或夜前，灯心汤吞服五十丸。

10. 八珍益母方（《评秘济世三十六方》第八方）

别名：八珍益母十全丸、八珍益母丸。

组成：益母草一斤(不见铁器，只用上半截带叶者)，人参(去芦)一两，白术四两(饭上蒸)，白茯苓三两，当归身四两(酒洗)，川芎二两，怀熟地四两(酒煮)，白芍药二两(醋炒)，生甘草二两，广木香一两，砂仁二两(炒)。

功效：资益坤元，调养气血，调经受孕，调妇女一切月经不准，除淋沥带下。胎前和气，安胎易产，产后补虚。专治气血两虚，身体素弱，经脉不调，月经违期，或先或后，或断或续，或赤白带下，久不受孕。治产后诸病极稳。

制法：上药各为极细末，炼蜜为丸，如梧桐子大。

服法：空心酒或蜜汤嚼下一丸，食干果子压之。服九十至百丸。如不能嚼者，丸以细粒如小豆大，每服七八十粒。不善吞者，化开服，尤效。

11. 秘验带下丸（《评秘济世三十六方》第二十八方）

组成：芡实粉二两，白茯苓、赤石脂(煅)、牡蛎(煅，醋淬)、禹余粮(煅)各一两，石灰(风化)八钱。

功效：固虚止带。妇人女子带下赤白。

制法：好醋一盏半，和前末，晒干再捣筛。用糯米煮粥，和捣为丸，梧桐子大。

服法:空心米汤吞下五十丸,加至六七十丸。

12. 秘验血崩丸(《评秘济世三十六方》第三十一方)

组成:真阿胶二两(炒成珠),慎火草二两(炙焦碾,棕毛烧灰存性),龙骨(煅)、牡蛎粉(煅,醋淬)、真蒲黄(炒黑,包)、乌梅肉各一两。

功效:收涩止崩。治年久虚惫,血崩淋沥不止,诸药不效者。

制法:上药烙焦碾末,将阿胶用酒半盏化开,和入末药中,丸如梧桐子大。

服法:空心清酒送下三钱。连用七服,服六七十丸,痊愈,永不再发。

13. 宁嗽琼玉散(《评秘济世三十六方》第二十六方)

组成:诃子肉一两(煨去核),白桔梗一两,百药煎五钱,五倍子一两(炒),罂粟壳五钱(蜜水泡去筋),生甘草五钱,乌梅肉五钱(炕)。

功效:收敛止咳。治一切久嗽而诸药罔效者。

制法:上药为细末,蜜糖调。

服法:食后临卧时,蜜糖调服方寸匕,或一钱蜜汤调服,白开水漱口,仰卧片时。

禁忌:忌油腻荤腥、酒、醋、盐、酱、炙、煿之物七日。

14. 新安白酒曲(《医统·通用诸方》)

别名:新安官料面方。

组成:砂仁、红豆、草果、益智仁、丁香各半两,高良姜、官桂、白芷、细辛、独活各二两,黄柏、红陈皮、甘草、石膏、滑石、苍术各四两。以上各药均要求道地。

功效:治小腹坚大如盘,胸中满,能食而不消。

制法:上药曝干为末。用新米粉一斗五升,和药末拌匀,以大马蓼汁调和为丸,如鹅卵大。即以绝干稻草层层铺盖三日夜,渐渐大热时,略松松草、散散热,半日又盖覆,干收起,以篾篮盛贮。

服法:炒香熟为细末,白水调方寸匕,日三服。

15. 圣散子(《医统·瘴气门》)

别名:东坡圣散子。

组成:苍术(制)、防风、浓厚朴(姜炒)、猪苓(去黑皮)、泽泻(煨)各二两,白芷、川芎、赤芍药、藿香(去土)、柴胡各一两半,麻黄、升麻、吴茱萸(泡)、羌活、枳壳、独活、茯苓、藁本、细辛各七钱,高良姜、大附子各一枚,草豆蔻、石菖蒲各八钱,甘草二两半。

功效:发散寒湿,驱除瘴疟。治一切山岚瘴气,时行瘟疫,伤寒风湿。

制法:上药碾为粗末。

服法:每服三钱,用水二盅,枣一枚,煎八分,稍热服。

16. 金花明目丸(《评秘济世三十六方》第二十七方)

组成:川黄连(酒炒)、黄芩(酒炒)、山栀子(连壳捣炒)、川黄柏(盐水为炒褐色)、山菊花各等分。

功效:专清上焦郁火,明目消肿。止头痛齿痛,口舌生疮。

制法:上药为末,清水滴丸,绿豆大。

服法:食远服,白开水吞下百丸,甚者日两服。

17. 明目紫金膏(《评秘济世三十六方》补遗经验方)

组成:黄连,黄芩,黄柏,山栀仁,野菊花,玄参,连翘,蔓荆子,防风,荆芥,大黄,薄荷叶,六月雪、九里明(千里光)、决明子、当归尾、生地黄、扁柏枝、芒硝、甘草梢、女贞子、谷精草、天门冬、羊胆一个、猪胆一个、青鱼胆二个、熊胆五钱、白硼砂一两、冰片一钱。

功效:清火消炎明目。治一切时热火眼、气眼、肿痛赤烂。

制法:上药除诸胆和硼砂在外,咀药二十四味用大锅井花水一斗,煮一炷香(约一个小时),以净瓷盆盛汤,渣再入热水,又煎一炷香,倾汤于一处,再入热水煎,共四次,其渣无味去之。用前汤煎熬过三分之二,以密绢滤净,再用净砂锅熬成膏,方入胆汁熬和如饴。用瓷罐分收之;或即以硼砂和匀亦可;或临用加硼砂、冰片亦可。

用法:井水调点。用井水调点内外眦,仰面少顷,连点三五次,应手而愈,甚者三日九次,痊愈。

18. 碧玉饼子(《医统·眼科》)

组成:制甘石坯子一两,黄丹八钱,乳香、没药各二钱,珍珠、琥珀各一钱,硼砂、海螵蛸各二钱,熊胆二钱,冰片一钱,青盐五分,麝香五分。

功效:点治眼疾。

制法:上药俱依法制过,各研极细和匀,又乳至无声。一日久,以炼蜜丸,作饼子,瓷罐收密。

用法:用新汲水或乳汁,磨而点目内。

19. 仙灵酒(《评秘济世三十六方》第三十三方)

组成:仙灵脾四两,金樱膏四两,川牛膝一两,当归身二两,川芎一两,巴戟天一两(去心),菟丝子二两(制),小茴香一两(炒),补骨脂一两(炒),官桂一两,川杜仲一两(姜炒),沉香一钱。

功效:壮阳固精,健筋骨,补精髓,广嗣延年。用治阳气虚惫,下元固冷,腰膝无力,临事不举,遗精漏泄。中年之人及老人气血不足者宜服。

制法:用细花烧酒一坛(二十一斤)。上药为粗末,绢袋盛,悬抬煮三炷香(约三个小时),放土地上三宿,分作十小瓶,以泥封白。

服法:用酒一斤,必有奇效。

20. 螽斯丸(《医统·螽斯广育》)

组成:人参一两,杜仲(姜汁炒断丝)、肉桂心、防风、秦艽、厚朴各五钱,附子(制)、白茯苓、细辛各一两,白蔷薇、干姜(炮)、沙参、牛膝(酒洗)、半夏各半两。

功效:温暖益气,温肾助阳。主治妇人月经后期,量少色淡,甚则闭经,白带量多,子宫久冷,性欲淡漠,久婚不孕。

制法:研为细末,炼蜜丸,如梧桐子大。

用法:每服五十丸,空心米汤饮或酒下。已觉有孕,便可止服。

21. 定痛太乙膏(《评秘济世三十六方》第三十六方)

组成:香麻油一斤,当归二两,生地黄二两,甘草一两。

功效:收疮。专贴一切溃烂诸疮,久不收敛;并灸火疮,日久不平,此膏贴之即愈。

制法:四味煎焦枯,去渣,以棕棉滤净,再入净锅熬,滴水不散,入黄丹半斤,又慢火熬,滴水成聚,取起,少顷入白蜡、黄蜡各一两,微火熬成,取起少定,入乳香、没药各五钱,搅匀置瓷器,过三宿可贴。

用法:一日一换,久溃大疮,一日平妥。

22. 仙方点白还玄丹(《评秘济世三十六方》补遗经验方)

组成:生地黄取汁、桑椹子取汁、旱莲草取汁各一盏,母丁香五钱,没食子(煨)五钱,真铅

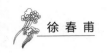

粉(炒)五钱。

功效:拔白发点白,止生白发。

制法:三汁各用一盏,共入铁锅内熬之干,碾为面备用。三膏末一两,与母丁香、没食子、真铅粉四味,共碾为极细面,以小瓷罐贮之,塞口,勿令泄气。依后开。

用法:拔白日期,用小镊子拔去白须,即以墨笔点记,然后用鲜姜汁调前药少许点孔中。六七日后再出即黑,永不白。

23. 内消瘰疬丸(《评秘济世三十六方》补遗经验方)

组成:夏枯草八两,玄参五两,青盐五两(煅),海藻、海蛤壳粉、贝母、天花粉、白蔹、连翘、桔梗、当归(酒洗)、生地黄(酒洗)、枳壳(麸炒)、大黄(酒蒸)、薄荷叶、硝石、甘草各一两。

功效:软坚散结。用治瘰疬痰核,或肿或痛。未溃者内消,已溃者亦愈。

制法:上药为细末,酒糊滴为丸,绿豆大。

服法:食后临卧低枕,用白汤吞百余丸,就卧一时妙。外贴太乙膏,即收口而愈。

24. 内消痔漏丸(《评秘济世三十六方》补遗经验方)

组成:川黄连(酒炒)、槐花米(炒)、冬青子(焙干)各四两,明雄黄、朴硝各一两,白蜡一两,青黛五钱。

功效:内消痔漏。

制法:川黄连、槐花米、冬青子三味药为末,入猪大肠内,扎两头,煮烂捣如泥,入后药再捣成剂。将白蜡熔化,青黛和匀,取起冷透,再碾为末,和上药捣匀;如硬加醋糊成丸,梧桐子大。

服法:空心酒下百丸。

禁忌:忌五荤、房事三个月,永不再发。

参考文献

［1］徐春甫.新安医籍丛刊:古今医统大全[M].合肥:安徽科学技术出版社,1995.

［2］项长生.我国最早的医学团体——一体堂"宅仁医会"[J].中国科技史料,1991,12(3):61-69.

［3］黄兆强,刘家华,黄孝周.新安医家的一次讲学实录——评介《论医汇粹》[J].安徽中医学院学报,1992,11(2):14-17.

［4］王乐匋.新安医籍考[M].合肥:安徽科学技术出版社,1999.

［5］徐春甫.海外回归中医善本古籍丛书(续)·第二册:医学指南捷径六书[M].北京:人民卫生出版社,2010.

［6］张志斌.《医学指南捷径六书》文献学考察[J].安徽中医学院学报,2010,29(5):13-15.

［7］黄辉,万四妹,朱来顺,等.新安医学家徐春甫生平事迹考辨[J].安徽中医药大学学报,2016,35(1):8-11.

(黄 辉)

孙 一 奎

一、生平与著作

1. 生平简介

孙一奎,字文垣,号东宿,别号生生子,明代徽州府休宁县(今安徽省黄山市休宁县)人。生于明嘉靖十七年(1538年),卒于明万历二十八年(1600年)。孙一奎年幼时聪慧过人,因曾目睹父亲仕途艰辛,萌发了"不为良相,便为良医"之念。稍长,遵父嘱前往浙江括苍一带经商,途中遇异人授以医术及方书,读而验之,多见奇效,遂立志从医。后师从于汪石山的弟子黄古潭先生。

孙一奎勤学好问,努力钻研医学典籍,"上自《灵枢》《素》《难》,下及古今名家,靡不翻阅",同时自觉提升医术,必应广泛拜师求学,遂访湘赣江浙等地名师,虚心求教,经过30年的勤求博采,医学造诣深厚,临床经验丰富。孙氏治学,反对"徒以方书为捷径",重视理论研究,著书立说,先后撰写了《赤水玄珠》30卷、《医旨绪余》2卷、《孙文垣医案》5卷,后合称为《赤水玄珠全集》,为世人留下宝贵的医学财富。

孙一奎是新安医家中医学造诣深厚、学验俱丰的著名医家之一。

2. 著作简介

《赤水玄珠》,刊行于明万历十二年(1584年)。该书共30卷,参阅经史93种、方书182种编辑而成。《黄帝内经》原文作首引,录入历代诸家辨治经验,附以孙氏个人见解与发挥,并罗列治法、方药。全书分77门,所引文献计265种。详尽论述各种疾病的病因病机、证候、治方、处方等内容。该书还记载了孙一奎独创方剂"壮原汤""壮元散"等,反映了孙氏重视温补下元的特点,并提出临证须"明证"等观点。

《医旨绪余》2卷,首刊于明万历十二年(1584年)。本书分上、下卷,共78篇,汇集孙一奎对医学的思考与见解的医论专辑。该书主要以脏腑、气血、经络、腧穴等内容的研究为主,并节录《灵枢》经文数篇,宗《内》《难》二经,参以《易》、理(宋明理学)等经典而立论。书中结合易学原理与理学观点,对命门、三焦、相火等有争议的中医理论问题做了阐发,对后世影响最大。下卷之"不执方说"及"六名师小传",皆为传世之篇。该书的理论成果可以充分反映孙一奎的学术思想。

《孙文垣医案》,又名《孙一奎医案》,《孙氏医案》,5卷。该书为其门人余煌、徐景奇,及其子泰来、朋来编辑而成,首刊于明万历十二年(1584年)。《孙文垣医案》以行医地名命

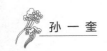

集,以诊治时间为序,分为《三吴治验》2卷、《新都治验》2卷、《宜兴治验》1卷,收载医案398案。三吴,是指代长江下游江南的一个地域名称,明代周祁《名义考》以苏州为东吴,润州(即今镇江)为中吴,湖州为西吴;新都,是指新都郡,为汉代行政区名,位于今新安江上游,是徽州和严州的前身,后世常以之代指徽州;宜兴,古称"荆邑""阳羡",位于江苏南部。这3个地方正是孙氏成名后的主要行医区域。其中新都是孙一奎的家乡,故所遗医案最多,达203案,行医对象也多有不少孙氏家族的成员,多有"族弟""族侄""表嫂""仆妇"等称呼。

《孙文垣医案》所载医案种类繁多,涉及温热时疫、内科杂症、妇人胎产、幼童虫麻及耳目诸疾等,以内科杂证、妇女胎前产后诸病为主,体现了孙一奎一生的主要临床经验与学术成就。对很多疾病的证治,能示其特征,揭其奥义,如标有"大发明"者57案,"或发明其症,或发明其治,或发明其时令,或发明其经旨,或发明其性情,或其人偏迷不从治理而罕譬曲喻"。孙氏尤其强调临证应询问病史,详审脉证,辨证施治。该书集中反映孙氏临床诊治经验,对习医临证具有颇高的参考价值。

《赤水玄珠全集》现存刻本有明副本、四库全书本、1914年上海著易堂书局铅印本、1986年人民卫生出版社点校本等10多种。

二、学术思想与特色

孙一奎医儒兼修,自幼便研读《易经》,造诣颇深,认为《灵枢》《素问》《难经》等医学典籍医理的阐述均来源于《易经》,结合易学原理与理学思想来解释医学理论,大力倡导"医易同源"。《医旨绪余》中以易与理结合,以太极学说作为立论基础,用此阐释医学理论,结合《难经》原气之说阐发命门,提出"命门动气"说、无形三焦说等一系列学术观点,在中医学术发展史上具有重要影响。

1. 倡"动气命门说"

命门一词,《黄帝内经》即已出现,《灵枢·根结》言:"命门者,目也。"《难经》对命门论述较多,《三十六难》曰:"肾两者,非皆肾也,其左者为肾,右者为命门。命门者,诸神精之所舍,原气之所系也。"提出了右肾命门说。孙一奎对命门十分重视,且深有研究,既宗《难经》影响,又受理学影响,以太极阴阳为思想基础。

首先,他不赞同《难经》右肾命门说,认为命门在两肾之间,但"有位而无形","若谓属水、属火、属脏、属腑,乃是有形质之物,则外当有经络动脉而形于诊"。

其次,孙氏提出命门虽然无形,但却客观存在,命门为两肾间动气,即人身太极之本体。为了形象地说明命门的部位和功能,孙氏以豆子发芽喻命门与两肾的关系:"夫二五之精,妙合而凝,男女未判,而先生此二肾,如豆子果实,出土时两瓣分开,而中间所生之根蒂,内含一点真气,以为生生不息之机,命曰动气,又曰原气。禀于有生之初,从无而有。此原气者,即太极之本体也。"认为两肾中间的动气就是命门的原气(即元气),是人体生命活动的原动力,也就是人身的先天太极。

关于命门的功能,孙氏认为命门动气是生生不息之根。其根据《难经·八难》所说的肾间动气为"五脏六腑之本,十二经脉之根,呼吸之门,三焦之原"之观点,认为肾间动气是肺司呼吸、肾主纳气的动力来源。"赖此动气为生生不息之根,有是动则生,无是动则呼吸绝而物化矣。"所以,呼吸的原动力为肾间命门动气,"呼吸者,即先天太极之动静,人之一身之原气也。有生之初,就有此气,默运于中,流运不息,然后脏腑得所司而行焉。"可见,命门动气对于呼吸来说尤其重要。为了说明此理,孙氏曾论述胎儿的真息和新生儿的呼吸。"胎藏母腹,系于命门",胎儿虽无口鼻呼吸,但有所谓的"真息"。当其一离母腹,虽未进食,却立即有呼吸,这一呼吸的原动力就是根于命门。以上说明,孙氏认为命门动气为生生不息之根,不仅有着广泛的生理意义,其对于呼吸来说尤其重要。

2. 倡无形三焦说

三焦为六腑之一,有敷布阳气、通调水道的生理功能。《黄帝内经》认为"三焦出气以温分肉",《素问·灵兰秘典论》说:"三焦者,决渎之官,水道出焉。"而《难经·三十八难》称三焦"有原气之别焉,主持诸气,有名而无形,其经属手少阳,此外腑也",从而引起后世医家对三焦形质的争论。

明代医家马莳在《难经正义》中提出三焦有二的说法,马氏认为《难经》所说的上、中、下三焦是无形之气,故"焦"作"熮",手少阳三焦是有形之体,故"焦"作"膲",并将《三因极一病证方论》所载的右肾下如手掌大的脂膜,指为三焦之体。

孙一奎批驳马氏之说,认为《灵枢·背腧》有云:"肺腧在三焦之间,心腧在五焦之间。"根据《铜人图》,肺俞在三椎下,心俞在五椎下,是以"焦"字当作"椎"字看。"椎",槌也,节也。此上、中、下之三焦,亦是以地段三停而言,如同上、中、下三节也。况且"焦""膲"同用,如同"藏""脏"同用,不必拘泥于从火从肉。推测马氏之意,从肉则是有形,从火则是无形,盖为有形无形生疑也。

孙氏基于《黄帝内经》《难经》《铜人图》《华氏内照图》等文献,认为此均无关于三焦有形如脂膜的记载。从《黄帝内经》对三焦的论述,文中所述字句均指膀胱而言,并非三焦。三焦为孤腑,又举出手少阳三焦经与三焦府的关系,得出三焦为"外有经内无形"的结论。"外有经而内无形,故曰外府;明非五脏五腑之有合应也。"故六腑之中,唯三焦无形。马莳在《难经正义》提出"三焦有二"所论背离了《难经》的原旨。他认为三焦当是"上焦、中焦、下焦三处地位合名之也,以手少阳经统而属之。"三焦有二说是"难以成立的"。关于三焦的功能,孙氏认为,三焦为相火,是原气之别使,有"裨助生生不息之功"。

3. 论君相二火

中医认为,火为造化生生之机。故朱丹溪在《格致余论·相火论》中说:"天非此火,不能生物;人非此火,不能有生。"可见火对于自然界万物生长和人体生命活动的极端重要性。前代医家论火,大多提到君火、相火,但概念比较模糊,有以阴火为君火者,有以五志之火为相火者,朱丹溪则以龙雷之火为相火,并说君火为人火,相火为天火。孙一奎认为,凡此种种,均未能分清君相火的含义,也未明君相之火究竟有何作用;究其原因,都是由于未能明确火的定位和时令节序导致的。

孙氏认为,要论君相之火,首先必须明确火的定位与时令节序。"先必有定位而后可以言变化"。从定位论,如以天火言,六气之中火居其二。以节序论,则君火少阴主二之气,自春分至小满,为热;少阳相火主三之气,自小满至大暑,为暑,这种君相之火为天火,即外火。他指出,人体也有君火、相火之分,君火是心火,相火是包络、三焦之火。在生理活动中,相火协助君火而起作用。"以裨助生生不息之功,不可一日而无。故曰:天非此火,不能生物,人非此火,不能有生"。其见解与朱丹溪观点大相径庭,且澄清了中医理论中"火"概念的混乱,有重要的理论价值。

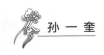

4. 重人身内景

孙一奎非常重视人身内景。他在《医旨绪余》中专门立有《人身内景说》一篇,解说人身脏腑官窍,其说甚详:咽之与喉有二窍,前后不同,喉在前,咽在后。咽则因物而咽,以应地气,而为胃之系,下连胃管,为水谷之道路。自咽而入于胃,胃主腐熟水谷。其水谷精悍之气,自胃之上口出于贲门,输于脾,脾气散精,上归于心,淫精于脉,脉气流经,经气归于肺。肺朝百脉,输精于皮毛,毛脉合精,气行于腑,腑精神明,留于四脏,冲和百脉,颐养神气,利关节,通九窍,滋志意者也。其滓秽,则自胃之下口入于幽门,传于小肠,自小肠下口,至于大肠上口,大小二肠相会为阑门;阑门者,阑约水谷以分别也。其水则渗灌入于膀胱,膀胱者,胞之室也,胞虚受水,而为藏水之室家也。其浊秽入于大肠,大肠一名回肠,以其回屈而受小肠之浊秽也。喉主出纳,以应天气,而为肺之系,下接肺经,为喘息之道路,自喉咙而通于肺,肺下无窍而有空,行列分布。诸藏清浊之气,以为气管。大肠为肺之腑,肺色白,故大肠为白肠,主传送浊秽之气下行,而不使上干于心肺,所谓传泻行道之腑也。肺之下有心,心系有二,一则上与肺相通,一则自肺叶曲折向后,并脊膂细络相连,贯脊通髓,而与肾系相通。小肠为心之腑,心色赤,故小肠为赤肠。主引心火浊气下行,而不使上干于华盖,所谓容受之腑也。盖心通五脏系,而为五脏之主。有膈膜遮蔽浊气,不得上熏于心,所以真心不受邪凌犯;其所以致病者,心包络耳。心包络是心上漫脂之外有细筋如丝,与心肺相连者是也。心包络经自膻中散布,络绕于三焦;三焦其气通灌十二经络,上下往来,无有休息,自与心包络配合为表里,故俱有名而无合应。脾系在膈下,着右胁,上与胃膜相连。胃为脾之腑,脾色黄,故胃为黄肠,而为水谷之腑也。肝系在心肺下,著左胁,上贯膈,入肺中,与膈膜相连。而胆在肝短叶之间,胆为肝之腑,肝色青,故胆为青肠,而为清净之腑也。肾与脐对,形如石卵,而曲附脊膂,有系上通于心,所谓坎离相感,水火升降者此也。膀胱为肾之腑,肾色黑,故膀胱为黑肠,而为津液之腑也。

孙氏的人身内景说描述了人体内部脏腑器官的分属位置、形态及其相互关系,大多基本正确,这体现了其探求人体脏腑结构和解剖功能学的思想,但由于历史局限,孙氏的"人身内景说"与现代解剖学相比较仍有较多错误。如认为"肝系在心肺下,著左胁","脾系在膈下,著右胁","肾与脐对,形如石卵,而曲附脊膂,有系上通于心,所谓坎离相感,水火升降者此也",显系受到"肝生于左,肺藏于右"以及肾水和心火"坎离交觏"说之影响。实际上,中医的一些理论模型是有其内在逻辑的,不能机械套用解剖结构的。

5. 重视明证、合法不执方

孙一奎在长期的临床实践中,深刻地体会到认病明证的重要性。他在《赤水玄珠》中强调以"明证为主","凡证不拘大小轻重,俱有寒、热、虚、实、表、里、气、血之分"。并重点对中医各病证的辨证思路与治疗原则做了详细的分析与解说,对多种病名进行正名。如他将泄泻按轻重分有泄与泻之别;又详论癫、狂、痫之异同;痢与滞下之异治;指出朱丹溪将噎、膈、翻胃混称一病之谬,根据病的特点和轻重,将其分为三病。

在强调认病明证的同时,在《医旨绪余》中又提出了"合法不执方"的观点。他强调立法处方,应遵循理、法、方、药的原则,坚持理论与实践结合,随机应变,不拘泥于原方,擅于辨证加减。临证之时,务虚心察受病之因,始敢投剂,亦未尝执方以合。认为"药之君臣佐使,味之甘苦寒凉,方之丸散汤引,着于载籍者,法也。察病之寒热虚实,感之脏腑表里,所以君臣佐使,甘苦寒凉,补泻而丸散汤引者,不废方,亦可不执方也。"故执方治病而不察因者,未有能生人者也。只有融通"《素》《难》《本草》,仲景、洁古、守真、东垣、丹溪诸书",方可达此境界。因此,孙氏反对"徒以方书为捷径",认为必须广泛研读历代医家著作,打下深厚的中医理论基础,立法处方不过酌病机之详确,审经络之虚实,察药性之宜悖,明气味之走守,合色脉,衍天和,调燮阴阳,参相造化,以一理贯之。理融则识真,识真则机顺,自然应变不胶。此时,"方自吾心出,病可去而功可成。"

6. 对伤寒学说的阐发

孙一奎的伤寒学术思想集中体现在《赤水玄珠·伤寒门》中,《孙文垣医案》中也有关于伤寒的论述。孙氏研究伤寒立足理论与临床,体现其重视三焦命门元气之学术思想,充实诊法、治法及方药,补《伤寒论》之不足。

（1）拾遗补阙,充实四诊内容

孙一奎善于将诸家诊病的经验和自己多年的诊病经验加以总结、发挥,并运用于伤寒病证的诊法中。

望诊方面,孙一奎在《赤水玄珠·伤寒门》中重点突出了面部及五官的色泽变化及其主病,略去了张仲景详细介绍的形体变化、动静姿态的望诊,只补充其缺漏之处。其中对鼻、唇口、目、面等显露部位的色诊做了详细重点阐述,例如,"鼻色微黑者,有水气……鼻孔癖胀者,属肺热有风","唇口焦红者吉,唇口焦黑者凶。唇口俱肿赤者,是热极……环口黧黑者,死。""目赤唇焦舌黑者,属阳毒。目薰黄色暗者,属湿毒。""面赤脉数无力,此伏阴病。其证烦躁引饮,虚阳上升,面赤脉沉细,此少阴病。外热内寒,阴盛格阳,宜温,误用寒凉者死。"可见,关于伤寒病证的面部望诊,孙氏比张仲景阐述得更加具体,并指出病机和治则治法及禁忌等。

闻诊方面,《赤水玄珠·伤寒门》比《伤寒杂病论》更详细地介绍了患者口鼻所发出的各种声音及听力方面的表现及主病。例如,关于声清声浊,"病邪在表,其声清而响亮;邪入里,其声浊而不亮";关于声轻声重,"病在阳分,其声前轻后重;病在阴分,其声前重后轻"。孙氏对五脏变动之声及其机制进行了阐述。例如,叹、噫、笑均是"心变动之声",嚏是"肾变动之声"。此外,其还介绍了唏、太息、呢喃、声哑、卒然无音、耳聋等的病机及主病。如"耳聋兼耳肿耳痛,是少阳风热"。可见,孙氏闻诊细致入微,而且颇多发明。

关于问诊和切诊,孙氏对于前贤忽略的方面及异常病情或危重病证,予以查漏补遗。如问诊方面,关于喜明喜暗:"喜明属阳,元气实;喜暗属阴,元气虚。""病起觉不舒快,少情绪否? 有此证,是夹气伤寒。"这些症状容易被医者所忽视,而孙氏则详细询问,其诊断之认真、临床经验之丰富,可见一斑。切诊部分,《赤水玄珠·伤寒门》描述了生死形状六经六绝脉及夹食伤寒脉、劳力伤寒脉、夹痰伤寒脉、鬼脉、反关脉等脉象表现及主病,例如,"左右手脉俱急紧盛,是夹食伤寒","右手脉来空虚,左手脉来紧盛,是劳力伤寒",颇具临床价值。尤其值得指出的是,孙氏在此首次明确提出了"反关脉":"如病人六部无脉,便不可言其无,要在掌后切看,脉来动者是"。后世将"反关脉"概念的提出归功于唐代王冰或清代黄宫绣或者清代周学霆。笔者认为,"反关脉"概念的首次明确提出应该归功于明代新安医家孙一奎。

（2）扩充治法,重三焦命门元气

《赤水玄珠·伤寒门》对《伤寒论》中未提到的证型、变证及瘥后遗证等,均附有贴切合适的施治方法,如正伤寒及其变证、各种类伤寒等的治法。孙一奎将瘥后诸证细分为瘥后发肿、瘥后发碗头疮、瘥后劳复、瘥后阴阳易、瘥后虚弱等病证,并出具相应的方药和施治方法。如

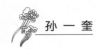

瘥后阴阳易的治疗,孙氏云:"若伤肾经,虚损真阳,有寒无热,脉虚足冷者,以人参四逆汤调下烧裈散……用分寒热而治,阴易热气上冲……用瓜蒌竹茹汤……阴阳易不瘥,大便不通,心神昏乱,惊惕不安,用妙香丸。"其在张仲景烧裈散的基础上,根据邪气所伤经络及寒热、阴阳虚实等证型的不同,分选合适的治法和方药,扩充了治法,开阔了思路。又如"未交接而作易病"的治法:"男子病新瘥,未与妇人交接,而男子感动其情,思其欲事,心切而得病者,治与女劳复同。"足见孙氏治伤寒颇具圆机活法。孙氏治伤寒重视三焦之气和命门元气的保护,不论是正伤寒、类伤寒,还是"瘥后诸病"的治疗,都时时注意保护三焦之气及命门元气。对于体虚伤寒者或因伤寒而致虚者,则须视其虚损程度温补三焦之气或命门元气。如"中寒"的治疗,孙氏曰:"如中太阴脾经,用藿香正气散合理中汤,寒甚加附子。如寒中少阴肾经,用五积散加茱萸。寒热足冷,加附子四逆汤。"寒中太阴脾经,属中焦受病,病情相对较轻,寒中少阴肾经,属下焦命门受病,命门火衰,病情较重。孙氏按寒邪所中阴经部位和程度的不同,分别温补三焦之气和命门元气,治法贴切,方药灵活。这是孙氏"三焦为元气之别使""命门动气为生生不息之根"学术思想在治伤寒方面的具体体现。

(3)遵法变方,慎用寒燥淡渗

《赤水玄珠·伤寒门》中,无论是正伤寒、四时伤寒、伤寒合病及兼夹证,还是六经证及各种变证或兼证等的治疗,处处体现了孙氏"合法不执方"的理念。以太阳经用药法为例,"冬月正伤寒,用升阳发表汤,即加减麻黄汤(由麻黄、桂枝、甘草、杏仁、升麻、川芎、防风、白芷、羌活组成)。冬月伤风,用疏邪实表汤,即加减桂枝汤(由桂枝、芍药、甘草、防风、川芎、羌活、白术组成)。"其"法"未变而"方"有变,治法都是发散风寒和疏风实表,但方药根据具体情况,在张仲景麻黄汤和桂枝汤的基础上加减化裁。

此外,《赤水玄珠·伤寒门》还设有伤寒用药的专论,如"论伤寒用药法则""阴经用药格法",都从不同侧面反映了孙一奎用药既守"法"而又灵活"不执方"的思想。例如,"阴经用药格法:太阴脾土,性恶寒湿……非芍药甘草,不能滋养。此经常之道。"这里所体现的"法",即是太阴寒湿用干姜白术、少阴寒燥用附子、厥阴肝血虚用芍药等,这是阴经用药的一般法则。在此法则的基础上,再根据具体病证,酌情选方用药,灵活加减变化。

孙一奎治伤寒除了"合法不执方"外,还反对滥用"寒凉""香燥""淡渗"之品,其认为不唯纯阴苦寒之剂可致脾胃虚弱、元气耗损,淡渗过剂夺伤肾气,而且"若用辛香散气、燥热伤气,真气耗散"(《赤水玄珠·气门》),若病情确有需要,不得已而用之,应中病即止。这也体现了孙氏治伤寒注重保护三焦和命门元气的思想。

(4)突破成规,创"男子热入血室"说

孙一奎突破了《伤寒论》中女子"热入血室"的成规,提出了"男子热入血室"的观点。如《赤水玄珠·伤寒门·再三汗下热不退》曰:"男女下血,发热不退,谵语者,此为热入血室。"又如《孙文垣医案·新都治验》中关于男子热入血室的案例记载:"病发热,昼夜不止,口渴,齿燥鼻干,舌苔黄厚,不得眠。服药不效……从乎中治,小柴胡白虎汤,中治剂也……症乃春温时疫也……岐原曰:夜重如见鬼者,何以故?予曰:热入血室故也。岐原曰:男子亦有血室乎?予曰:血室男妇同之,冲任二脉,为血之海,二脉附于阳明,今病乃阳明之热遗入血海也。故加生地、白芍而效。"孙一奎认为:男女都有血室,冲任二脉之血海即为血室,因此男子也有"热入血室"病。该病病因是"春温时疫",病机是阳明之热遗入血海。其治则治法是"从乎中治",方药为小柴胡白虎汤加减。可见,孙氏突破了张仲景"女子热入血室"的成规,提出了"男子热入血室

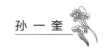

说,补充了张仲景"中风"或"伤寒"适值女子"经期"引起"热入血室"病之不足。

综上可见,孙一奎从理、法、方、药等方面都补充了《伤寒论》之不足,丰富、完善和发展了张仲景学说。

三、临证经验

孙一奎精于四诊,重视"明证",详于药性,在长期的医疗实践中积累了丰富的临床经验。以下总结孙氏临证特色如下。

1. 三焦分治,重温补下元

由于孙一奎提出动气命门说,认识到命门元气对维护健康的重要性,并认为三焦为元气之别使,因此常以此理论指导临床,大凡命门元气不足或相火衰弱,孙氏多从命门三焦论治,注重培补元气,对参、芪用法甚为推崇。创制的壮原汤(人参、白术、茯苓、补骨脂、肉桂心、附子、干姜、砂仁、陈皮)、壮元散(仙茅、山茱萸、杜仲、补骨脂、龟板、鹿茸、菟丝子、远志、人参、附子、山药、僵蚕)是孙一奎补命门元气的代表方,方中以益气温阳为主,人参用量很大。另所创治疗下元阳气大虚的回阳救急汤、温阳益气汤、回阳返本汤、益元汤均体现孙一奎注重命门元气的学术思想。另外,孙氏在温补下元的同时,对李东垣补益脾胃之法也十分重视,常将两者配合使用。

考孙氏重视温补下元之法,主要体现在气机的失调和水液代谢障碍几类病证。如气不上纳、水谷不化、清浊不分等疾患,孙氏认为多与下元虚寒有关,因此温补下元为主治疗。胀满等气机失调本身就与元气密切相关,而孙氏认为水液代谢障碍疾患如癃闭、遗溺、消渴等,也与元气不足密切相关。

(1)治气虚胀满

孙一奎认为,气虚中满的病机与下元虚寒失于转运,清气、浊气升降失常有关。《赤水玄珠》第五卷《胀满门》论"臌胀"说:"不可陡用通利,当温补下元。"自制壮原汤以治疗臌胀,温补命门之火,佐以健运脾胃之品,命门得温补而火旺,臌胀自消。以"状原汤"温补下焦元气,使清气得升,浊气得降,谷食得消,小便得利,肿胀自消。同时重视调治脾胃,方选通气生姜汤;心中痞,方选补中益气汤。如"治舜田臧公气虚中满"案,时医重消积,处以平胃散、枳术丸、香砂丸均不效。孙氏认为气虚中满,法当温补兼升提,"庶清阳升,则大便可实,浊阴降,则胸膈自宽",以人参、白术、炮姜、陈皮、茯苓、黄芪、泽泻、白术、升麻、苍术、防风为方,30帖而安。孙氏认为"盖由气虚以成中满,若气不虚,何中满之有?气虚为本,中满为标"。先温补,使脾气健运,则清浊始分,清浊分胀斯愈。又如"吴鹤洲先生太夫人臌胀"一案中,诸医不知温补,取平胃散加苦寒之剂,攻伐太过,致腹痛加重,孙氏认为此病由寒湿之痰凝滞所致,法当温补下元,俾火得以生土,虚则补其母,取效迅速。

(2)治癃闭、遗溺

对于癃闭、遗溺等疾患,孙一奎常从三焦分治,认为,"膀胱藏水,三焦出水","水渍在下,非气莫导",故除湿热等因素所致外,他也以壮原汤温补下焦元气,或以补中益气汤提补上中二焦元气。即使使用刺灸之法,但也取三焦穴而不取膀胱穴,足见其重视三焦元气。在三焦分治中,孙氏尤其重视下元虚寒,治疗多从下焦入手。

(3)治肾消

肾消即三消中的下消,孙一奎认为此病乃因下元不足,无气升腾于上,故渴而多饮多尿。

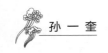

治法不用滋阴降火,而用肾气丸加鹿角胶、五味子、益智仁等大补下元。这一治疗思路,源于张仲景的《金匮要略》和宋代医家许叔微的思想,但又有所变通,所用其用药更加体现了补精以化气的阴阳互根思想,使精气充盛、蒸腾于上,则消渴自除。孙氏认为:大补下元,使阳气充盛,熏蒸于上,口自不干。如同锅盖,若锅底无火,则水不得上升,锅盖干而不润,必须锅底有火,则锅中水气蒸腾,熏蒸于上,则锅盖湿润不干。所言形象生动。《孙文垣医案》治疗一则下消案,用熟地黄、鹿角霜、山茱萸、桑螵蛸、鹿角胶、人参、白茯苓、枸杞子、远志、菟丝子、怀山药、益智仁、附子、桂心组方,炼蜜为丸,不终剂而愈,就是这一治疗思想的典型体现。

(4)治虚劳

孙一奎治疗虚损病证时既重视补肾阳又不忘滋肾阴,如《赤水玄珠·虚损治法》提出,用八味丸"去附子加鹿茸、五味子、山药以生其精"。孙一奎认为:"夫精乃脏腑之真,非荣血之比,故曰天癸"(《赤水玄珠·论精气夺则虚》),精虚而脱者用固精丸(莲子心、山茱萸、覆盆子、菟丝子、芡实、补骨脂、白蒺藜、五味子)。方中应用补肾阳的药物为主,同时适量加以滋阴药物以助阳中之阴,使阳气化生有源,体现涵阳为主、滋阴为度。同时并非一味地妄补肾阳,当肾阴不足为疾病的主要病因,并影响整个疾病的进展时,孙一奎则重用滋阴药物。例如肾虚气不归元的眩晕,孙氏指出:"肺出气,肾纳气,今气不归元,是肾之真阴不足,当益肾阴以全其职可也。"(《赤水玄珠·眩晕门》)

孙氏还强调脾肾同治,在《赤水玄珠》中说:"治虚损之症,吃紧处工夫,只在保护脾胃为上。"认为虚劳病重在保护脾胃。脾胃健运,气血充盈,治本之法。重视温补的同时,指出食积痰滞也是虚损病证的病因之一。并提出虚劳的治法应随机达变,忌一味温补之法,分为"有先攻而后补者,有先补而后攻者;有攻补并行者。当攻则攻,当补则补。"如:"吴九宜先生早晨泄泻"一案中,众医皆认为脾肾泄,法当温补。但孙氏则认为病久,元气亏损,食积痰浊积于中焦致泄也,于是先用朱丹溪保和丸加备急丸消积除胀,再用李东垣化滞汤,行气化滞,患者病愈。

需要指出的是:孙氏虽以注重固护元气、擅用温补下元而闻名,以其命门学说与三焦相火的理论历来被列为温补一派,但从其所著的《孙文垣医案》来看,其临证除温补元气之外,汗、吐、下、和诸法均运用娴熟,运用得当。祛邪补正、各有所持,善于多法并用,而以清热法居多,与命门、三焦学说相印证的医案相对于全部医案并不占多数。说明其虽力倡温补,反对滥用寒凉,只是为针砭时弊而言,临证时则是根据精准的辨证结果施治,而并非一味教条。

2. 重视脉诊,脉证合参

孙一奎非常重视脉诊,临证之所以辨证准确,与重视脉诊、脉证合参有关。在孙氏医案中这点处处得以体现。如《三吴治验》"吴九宜先生早晨泄泻"案,患者尺寸俱无脉,唯两关沉滑,他医认为泄久而六脉将绝。孙氏诊脉判断此乃中焦食积痰泄,积胶于中,故尺寸隐伏不见,当下去其积,后以保和丸并备急丸下之,次日六脉齐见。又如"屠侍轩尊眷昏愦不知人事"案,产妇气促,大热,泄泻,脉大左手散乱,又汗出喘促,亟与人参、白术、炮姜、肉果、五味子、炙甘草煎服,大固元气、定喘敛汗、和中止泻。而"屠学恒乃眷产后作泻"案中,患者两手脉濡软无力,诊为脾气虚弱,以六君子汤化裁而安。又如"陈光禄五更胸膈饱胀"案,诊之脉右寸软弱,左平,两尺亦弱,孙氏认为此肺肾二经不足,宜补而敛之,以补骨脂、山茱萸、人参、鹿角胶、鹿角霜、杜仲、巴戟天、茯苓、车前子调治。"倪而南内人小水不禁"案,患者小便一日二十余起,脉右寸洪而有力,左寸虚,右尺沉微,孙氏辨为心肾不交之证,以当归、远志、丹参、牡丹皮、桑螵蛸、人参、山茱萸、益智仁、黄柏、知母调理而愈。"徐文学三泉令郎右胁胀痛"案,患者左脉弦大,右脉滑大搏指,诊为肝胆之火为痰所凝,予以下法清泻肝胆实邪。此类病案,在《孙文垣医案》中比比皆是,不胜枚举。可见,重视脉诊、脉证合参是孙氏临床的重要思想,孙氏曾言"医不难于用药,而难于认病"。从上述案例可以看出,孙一奎诊脉务求精准,既注重整体脉象又能详辨六部,并结合证候表现以察脏腑之虚实寒热,病邪之在表在里,因此每能辨证准确,收效良好。

3. 独到用药,值得重视

(1)巧用白螺蛳治隐疾、白浊、吐酸证

孙一奎有多个案例用白螺蛳为主药治隐疾、白浊、吐酸证等病证。如:"马凤林内子隐疾有发明"一案中,孙氏诊为中焦湿痰,痰凝化脓。遂以白螺蛳壳火煅存性,配以天南星、半夏化痰,佐以柴胡、甘草,面糊为丸,病愈;"见所公白浊有发明"一案,孙氏诊为湿痰下流证,处以端本丸数剂,不终剂则全愈;"徐熙宇文学内眷前后心痛,呕逆吐酸"一案,孙氏诊为上焦痰饮,处以二陈汤加减,配以白螺蛳壳火煅四两,佐以茯苓、姜黄连利湿化痰,旋覆花、吴茱萸降逆,面糊为丸,调理而愈。白螺蛳性味甘、淡、平,归肺、心、胃经。功效化痰、散结、止痛、敛疮。主治反胃膈气,痰嗽,鼻渊,脱肛,痔疾,疮疖,下疳,汤火伤等。但现今药源匮乏,临床用之甚少。从孙氏医案看,该药对上述几种疾病疗效卓著,值得重视。

(2)全瓜蒌为主治串疮胁痛

《医旨绪余》记载一胁痛案,患者表现为皮肤上一片红如碗大,上有水泡数十渐增至数百粒,患者疼痛不已,"叫号之声,彻于四邻",这一描述实乃中医外科之缠腰火丹,又名蛇串疮,相当于现代医学的带状疱疹。孙一奎辨为肝经郁火,用柴胡、青皮、黄连、龙胆草、青黛等药泻肝法治之无效,求教于其师黄古潭先生,黄先生教其用大瓜蒌一枚,重一二两,连皮捣烂,加粉甘草二钱,红花五分,服后,效如桴鼓。《孙文垣医案》卷五记载"吴雪舫先生左胁下红块,大如鸡子,旁有小蓓蕾作疼"案,病情类似,仍以全瓜蒌为主药而治愈。这些宝贵经验,值得认真汲取并用于临床。

四、医论医话选录

1. 不知《易》者不足以言太医

生生子曰:天地间非气不运,非理不宰,理气相合而不相离者也。何也? 阴阳、气也,一气屈伸而为阴阳动静,理也。理者,太极也,本然之妙也。所以纪纲造化,根柢人物,流行古今,不言之蕴也。是故,在造化,则有消息盈虚;在人身,则有虚实顺逆。有消息盈虚,则有范围之道;有虚实顺逆,则有调剂之宜。斯理也,难言也,包牺氏画之,文王象之,姬公爻之,尼父赞而翼之,黄帝问而岐伯陈之,越人难而诂释之,一也。但经于四圣则为《易》,立论于岐黄则为《灵》《素》,辨难于越人则为《难经》,书有二而理无二也。知理无二,则知《易》以道阴阳,而《素问》,而《灵枢》,而《难经》,皆非外阴阳而为教也。《易》理明,则可以范围天地,曲成民物,通知乎昼夜;《灵》《素》《难经》明,则可以节宣化机,拯理民物,调燮札瘥疵病而登太和。故深于《易》者,必善于医;精于医者,必由通于《易》。术业有专攻,而理无二致也。斯理也,难言也,非独秉之智不能悟,亦非独秉之智不能言也。如唐祖师孙思邈者,其洞彻理气合一之旨者钦,其深于《易》而精于医者钦,其具独秉之智者钦,故曰:不知《易》者,不足以言太医。惟会理之精,故立论之确,即通之万世而无弊也。彼知医而不知《易》者,拘方之学,

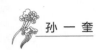
一隅之见也。以小道视医,以卜筮视《易》者,亦蠡测之识,窥豹之观也,恶足以语此。

(《医旨绪余·不知〈易〉者不足以言太医论》)

2. 太极图抄引

生生子曰:天地万物,本为一体。所谓一体者,太极之理在焉。故朱子曰:太极只是天地万物之理。在天地,统体一太极;在万物,万物各具一太极。即阴阳而在阴阳,即五行而在五行,即万物而在万物。夫五行异质,四时异气,皆不能外乎阴阳。阴阳异位,动静异时,皆不能离乎太极。人在大气中,亦万物中一物尔,故亦具此太极之理也。

(《医旨绪余·太极图抄引》)

3. 命门图说

生生子曰:天人一致之理,不外乎阴阳五行。盖人以气化而成形者,即阴阳而言之。夫二五之精,妙合而凝,男女未判,而先生此二肾,如豆子果实,出土时两瓣分开,而中间所生之根蒂,内含一点真气,以为生生不息之机,命曰动气,又曰原气,禀于有生之初,从无而有。此原气者,即太极之本体也。名动气者,盖动则生,亦阳之动也,此太极之用所以行也。两肾,静物也,静则化,亦阴之静也。此太极之体所以立也。动静无间,阳变阴合而生水火木金土也,其斯命门之谓欤。

《素问》曰:肾藏骨髓之气。又曰:北方黑色,入通于肾,开窍于二阴,藏精于肾。《难经》曰:男子以藏精,非此中可尽藏精也,盖脑者髓之海,肾窍贯脊通脑,故云。生生子曰:三十六难言肾有两脏,其左为肾,右为命门。命门者,诸神精之所舍,男子以藏精,女子以系胞,故知肾有二也。三十九难言:五脏亦有六脏者,谓肾有两脏也。其左为肾,右为命门,命门者。精神之所舍也。男子以藏精,女子以系胞,其气与肾通。细考《灵》《素》,两肾未尝有分言者,然则分之者,自秦越人始也。追越人两呼命门为精神之舍,原气之系,男子藏精,女子系胞者,岂漫语哉?是极归重于肾为言。谓肾间原气,人之生命,故不可不重也。《黄庭经》曰:肾气经于上焦,营于中焦,卫于下焦。《中和集》曰:阖辟呼吸,即玄牝之门,天地之根。所谓阖辟者,非口鼻呼吸,乃真息也。越人亦曰:肾间动气者,人之生命,五脏六腑之本,十二经脉之根,呼吸之门,三焦之原。命门之义,盖本于此,犹儒之太极,道之玄牝也。观铜人图,命门穴不在右肾,而在两肾俞之中,可见也。《难经》虽有命门之说,并无左右水火之分,何后人妄臆指命门属相火耶!顾《灵》《素》三阴三阳、手足十二经,配合皆有定偶,以象十二时、十二月、十二律之意,今又以命门为属火,则当统之于何经?十二经既无所统,则两肾皆属少阴水可知。《黄庭经》曰:两部肾水对生门(左肾为壬,右肾为癸。生门者,脐也)。或曰:然则《脉诀》何谓命门配三焦属相火也?余曰:此高阳生之误,戴同父辩之已详。三焦是手少阳经,配手厥阴经为表里,乃手经配手经,火配火为定偶也,岂有手配足,火配水之理哉!滑伯仁《难经本义》注曰:命门其气与肾通,则亦不离乎肾,其习坎之谓欤(坎者,水也。易谓上下二坎相重,阴而又阴,故曰习坎)。手心主为火之闰位,命门即水之同气欤。命门不得为相火,三焦不与命门配亦明矣。虞庶亦云:诸家言命门为相火,与三焦为表里,按《难经》只有手心主与三焦为表里,无命门三焦表里之说。据此,则知诸家所以纷纷不决者,盖有惑于《金匮真言篇》王注,引《正理论》谓三焦者,有名无形,上合手心主,下合右肾,遂有命门三焦表里之说。夫人身之脏腑,一阴一阳,自有定偶,岂有一经两配之理哉!夫所谓上合手心主者,正言其为表里;下合右肾者,则以三焦为原气之别使而言之尔。知此则知命门与肾通,三焦无两配,而诸家之说,不辩而自明矣。或曰:如子所云,则命门属水欤?予曰:右肾属水也,命门乃两肾中间之动气,非水非火,乃造化之枢纽,阴阳之根蒂,即先天之太极。五行由此而生,脏腑以继而成。若谓属水属火,属脏属腑,乃是有形质之物,则外当有经络动脉,而形于诊,《灵》《素》亦必著之于经也。或曰:然则越人不以原气言命门,而曰右肾为命门,何也?予曰:此越人妙处,乃不言之言也,言右肾,则原气在其中矣。盖人身之所贵者,莫非气血,以左血右气也。观《黄帝阴符经》曰:人肾属于水,先生左肾,象北方大渊之源;次生右肾,内有真精,主五行之正气。越人故曰:原气之所系,信有核欤。或曰:《灵》《素》命门有据乎?予曰:《阴阳离合篇》有“太阳根起于至阴,结于命门”(至阴,穴名,在足小指外侧)。启玄子注曰:命门者,藏精光照之所,则两目也。《灵枢》亦曰:命门者,目也。盖太阳乃肾之表,目者,宗脉精华之所聚,故特以精华之所聚处,而名之为命门也。

(《医旨绪余·命门图说》)

4. 右肾水火辨

坎中之阳,即两肾中间动气,五脏六腑之本,十二经脉之根,谓之阳则可,谓之火则不可,故谓坎中之阳,亦非火也。二阴,即二肾也。肾既皆阴,则作一水一火并看者,亦非也。不然,坎中之阳,尚不可以火目之,而右肾又何可以属水哉?!

(《医旨绪余·右肾水火辨》)

5.《难经正义》三焦评

三焦者,外有经而内无形,故曰外腑,明非五脏五腑之有合应也,又曰孤腑。

三焦既无形如此,何《气府篇》有少阳脉气所发者三十二穴,《缪刺篇》有少阳之络,《经脉篇》有三焦少阳之脉,《经别篇》有少阳心主之正,《经筋篇》有少阳心主之筋,《卫气篇》有少阳心主之本,《阴阳二十五人篇》言手少阳之上血气盛则眉美而长等语,似涉有形,今曰无形,然则彼皆非耶?余曰:所谓有形者,指其经依附各属经络而流贯者言也,盖手少阳乃十二经中之一经,其动脉原有起止,亦有脉络经筋俞穴出入相应。以经络乎上、中、下一身也,非谓无其经脉而虚作一气看也。因有此经,故有此病。云无形者,指其府也,以其无特形,故称外府,非若五府称赤肠白肠黄肠青肠黑肠,长若干,重若干,受盛若干云云。若独指其经脉起止俞穴主病等语,便谓是有形之府,不思奇经中如冲、任、督等脉,皆有起止,亦皆主病,冲为血海,任主胞胎,亦可指冲任等脉如有形府例看否耶?!有形之说,不必辩而其谬自明矣。

包络有护持之功,三焦有承宣节制之效。何以见?盖营卫出于三焦,而所以营于中、卫于外,大气搏于胸中以行呼吸,使脏腑司其职,而四肢百骸奠定者,孰非相火幹旋之功哉。

三焦为气父,包络为血母,从心肺而言也。

(《医旨绪余·〈难经正义〉三焦评》)

6. 不执方说

若彼《局方》《袖珍》《惠济》等集,间用之参考,而不敢执泥。至临症,务虚心察受病之因,始敢投剂,亦未尝执方以合病……察病之寒热虚实,感之脏腑表里,所以君臣佐使,甘苦寒凉补泻,而丸散汤引者,不废方,亦不可执方也。故按图用兵而不达变者,以卒与敌,执方治病而不察因者,未有能生人者也……立法处方,不过酌病机之详确,审经络之虚实,察药性之宜悖,明气味之走守。合色脉,衍天和,调燮阴阳,参相造化,以一理贯之,理融则识真,识真则机顺,自然应变不胶。

(《医旨绪余·不执方说》)

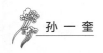

7. 治肾消

消渴病者,下泄皆为小便,皆精气不实于内,则小便频数也。又肺为五脏华盖,若下有暖气,蒸则气润。若下冷极,则阳不能升,故肺干而渴。譬如釜中有水,以火暖之,又以板覆之,则暖气上腾,故板能润。若无火力,则水气不能上升,此板终不得润。火力者,腰肾强盛也,常须暖补肾气,饮食得火力,则润上而易消,亦免干渴之患。故仲景云,宜服八味肾气丸。

（《医旨绪余·治肾消》）

五、医案选录

1. 癃闭案

张桃津乃政,原有小便癃闭之症,又小产后三日,脐下作疼,夜分发热,口渴,大便溏,日三四度。先与补中益气汤,加玄胡索、泽兰叶、牡丹皮服之,连进三帖,大便实矣。惟小便频数,滴滴不断,一日夜二十余次,夜分尤多,精神甚惫。脉虽五至,不甚充指,此血虚有热,而气亦滞也。湿热在气分。故口中渴,血虚,故脐下痛。法当峻补其阴,而淡渗其阳。以熟地黄三钱,黄柏一钱补阴为君,草薢去湿热为臣,瞿麦穗、泽泻淡渗为佐,乌药调气,甘草为使。服下脐痛全止,小便其夜亦不起,连进三帖,病脱然矣。

（《孙文垣医案·三吴治验》）

按:孙一奎治癃闭从三焦论治。此案中孙氏先用补中益气汤加减提补上中二焦元气,大便实,小便频,点滴而出,考虑湿热在气分兼血虚有热,法当改以补阴渗阳。以熟地黄、黄柏滋补肾阴,草薢清泄湿热,瞿麦穗、泽泻淡渗肾阳,脐痛止,小便通,病愈。另有孙氏治癃闭参以壮原汤温补下焦元气治法取效者。

2. 肾消案

一书办,年过五十,糟酒纵欲无惮,忽患下消之症,一日夜小便二十余度,清白而长,味且甜,少顷凝结如脂,色有油光。治半年不验,腰膝以下皆软弱,载身不起,饮食减半,神色大瘁,脉之六部大而无力。书云:脉至而从,按之不鼓,诸阳皆然。法当温补下焦。以熟地黄六两为君,鹿角霜、山茱萸各四两,桑螵蛸、鹿角胶、人参、白茯苓、枸杞子、远志、菟丝子、怀山药各三两为臣,益智仁一两为佐,大附子、桂心各七钱为使,炼蜜为丸,梧桐子大,每早晚淡盐汤送下七八十九,不终剂而愈。或曰:凡云消者皆热症也。始公具方,人多议之,今果以温补成功,此何故哉? 予曰:病由下元不足,无气升腾于上,故渴而多饮。以饮多,小便亦多也。今大补下元,使阳气充盛,熏蒸于上,口自不干。譬之釜盖,釜虽有水,若底下无火,则水气不得上升,釜盖干而不润。必釜底有火,则釜中水气升腾,熏蒸于上,盖才湿润不干也。

（《孙文垣医案·三吴治验》）

按:孙一奎认为口干多饮由下元亏虚,无气升腾于上所致。治疗肾消当以温补下元,补益精血为治则。孙氏以锅中水为例,有火方可使水沸,气升腾于上,使锅盖润泽不干。处以八味肾气丸加减。方可补肾阳、益精血。恢复肾阳之温煦蒸腾化气作用,水液正常输布运行,精微物质正常运化。孙氏治下消温补下元的治法对当今临床有一定的指导作用。

3. 气虚中满案

舜田臧公,吴车驾涌澜公岳也,年将六旬,为人多怒多欲,胸膈痞胀,饮食少,时医治以平胃散、枳术丸、香砂丸,不效,复以槟榔、三棱、莪术之类日消之,而大便溏泻,两足跟踝皆浮肿,渐及两手背。医又以其手足浮肿而认为黄胖者,以针砂丸与之,肿益加,面色黄且黑。自二月医至八月，身重不能动止，又有以水肿治者。车驾公雅善予，因延诊之。脉沉而濡弱，予曰：此气虚中满症也，法当温补兼升提，庶清阳升，则大便可实；浊阴降，则胸膈自宽。以人参、白术各三钱，炮姜、回阳、陈皮各一钱，茯苓、黄芪各二钱，泽泻、升麻、肉桂、苍术、防风各七分，三十帖而安。客有疑而诘予曰：此症，诸家非消导则淡渗，而先生独以温补收功，腹中积而为满为肿者，从何道而去也？予曰：胀满非肿满比也，故治不同。肿满由脾虚不能摄水，水渗皮肤，遍身光肿。今胀满者，先因中虚，以致皮胀，外坚中空，腹皮胀紧象鼓，故俗名鼓胀。盖由气虚以成中满，若气不虚，何中满之有？气虚为本，中满为标，是以治先温补，使脾气健运，则清浊始分，清浊分而胀斯愈也。

（《孙文垣医案·三吴治验》）

按：本案的关键是中满属虚还是属实。时医一再误治，显系审证不确，以虚当实所致。患者多怒则肝强，食少则脾弱，以强木而制弱土，此胀之所由，则治在虚其脾胃，是为一误；继之又以攻消克伐之药，致脾阳大损，肿势递增，是为再误。迨至于手足肿，阴土之虚，又未能察，致此脾胃健运功能失职，中阳败坏，升降失司，阳不化阴，脉濡弱而面色黄且黑。孙氏辨证为气虚中满，中其肯綮，所以用理中汤合补中益气汤复方加减，继进三十帖而愈。深合《黄帝内经》"塞因塞用"之理。

4. 伤寒案

陈茂之，劳倦之后，勉强色欲，精竭而血继至。续感风寒，发热头痛，胸膈饱闷。始从太阳而传之少阳，胸胁痛而耳聋，呕逆口苦，咳嗽，六脉俱弦数，此少阳症也。以小柴胡汤加枳壳、桔梗、竹茹，而呕逆止，热退。因进粥早，复热口渴，小水不利，大便一日夜六七次，所行皆清水，日晡热甚，舌上黄苔，昏沉振颤。此食复之候。书云：渴而小便不利者，当先利其小便。以猪苓汤为主，猪苓、泽泻各二钱，滑石三钱，赤茯苓一钱，柴胡八分，升麻、木通各五分。连进两帖，小便利而大便实，但热不退。以六神通解散一帖，其夜热仍不退。次早诊之，左脉不弦数矣。两寸脉虚，以故服药无汗，口渴，漱水而不欲咽，咽热，此邪传阳明经，不急凉血，必作鼻衄，病势至此，可谓极恶矣。投黄芩芍药汤合生脉散以止嗽渴，用葛根汤以解肌热。白芍药三钱，葛根、升麻、黄芩各一钱，人参一钱五分，麦冬、滑石各三钱，甘草、五味子各五分，乌梅一枚。急煎二帖饮之。日中大便下燥粪十数枚，始得微汗，就得睡矣。晚进粥一盂，夜卧向安。

《孙文垣医案·三吴治验》

按：本案为孙氏诊治的伤寒案。患者欲后感寒，表证短暂，很快转为少阳证，胸胁痛而耳聋，呕逆口苦，脉弦数，孙氏治以和解少阳，以小柴胡汤加减治疗。药后热退呕逆止，但由于食复，出现口渴、小便不利，大便一日六七次，孙氏辨为阴虚水热互结的猪苓汤证，投以猪苓汤。药后小便利，大便实，但热不退，口渴，咽热，孙氏认为病在阳明，改用黄芩芍药汤合生脉散和葛根汤，以益气养阴清热，药后大便下燥粪十数枚，患者向安。此案说明孙氏不仅善用温补，对伤寒也深有研究，且证变药变，灵活辨治。

5. 风瘫案

参军程方塘翁，年六十四，向以殚胤，服温补下元药太多，冬月下身着单裤立溪边督工受寒，致筋骨疼痛，肩井、缺盆、脚、膝、跟、踝、手肘、掌后及骨节动处，皆红肿而痛，卧床褥三年。吴中溪视为虚而用虎潜丸，吴渤海视为寒而用大附子、肉桂、鹿茸，徐东皋认为湿，周巅认为血虚，张甲认为风，李乙认为历节，百治不瘳。腿间大肉尽消，惟各骨节处肿大而疼。予适在

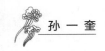
程道吾宅，乃逆予诊之，其脉弦涩有力，知其为湿热痰火被寒气凝滞固涩经络也。节为药剂不对，故病日加。所取者，目中精神尚在，胃气仍未全损。但小水解下以瓦盆盛之，少顷则澄结为砂，色红而浊。两膝下及脚指，皆生大疮，疮屬如靴钉状，此皆平昔服温补春方所致。病虽久，年虽高，犹为有余之疾，不可因高年疾痼弃不治也。乃特为先驱逐经络中凝滞，然后健脾消痰，俾新痰不生，气血日长，最后以补剂收功，斯得矣。翁生平好补畏攻，故进门者皆务迎合，予独反之。以新取威灵仙一斤，装新竹筒中，入烧酒二斤，塞筒口，刮去筒外青皮，重汤煮三炷官香为度。取出威灵仙，晒干，为末，用竹沥打糊为丸，梧桐子大，每早晚酒送下一钱，一日服二次。五日后，大便泻出稠粘痰积半桶，肿痛消去大半。改以人参、石斛、苍术、黄柏、苡仁、苍耳子、牛膝、乌药叶、龟板、红花、犀角屑、木通，煎服二十帖，又用前末药服三日，又下痰积如前之半。仍以前煎药服半月，又将末药服三日，腹中痰渐少。乃为制丸药，以虎骨、晚蚕沙、苍术、黄柏、丹参、杜牛膝茎叶、苡仁、红花、五加皮、苍耳子、龟板，酒打面糊为丸，梧桐子大，每空心白汤送下七八十丸，外以丹溪保和丸食后服。半年痊愈，腿肉复完，步履如故。

《孙文垣医案·新都治验》

按：此案乃疑难重症。患者冬月受寒，全身筋骨关节皆红肿而痛，叠经多方治疗，或以补虚，或以温阳，或以祛风，皆无效果，乃至大肉尽消而肿痛依然。孙氏认为此乃湿热痰火被寒气凝滞固涩经络，好在正气不虚，于是别出心裁，采用驱逐经络中凝滞，然后健脾消痰，俾新痰不生，气血日长，最后以补剂收功的治疗思路，经过半年时间的化痰通络与扶正的交替治疗，终于使此顽证得以治愈，若非经验老到，是不可能获得如此疗效的。其中用威灵仙装竹筒中，与烧酒一起蒸煮，然后取出晒干研末，用竹沥打糊为丸，以求通络化痰之功的治法，乃孙氏自己独到的治疗经验，值得临床应用和研究。

六、代表方剂选录

(一)《孙文垣医案》

1. 调肝益神汤

组成：人参、酸枣仁、龙骨、丹参、石斛、贝母、麦冬、五味子、山栀、香附。

主治：心神不足、肝气郁结，而出现的失眠多梦、形羸气促、午后潮热等症。

用法：水煎服。

2. 肠风饮

组成：槐角子、黄连、枳壳、地榆、贯众。

主治：肠风便血。

用法：水煎服。

(二)《赤水玄珠》

1. 壮原汤

组成：人参、白术各二钱，茯苓、破故纸(补骨脂)各一钱，肉桂心、大附子、干姜、砂仁各五分，陈皮七分。

主治：下焦虚寒，中满肿胀，小水不利，上气喘急，阴囊两腿皆肿，或面有浮气。

用法：水煎服。

2. 壮元丸

组成：山茱萸肉、杜仲各四两，破故纸(补骨脂)、龟板各三两，鹿茸、菟丝子、远志、头二蚕

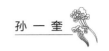

砂、人参各二两,茯苓一两半,大附子七钱。

主治:下元阳气大虚,及脾有寒湿,足膝痿弱,大便不实,湿动生痰,面色黄白,恶风懒语,一切倦弱及阴痿不起,饮食不思,虚弱等症。

制法:以干山药粉四两,打糊为丸,如梧桐子大。

用法:空心温水服二三十丸,日三服。

3. 补原丸

组成:桑螵蛸、益智仁、人参、仙茅、山萸肉、菟丝子、干山药、巴戟。

主治:下元虚惫,小水不禁,或如脂膏。

用法:为末,各照常制,芡实粉为末,莲肉汤送下七八十丸。

4. 五子全鹿丸

组成:角鹿一对,金樱子、枸杞子、菟丝子、黄柏各五斤,白茯苓、牛膝、杜仲、车前子各一斤,五味子(酒洗)一斤。

功效:补五脏,养精神,填骨髓,壮元阳,健筋骨。

制法:粗末,角鹿一对,取血拌药,晒干,其角煎胶,肉与五脏煮极烂,将药末拌匀,捣成饼,焙干;骨用油炙酥,皮煮成胶,将前饼复磨为细末,用鹿角胶及鹿皮胶加酒拌匀,再加炼蜜为丸,如梧桐子大。

用法:空心服三四十丸,日三服。

5. 家传三因冲和丸

组成:人参、石斛、白蔻仁、广陈皮各一两,山楂肉二两,远志一两,山栀二两,香附二两,海浮石二两,苍术二两,川芎二两,北柴胡一两,青黛一两。

功效:养心扶脾,疏肝开胃,畅达三焦,贯通五脏。

主治:内伤。

制法:上用谷芽取粉,打糊为丸,如梧桐子大,晒干,用益元散五钱、水飞神砂五钱为衣。

用法:每次二三十丸,日三服。

6. 参苓造化糕

组成:人参二两,白茯苓四两,干山药、芡实、莲子肉、薏苡仁(炒)、白扁豆(炒)各半斤,糯米(打白炒)五升,白糖霜二斤半。

主治:脾胃虚者,精神欠佳。

制法:为末,瓷瓶收贮。

用法:不拘时食用,每次一二两。一日二三次。

7. 通气生姜丸

组成:人参、茯苓、神曲(炒)、麦芽(炒)各一两半,官桂、当归尾、陈皮(炒)各六两,半夏一两,生姜六两,厚朴六两。

主治:三焦虚胀。

制法:为末,以生姜汁煮曲糊为丸,梧子大。

用法:每服三四十丸,一日三次。

8. 解语汤

组成:羌活、防风、天麻、肉桂、川芎、天南星、陈皮、白芷、当归、人参、甘草、酸枣仁、羚羊角。

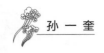

主治:中风。

用法:水煎服。

9. 理气治中汤

组成:青皮、陈皮、人参、白术(炒)、炮姜、甘草(炙)各一钱,木香七分。

主治:治寒气攻心,心腹绞痛,或泄泻,或疝气攻筑小腹疼痛等证。

用法:水煎服。

10. 滋燥养荣汤

组成:当归二钱,生地黄、熟地黄、白芍、秦艽、黄芩各钱五分,防风一钱,甘草五分。

主治:皮肤皱揭,筋燥爪枯。

用法:水煎服。

11. 脑漏散

组成:川芎、荆芥、防风、干姜、白芷、甘松各一两,羌活、甘草各半两。

主治:鼻流清浊涕,积年不愈。

用法:为末,茶清下。

12. 鸡屎醴饮

组成:雄鸡屎一两,川芎一两。

主治:臌胀,且食暮不能食,痞满壅塞。

制法:细末,和匀,面糊丸,梧子大。

用法:一次二三十丸,一日三次。

13. 清健丸

组成:枳实、白术各二两,陈皮、半夏、天南星、山楂各一两,白芥子、黄芩、苍术各一两半,川黄连、川当归、砂仁各五钱。

主治:一切痰饮。

制法:为末,用神曲、竹沥、姜汁,煮糊丸,梧子大。

用法:一次二三十丸,一日三次。

14. 安神镇心丸

组成:石菖蒲、远志、人参、茯神、川芎、山药、麦门冬、铁粉、天麻、半夏、天南星、茯苓各一两,细辛、辰砂各五钱。

主治:惊悸,消风痰。

制法:为末,生姜取汁,煮糊为丸,绿豆大,以朱砂为衣。

用法:一次三四十丸,一日三次。

15. 竹沥达痰丸

组成:半夏二两,白茯苓二两,陈皮二两,大黄二两,白术、黄芩(酒炒)各三两,甘草、人参、青礞石各一两,沉香五钱。

制法:细末,用竹沥、生姜,和匀火熬,将前药和捣为稀浆样,晒干,如此三次,仍前竹沥姜汁和丸,如小豆大。

用法:一次三四十丸,一日三次。

16. 端本丸

组成:苦参二两,川黄连二两,牡蛎、蛤粉、白螺蛳壳(煅)、葛根、青蒿各一两。

主治:湿热下注,精关不固之梦遗、滑精、白浊等证。尤适用于酒家梦遗。

制法:以神曲糊为丸,梧子大。

用法:一次二三十丸,每日三次。

17. 清凉润燥汤

组成:当归、生地黄各一钱半,黄连、黄芩、芍药、川芎各一钱,天麻、防风、羌活、荆芥各八分,细辛六分,甘草五分。

主治:风热血燥麻木。

用法:水煎服。

18. 薤白趁痛散

组成:当归、牛膝、桂心、白术、黄芪、独活、生姜各五钱,甘草、薤白各三钱五分。

主治:产后气弱血滞,遍身疼痛,身热头痛。

用法:水煎服。

19. 增减续断丸

组成:人参、防风、鹿角胶、白术(炒)各七两,黄芪、续断、薏苡仁、山萸肉、牡丹皮、麦门冬、地黄、肉桂心、山茱萸、白茯苓、石斛各二两。

主治:寒湿之气痹滞,关节麻木疼痛。

制法:蜜丸,桐子大。

用法:一次三四十丸,一日三次。

20. 乌桕汤

组成:乌桕木皮。

主治:大便不通如神。亦能通小便。

用法:水煎小半盏,服之。

21. 滋阴降火汤

组成:当归、黄柏(盐炒)各一钱半,知母、牛膝、生地黄各一钱,白芍一钱二分,甘草梢、木通各八分。

主治:火燥、血少,气不得降而淋。

用法:水煎服,食前服。

22. 清眩化痰汤

组成:川芎、酒黄芩各一钱半,天麻一钱,半夏(泡汤)二钱,白茯苓、橘红各一钱二分,桔梗、枳壳各一钱,甘草四分。

主治:痰火上攻作眩,及气不降,胸满者。

23. 益气补肾汤

组成:人参、黄芪(蜜炙)各一钱二分,白术二钱,山药、山茱萸各一钱半,白茯苓一钱,甘草(炙)五分,枣二枚。

主治:眩晕证,淫欲过度,肾不能纳气归元,使诸气逆奔而上,此眩晕出于气虚也。

用法:水煎服。

24. 清上丸

组成:石菖蒲、酸枣仁、熊胆、茯苓、黄连、半夏、神曲、橘红各一两,僵蚕、青黛、木香各五钱,柴胡七钱半。

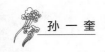

功效:安神。

主治:痰火眩晕。

制法:竹沥打糊为丸。

用法:食后,茶下一钱五分。

25. 血余散

组成:头发灰二钱,生蒲黄、生地黄、赤茯苓、甘草各一钱。

主治:血淋。

用法:煎调发灰,空心服。

26. 家藏神验血竭膏

组成:当归(酒洗)、白芷、大黄、黄连、黄柏、木鳖子(去壳)、皂角、杏仁、露蜂房各一两,乳香、没药、血竭各三两,血余一两,飞丹一斤,麻油二斤。

主治:一切痈疽疖毒。

用法:上除乳、没、血竭,余药入油熬焦,软硬适中,入乳香等搅匀即成膏。

(三)《医旨绪余》

1. 瓜蒌红花粉草汤

组成:大瓜蒌一枚,连皮捣烂,粉甘草二钱,红花五分。

主治:蛇串疮。

用法:水煎服。

参考文献

[1] 孙一奎. 赤水玄珠全集[M]. 北京:人民卫生出版社,1986.

[2] 储全根. 新安温补医家与温补流派[J]. 安徽中医学院学报,2011,30(4):11-13.

[3] 刘德胜,储全根,董妍妍,等.《太极图说》对孙一奎命门学说的影响[J]. 安徽中医学院学报,2012,31(2):7-8.

[4] 项秀芳,储全根. 新安医家孙一奎伤寒学术思想与贡献[J]. 安徽中医药大学学报,2014,33(1):19-21.

[5] 张宇鹏,杜松,尹玉芳,等. 孙一奎学术思想渊源探析[J]. 中国中医基础医学杂志,2015,21(5):491-493.

[6] 王鹏,洪靖,王炜. 宋元理学对孙一奎命门动气说的影响[J]. 陕西中医药大学学报,2017,40(5):16-18.

[7] 李芳菲,钱会南. 孙一奎对《难经》命门学说的继承与发挥[J]. 环球中医药,2018,11(8):1216-1218.

(储全根)

吴 正 伦

一、生平与著作

1. 生平简介

吴正伦,字子叙,号春岩,明代徽州府歙县(今安徽省黄山市歙县)澄塘人。约生于明嘉靖八年(1529年),约卒于明隆庆二年(1568年)。吴正伦一生坎坷。他幼年丧父,天资聪颖而好学,但家贫不能从师,就自己养鸡售卵以买书阅读,甚至典当衣物以购书。吴正伦认为"不必登第仕宦,而可以济生利物,莫如医",于是放弃了习儒做官之路,专心从事医学。他为了提升自己的医术,曾游历于三吴地区,即今长江下游苏州、镇江、湖州一带,师从平湖陆声野先生,出师后名声大噪于吴越之间。后来,吴正伦至京城行医,由于医术高明,"日起名公卿之剧疾,而甚则救大司马王公于已死",成功救治了多位皇亲贵胄的重病,因此誉噪京师,被举荐入皇家。

吴正伦在宫中先后为皇子朱翊钧和明隆庆皇帝某位贵妃进行了诊治,皆药到病除,由此得到明隆庆皇帝朱载垕的赏识,获得了丰厚赏赐。但吴正伦出身贫寒,为人正直,一心赴救,对宫廷内复杂的人际关系没有深刻了解。宫中太医因嫉妒吴正伦的医术和地位,担心吴正伦"技出己上,且惧移主眷而夺其位",借故宴请吴正伦,"置毒卮中以饮"。吴正伦酒后归家,中夜忽亡,去世时未足40岁。《脉症治方》洪琮序记录了此事,并以秦太医李醯因嫉妒而刺杀扁鹊一事相类比;吴正伦曾孙吴象先在其序中亦论及此事,云:"甚矣,人心之险欤","时先大人教小子至此,未尝不涕下涟,发上指也"。

吴正伦祖居歙县澄塘。澄塘吴氏世医家族以吴正伦学习医学为起端,在明清两代颇为繁盛,包括有吴正伦次子吴行简(字居敬)、族中侄孙吴崐(字山甫)、曾孙吴冲孺(字象先)、吴弘任、玄孙吴楚(字天士)等人都曾先后行医。吴楚《医验录》自序云:"寒家自先高祖春岩公以医术之神致太医之嫉,嗣是子孙世读儒书,虽不复专以医为业,而明于医者代有其人。"

吴正伦所著诸书,仅有《养生类要》2卷在明万历年间得以出版,余者皆长期未能刊行。吴正伦于1568年去世,其《脉症治方》书稿一直藏于其子孙手中。清顺治十年(1653年),名医程衍道在吴正伦曾孙吴冲孺家中阅及此书,大为赞赏,认为此书具有极高的理论与临床价值,称该书"是所谓详于脉不略于症,详于方不略于治者也。然其为幅仅二百余,未满十万言,于以禘轩岐,绎长沙、河间,主婺朱氏,而馋及诸家,庶几备矣。余以是勉冲孺氏梓行之,以嘉惠来学"。在程衍道的鼓励下,吴冲孺和侄子吴楚、儿子吴志持,两代人花了20年时间对《脉

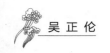

症治方》详加修订,最终在清康熙十二年(1673年)将其刊刻出版。

2. 著作简介

吴正伦在学术上,以《黄帝内经》和《伤寒论》为根基,参考金元诸家,博采众长,撰有《养生类要》《脉症治方》《活人心鉴》《虚车录》等医著,其中《养生类要》《脉症治方》尚存世。

(1)《养生类要》

此书分为前集、后集,共2卷,系统收录了气功养生、饮食养生、药物养生、四季养生、妇人养生、儿童养生、老人养生等内容。前集包括导引、防病、服饵、饮食等内容,记录有逍遥子导引诀、饮食论等,附补阴丸等养生方剂40余首。后集包括春、夏、秋、冬各季诸症治例和百余首方剂,根据四季气候变化给出相应的治疗思路和方药,体现了辨时施治的特点,收录济阴类、慈幼类、养老类方剂。全书内容简明,涉及面较广,具有一定的实用价值。本书存有明万历十六年戊子(1588年)吴氏木石山房刻本,1990年由上海古籍出版社影印出版,今有点校本若干种。

(2)《脉症治方》

此书4卷,附《医案》1卷,分为11门,卷一包括风门、寒门,卷二包括暑门、湿门、燥门,卷三包括火门、气门、血门,卷四包括痰门、郁门、补门。该书以《黄帝内经》《伤寒论》为主体,以金元医家刘完素、张元素、张从正、李东垣、朱丹溪等的学术为羽翼,广征各家理法方药,参以个人临床经验。该书前有清康熙十二年(1673年)十月洪琮序,次为清顺治十年(1653年)六月程敬通序,次为清康熙八年(1669年)九月吴象先序,次为吴正伦所拟凡例,次为正文四卷,次为附载名方、医案各1卷,末为吴志持跋。此书详辨外感内伤诸病,论述其脉象、证候、治法和方药,察脉审症,因症辨治,因治定方,具有一定的理论与临床价值。现存有清康熙十二年癸丑(1673年)澄溪倚云堂初刊木刻本2部,及清抄本(现存第一、四卷残卷),1990年上海科学技术出版社据中华医学会上海分会图书馆馆藏刻本影印出版,另有点校本两种。

二、学术思想与特色

吴正伦的临床学术思想集中于《脉症治方》一书,而养生学术内容则主要在《养生类要》之中。吴正伦在临床诊疗时,以外感、内伤为纲,以脉、症、治、方为目,提出"治病必以脉为先","脉明,而后审症","症明,而后论治","治法明,而后议方"。他紧扣《黄帝内经》《伤寒论》,以金元四家学术思想为羽翼,参以历代名家论述,附以自己的临床经验,依脉审症,从症论治,以治议方。吴正伦所论,对于中风、伤寒、中寒、瘟疫、伤暑、伤湿等外感病,以及消渴、噎膈、气证、血证、痰证、郁证、虚证等内伤杂病的诊断和治疗,具有一定的理论与临床价值。

(一)外感病发挥

吴正伦学识渊博,涉猎广泛,尤其推崇《黄帝内经》《伤寒论》等经典,摘录经典条文构建自己的学术框架,再取《脉经》《脉诀》及刘完素、张元素、张从正、李东垣、朱丹溪等人著述填充其中,佐以《伤寒六书》《医学正传》《明医杂著》《古今医统大全》《古今医鉴》等明代著作,吸取各家之长,较好地结合了各家学说与自己的临床经验。他在《脉症治方·凡例》中指出:"故论症专以《内经》为主,次以刘、张、李、朱四家议论为羽翼。或未备,则参以诸家之说,而直称某书云,或某云,使阅者知有根据。"

如对瘟疫,他以《伤寒论·伤寒例》观点为主,指出:"夫瘟疫之症,多由房劳太过,腠理开泄,少阴不藏,触冒冬时杀厉之气、严寒之毒。中而即病曰伤寒。不即病者,寒毒藏于肌肤,至春变为瘟病,至夏变为热病也。又有时行不正之气,如春应暖而反寒,夏应热而反凉,秋应凉而反热,冬应寒而反温,此非其时而有其气。是以一岁之中,无分少长,病皆相似者,此则时行之气,即瘟疫也。"吴正伦指出瘟疫的病因和治法都与伤寒不同,"先因伤寒热未除,更感时行之气,而为瘟疫也,治与伤寒不同"。他发现在临床上,瘟疫发于三阳者多、三阴者少,所以宜用辛平之剂发散之,不用伤寒治法,一般不用麻黄。吴正伦认为:"盖瘟病因春时温气而发,初非寒伤于表也,乃郁热自内而发于外,故宜辛平之剂以发散之。况时令已暖,不可用麻黄,如时令尚寒,少佐之亦可。"此外,对于李东垣曾经研究过的大头天行病,吴正伦也进行了临床探索,指出此证"乃湿热在高巅之上,并阳明邪热大甚,资实少阳相火而为之。视其肿势在何部,随经治之,用防风、羌活、酒芩、酒蒸大黄,随病加减治之,不可用降药",对李东垣创普济消毒饮治疗大头天行的方法进行了补充完善。

又如黄疸病,吴正伦引用《黄帝内经》条文,并参以个人观点,指出:《内经》曰:中央黄色,入通于脾。夫黄疸为病,肌必虚肿而色黄,盖湿热郁积于脾胃之中,久而不散,故其土色形于外。盖脾主肌肉,肺主皮毛,母能令子虚,母病子亦病矣。"吴正伦摘引《丹溪心法·疸》内容,指出黄疸的病机关键是湿热内蕴,其云:"丹溪云:不必分五疸,同是湿热,如盦曲相似。外有伤寒热,病阳内实,当下而不得下,当汗而不得汗,当分利而不得分利,故使湿热拂郁内甚,皆能令人发黄也。"在治法上,吴正伦借鉴《伤寒杂病论》和朱丹溪学术思想,强调针对病机遣方用药,指出:"病虽有五,同是湿热,治宜渗湿清热,五苓散,加茵陈、黄连之类。食积者,量其虚实下之,其余但利小便,小便利,则黄自退。在上者,尤宜发汗为佳。"

(二)辨证五脏为纲

吴正伦对脏腑辨证亦有涉及,从病因、病机、诊断、证候、治法、方药等方面,阐释了各病证与脏腑之间的关系,同时继承了易水学派观点,重视药物的脏腑归经。

以火热病为例,从病因看:"火之为病,出于脏腑者然也。若夫五志之交攻,七情之妄动,其火随起,如大怒则火起于肝,醉饱则火起于脾,房劳则火起于肾,悲哀动中,则火起于肺,心为君火,自焚则死矣。"他认为火热病出于各脏,对火热病与情志、醉饱、房劳的关系进行了探讨。

从病机来看:"君不主令,相火代之,寄于肝肾之内,附于脾肺之间。凡诸经动者,皆属于火。起于肝谓之风火,生于脾谓之痰火,入于气为无根之火,动于肾为消阴伏火,存于心肺入于血分为有余之火,散于各经为浮游之火。"

从诊断来看:"而热有五脏,热有内中外热。是故,轻手扪之而热,热在皮毛血脉也,心肺主之。重按至骨,蒸手而热,热在筋骨也,肾肝主之。不轻不重而热,热在肌肉也,脾主之。"通过切诊的轻重变化,判断火热伏藏的脏腑。

从证候与治则来看:"暴热病在心肺,积热病在肾肝。虚热不能食,自汗,气短,属脾虚,以甘寒温而行之。实热能食,口干舌燥,便难,属胃实,以辛苦大寒药下之。火郁而热,乃心火下陷脾土,抑而不伸,五心烦热,宜汗之发之。心神烦乱,血中伏火,蒸蒸然不安,宜镇心火,朱砂安神丸治之。骨蒸劳热,乃五脏齐损病,憔悴发热,盗汗失血,宜滋阴养血。苟不明此诸火热之病,施治何所根据,故集其略以备参考,庶免实实虚虚之祸也。"主要是对火热病的虚实进行了探讨。

从治法和方药来看:"若心火亢极,郁热内实,为阳狂之病,以寒咸之剂折之,如硝、黄之属。若肾水受伤,真阴失守,无根之火妄炎,为阴虚之病,以壮水之剂制之,如黄柏、地黄、玄

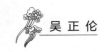

参之属。若右尺命门火衰,为阳脱之病,以温热之剂制之,如姜、附之属。若胃虚过食冷物,郁遏阳气于脾土之中,为火郁之病,以升散之剂发之,如升麻、葛根之属。"其心火亢盛之论近乎刘完素学说,肾水之论法于朱丹溪滋阴学说,治火郁之法法自李东垣脾胃论,命门火衰、真阴失守之论与明代温补学派孙一奎、赵献可、张景岳等人相近。

从药物归经来看,他借鉴了张元素的学术思想:"以脏气加之,如黄连泻心火,黄芩泻肺火,芍药泻脾火,柴胡泻肝火,知母泻肾火,柴胡、黄芩泻三焦火,木通泻小肠火,石膏泻胃火,黄柏泻膀胱火,此皆苦寒之味,能泻有余之火耳。"

(三)系统论述养生

《养生类要·春岩子传》指出:"闻之往圣,养人先以五味五谷,次以五药,使六疾六气不能相淫,民罕疲病,言治未病愈于已病治也。因著编书曰《养生类要》。"吴正伦在《养生类要》一书中系统论述了养生学术思想,包括导引、防病、服饵、饮食及四季养生等内容,尤为重视妇人、儿童、老人养生,并收录了百余首养生方剂及药膳。

1. 重视导引按摩

《养生类要·前集》收录了《逍遥子导引诀》《邹朴庵玉轴六字气诀》等篇,包括导引、按摩等内容。

《逍遥子导引诀》提倡以咽津、叩齿、运睛、掩耳、摩面等方法养生。例如咽津之法为:"平明睡醒时即起,端坐凝神息虑,舌抵上腭,闭口调息,津液自生,渐至满口,分作三次,以意送下。久行之,则五脏之邪火不炎,四肢之气血流通,诸疾不生,永除后患,老而不衰。"叩齿之法如:"齿之有疾,乃脾胃之火熏蒸。侵晨睡醒时,叩齿三十六通,以舌搅牙根之上,不论遍数,津液满口方可咽下。每作三次乃止。及凡小解之时闭口,紧叩其齿,解毕方开。永无齿疾。"

《邹朴庵玉轴六字气诀》篇云:"呼有六,曰呵、呼、呬、嘘、嘻、吹,吸则一而已。"六字诀与四时相应,可治五脏六腑之病,"其法以呼而自泻出脏腑之毒气,以吸而自采取天地之清气以补之",以呵字治心气,以呼字治脾气,以呬字治肺气,以嘘字治肝气,以嘻字治胆气,以吹字治肾气。

2. 调节情志起居

《陶真人卫生歌》篇指出:"摄生之要,在去其害生者。"吴正伦认为,养生要诀在于去除欲望,调摄起居,节制饮食,其云:"万物惟人为最贵,百岁光阴如旅寄。自非留意修养中,未免病苦为心累。何必飡霞饵火药,妄意延龄等龟鹤。但于饮食嗜欲间,去其甚者将安乐。"凡事皆不可过度,过则为害。

《养生叙略滋补方论》篇云:"按《内经》曰:古人治未病不治已病,所以为上工也。夫饮食男女,人之大欲,尤当顺时节摄,勿使过焉。何疾之有?"该篇进一步指出,欲望、劳累、情绪、饮食等过极都会损伤人体脏腑功能,其云:"人之未闻道者,放逸其心,迷于生乐,以精神徇智巧,以忧畏徇得失,以劳苦徇礼节,以身世徇财利,四徇不去,心为之疾矣。极力劳形,燥暴气逆,当风纵酒,食嗜辛咸,肝为之病矣。饮食生冷,温凉失度,久卧、太饱、太饥,脾为之病矣。久坐湿地,强力入水,纵欲房劳,三田漏溢,肾为之病矣。呼叫过常,辨争倍答,冒犯寒暄,恣食咸苦,肺为之病矣。"

《男女论》篇指出:"天地氤氲,万物化醇,男女媾精,万物化生。此造化之本源,性命之根本也。故人之大欲,亦莫切于此。嗜而不知禁,则侵克年龄,蚕食精魄,暗然不觉,而元神、真气去矣,岂不可哀?"吴正伦指出,"男精女血,若能使之有余,则形气不衰,而寿命可保矣",

因此房室必须节制以保护精血。吴正伦认为"上士知之,可以延年祛病,其次不以自伐,下愚纵欲,损寿而已",应当"恒有节度",知七损八益,则血气、精气二者可调,否则人自离精,容易早衰。吴正伦指出,在多种情况之下不宜行房,包括天时不利、身体羸弱、劳累、醉酒、饱食、喜怒未定、女人月潮、疾患未平、新沐浴后、无情强为等。

《孙真人卫生歌》篇指出要重视情志、起居、饮食等调养,以保护元气。其云:"卫生切要知三戒,大怒大欲并大醉。三者若还有一焉,须防损失真元气。"养生有三戒三惜,戒怒、戒欲、戒醉、惜命、惜身、惜气,防止真元之气损失。人生于天地之间,以父精母血而成。养生首要戒性,情绪稳定,喜乐有常,减少嗔怒,去除思虑和烦恼。此论还指出应当以六字诀养脏腑之气,多梳头、叩齿、漱津、摩面,饭后散步、摩腹。饮食需随四季变化,夏天不要喝冰水,少吃生冷食物,少吃油腻,不可过饱,不要太渴。衣着也需随季节而加减,注意保暖、防风。

3. 注重饮食养生

《养生类要·前集》收载《饮食论》《食物所忌所宜》《解饮食诸毒》《诸病所忌所宜》等篇,多涉及饮食养生。吴正伦重视日常饮食,指出:"人知饮食所以养生,不知饮食失调亦能害生。故能消息使适其宜,是贤哲防于未病。"

吴正伦指出:"故上士澹泊,其次中和,此饮食之大节也。"《饮食论》篇强调养生需养内,以血气调顺冲和为贵,指出:"善养生者,养内;不善养生者,养外。养内者,恬澹脏腑,调顺血气,使一身之气流行冲和,百病不作。"因此,他提醒养生者需注意节制饮食,"大渴勿大饮,大饥勿大食,恐血气失常,卒然不救也","养外者,恣口腹之欲,极滋味之美,穷饮食之乐,虽肌体充腴,容色悦泽,而酷烈之气内蚀脏腑,形神虚矣,安能保合太和,以臻遐龄?庄子曰:人之可畏者,衽席饮食之间,而不知为之节,诚过也。其此之谓乎?"

(1)注意饮食之质

《养生类要》指出五味不可过偏,而宜淡薄。《陶真人卫生歌》篇云:"五味淡薄令人爽,稍多随其脏腑各有损伤。故酸多伤脾,辛多伤肝,咸多伤心,苦多伤肺,甘多伤肾。此乃五行自然之理,初伤不觉,久乃成患。"《饮食论》篇云:"《内经》曰:多食咸则脉凝涩而变色;多食苦则皮槁毛拔;多食辛则筋急而爪枯;多食酸则肉胝皱而唇揭;多食甘则骨肉痛而发落。偏之为害如此。故上士澹泊,其次中和,此饮食之大节也。"五味需谨节而不可弃绝,《逍遥子导引诀》篇云:"五味之于五脏,各有所宜,若食之不节,必致亏损。孰若食淡谨节之,为愈也。然此淡亦非弃绝五味,特言欲五味之冲淡耳。仙翁有云:断盐不是道,饮食无滋味。可见其不绝五味也。"

五脏各有所宜食物,吴正伦在《诸病所忌所宜》篇中云:"肝病宜食小豆、犬肉、李、韭;心病宜食小麦、羊肉、杏、薤;脾病宜食粳米、葵、枣;肺病宜食黄黍米、鸡肉、桃、葱;肾病宜食大豆、猪肉、栗、藿、胡桃。"吴正伦此论源于《灵枢·五味》,该篇中有云:"肝色青,宜食甘,秔米饭、牛肉、枣、葵皆甘;心色赤,宜食酸,犬肉、麻、李、韭皆酸;脾色黄,宜食咸,大豆、豕肉、栗、藿皆咸;肺色白,宜食苦,麦、羊肉、杏、薤皆苦;肾色黑,宜食辛,黄黍、鸡肉、桃、葱皆辛。"此外,稍饮酒可以"壮脾胃",茶"味苦,气清,能解山岚瘴疠之气,江洋雾露之毒,及五辛炙煿之热",饴糖、大麦叶"健胃",白扁豆"清胃解毒",蒜"快胃消滞"等。

吴正伦提倡老人可以适当服用药酒和粥,他在"养老类"中收载了固本酒、菖蒲酒、菊花酒、冬青子酒、紫苏子酒和鸡头实粥、薏苡仁粥、莲肉粥。其中固本酒以人参、甘州枸杞、天门冬、麦门冬、怀生地、怀熟地加入烧酒制成,老人常服可以补脾、清肺、养心、益肾、大补阴血;

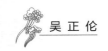

菖蒲酒可以通血脉,调荣卫,聪耳明目,久服气力倍常;菊花酒中除用菊花外,还加入了生地黄、地骨皮,可以清心、明目、养血、疏风;紫苏子酒可以调中、益五脏、下气、补虚、润心肺、消痰顺气。鸡头实粥老人常用,可以益精强肾、聪耳明目;薏苡仁粥治老人脾胃虚弱,疏风湿,壮筋骨;莲肉粥可以补脾胃,养心肾。

(2)控制饮食之量

吴正伦认为,饮食的关键在于淡泊与中和,节制饮食是最好的养生方法。其云:"食欲少而数,不欲顿而多,常欲饱中饥、饥中饱为善尔。"一顿过饱容易伤及脾气,其云:"食不欲粗并欲速,只可少餐相接续。若教一饱顿充肠,损气伤脾非汝福。"在饥渴之时,尤其要注意饮食量,否则会导致气血失常。吴正伦云:"不欲极饥而食,饥食不可过饱;不欲极渴而饮,渴饮不欲过多。食过多则结积,饮过则成痰癖","不欲苦饱,饱则筋脉横解,肠癖为痔",若大饮,则气乃大逆。

吴正伦指出,多种食物不可过量食用,糯米"久食身软,发风动气",饴糖"多食损齿",稷米"不宜食,又不宜同川乌、附子服",大麦叶"多服消肾",赤小豆"久食虚人",葱"多食则昏人神",韭"病人少食,多食助阳,昏神暗目,酒后尤忌",蒜"多食生痰动火,伤肝损目弱阳",胡荽"久食令人健忘""损阳、滑精、发痼疾",醋"多食助肝损脾胃,损人骨,坏人颜色",白萝卜"久食耗肺气",茶"宜少,否则不饮尤佳,多饮则去人脂,令人下焦虚冷。饮则尤不宜用,唯饱食后一二茶盏不妨。最忌点盐及空心饮,大伤肾气"。

对于酒,吴正伦的观点是可以适当饮用,不宜过多。其云:"酒饮少则益,过多则损,惟气畅而止可也。饮少则能引滞气,导药力,调肌肤,益颜色,通荣卫,辟秽恶。过多而醉,则肝浮胆横,诸脉冲激,由之败肾、毁筋、腐骨、伤胃,久之神散魄溟,不能饮食,独与酒宜,去死无日矣。饱食之后,尤宜忌之。"

(3)考量饮食之时

吴正伦认为,饮食要注意随一年四季而变化,但总宜温食,慎避寒凉。他指出:"凡以饮食,无论四时,常欲温暖,夏月伏阴在内,暖食尤宜。"又云:"四时惟夏难将摄,伏阴在内腹冷滑。补肾汤药不可无,食物稍冷休哺啜。"他指出,夏季"心旺肾衰,肾化为水,至秋乃凝,及冬始坚,尤宜保惜",因此夏月不问老少,都宜食暖物,至秋则不患霍乱吐泻。腹中常暖之人,元气壮盛,诸疾不生。

吴正伦还认为,饮食也需考虑一日阴阳盛衰。其云:"空心茶,卯时酒,酉后饭,俱宜少用。"吴正伦认为不宜夜食,"晚食常宜申酉前,向夜徒劳滞胸膈",原因是:"盖脾好音声,闻声即动而磨食。日入之后,万响都绝,脾乃不磨食,食即不易消,不消即损胃,损胃即不受谷气,谷气不受即多吐,多吐即为翻胃之疾矣。"夏月夜短,尤忌晚食。而且脾好音乐,《周礼》称"乐以侑食",吴正伦认为吃饭时闻丝竹之声,神清气爽,可助脾运化。

(4)明确食后注意事项

吴正伦重视饮食之后的注意事项,指出饱食之后不宜立即睡卧,亦不可过度运动。其云:"养生之道,不宜食后便卧,及终日稳坐,皆能凝结气血,久则损寿。"又云:"食饱不得速步、走马、登高、涉险,恐气满而激,致伤脏腑。"

吴正伦认为,食后较好的养生方式是缓行、摩腹等。《饮食论》篇云:"食后常以手摩腹数百遍,仰面呵气数百口,赵趄缓行数百步,谓之消食。食后便卧,令人患肺气、头风、中痞之疾。盖荣卫不通,气血凝滞故尔。是以食讫当行步踌躇,有作修为乃佳。语曰:流水不腐,户枢不蠹，以其动也。"《陶真人卫生歌》篇云："食后徐徐行百步，两手摩胁并腹肚。须臾转手摩肾堂，谓之运动水与土。仰面仍呵三四呵，自然食毒气消磨。醉眠饱卧俱无益，渴饱饥飧犹戒多。"吴正伦还指出食后应漱口护齿，其云："食后以浓茶漱口，令齿不败。"

（5）详论饮食之忌

吴正伦对饮食禁忌有较多探讨，指出："瓜果不时，禽兽自死，及生鲜煎煿之物，及夫油腻难消，粉粥冷淘之类，皆能生痰动火，疮疡癥癖并不宜食。"他详细列举100余种食物之宜忌，指出勿食非季节、生冷、过热、油腻、不卫生等食物，否则容易引动痰火，伤损脾胃。搭配不当不可食用，如"生姜与蜜同食做胀，下痢腹痛"。存储不当不可食用，如"铜器内盛水过夜不可饮，坛瓶内插花宿水有毒杀人不可饮"。有些食物不可生食，如"鸡头子名芡实，生不宜食，熟能益肾固精，亦可疗饥"。此外，出于护齿的目的，吴正伦认为食热物后不宜再食冷物，食冷物后不宜再食热物，冷热相激必患牙疼。

吴正伦指出饮酒禁忌较多，其云："饮酒后不可饮冷水、冷茶，被酒引入肾中，停为冷毒，多久必然腰膝沉重，膀胱冷痛，水肿消渴，挛躄之疾作矣。酒后不得风中坐卧，袒肉操扇，此时毛孔尽开，风邪易入，感之令人四肢不遂。"

《诸病所忌所宜》篇，总结了五脏疾病、风病、时行、伤寒、疟症、眼病、齿病、心痛、脚气、黄疸、血证、痛疖、癞风、久病及产后病等多种疾病需注意的忌口。如疟症，"勿食羊肉，恐发热致重；愈后勿食诸鱼，必复发"；黄疸病，"忌湿面、鱼、鹅、羊、胡椒、韭、蒜、炙煿、糟、醋，犯之缠绵不愈而死"；咯、衄、吐血诸证，"忌炙面、韭、蒜、烧酒、煎煿、腌糟海味、硬冷难化之物"；"产后忌食一切生冷、肥腻、滞硬难化之物，唯藕不忌，以其能破血也"。

《服药所忌》篇则指出服药时的忌口，如服茯苓忌醋，服人参、地黄、何首乌忌萝卜等，"凡服一切药，皆忌胡荽、蒜、生冷、炙煿、犬肉、鱼鲙、腥臊、酸臭、陈腐、黏滑、肥腻之物"。

《解饮食诸毒》篇，则记录了常见食物中毒的解救之法，例如"凡诸毒以香油灌之，令吐即解"，又如"凡饮食后，心膈烦闷，不知中何毒者，急煎苦参汁，饮之令吐即解。或用犀角煎汤饮之，或以苦酒煮犀角饮之俱解"。

总的来说，吴正伦重视饮食养生，对于饮食的质、量、搭配，饮食的时间和环境，食后注意事项，饮食的脏腑宜忌、诸病宜忌、服药禁忌等，都进行了系统论述，强调五味调和，提倡暖食，拒食生冷食物，强调适量、适时饮食，重视茶、酒、粥等的食用方法，具有一定的学术价值。

（四）四季治疗大法

《养生类要·后集》引用《素问·四气调神大论》的学术观点，结合人体脏腑的特点，系统阐述了季节更替、气候变化对人体生命活动、养生和治疗的影响，指出了四季的养生要点，收载了春夏秋冬四季诸症治例，强调"顺时节摄，勿使过焉"，附有四季常用方剂。

《春月诸症治例》篇云："大法春月天气上升，人气亦上升应之。故春月诸症宜吐、发散、升提，不宜降下、通利。"春月，肝胆木气用事，木旺则土亏，故脾胃土气容易受邪，"宜抑肝补脾药为主，清补养心药佐之"，随症施治，全在活法。

《夏月诸症治例》篇云："大抵夏三月，天气蓄越，阳气发越于外，阴气伏藏于内。是故夏月诸症，宜补阴养阳。"因脾胃喜温而恶寒，故"食忌瓜果冰水，药禁纯用寒凉。先哲每于诸凉药中必加炮姜，正此意也"。夏月，心、小肠火用事，肺、大肠金受伤，可用生脉散救天暑之伤庚金，金清则水得以滋其化源。李东垣清暑益气汤也可使用。此方专以胃气为本，"土旺而金自荣，不为火所制，脾胃旺自能健运，荣养百骸，暑湿之邪自不能干矣"。

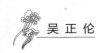

《秋月诸症治例》篇云："大抵秋三月，天气清肃下降，人气亦下降。故秋月诸症宜下（谓下泄也）、分利（谓利小便），宜清、和解，不宜升散。"秋月，肺、大肠金气用事，金旺则木受制，故有诸郁、诸气、诸痛、诸疮、诸积等症，宜培脾土以生肺金，滋肾水以养肝木，养血以润燥。

《冬月诸症治例》篇云："大抵冬气严寒，万类潜藏，君子固密，毋触冒寒邪。其触冒者，即伤寒也。"冬三月，太阳寒水用事，水旺则火受邪，金寡于畏，故容易出现喘嗽、腹满急痛、癥瘕积聚、坚痞颓疝、下利清白、吐利腥秽、中风瘫痪、屈伸不便、厥逆等症，"治宜温中散寒，不宜攻下利泄"。

三、临证经验

吴正伦指出，各种病证不外乎六气四因，其中风寒暑湿燥火六淫自外而致，气血痰郁四因诸病自内而生，虽然变幻多端，大要皆不越此。吴正伦坚持按脉审症，因症酌治，因治定方，对 11 门病证的脉象、证候、治法、方药进行了系统研究，条理井然，使学习者了如指掌。

1. 擅长鉴别诊断

吴正伦擅长从病因、脉象和症状等对疾病进行鉴别，从而对证治疗。

如中风病，"大率主血虚有痰，或挟火与湿热，治法以顺气、祛痰、清热、疏风、发散、吐下之类为先，补养次之，更以伤、中、感三者辨别轻重为治乃妙。"在左属死血，四物加桃仁、红花之类，甚者桃仁承气汤下之。在右属痰与气，二陈加南星、贝母、姜汁、竹沥之类。气用乌药顺气散。痰壅盛者，或口眼歪斜不能言语，皆用吐法，瓜蒂、藜芦、虾汁之类，分轻重用之。气虚卒倒，用参、芪补之。夹虚，浓煎参汤加竹沥、姜汁。血虚宜四物补之，夹痰亦加姜汁、竹沥。半身不遂，区分在左在右，治法如前气血二药，并加姜汁、竹沥。其治疗中风的基本思路沿袭自朱丹溪，从病机入手，祛邪为主，补养次之，注意分辨中风轻重，层次清晰，加减合理。

又如伤寒病，若诊断为正伤寒应依从张仲景六经辨证，而若判断为"非时伤寒，或挟内伤者，或挟食，或兼风兼湿者"，吴正伦则多选用金元诸家的方药，明确了诸家治法的适用范围。其云："凡此之类外形相似，内实不同，治法多端，不可或谬。必须审其果为温病、热病及温疫也，则用河间法。果为气虚、伤食及内伤也，则用东垣法。果为阴虚及痰火也，则用丹溪法。果为正伤寒例病也，则遵用仲景法。如此则庶无差误以害人性命矣。"他还认为在辨证施治时，需考虑病程、病势、患者年龄、体质等因素，其云："须分轻重缓急，老少虚实，久病新发，妇人胎产，室女经水。"

吴正伦指出，对病证的表里虚实寒热，一定要判断清楚，否则为害甚重。吴正伦多以脉证相参来辨别诊断诸病："脉有浮沉虚实，症乃传变不常，全在活法二字，不可拘于日数。但见太阳症在，直攻太阳；但见少阴症在，直攻少阴；但见真寒，直救真寒。见此三症，便作主张，不必悉具。当知如何处治，此为活法，若同而异者明之，似是而非者辨之。"吴正伦指出："若表里汗下之法，一或未当，则死生系反掌之间，可不深思而明辨哉！"

吴正伦指出，错误诊断会带来严重后果，如抱薪救火，其云："日数虽多，但有表症而脉浮者，尚宜发散，此事不明，攻之为逆。经云：一逆尚引日，再逆促命期。若表症解而里症具者，不可攻表，日数虽少，但有里热症而弦实者，急当下之，此事不明，祸如反掌。经云：邪热未除，复加燥热，犹抱薪积火矣。如直中阴经真寒症，无热恶寒，不渴，只宜温补，切禁寒凉之药，此事不明，杀人甚速。"

2. 善于对症加减

吴正伦临证多用张仲景方及金元诸家方剂,主张知常达变,参考易水学派药物理论,根据病因、病机、病位、病程、主证、兼夹证、季节、患者年龄、体质、孕产等因素对方剂的药味和剂量进行加减,不泥于古方。

如小续命汤可根据六经中风加减:"太阳经中风,有汗,加桂枝汤;无汗,加麻黄汤。阳明经中风,加葛根汤。少阳经中风,加羌活、柴胡各一钱,或小柴胡汤。太阳经中风,加干姜八分,倍附子。少阴经中风,加桂枝八分,倍附子。厥阴经中风,加连翘、羌活各八分。"还要考虑季节:"春月,宜倍用麻黄、川芎。夏月,宜加石膏,倍用黄芩。秋月,宜倍用当归,加生地黄姜汁浸三日,焙干。冬月,宜倍用附子,加干姜七分。"还需考虑妇人胎前产后、汗多、疼痛、痰盛等加减,如"痰涎壅盛,加南星、半夏各一钱五分、姜汁一盏、竹沥二盏"。

又如内伤之证有多种兼夹证,"但有挟痰者,有挟外感者,有热郁于内而发者,有饮食所伤者,皆以补元气为主,看所挟而兼用药",吴正伦以李东垣补中益气汤为主方进行加减。其云:"挟痰者,补中益气加半夏,以姜汁、竹沥传送。挟外感者,补中益气加发散,如防风、羌活、白芷之类。挟食者,补中益气加消导,如山楂、枳实之类。气虚热甚者,少加附子,以行参、芪之功。"吴正伦指出若内伤、外感合病,辨证施治更需谨慎:"若显内症多者,则是内伤重而外感轻,宜以补养为先,而发散次之。若显外症多者,则外感重而内伤轻,宜以发散为急,而补养次之。"吴正伦采纳张元素等人等学术观点,指出若挟外感,应以补中益气汤加本经发散之药治之:"如见太阳症,加羌活、藁本、桂枝各等分;如见阳明症,加葛根一钱,倍升麻;如见少阳症,加黄芩、半夏各一钱、川芎八分,倍加柴胡一钱;如见太阴症,加枳实、厚朴各一钱;如见少阴症,加瓜蒌根一钱、生甘草五分;如见厥阴症,加川芎一钱;若变症发痰,加玄参、干葛各一钱,倍升麻。"他对补中益气汤提出了50余种加减思路,如:"气血虚甚者,加熟附子一钱五分,以行参、芪之功,阳旺则生阴也。挟外感,加防风、羌活各一钱五分、干葛、白芷、川芎各八分,倍柴胡。挟痰者,加半夏一钱五分、茯苓一钱、姜汁半盏、竹沥一盏。兼郁热者,加川芎、山栀、香附各等分。腹中痛者,加白芍药一钱二分、官桂六分。"用补中益气汤治疗中风咳嗽,还需根据季节加减:"春加款冬花、佛耳草各一钱、川芎五分,夏加麦门冬一钱五分、五味子五分或七分,秋冬加连节、麻黄一钱。久嗽肺中伏火,去人参、黄芪,加石膏一钱五分、黄芩一钱。"上述加减变化颇为精妙,扩展了补中益气汤的临床运用范围,提升了用药的精细度。

吴正伦指出,病程、病势、患者年龄等因素也需在加减法中予以考虑,其云:"久病者过经不解,坏症也,新发者,始病也。老者血气衰,少者血气壮,缓者病之轻,急者病之重。寒药热服,热药凉服,其中和之剂,则温而服之。"例如对四君子汤,吴正伦指出:"上四君子汤加减方法也,须量病轻重虚实,临症斟酌方剂大小,庶无实实虚虚之误,倘收未备,惟达者正之。"

再如针对四物汤,"血主方,生血去热,补虚益精,主女人用,男子血虚",吴正伦给出了130余种加减法,考虑病症虚实、兼夹变化、年龄长幼、妇人经期前后、胎前产后、体质强弱、性情缓急,用药皆有差别,"详病虚实,增损用之,思过半矣","随有他症,依后加减。此方春宜加防风,夏宜加黄芩,秋宜加天门冬,冬宜加桂枝,此常服顺四时之气,而加减未有不中者也"。

不仅药味需要加减,药量也需随证候、季节、病程、患者体质等因素进行调整,不宜拘泥于原始剂量。如防风通圣散,头痛加用川芎、石膏各一倍,诸风潮搐倍用大黄、栀子,打仆伤损等倍用当归、大黄。又如十全大补汤治气血虚损,需随季节、"随症轻重加减","春,倍川芎;

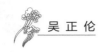

夏,加麦门冬一钱、黄芩八分;秋冬,加炒黑干姜五分,倍当归",脾胃虚弱需倍白术。再如加减黄芩芍药汤治赤白痢疾,白痢久而气虚胃弱需减黄芩、黄连、芍药一半剂量,赤痢久而血虚胃弱应减黄芩、黄连、枳壳仅用三分之一,久不愈减黄芩、黄连各七分,痢久滑泄不禁减黄芩、黄连到一半,秋后痢减黄芩、黄连至三分之一。

3. 注意煎服方法

吴正伦对方剂的煎法、服法等进行了较为细致的探讨。

他指出,煎煮等制药方法需根据病证、药物性味等加以调整。如四物汤治恶血入络,入姜汁半盏,水酒煎服三四帖;治吐血、妇人血下如注,用童便煎;治产后浮肿,用鲤鱼汤煎。防风通圣散治冒风症,入粟米煎。当归羌活汤治挫闪瘀血腰痛,凝滞在内,加桃仁、红花、苏木各一钱五分,木香五分,麝香一分,临服下,酒煎服。大柴胡汤诸药先煎,将熟之时再下大黄。加味托里散水一钟半,生姜二片,葱白一根,煎至七分,加酒一呷。仙方活命饮以无灰酒五茶钟,装入有嘴瓶内,以厚纸封口,煎至三大钟,去渣,作三次食前后服,能饮酒者,服药后,再饮三五杯。

服药时还需根据病证调整其寒温、频次、食前食后、昼夜等。如双解散稍热服,人参败毒散热服微汗为度,黄连香薷饮治暑症、自汗、烦渴而燥需用井水沉冷服。又如三黄石膏汤连进三五服即愈,普济消毒饮子徐徐服,六和汤、越鞠二陈汤不拘时服。再如加减五苓散、橘核顺气汤等空心服,小续命汤等食前热服,滋血润肠汤、加减分清饮等食前服,加味芎归汤、清肺饮子、四物菊花汤、加减凉膈散等食后服,芎芷葛苏散等食后热服,防风通圣散、五积散、三补汤等食远热服,清暑益气汤等食远稍热服,十全大补汤、附子理中汤、补中益气汤、香砂养胃汤、平胃散、胃苓汤、加减黄芩芍药汤、柴苓二陈汤、索矩三和汤、当归羌活汤、清金润燥汤、加减清燥汤、五汁饮、清痰养血汤、调中散火汤、八物汤、四物汤等食远服。四物调中汤食前服,其药渣煎后食远服,凉血地黄汤与此相类。加味托里散病在上则食后服,病在下则食前服。麻黄汤热服后,以衣被盖取汗热,热遍身至手足心即止,不必再服;如汗未出,宜吃热稀粥一碗,以助药力,汗出即止;如未出,再煎一服,加淡豆豉一撮,如前汗之。太极丸早晚各一服。梦遗精滑,夜服安神丸,晨服坎离丸,莲肉汤下,或以黄柏、知母煎汤吞下八味丸亦可。

多种丸剂和汤剂,还有特殊送服之法。如辟巽锭子治妇人产后血晕昏迷,用童便煎姜汤送下。截疟丹五更时空腹,用无根水煎青蒿汤送下。脾约丸每服三五十丸,白汤下,量虚实用之。固本还睛丸每服九十丸,空心盐酒送下。治女人夜梦,清晨用加减分清饮、妙香散,莲肉汤调下。清痰养血汤临服时,加姜汁五匙、竹沥一盏、芦根汁二盏,同药搅匀服。和气饮煎熟,加葱自然汁半盏和服。

总的来说,吴正伦从临床出发,以脉症治方为纲,合理加减变化,对《黄帝内经》《伤寒杂病论》及金元诸家学术思想有较好的继承,论述颇为精当,具有一定的学术特色和临床价值。

四、医论医话选录

1. 养生叙略

按《内经》曰:古人治未病不治已病,所以为上工也。夫饮食男女,人之大欲,尤当顺时节,摄勿使过焉。何疾之有?人多昧之,今略述所闻于左:

所谓饮食者,即《内经》云:阴之所生,本在五味,阴之五宫,伤在五味。若五味口嗜而饮食之,勿使过焉,过则伤其正也。谨和五味,骨正筋柔,气血以流,腠理以密,骨气以精。谨道如法,长有天命,此东垣法,积术丸也。所谓男女者,即《内经》云:无阳则阴无以生,无阴则阳无以化。此天地自然之妙用,人道之大本也。但此为爱河欲海,上智之士对景忘情,形须交而精不摇,气虽感而神不动,以逸待劳,以静待哗,以色为空,以无为有,夺得至宝,能增寿源。世降以来,民生多溺而乐与乐取,况其情欲无涯,此难成易亏之阴精,若之何而可以供给耶?此丹溪补阴丸所由立也。又按冠氏曰:人之未闻道者,放逸其心,迷于生乐,以精神徇智巧,以忧畏徇得失,以劳苦徇礼节,以身世徇财利。四徇不去,心为之疾矣。极力劳形,燥暴气逆,当风纵酒,食嗜辛咸,肝为之病矣。饮食生冷,温凉失度,久卧、太饱、太饥,脾为之病矣。久坐湿地,强力入水,纵欲房劳,三田漏溢,肾为之病矣。呼叫过常,辨争倍答,冒犯寒暄,恣食咸苦,肺为之病矣。五病既作,故未老而羸,未羸而病,病至则重,重则必毙。呜呼!此皆不思妄行而自取之也。卫生君子能慎此五者,更悟饮食、男女二论,可以终身无病矣。《经》曰不治已病治未病,此之谓也。

(《养生类要·养生叙略·滋补方论》)

2. 春月诸症治例

《内经》曰:春三月,此谓发陈,天地俱生,万物以荣,夜卧早起,广步于庭,披发缓形,以使志生,生而勿杀,予而勿夺,赏而勿罚,此春气之应,养生之道也。逆之则伤肝,夏为寒变,奉长者少。

大法:春月天气上升,人气亦上升应之。故春月诸症宜吐、发散、升提,不宜降下、通利。盖吐即古之宣剂,今人谓宣为泻者,误也。春月肝胆木气用事,木旺则土亏,故脾胃土气受邪,宜抑肝补脾药为主,清补养心药佐之,随症施治,全在活法。虚则补之,实则泻之,寒则温之,热则清之,高者抑之,下者举之,以平为期。余皆仿此。今将春月诸症宜用方法详陈于左,对症施治,权而用之,毋胶柱而鼓瑟,始可以言医矣。

(《养生类要·春月诸症治例》)

3. 夏月诸症治例

《内经》曰:夏三月,此谓蕃秀,天地气交,万物华实,夜卧早起,无厌于日,使志无怒,使华英成秀,使气得泄。若所爱在外,此夏气之应,养长之道也。逆之则伤心,秋为痎疟,奉收者少,冬至重病。

大抵夏三月,天气蕃越,阳气发越于外,阴气伏藏于内。是故夏月诸症,宜补阴养阳,盖脾胃喜温而恶寒,食忌瓜果冰水,药禁纯用寒凉。先哲每于诸凉药中必加炮姜,正此意也。盖夏月心、小肠火用事,肺、大肠金受伤,孙真人制生脉散,于夏月救天暑之伤庚金,金清则水得以滋其化源,其旨微矣。东垣推广其意,制清暑益气汤,专以胃气为本。盖土旺而金自荣,不为火所制;脾胃旺自能健运,荣养百骸,暑湿之邪自不能干矣。今将夏月合用诸方详陈于左,对症活用,无执一也。

(《养生类要·夏月诸症治例》)

4. 秋月诸症治例

《内经》曰:秋三月,此谓容平,天气以急,地气以明,早卧早起,与鸡俱兴,使志安宁,以缓秋刑,收敛神气,使秋气平,无外其志,使肺气清,此秋气之应,养收之道也。逆之则伤肺,冬为飧泄,奉藏者少。

大抵秋三月,天气清肃下降,人气亦下降。故秋月诸症宜下(谓下泄也)、分利(谓利小便),宜清,和解,不宜升散。秋月,肺、大肠金气用事。金旺则木受制,故有诸郁、诸气、诸痛、

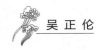

诸疮、诸积等症,治法当随症轻重,加减治之。故秋月宜培脾土以生肺金,滋肾水以养肝木,养血以润燥,损其有余,益其不足,此大法也。今将秋月诸症宜用之方详陈于左,随症活法用之,毋蹈实实虚虚之弊。

(《养生类要·秋月诸症治例》)

5. 冬月诸症治例

《内经》曰:冬三月,此谓闭藏,水冰地坼,无扰乎阳,早卧晚起,必待日光,使志若伏若匿,若有私意,若已有得,去寒就温,无泄皮肤,使气亟夺,此冬气之应,养藏之道也。逆之则伤肾,春为痿厥,奉生者少。

大抵冬气严寒,万类潜藏,君子固密,毋触冒寒邪。其触冒者,即伤寒也。悉遵仲景法,兹不详及。冬三月,太阳寒水用事,水旺则火受邪,金寡于畏,故喘嗽,腹满急痛,癥瘕积聚,坚痞癩疝,下利清白,吐利腥秽,中风瘫痪,屈伸不便,厥逆等症作矣。治宜温中散寒,不宜攻下利泄。今将冬月诸症宜用诸方详陈于左,对症用之,则发无不中矣。

(《养生类要·冬月诸症治例》)

五、医案选录

1. 伤寒直中阴经案

一男子素酒色过度,患伤寒,初用发散得汗稍解,继而大热六、七日,昼轻夜剧,六脉沉细而数、无力。此阳症得阴脉,法所难治,遂告以该用附子。彼家惊讶,请他医用石膏并芩、连等药,更甚,群议欲用大黄。予急走告曰:仲景书云,承气入胃,阴盛乃亡,敢用大黄以杀人乎?彼家自谓必死,哀泣求救于予。予遂用浓姜汁探之,以安众心,服下稍静,遂用附子五钱、干姜五钱,以葱白汁转送。一服后,大汗热退,身凉而愈。吁!若用大黄,立刻毙矣,生杀之机,反掌间耳,可不慎哉!

(《脉症治方·医案》)

按:吴正伦强调临床需脉症合参。此案中患者酒色过度,感伤寒后得汗未能解,虽证仍有大热,但六脉沉细,"浮大属阳,沉细属阴",故吴正伦断其为阴脉,患者外实内虚,称之为"阳症得阴脉"。吴正伦认为诊宜从脉,应治其病本,以直中阴经寒症治法处置,而他医则当作阳明病治疗,拟用石膏、大黄等寒凉药。吴正伦力排众议,用四逆汤法,以附子、干姜等温热药治疗,取得满意疗效。病性寒热不同,用药寒温有别,辨证施治时不得不慎。

2. 两胁胃脘疼痛案

一妇年四十四五,两胁胃脘,更换作痛,胀满,胁止则胃脘痛,胃脘止则胁痛,每痛则虚汗如雨,水浆不入,口不能呼,惟扬手掷足而已,六脉沉伏。初延医用理中汤,加青皮、柴胡、枳壳,愈痛。或云:诸痛不宜补,以其有火故也。遂更医用越鞠二陈,加青皮、柴胡、藿香、枳桔、苍术,倍山栀,一服愈剧,六脉愈虚弱如蛛丝之状。予视之曰:事急矣,非参、芪不可。遂用大剂参、芪、归、术、陈皮,一服而痛减半。遂饮食,继用补中益气,去升麻,调理得瘥。至四年上,又因忧虑病发,大痛如初,虚汗恶食呕吐,再依前用参、芪一剂,其痛愈甚,又加喘急,气壅。此参助火也,乃用桂枝大黄汤一剂,已宽十之三,再用白术、茯苓、陈皮、甘草、青皮、柴胡、藿香、桂枝、黄芩、香附、山栀仁,二、三剂,仍用十全大补汤调理二月而安。吁!同是病也,同是治也,何先后之效不同?盖先病者虚也,后病者郁火也,苟不察此,宁免虚虚实实之祸哉!

(《脉症治方·医案》)

按:吴正伦认为施治必须辨明病证的虚实。此案患者两胁胃脘疼痛,六脉沉伏,本为虚证,却错用疏肝解郁之品,症状加重,脉象更为细弱。吴正伦用补中益气之法,以人参、黄芪等补其虚,调理得愈。四年后患者因忧虑再次发病,肝气郁而化火,本为实证,却错服人参、黄芪,疼痛加重,用桂枝大黄汤及疏肝、解郁、健脾、清热之品调治得愈。吴正伦指出,患者两次病证虽相似,但前者为虚证,后者为实火,如诊断不清,则犯虚虚实实之错,而断证之虚实,需充分考虑脉象。

3. 胃脘痛案

一女年十一,患胃脘阵痛,六脉沉涩。初时医者用桂枝芍药汤,加青皮、藿香、柴胡、半夏等药不效,又用木香分气丸,其痛愈剧,始请余治。余细询之,因久坐石凳看戏,故得此痛,遂用苓氏五积散,二剂而安。此女先一年冬月,曾因食生冷胃脘痛,用藿香正气散下木香丸五、六丸而安。吁! 病同而感受各异,治之安可执定一方一法耶!

(《脉症治方·医案》)

按:吴正伦此案探讨病因在病证诊疗中的重要参考价值。患者两次出现胃脘痛,症状相似,病因却不同。第一次为冬月食用生冷所致,故以藿香正气散下木香丸治愈;第二次为久坐石凳露天看戏,外感寒湿之邪,故用五积散,取此方解表温里、散寒祛湿、理气活血之用。吴正伦指出,"病同而感受各异",不可执定一方一法通治某类病证,而应辨明病因病机以遣方用药,这一观点与朱丹溪《局方发挥》一脉相承。

4. 感受寒湿误治案

一男子年四十余,因下冷水洗澡,久浸水中,患头痛发热,身重如被杖,无汗,六脉洪数。初令服九味羌活汤,倍苍术,二服微汗,而病未解。遂更朱医用麻黄发表药,大汗,热虽小退,头痛愈剧。越五日,再请予视。予曰:先六脉洪数,故用微汗,今则脉沉数,又见胸腹胀大,是里症也,宜急下之,今反汗之,是重竭其阳也。用大承气汤下之,入大黄五钱,乃得通利,热退身凉,而干呕大作,再用半夏汤,加黄连入姜汁,一服乃止。予再教服调理脾胃药,彼不听。予曰:余邪未尽,正气未回,不服调脾胃药,必有他疾出。后经半月,果患赤痢,用黄芩芍药汤,加槟榔、枳壳、木香、肉果,二服痢止,再用参苓白术散,煎服数帖而安。

(《脉症治方·医案》)

按:吴正伦认为,医者必须对病势轻重、发展转归及预后有清晰认识。此案患者初因洗浴冷水而感受寒湿之邪,头痛发热,无汗,六脉洪数,用九味羌活汤倍苍术,药用羌活、防风、苍术、川芎、白芷、黄芩、细辛、生地黄、甘草。而后不解,邪气入里,胸腹胀大,脉沉数,本应采用下法,更医反用麻黄大汗,重竭其阳。吴正伦用大承气汤挽救,患者热退而干呕作,再用半夏汤加减得效。此时,病势犹未完结,尚有余邪在内,正气未回,当调理脾胃以善后。患者未能听从医嘱,而罹患赤痢,吴正伦用黄芩芍药汤加减,再用参苓白术散调理得痊。整个诊疗过程一波三折,要点皆在于对病势之判断,此即古云"上医治未病"。

5. 产后虚痛案

一少妇禀弱,素多病,二月初产甚艰,后患左胯大痛,如鸡嘴咬之状,小腹急痛,见食气即吐,饮食俱不能进。或作血虚治,或作郁火治,皆不效。一医作虚治,用八物汤,用参止五七分,多即喘促气闷,皆谓郁症不宜用参,止以四物二陈加香附等药,与八物相间服,至三月形体羸愈,其痛愈甚。请予视之,六脉洪大,重按全无,乃极虚之候也。遂以参三钱,芪一钱五分,白术一钱,陈皮七分,当归一钱,甘草三分,白茯苓一钱,熟附五分。彼力云不宜用参多。余解

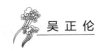

之曰：大虚大补，小虚小补，今大虚而反用小补，故邪气不伏反作喘闷。众皆唯唯，遂煎前药一剂，作三次服，其痛遂十减其七，是夜亦安寝。仍以此方服二十剂，加参至五钱，方得全愈。

(《脉症治方·医案》)

按：此案关键在于选药及用药剂量。吴正伦强调用药必须与证相应，"须量病轻重虚实，临症斟酌方剂大小"。患者禀赋素弱，产后饮食不入，六脉洪大，重按全无，乃极虚之证，前医只用补血之剂、理气之药，认为郁证不宜用参，即使加人参亦仅五、七分。吴正伦根据患者体质和病证情况，认为"大虚大补，小虚小补"，大虚不可只用小补，因此力排众议，渐加人参至五钱而得效。

六、代表方剂选录

(一)《养生类要》

1. 补阴散

组成：川芎一钱，当归一钱三分，白芍药一钱三分，熟地黄一钱，黄柏七分(蜜水浸，火炙)，知母一钱(蜜水拌炒)，生地黄五分(酒洗)，甘草(炙)五分，天门冬一钱(去心皮)，白术(炒)一钱二分，陈皮(去白)七分，干姜(炒紫色)三分。

主治：治阴虚火动，盗汗发热，咳嗽吐血，身热脉数，肌肉消瘦，少年、中年酒色过伤成痨者服之极效。

制法：上用生姜三片，水一钟半，煎至八分。

服法：空心服。

2. 十精丸

组成：甘菊花(家园者，去梗叶，净)、石斛(去梗)、五加皮(去木，洗)、柏子仁(去壳，炒)、菟丝子(去土酒煮，捣饼晒干)、白术(土炒)、肉苁蓉(去心膜)、川巴戟(去心)、人参(去芦)、鹿角胶各二两。

功效：补虚明目。

制法：上为末，将鹿角胶酒化开，加炼蜜为丸，如梧桐子大。

服法：每服九十九丸，空心滚白汤送下。

3. 养元辟谷丹

组成：黄犍牛肉(焙干末一斤，加入后药二斤为则)、山药(切片，用葱盐炒黄，去葱盐不用)、白茯苓(去皮为末，水浮，去筋晒干用)、莲子肉(葱盐炒去心，并葱盐用)、白术(洁白者，黄黑色不用，陈土炒黄去土净)、芡实粉(去壳净)、薏苡仁(炒)、白扁豆(姜汁炒)各半斤，人参(去芦)四两，小茴香(去枝梗，微炒)四两，干姜(炒)四两，砂仁(炒)二两，川椒(去目，炒出汗用，去闭口者)二两，青盐四两，甘草(炙)四两，乌梅肉二两(熬浓汁半瓯)，粳米(炒黄净，取粉)五斤半。

功效：安五脏，消百病，和脾胃，补虚损，固元气，实精髓，能令瘦者肥，老者健，常服极效。

制法：右药为末，与米粉牛末和匀，外用小红枣五斤，陈年醇酒五斤，煮红枣极烂，去皮核捣膏，加炼蜜二斤半，共和为丸，如弹大。

服法：每次二丸，不拘冷热，汤水嚼下，一日服三五次。

4. 菊花酒

组成：用家菊花五斤，生地黄(怀庆者)五斤，地骨皮(去土并木净)五斤。

功效：清心明目，养血疏风。

制法:以上三味捣碎,用水一石,煮取净汁五斗,次用糯米五斗炊饭,细面曲五斤,拌令匀,入瓮内密封三七日,候熟澄清去渣,另用小瓶盛贮。

服法:每服二三杯,不拘时候。

5. 冬青子酒

组成:冬至日采冬青子一斗五升,糯米三斗。

功效:清心明目,乌须黑发,延年益寿,却百病,消痰火。

制法:拌匀蒸熟,以酒曲造成酒,去渣煮熟。

服法:随意饮五七杯,不拘时。

6. 薏苡仁粥

组成:薏苡仁四两,粳米三合。

功效:治老人脾胃虚弱,常用疏风湿,壮筋骨。

制法:照常煮粥。

服法:不拘时用。

(二)《脉症治方》

1. 六和汤

组成:人参、白术、半夏、杏仁各八分,甘草四分,砂仁六分,藿香、木瓜、茯苓、扁豆、厚朴各一钱,香薷一钱五分。

主治:伏暑霍乱。

制法:用生姜三片,枣一枚,水一钟半,煎八分。

服法:不拘时服。

2. 三补汤

组成:黄芩(酒炒)二钱五分,黄连(姜汁炒)一钱五分,黄柏(盐酒炒)二钱五分。

主治:实热、实火通用,虚者不宜。

制法:上作一服,水煎。

服法:食远热服。

3. 中满分散丸

组成:黄芩(酒炒)、黄连(姜汁炒)、枳实(麸炒)、半夏(姜制)、白术、白茯苓(不去皮)、人参、陈皮、厚朴、苍术各一两,猪苓、泽泻(去毛)、姜黄、干姜、砂仁、知母各五钱。

主治:中满气胀水肿。

制法:上为末,炊饼为丸,梧桐子大。

服法:每服百丸,滚白汤送下。

4. 茸附丸

组成:鹿茸一两(炙),熟地黄四两,附子二两(面裹煨),牛膝一两五钱,山药三两,肉苁蓉二两,杜仲二两五钱(去皮炒,去丝)。

功效:益真气,补虚损,壮筋骨,生津液。

制法:上为末,炼蜜为丸,如梧桐子大。

服法:每服三十丸,或五十丸,温酒盐汤任下,食前服,以食压之。

5. 坎离丸

组成:黄柏(童便浸一昼夜,锉片,炒褐色)净半斤,知母(童便浸半日,锉片,炒)净半斤。

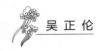

功效:降心火,滋肾水。

制法:上各为末,炼蜜为丸,辰砂三钱为衣。

服法:每服八九十丸,空心莲子汤,或用山药糊丸亦可。

6. 四制黄柏丸

组成:黄柏(去皮)净一斤。

功效:滋阴降火。

制法:黄柏分作四份,一份童便炒褐色,一份乳浸炒,一份蜜拌炒,一份盐酒拌,炒褐色,共为细末,炼蜜为丸,如梧桐子大。

服法:每服八九十丸,空心盐汤下。

7. 木香分气丸

组成:木香、槟榔、青皮、陈皮、干姜、姜黄、当归、白术、延胡索、三棱、莪术、赤茯苓、肉果各等分。

主治:气不顺,脾胃心腹胁肋胀满,呕吐等症。

制法:上为末,面糊为丸,如梧桐子大。

服法:每服八九十丸,空心盐酒下。

8. 豁痰汤

组成:柴胡(去苗)一钱五分,半夏(制)一钱五分,片黄芩一钱五分,甘草五分,人参八分(有火不用),苏叶(带梗)、厚朴(姜制)、南星各八分,薄荷、姜活、枳壳各五分,木香二分。

主治:一切痰疾,此方与滚痰丸相表里,用治痰之圣药也。

用法:上作一服,姜三片,煎服。

9. 加减分清饮

组成:白术、白茯神、麦门冬、黄连、黄柏、益智仁、川萆薢、石菖蒲、乌药、泽泻、牡蛎、石莲肉各等分。

主治:赤白浊,梦遗精滑,及女人赤白带下。

制法:上作一服,水一钟半,姜、枣煎。

服法:食前服。

10. 清痰养血汤

组成:半夏曲一钱五分,白茯苓一钱,当归二钱,陈皮一钱,甘草三分,白扁豆一钱,人参一钱,白术五分,御米(炒)八分,萝卜子(炒)七分,黄连(吴茱萸同炒,去吴茱萸)一钱。

主治:噎膈,吞酸,吐酸水。

制法:上作一服,水一钟半,煎八分。

服法:食远服。临服,加姜汁五匙、竹沥一盏、芦根汁二盏,同药搅匀服。

参考文献

[1] 吴正伦.养生类要[M].腾鹰,点校.北京:中医古籍出版社,1994.

[2] 吴正伦.脉症治方[M].李董男,校注.北京:人民卫生出版社,2018.

[3] 牛淑平.试析新安医学昌盛原因[J].中医临床与保健,1989,1(2):53-54,50.

[4] 童光东.论新安医家家族链是新安医学发展的重要形式[J].安徽中医学院学报,1990,9(2):23-26.

［5］李济仁.新安名医考［M］.合肥:安徽科学技术出版社,1990.

［6］张玉才.吴楚温补学术经验初探［J］.中国中医基础医学杂志,2000,(4):57-60.

［7］张莉,姚素琴.新安名医吴昆家世考辨［J］.中华医史杂志,2000,(3):158-159.

［8］潘丰满,张德新.从"生病起于过用"谈《内经》养生观［J］.时珍国医国药,2008,19(1):216-217.

［9］李德杏.《养生类要》养生学术思想研究［J］.山东中医药大学学报,2009,33(2):147-148.

［10］谭颖颖,刘昭纯.《周易》对中医养生理论体系建构的影响［J］.陕西中医学院学报,2011,34(4):11-12.

［11］孙晓生,米菲菲.《养生类要》的饮食养生思想研究［J］.新中医,2013,45(4):218-219.

［12］刘寨华,于峥,张宇鹏,等.吴正伦《脉症治方》学术思想探析［J］.中国中医基础医学杂志,2013,19(9):992,1016.

［13］黄进,汪伟.新安医家吴正伦养生学术特色浅析［J］.现代中医药,2017,37(6):111-113.

（李董男）

方 有 执

一、生平与著作

1. 生平简介

方有执(1523—1599 年),字中行,别号九龙山人,明代嘉靖、万历年间人,籍贯徽州府歙县(今安徽省黄山市歙县)。早岁以儒为业,后因两次丧内,皆殇于中风伤寒,五个儿女又因病而殁,他本人也患过大病,"身经弊难,死幸重生",因而发愤钻研医学,尤重致力于《伤寒论》的研究。"笃志专此,锐力愤敏,涉苦万端,鬓霜而后豁悟"(《伤寒论条辨·痓书叙》)。方氏认为,张仲景《伤寒论》年湮代远,又经西晋王叔和编纂,"颠倒错乱殊甚"。金代成无己作注时,又有误改,致使《伤寒论》眉目不清,意义不明,故有必要重新考订与编次。于是本着"心仲景之心,志仲景之志以求之",仔细寻绎《伤寒论》之端绪,悉心推敲张仲景之原意,自明万历十年"输心委志,游迻涉遥,薪胆风霜,晨宵砥砺","不惮险遥,多方博访,广益见闻,虑积久长",竭 20 余年之精力,对《伤寒论》原书条文逐条考订,重新编次,并予以注释,于万历十七年(1589 年)撰成《伤寒论条辨》8 卷,以求合于张仲景之原意。此外,还著有《本草钞》1 卷,《或问》1 卷,《痓书》1 卷,均附于《伤寒论条辨》之后一并付梓。

2. 著作简介

《伤寒论条辨》共 8 卷,22 篇,先以图说概要,继之将前 6 卷之六经病证重编为 11 篇。其中将太阳病分为"风伤卫""寒伤营""风寒两伤营卫"三篇。"卫中风而病者为上篇","营伤于寒而病者为中篇","营卫俱中伤风寒而病者为下篇",每篇 1 卷,为前 3 卷。卷四至卷六为阳明、少阳、太阴、少阴、厥阴以及霍乱、阴阳易差后劳复等内容,其中卷六第一部分为"辨温病、风温杂病脉证并治第九",方氏认为"此皆旧本错杂乱出,今分类为篇"。卷七和卷八为辨痓湿暍、辨脉法、辨不可发汗、辨可发汗、辨发汗后、辨不可吐、辨可吐、辨不可下、辨可下、辨发汗吐下等诸篇。削去了"辨脉法""平脉法""伤寒例"等内容。初稿成于明万历十年壬午(1582 年),经修改定稿于明万历十七年己丑(1589 年),初刊于明万历二十一年(1593 年)。方氏及其撰述刊后一直鲜为人知,清康熙十三年(1674 年),河北林起龙发现喻昌所撰之《尚论篇》基本上是方有执书中内容,乃将《伤寒论条辨》重新评点出版,并附《尚论篇》于书末,作为对照,自此方氏之名及其著作方显于世。

《本草钞》乃对张仲景《伤寒论》113 方中所用 91 味药物的性味功效进行说明,并旁引诸家本草著作予以注释。《或问》乃针对学习者在研读《伤寒论》及行医过程中可能出现的疑问自设问题,自己作答,共有 46 道问答。《痉书》乃将张仲景书中有关痉病条文和方药加以汇聚,并引《素问》《备急千金要方》关于痉病之论述,正如严式海为其重刻《伤寒论条辨》作序所言"医家误痉为惊风,多所夭枉",所以方氏写《痉书》的目的是让医者了解痉与惊风的区别。另外,与方氏五子皆死于惊风对其造成的巨大创伤不无关系。

《伤寒论条辨》的主要版本有清代浩然楼刊本、人民卫生出版社 1957 年排印清代浩然楼刊本、商务印书馆 1957 年版《伤寒论著三种》排印民国渭南严式海刊本,以及 2009 年中国中医药出版社的《伤寒论条辨》排印本等。

二、学术思想与特色

(一)力倡《伤寒论》"错简"说

自晋代王叔和整理编次《伤寒论》以后,金代成无己对其详加注释,而对该书提出异议者甚少。方有执反复绎绎《伤寒论》后,认为《伤寒论》,乃张仲景之遗书,因年湮代远,西晋王叔和编次,已有错简,后又经金代成无己注释又多更改,早已失张仲景之原貌,"愚自受读以来,沉潜涵泳,反复绎绎,窃怪简篇条册,颠倒错乱殊甚。盖篇始虽由于叔和,而源流已远,中间时异世殊,不无蠹残人弊,今非古是,物固然也。而注家则置弗理会,但徒依文顺释。譬如童蒙受教于师,惟解随声传诵,一毫意义,懵不关心。至历扞格聱牙,则又掇拾假借以牵合,即其负前修以误后进,则其祸斯时与害往日者,不待言也"(《伤寒论条辨·跋》)。因此他不惮险遥,多方博访,广益见闻,虑积久长,竭 20 年之精力,至"晚忽豁悟,乃出所旧得,重考修辑",对《伤寒论》进行逐条辨析,重予编注,排比成篇,以求合于仲景之道。所谓"正叔和故方位,而条还之之谓也"。

方氏精研《伤寒论》而著《伤寒论条辨》,与其个人及家族的患病经历也有关。方氏盛年罹患重症,死里逃生,其妻以中伤风寒而丧,子以惊风而亡,于是留心医术,"不揣愚陋,改故即新,输心委志,游迤涉遐,薪胆风霜,晨宵砥砺,积以必世,忧勤仅克,辨成斯录。于发扬经义之蕴奥,虽不敢以仿佛言而探本溯源,盖有若自得其万一于言表者,亦不敢自欺也"(《伤寒论条辨·序》),至晚年而著成《伤寒论条辨》一书。"是方氏遭罹与仲景同,故其研求仲景之书尤独挚也"(《重刻伤寒论条辨·严式海序》)。可见,自己和家庭的经历激励了他矢志不移地研究《伤寒论》。

(二)首次重订《伤寒论》

1. 重新编次篇目

方有执认为《伤寒论》错简严重,于是对王叔和整理、成无己注解的张仲景《伤寒论》六经诸篇,一一调整,重新编次篇目。如改卷一、二、三为辨太阳病脉证并治之上、中、下篇,对《伤寒论》之《太阳篇》大加改订,分为"卫中风""营伤寒""营卫俱中伤风寒"3 篇。凡桂枝汤证及其变证一类的条文,列于"卫中风篇",共 66 条,20 方;凡麻黄汤证及有"伤寒"二字列于条首的条文,别为"营伤寒篇",共 57 条,32 方;凡青龙汤证等有关条文,汇为"营卫俱中伤风寒篇",共 38 条,18 方。以上 3 篇,分列于一、二、三卷,这是《伤寒论条辨》全书的重点。卷四是辨阳明、少阳病脉证并治篇,卷五是辨太阴、少阴、厥阴病脉证并治篇,卷六是辨温病、风湿、杂病、辨霍乱病、辨阴阳易差后劳复病脉证并治篇。旧本卷一的辨脉法、平脉法 2 篇,方氏认为是为王叔和所撰,但是大体秉承了张仲景原意,虽可翼于张仲景,但不能列于卷首,于是,改"平脉法"为"辨脉法上篇"置于前,改原来的"辨脉法"为"辨脉法下篇"置于后,两

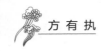

篇通叫"辨脉法"（上篇、下篇），与痉湿暍病证共为第七卷，第八卷仍保留了王叔和的可与不可诸篇。方氏以为自己《伤寒论条辨》中，卷一至卷六的 11 篇系张仲景氏遗书而叔和所注次之者，而卷七的辨痉湿暍证篇，"相传谓为叔和述仲景金匮之文"，对于自辨法以下，认为"皆叔和……附己意以为赞经之辞，譬则翼焉传类也"。以上共成 8 卷，22 篇。其与成无己本《伤寒论》卷本篇目对比见表 2。

表 2 《伤寒论条辨》与成本《伤寒论》篇目编次对照表

卷次	成本《伤寒论》	《伤寒论条辨》
卷一	辨脉法	辨太阳病脉证并治上
	平脉法	
卷二	伤寒例	辨太阳病脉证并治中
	辨痉湿暍脉证	
	辨太阳病脉证并治上	
卷三	辨太阳病脉证并治中	辨太阳病脉证并治下
卷四	辨太阳病脉证并治下	辨阳明病脉证并治
		辨少阳病脉证并治
卷五	辨阳明病脉证并治	辨太阴病脉证并治
	辨少阳病脉证并治	辨少阴病脉证并治
		辨厥阴病脉证并治
卷六	辨太阴病脉证并治	辨温病风温杂病脉证并治
	辨少阴病脉证并治	辨霍乱病脉证并治
	辨厥阴病脉证并治	辨阴阳易差后劳复脉证并治
卷七	辨霍乱病脉证并治	辨痉湿暍病脉证
	辨阴阳易差后劳复病脉证并治	辨脉法上
	辨不可发汗病脉证并治	辨脉法下
	辨可发汗脉病证并治	
卷八	辨发汗后病脉证并治	辨不可发汗病脉证并治
	辨不可吐	辨可发汗脉病证并治
	辨可吐	辨发汗后病脉证并治
		辨不可吐病脉证并治
		辨可吐病脉证并治
		辨不可下病脉证并治
		辨可下病脉证并治
		辨发汗吐下后病脉证并治
卷九	辨不可下病脉证并治	—
	辨可下脉病证并治	
卷十	辨发汗吐下后病脉证并治	—

2. 重新编次条文

方有执对《伤寒论》诸卷条文,结合自己的长期研究和自身的临床经验做了重新排列,经其反复推敲,采取削、移、删、改、拆、合等诸多方法,进行了全面的编次。其重订《伤寒论》条文的具体方法如下。

(1)削

方氏认为《伤寒例》可能是叔和伪作,虽成无己做了注释,而终非《伤寒论》原文,便大胆破前人之固守,直接削去,并特做"削伤寒例"一篇,申明原委,以供后人参阅研究。该文置于正文之后,云:"成无己本旧有《伤寒例》一篇,今削之,存此以备后照。"

方有执认定《伤寒例》为伪作,对于伪作者为何人,方氏甚至认为伪作者不是王叔和而是成无己。其在《伤寒论条辨·削伤寒例》篇中说:"夫何无己之注解,不省义例原属方法中,法外又独有伤寒之例?独例伤寒而置诸各属,舍义而独曰例,岂仲景之言?其为后人之伪,明亦甚矣。伪例者谁,或曰叔和。谓叔和者,以其篇述也。篇述论而出始,则叔和之于论,诚功之首也,乃若又伪此例,则后之医伤寒者,不知通求各属,但务专拟于伤寒,仿例而行,仲景之道,反愈晦。而至今愈不明,究其叛乱不由厄于此例以至如此乎!以此言之,则叔和者,亦一罪之魁耳。贤如叔和,愚意其智不乃尔也。或曰无己。谓无己者,以其注解也。此则近似,何也?己任注解,则当精辨论之条目,详悉各属本义,以迪诸后,不当愎强苟且,一概徇己,朦胧训为伤寒,比之于例,俨然一家口语。以此拟己,夫复何疑。且例苟在己前,亦当暴白其非,不令得以迷误继述是也。"可见其论《伤寒例》之伪,似认为伪作之人乃成无己。

(2)移

就是对卷、篇及条文的位置根据情况作前后调整。如《辨脉法》《平脉法》等篇的移动,太阳篇条文的移动,均属此法。

(3)删

就是删去非张仲景原著的"伪文"或衍文。如114条:"太阳病,以火熏之,不得汗,其人必躁,到经不解,必清血,名为火邪。"对"到经不解",成无己用传经之说勉强释之,使人费解,方氏删去一"经"字,训"到"为"反",释为邪反不解,其义昭然。再如前面提到的削掉《伤寒例》也属此法。

(4)改

对条文中认为有误的地方直接加以改动,并于条文后说明。如38条:"太阳中风,脉浮紧,发热恶寒,身疼痛,不汗出而烦躁者,大青龙汤主之。若脉微弱,汗出恶风者,不可服之。服之则厥逆,筋惕肉瞤,此为逆也,大青龙汤方。"最后五字,方氏认为是"传写之误",并根据82条改为"以真武汤救之"。方氏对本条的认识有其合理性。

(5)拆

就是把一条原文分成二条。这种方法,方氏在重订中用得较多,如16条:"太阳病三日,已发汗,若吐,若下,若温针,仍不解者,此为坏病,桂枝不中与之也。观其脉证,知犯何逆,随证治之。桂枝本为解肌,若其人脉浮紧,发热汗不出者,不可与之。常须识此,勿令误也。"方氏把"随证治之"后面的内容另作一条,这样使前半部分突出了《伤寒论》的辨证施治精神,后半部分强调了桂枝汤禁例,各有主次。这对后学启发颇大,二版、四版、五版《伤寒论讲义》对本条均采取了这种方法进行处理。

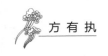

（6）合

就是把两篇合为一篇或两条合为一条。如 21 条:"太阳病,下之后,脉促胸满者,桂枝去芍药汤主之。"22 条:"若微恶寒者,桂枝去芍药加附子汤主之。"方氏合此二条为一条,便于前后连贯学习。再如 225 条"脉浮而迟,表热里寒,下利清谷者,四逆汤主之"与 226 条"若胃中虚冷,不能食者,饮水则哕"合为一条,《辨脉法》与《平脉法》合为《辨脉法》一卷,亦是如此。

（7）加

根据需要于条文中加进一些字。如 219 条"三阳合病……发汗则谵语",方氏于谵语后加一"甚"字,以表示谵语的程度。再如 221 条"阳明病,脉浮而紧,咽燥口苦,腹满而喘",为了便于诵读,方氏于咽燥后加一"而"字,成"咽燥而口苦"。

（8）存疑待考

就是对某些可疑条文,保持原貌,附以说明。方氏堪称《伤寒论》考据家,其治学诚实、严谨,对某些条文一时理解不清,或无法考证,则于条文后注明"疑有脱落""疑错简"等,以便后人进一步考证。如 98 条、139 条后注以"疑有脱落",211 条、257 条后注以"此疑错简"等。

当然,方氏重订《伤寒论》也存在着一些不足之处。如削去《伤寒例》似嫌证据不足,以致遭到后世一些医家的非议,清代医家闵芝庆指出:"《伤寒例》前后一贯,岂容偏哉。"另外方氏对宋本的改动亦太大,使人难以接受。同时,有些条文的排列并非优于宋本,如 71~74 条是论述五苓散证治的,理法方药一线贯通,而方氏却把它们分开编排,不利于比较学习。尽管如此,方氏的重新整理编次其意义在于:在《伤寒论》的研究史上,拉开了伤寒学派内部学术争鸣的序幕,因而对后世产生了重大影响。

（三）脏腑阴阳图及其概说

方有执对人身表里、阴阳、脏腑、六经有其独特的认知。其认为"表"指人体躯壳,为外,属阳,且躯壳与腑相合,因腑大多在脏之前,而前为阳,所以所得病为阳病;"里"为内,属阴,又指人体之脏,脏在腑后,后为阴,所以所得病为阴病。正如其在《伤寒论条辨·图说》之下所说:"夫以病起于表,表外也,外为阳,故曰阳病,阳病自外而内,其渐如此,过此则入内矣,内而腑脏,腑合表而应病,不待言也。脏主内,内,里也,里为阴,脏亦阴,故曰阴病,阴病者,脏受病之谓也。"

在《伤寒论条辨》的序之后与正文之前分列有方氏自作的两幅图:"阳病在表自外而内之图""阴病在里自下而上之图"。并于各自标题之下有释曰:"表以躯壳言,府在前,咽从府而前,表亦阳,故府合表而曰阳病","里以藏言,藏在后,喉从藏而后,后为阴,里亦阴,故藏主里而曰阴病",用此两句释语对图进行了概括及阐释(图 1、图 2)

两图之后,方氏分别对腑和脏进行通释,以此来说明自己对脏腑的独到见解。其曰:"大约腑低下,阳根于阴而不离乎阴也。胃当脾前,廪水谷而应土,其脘上通咽,主内而不出,出则病。小肠次胃而受盛,大肠次小肠而传送。谷道肛门,其下口也。二肠通胃而一道,故承胃下出重浊以应地,阳以行阴也。膀胱无上口,当肾前,居阑二肠之门,泌别厘清,渗而为溺,以出前窍。水道茎垂,其下口也。胆在肝内而前向,有入无出,故称实。"又曰:"大势脏高上,阴根于阳而不离乎阳也。肺总腑脏而华盖,其脘上通喉,主出而不内,误内,则必咳,不出不已。心次肺而前向,脾次心而中居,肝次脾而左弹。心肝同肺系,故从肺上通轻清以应天,阴以和阳也。脾当胃后,无出无入,孤中而鼓胃,故胃实则脾约。肾当膀胱后,次脾而缀脊吕,其中即人安生立命之门,妇人花开蒂结,娠妊于此。"又曰:"天生万物,人为最灵,腑阳脏阴缘得其正。褚氏有言:同化五谷,故胃为脾腑而脉从脾。同气通泄,故大肠为肺腑而脉从肺。同主精血,故膀胱为肾腑而脉从肾。同感交合,故小肠为心腑而脉从心。同以脉为窍,故胆为肝腑而脉从肝。如此则是以五腑五脏言也。以六脏六腑言之,《素》《灵》以心主配三焦,《脉诀》以命门配三焦。心主配者,主经络而言也,命门配者,主脉而言也。各就所主而言,虽不同,其为用火用虚,而所以言之意则一。"

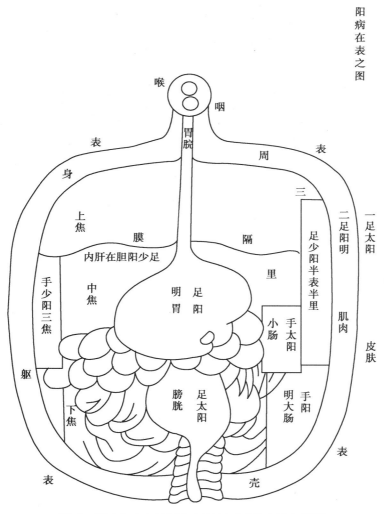

阳病在表之图

图 1　阳病在表自外而内之图(出自《伤寒论条辨》)
"表以躯壳言,府在前,咽从府而前,表亦阳,故府合表而曰阳病。"

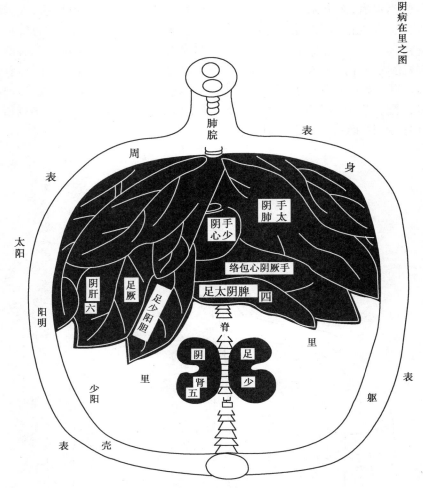

图 2 阴病在里自下而上之图（出自《伤寒论条辨》）

"里以藏言，藏在后，喉从藏而后。后为阴，里亦阴，故藏主里而曰阴病。"

（四）对"六经"的阐释与发挥

1. 对六经的总体认识

对于《伤寒论》中六经的实质，研究伤寒的学者持两种不同的见解。先有宋代朱肱作为经络解，其著作《类证活人书》中所云："治伤寒先须识经络，不识经络，触途冥行、不知邪气之所在"。与方有执同时代的李时珍以脏腑解，正如《本草纲目》中言："麻黄汤虽为太阳发汗重剂，实为发散肺经火郁之药也，桂枝汤虽为太阳解肌轻剂，实为理肺救肺之药也。"

方有执认为，六经非单纯的经络，而是涵盖了整个人体的各个部分。其以人体深浅部位结合经络、脏腑来解释六经之实质。其在《伤寒论条辨·图说》中说："经络筋脉类皆十二，配三阳三阴而总以六经称。六经之经，与经络之经不同。六经者，犹儒家六经之经，犹言部也。部犹今六部之部，手足之分上下，犹宰职之列左右。圣人之道，三纲五常，百行庶政，六经尽之矣；天下之大，事物之众，六部尽之矣；人身之有，百骸之多，六经尽之矣。由此观之，则百病皆可得而原委，而斯道之一贯，不在掌握乎？但六经之于人身，无所不该，全在人随处理会。"并指出："若以六经之经,断然直作经络之经看,则不尽道,惑误不可胜言,后世谬讹,盖由乎此。"又《伤寒论条辨·或问》:《伤寒论》之起于太阳,遍三阳而后历三阴者,盖以风寒之中伤人,人是通身四面上下皆当之,其邪亦是如此而皆进,然其进也有渐,故次第人身外体之躯壳为三重:第一薄外皮肤一重,太阳所主之部位也;第二肌肉一重,阳明之部位也;第三躯壳里腑脏外匡空一重,少阳之部位也。如此一重一重逐渐而进,三阳主表之谓也。及其进里,里面五内,亦第为三层,逐层亦是如此而渐上,三阴主里是也。"

2. 对六经的具体认识

《伤寒论条辨》首列"阳病在表自外而内之图"和"阴病在里自下而上之图"简言六经之实。除此之外,方有执对六经各自的特点分而论之,并阐述了三阳分别与六腑之中三腑(膀胱、胃、胆)相合,三阴分别与五脏中三脏(脾、肾、肝)相合的缘由。

(1)太阳:太阳主表,合足太阳膀胱经

方氏结合自己所作脏腑阴阳图来叙述这一观点,其曰:"太阳者,风寒之著人,人必皮肤当之,当之则发热,热在皮肤,皮肤在躯壳之外,故曰表。有汗无汗在荣卫,荣卫亦在表,表合太阳足膀胱经"。又曰:"膀胱……开窍于前,前者表阳之道,故合也。"并进一步指出太阳有二(足太阳膀胱经、手太阳小肠经)却为何只与膀胱相合的原因:"然太阳犹有手小肠经,安知所言非此乎?小肠经不与皮肤合,不合则不主病,不主病则不足言,不足言则不在言内亦可知也。"

(2)阳明:阳明主肌肉,合足阳明胃经

方氏认为,"阳明者,风寒之邪过皮肤而又进,接皮肤者肌肉也。不曰肌肉而曰阳明者,肌肉居五合之中,为躯壳之正,内与阳明足胃合。合谓何?胃亦中,为五脏六腑之海,合内外之正,以正合正也,故又曰正阳"。并阐述了阳明合胃不合大肠:"然则阳明虽有二经,其手大肠经不与肌肉合不在言内,而所言者为胃经可知也,夫惟以正合正,故始终任重。"

(3)少阳:少阳主半表半里,合足少阳胆经

方氏言:"少阳者,邪过肌肉而又进,则又到躯壳之内,脏腑之外,所谓半表半里者,少阳足胆经之合也。合者何?胆不自立,粘连于肝而不离,与外不属躯壳而不离躯壳,内不属腑脏而不离腑脏,同道故合也。"亦叙述了少阳虽合于胆而并未以胆相称的原因:"然则不以胆与合言而以少阳言者,胆与合皆偏隅,少阳统大纲其道备也。"

方氏认为,少阳无攻法可言,其不可汗、吐、下:"夫以表实则可汗,里实则可下,上实则可吐,隙无实可言,故汗下吐皆无其法。而其合并之病,又皆已杂出于太阳阳明篇中,所以本篇条目少,无可攻之道也。无可攻者,一则界限也,故表里分先后,自此而终始。然则隙地反当要冲,无治最有关系,谓小柴胡汤为通行套药,不择地而可施,岂不悖哉。"这为后人总结出少阳之"和解"法在一定程度上提供了某些思路。

(4)太阴、少阴、厥阴:三阴经皆为脏所主

方氏把三阴综而合之来论,其认为太阴为脾所主,少阴为肾所主,厥阴为肝所主。并叙述三阴缘何为此三脏所主,其曰:"阴经皆属脏","太阴,脾也。少阴,肾也。厥阴,肝也。心肺何以不受哉?《灵枢》曰:'心为人一身之主,不受外邪。'心受外邪人则死,以不受外邪,故位高而居上。肺主出不受纳,故最高而极上。二脏又不与外之三阴合,且阴道逆,其主下。"

对邪入三阴相传次序做出了较为详细的解释:"脾居中而主事,故次少阳而为三阴之先受……阴道逆,其主下,故肝虽近脾,肾虽远而居下,肾反次脾受,肝最后受,故曰厥阴。厥阴

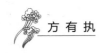

以两阴交尽而得名,有逆道也。阴道自下而上,逆固如此。"又"三阴先太阴者,太阴正位中宫,统仓廪也。少阴居下,而先于厥阴者,阴道逆,自下而上也。"

(五) 定伤寒总纲,立太阳三纲

方有执治伤寒总的思想是:伤寒以六经为纲,六经以太阳为纲,太阳以"风伤卫、寒伤营、风寒俱中伤卫营"为纲。兹说明于下:

1. 伤寒以六经为纲

方有执指出:《伤寒论》六经是指六部,其不仅有阴阳属性,而且五脏、六腑、四肢、百骸,人体周身表里内外无一不包罗其中。而病发于人身,故无论何病,皆可以六经为纲。而伤寒之为病,乃风寒之邪侵袭人,中伤则必沿外部躯壳之三重(太阳、阳明、少阳),内脏次第三层(太阴、少阴、厥阴),逐层而渐进,而六经又各主其所,故伤寒病尤应以六经为纲。其曰:"病虽无量,无有不归于三阳三阴者","表道自外而内,里道自下而上,三阳三阴参经络贯之于一,以统而言之",又"天下有不归一于三阳三阴之病乎?""是论也,本之风暑湿寒,发之于三阳三阴。风暑湿寒者,天之四气也。三阳三阴者,人之所得乎天,周于身之六经也。四气有时或不齐,六经因之而为病,是故病统乎经。"

2. 六经以太阳为纲

对伤寒六经辨证,方有执认为六经应以太阳为纲。其认为太阳主人身之表,而外邪袭人,首犯肌表,肌表营卫之气与邪抗争,则形成太阳病,故太阳为病最易,而其邪之出入,疾病之传变,又最能反映伤寒之顺逆。所以说,六经应以太阳为纲。论曰:"太阳者,乃六经之首,主皮肤而统荣卫,所以为受病之始","太阳一经,紧关有始病荣卫之道二,所以风寒单合而为病三,三病之变证一百五十八,故分三病为三纪,以为各皆领其各该所有之众目,以统属于太阳"(《伤寒论条辨·或问》)。

3. 太阳"三纲"说

方有执认为"风""寒"二气属性不同,在中伤于人身时表现出三种不同的证,即风中卫证、寒伤营证、风寒俱中伤卫营证。并给出分别与之对应的治法方案:中风用桂枝汤,伤寒用麻黄汤,风寒俱中伤用大青龙汤。由是形成"太阳三纲"说。

其在《伤寒论条辨·辨太阳病脉证并治》中说:"太阳一经,风寒所始,营卫二道,各自中伤","然风之为风,其性属阳,其中人也,从卫而入。卫,气道也。风之所以从卫入者,卫亦阳,从其类也"。《伤寒论条辨·辨太阳病脉证并治中篇第二》言:"太阳统摄之荣卫,乃风寒始入之两途,寒则伤荣","然阴寒之袭人,从荣而入。荣,血道也,寒之所以从荣入者,荣亦阴,亦从类也,犹龙虎之于风云,水火之于燥湿,各以其类而相从之自然也"。《伤寒论条辨·辨太阳病脉证并治下篇第三》中言:"中风者,单只卫中于风而病也。伤寒者,单只荣伤于寒而病也。若风寒俱有而中伤,则荣卫皆受而俱病","夫以中风之用桂枝汤,伤寒用麻黄汤,风寒俱中伤而用大青龙汤"。《或问》篇言:"盖谓知是风,则以风治之。知犯寒,则以治寒之法治之。"

方有执倡"风伤卫、寒伤营、风寒俱中伤卫营"之说,对清代医家喻昌影响颇大,喻氏极力赞同此说,并在《尚论篇·论太阳伤寒证治大意》中说:"夫足太阳膀胱之病,主表也。而表有营、卫之不同,病有风、寒之各异。风则伤卫,寒则伤营,风寒兼受,则营卫两伤,三者之病,各分疆界。仲景之桂枝汤、麻黄汤、大青龙汤,鼎足大纲,三法分三证。风伤卫,则用桂枝汤;寒伤营,则用麻黄汤;风寒两伤营卫,则用大青龙汤。用之得当,风寒立时解散,不劳余力矣。"自此以往,"三纲鼎立"说成为研究张仲景《伤寒论》的一大学说。

三纲之说,虽倡于方有执,言定于喻昌,但其由来久远。王叔和在《脉经》中指出"风伤阳,寒伤阴,卫为阳,营为阴,各从其类而伤也"。由此可见"风、寒各中伤卫、营"说的端倪。孙思邈在《千金翼方·伤寒上》云:"今以方证同条,比类相附,须有检讨,仓卒易知,夫寻方之大意,不过三种,一则桂枝,二则麻黄,三则青龙,此之三方,凡疗伤寒不出之也。"可见孙氏观点为三纲鼎立说奠定了基础。朱肱《类证活人书》云:"大抵感外风者为伤风,感寒冷者为伤寒,故风则伤卫,寒则伤营,桂枝主伤卫,麻黄主伤营,大青龙主营卫俱伤故也。"说明风寒两伤营卫主以大青龙之说,也有朱肱的影响。许叔微《伤寒百证歌》中有"一则桂枝二麻黄,三则青龙如鼎立"之言;《伤寒发微论》"仲景论表证,一则桂枝,二则麻黄,三则青龙,桂枝治中风,麻黄治伤寒,青龙治中风见寒脉,伤寒见风脉"。成无己引《易经》"水流湿,火就燥"之理,说明"卫为阳,荣为阴,风为阳,寒为阴,各从其类而伤也。"故也认为风则伤卫,寒则伤营,风寒两伤,营卫俱病。可见,王叔和、孙思邈、朱肱、许叔微、成无己言之于前,而方有执、喻昌、程应旄倡之于后。

虽然"三纲鼎立"之说起于王叔和,孙思邈、朱肱、许叔微等亦附之。但仅从病因角度略论及桂枝汤、麻黄汤、大青龙汤三方,未形成完整之学说。而方氏在《伤寒论条辨》太阳诸篇中,较完整地阐明了"太阳三纲"之说。这一观点是否正确,后世争论较大,但这种分类,对于学习和理解《伤寒论》内容,有一定价值。

以三纲和错简为观点之说,不仅方氏倡于前,喻氏继于后,而且在清代,此风大扇,和者竞起。如清代张璐的《伤寒缵论》、黄元御的《伤寒悬解》、吴仪洛的《伤寒分经》、周扬俊的《伤寒论三注》、程应旄的《伤寒论后条辨》、章楠的《伤寒论本旨》等,都是力主《伤寒论》错简之说,从而在伤寒学派内部形成了错简重订一派。

4.《伤寒论》不止论伤寒

对于《伤寒论》的理解,方氏认为《伤寒论》的治疗范围不仅仅局限在治伤寒,于伤寒外诸多疾病亦能依理而治。恰如其说:"读之者皆知其为《伤寒论》也,而不知其乃有所为于伤寒而立论,所论不啻伤寒而已也。"更有"书曰'论',何也? 论也者,仲景自道也。盖谓愤伤寒之不明,戚宗族之非命,论病以辨明伤寒,非谓论伤寒之一病也。"

(六)对部分条文和名词的发挥和新释

1. 对部分条文的解释

(1)"阳浮者,热自发,阴弱者,汗自出"

对于桂枝汤条例中"阳浮"与"热自发","阴弱"与"汗自出"的关系,方有执认为,"脉所以阳浮,阳主气,气郁则蒸热,阳之性本热,风善行而数变,所以变热亦快捷,不待闭郁而即自蒸发,故曰'阳浮者,热自发也'"。"脉所以阴弱,阴主血,汗者血之液,阴弱不能内守,阳强不为外固,所以致汗亦直易,不待覆盖而即自出泄,故曰'阴弱者,汗自出也'"。

(2)"病有发热恶寒者,发于阳也;无热恶寒者,发于阴也。发于阳者七日愈,发于阴者六日愈。以阳数七,阴数六故也"

方氏对"发于阳""发于阴"中的阴阳有着独到特殊见解。其认为此处的"阳"代表"风",亦指"卫";"阴"代表"寒",亦指"荣"。其说:"凡在太阳,皆恶寒也。发热恶寒者,中风即发热,以太阳中风言也。发于阳之发,起也。言风为阳,卫中之,卫亦阳,其病是起于阳也。无热恶寒者,伤寒或未发热,故曰无热,以太阳伤寒言也。发于阴者,言寒为阴,荣伤之,荣亦阴,其病是起于阴也。七,少阳之数也;六,老阴之数也。阳数,九为老,七为少;阴数,老六而少八

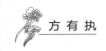

者。阳道顺,阴道逆,阳主进,阴主退也。愈,瘥也。风寒中伤人,渐次人身六经之部位而传进。以一日一经言之,中风六日,经虽传遍,必七日阳进而病自愈者,阳主生也。伤寒六日,经传遍,阴退极,病乃愈者阴主杀也。然则中风伤寒之所以为病,其始也,各从其类而起,其既也,各得其数而愈。"

(3)"但头汗出,余处无汗,剂颈而还,小便不利,身必发黄"

对于只有头上汗出至颈部,余处无汗,方氏认为乃是"阴脉上不过颈,阳不下通,阴不任事,故汗不出也"。而由小便不利致身发黄色,方氏以为"阳不下通,阴不任事,化不行而湿停也。湿停不行,必反渗土而入胃,胃土本湿,得渗则盛,既盛且停,必郁而蒸热,湿热内发,色必外夺。身之肌肉,胃所主也,胃土之色黄,所以黄发于身为可必也"。

(4)"问曰:病有太阳阳明,有正阳阳明,有少阳阳明,何谓也? 答曰:太阳阳明者,脾约是也;正阳阳明者,胃家实是也;少阳阳明者,发汗利小便已,胃中躁、烦、实,大便难是也"

本条是论述阳明病的成因,"脾约"通常解释为脾阴受约束,不能为胃行其津液。方氏认为太阳阳明、正阳阳明、少阳阳明反映了伤寒传变至阳明的过程,不必做复杂的解释。其曰:"太阳阳明者,谓太阳受病经入胃而成胃实也。""正,谓本经也,以病到本经遂入胃而成胃实。""少阳阳明者,以病到少阳,方才入胃而成胃实者言也。"

(5)"阳明病,若能食者,名中风,不能食者,名中寒"

方氏认为,"此以食之能否,喻人验风寒之辨","盖阳明主水谷,风能食,阳能化谷也;寒不能食,阴不杀谷也。名犹言为也。中寒即伤寒之互词,大意推原风寒传太阳而来,其辨验有如此者,非谓阳明自中而然也"。

(6)"脉阳微而汗出少者,为自和也,汗出多者,为太过"

对于"阳微"的解释,历代医家皆有异论,方氏给出的答案令人耳目一新:"轻高而上前者,为阳微,以中风之缓言。"其认为关前为阳,轻高而上前者即寸微浮,脉象有趋于平静之义。

(7)"凡厥者,阴阳气不相顺接,便为厥,厥者手足逆冷是也"

对于阴阳气为何不相顺接,方氏认为由阳气内陷所致,并对阴阳气不相顺接所导致的手足逆冷给出了较为合理的答案,即手足为阴经与阳经交接之处。其曰:"脉经流注,手之三阴,从腹走至手;手之三阳,从手走至头;足之三阳,从头下走至足;足之三阴,从足上走入腹。然则手之三阴,与手之三阳,相接于手;足之三阴,与足之三阳,相接于足。阴主寒,阳主热,故阳气内陷,不与阴气相顺接,则手足厥冷也。"

(8)"伤寒脉浮滑,此表有热里有寒,白虎汤主之"

对于此条,历代诸医家各有认定,争论不休。方氏认为此条在书写上并无差错:"伤寒见中篇首条,其脉不浮。浮者,风也,言不独伤于寒而亦有风则然也。滑为里热,以滑且浮,知热不独在里也,故指言此表有热,盖表里俱热之谓也。里有寒者,里字非对表而称,以热之里言,盖伤寒之热本寒因也,故谓热里有寒,指热之所以然者言也。夫寒与风俱中伤,表与里既皆热,欲两皆而解之,诚哉极其难也。"可见方氏认为白虎汤之热,为表里俱热,而里热来自表寒。

2. 对部分术语的解释

(1)孤腑

目前中医界对孤腑的认识皆源自《灵枢·本输》所言:"三焦者……属膀胱,是孤之腑也。"

张景岳(1563—1640年)注:"于十二脏之中,惟三焦独大,诸脏无与匹者,故名曰是孤之腑也。"所以认为《黄帝内经》所说三焦为"孤腑"。而早于张景岳的方有执(1523—1599年)认定膀胱为"孤腑"。其曰:"膀胱不与诸府通筋膜联络耳,故曰'孤腑',开窍于前。前者,表阳之道,故合也。"

(2)传经日数

方氏认为传经日数不能以"一日太阳,二日阳明,三日少阳,四日太阴,五日少阴,六日厥阴"来论,"要皆以脉证所见为准,若只朦胧拘拘,数日以论经,则去道远矣。"其曰:"一日二日三四五六日者,犹言第一第二第三四五六之次序也……不可拘日拘经以冒病。且如几几合并,太阳未过,已到阳明。太少合并,阳明位间乎中,谓中间不然,可乎?此可以一日一经数乎?可以日二经三经言也?又况一入阳明,不复再传,此可以拘日拘经数乎?再经数向何处去也?胶柱鼓瑟,刻舟求剑。圣人之道,可以如此而求之哉?故曰'道在言外'"。

(3)血室

《伤寒论》中有热入血室一证,但对"血室"的认识存在差别,张景岳认为血室指胞宫,方有执认为"血室,荣血停留之所,经脉集会之处,即冲脉,所谓血海是也。"此观点与成无己相同。

(4)泻心

《伤寒论》和《金匮要略》中均有多个泻心汤,但对泻心汤的命名含义,张仲景并未说明,因而对"泻心"的理解医家们认识有不同。方有执在生姜泻心汤方后言:"然则泻心者,健其脾而脾输,益其胃而胃化,斯所以为泻去其心下痞鞭之谓也。"比较好地解释了泻心的含义。

(5)文蛤

《伤寒论》141条有文蛤散一方,《金匮要略》中也有文蛤散,到底文蛤为何物,张仲景未明言。方氏对文蛤的认识,其认为属于海蛤的一个品种,"即海蛤之有文理者,咸寒走肾而利水,以之独专任者,盖取督肾而行水也。"

总之,方有执是新安医家中研究《伤寒论》的代表人物,也是引发明、清两代掀起伤寒学派第二次研究高潮的代表人物(第一次高潮在宋金时代)。其研究伤寒的思想及方法,对后世研究伤寒的学者产生了深远的影响。方氏的伤寒总纲、太阳三纲、脏腑图说、六经释义等,都对张仲景学说有所发挥;其"风伤卫,寒伤营"之说,以及对《伤寒论》的重订和编次,一定程度上增强了伤寒条文的条理性和规律性,对学习、理解和掌握运用《伤寒论》辨证论治方法有一定作用。尽管有些医家持不同见解,但亦有诸多医家所认可,并于实际中应用着。尤其难能可贵的是,方氏敢于质疑和创新的精神,这正是学习中医经典所需要的一种学风。因此,清代医家喻昌在《尚论篇》中称赞"卓识超越前人"。方氏错简重订的观点问世后,拉开了伤寒学派内部学术争鸣的序幕,极大地促进了伤寒学派的发展。

方氏治伤寒之学的思想方法,在新安医家中,颇有影响。极力拥护方氏观点者,清代顺治、康熙年间有歙县程应旄(生卒年月不详),汲取方有执、喻昌研究整理伤寒条文之长,再行归类条理,阐发己见,著成《伤寒论后条辨》(又名《伤寒论后条辨直解》)15卷(1670年)。程氏以《伤寒论》的辨证治法统赅百病,完全与方氏同,但对条文错简的订正,又不尽同于方氏。明末清初的另一位新安医家郑重光(1638—1716年),徽州府歙县人,以方有执原著,删其支词,旁参喻昌、张璐、程应旄三家之说,以己见附之,著成《伤寒论条辨续注》12卷,其汇辑诸家之见而折中,附有己意,审慎论理,对《伤寒论》的研究颇有参考价值。此外,新安太医吴

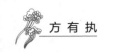

谦奉敕编撰《医宗金鉴》，首列《订正伤寒论注》，编次悉以《伤寒论条辨》为蓝本，如依方氏删削"伤寒例"，合并"平脉法""辨脉法"置于篇后，分太阳病为中风、伤寒、风寒两伤三篇等。其在"凡例"中指出："兹集《伤寒》分经，仍依方有执《条辨》，而次序先后，则更为变通。"其取方、喻、程之注不少。由于以上诸家的勤研不辍，从而在新安医派中形成了以方有执、程应旄、郑重光、吴谦等为代表的伤寒学派。

参考文献

［1］方有执.新安医学名著丛书:伤寒论条辨［M］.北京:中国中医药出版社,2009.
［2］沈敏南.略论《伤寒论条辨》［J］.广西中医药.1983,6(5):11-12,18.
［3］陈大舜.方有执与《伤寒论》［J］.中医杂志.1983,(8):80.
［4］杨运高.方有执是怎样错简重订的［J］.中医药学报.1988,(2):5-7.
［5］张星平,肖莹.方有执《伤寒论条辨》对伤寒学的贡献［J］.上海中医药杂志.2005,39(7):55-56.
［6］王新智.方有执对《伤寒论》的重大发挥［J］.福建中医学院学报.2008,18(5):53-54.
［7］谢韬.浅谈方有执对《伤寒论》的发挥［J］.江西中医药大学学报.2015,27(5):22-23.
［8］徐斐.论歙人方有执首创《伤寒论条辨》及其治学特点［J］.湖北函授大学学报.2016,29(6):114-115,151.

（储全根）

吴 崑

一、生平与著作

1. 生平简介

吴崑(1551—1620年),字山甫,号鹤皋山人,因其洞参岐黄奥旨,人称"参黄子",明代徽州府歙县(今安徽省黄山市歙县)西乡澄塘人。吴氏生于儒学世家,祖父吴元昌,父亲吴文韬,都是修德隐居之士,吴氏家中藏书丰富,自幼饱受儒学熏陶。他自幼聪明好学,熟读六籍文章,习儒举业,15岁时开始接触医学,常浏览医书,通读《素问》《灵枢》《难经》《针灸甲乙经》《脉经》《伤寒论》等经典,精晓刘完素、李东垣、朱丹溪等诸贤医籍,对《黄帝内经》颇多研究。25岁时由于举业不第,乡里长者劝其"古人不得志于时,多为医以济世",吴崑由此专心于岐黄,并拜同乡余淙为师学医。其师博学多才,医技精湛,治学严谨,颇多创见,并且不盲从前人的学术观点,吴崑也深受其染。从师三年后,师勉其游学,于是吴崑途经江苏、浙江、湖北、河南、河北等地,负笈万里,师从众多,"不减七十二师"(《针方六集·自序》)。谦虚好学的品质与丰富的人生阅历,开阔了吴崑的医学视野,这些都为其日后行医、著述打下了良好的基础。

游学归乡之后,吴崑以医为业,并课徒授业,如方元振、汪跃德、汪杕及侄孙吴子湛皆从其学。33岁时,有感于"世医昧于上古经论,不达于中古之方",不明方义与方证关系,不明药物升降浮沉之性,而致盲目执方用药疗病,于是选取古今良医之方540首,"揆之于经,酌以心见,订之于证,发其微义",著成《医方考》6卷。同年,又将所读过有关诊病切脉的医书要点,摘抄为语录,重点注释或述之师传心得,著成《脉语》2篇。43岁时,吴崑对《素问》进行全文注释,著成《黄帝内经素问吴注》(自序中又作《内经吴注》)24卷。他对针灸一直颇有研究,67岁时,将自己在针灸方面的研究心得,结合历代经典论述、医家歌赋,写成《针方六集》6卷。

据丹波元胤《医籍考》转引"亡名氏《鹤皋山人传》"的记载,吴氏还著有《十三科证治》《参黄论》《砭焫考》《药纂》等书。

他的著作大都开宗明义,启发后学,对医道的弘扬有着极其深远的影响,不愧为卓有成就的医学大家。

2. 著作简介

(1)《医方考》

初刊于明万历十二年(1584年),6卷。按病证分类计72门,以证带方,全书共集古今名方 540 首(作者本人序中自称为 700 余首,而经现代学者叶显纯教授统计书中实为方剂者当是 540 首)。卷一、卷二主要为外感病证门;卷三至卷六则为内、外、妇、儿、五官、急诊科病证门和生育、保健门。吴氏对病证、名方、病因病机、药物配伍原则,乃至名家医论,均予以简明论述,指明要义。该书为方剂学史上第一部方论专著,对每类病证进行深入阐述,对每首方剂进行透彻剖析,体现了用方必穷其方理的学术思想。问世以后颇受医家重视,给予好评,如汪昂在《医方集解》凡例第一条称其"分病列方,词旨明爽,海内盛行"。

现存主要版本有明万历十二年甲申(1584 年)崇善堂刻本、明万历亮明斋刻本、明万历友益斋刻本、日本元和五年己未(1619 年)梅寿刻本、明崇祯六年癸酉(1633 年)程策刻本、1937 年上海大东书局铅印本等。

(2)《脉语》

附于《医方考》后,初刊于明万历十二年(1584 年)。该书分为上下二篇,倡导脉以胃气为本的理念,并独创妇人诊脉法,对脉家主病也颇有见地,丰富了中医脉诊学的内容,且卷帙不繁而用语精当,内涵十分丰富,颇为业医者喜好,流传较广。

(3)《黄帝内经素问吴注》

又名《素问吴注》《内经吴注》,初刊于明万历二十二年(1594 年),24 卷。吴崐以王冰本为蓝本,参照王冰、林亿等注解,结合自己对《黄帝内经》的理解和临床经验,重新对《素问》81 篇(实际存 79 篇)进行了全文注释。该书注释详略得当,用语清晰简练,创见颇多,医理诠释贴切实用,其清新独特的注释风格,使得该书成为继北宋《黄帝内经素问新校正》之后影响较大的《素问》注本之一。吴注的注释风格、诸多高明见解被后世《黄帝内经》注释家吸纳引用。

现存主要版本有明万历三十七年己酉(1609 年)石室刻本、日本元禄六年癸酉(1693 年)书林吉村吉左卫门刻本、清光绪二十五年己亥(1899 年)绩溪程氏刻本、清正学斋刻本等。

(4)《针方六集》

初刊于明万历四十六年(1618 年),6 卷,实为 6 个独立的集篇,每卷之首均有小序,概述该集名由、要点。该书成书后吴崐未曾付梓,程处士(程标)为感谢吴崐治愈疾病之恩而刊刻此书。《针方六集》是集中反映吴崐针灸学术思想的典型著作,其针灸理论与临床经验值得我们进一步深入研究,特别是针药主张,是研究针刺机理传统理论的重要依据。

现存主要版本有明万历四十六年戊午(1618 年)程标刻本、抄本。

二、学术思想与特色

吴崐生活于明代中后期,其时政治稳定,经济繁荣,交通便利,科学文化水平进一步提高,信息传递日益进步,经世致用的学风深深地影响着吴崐,其著述大多以临床应用为前提,大胆取舍,务去空谈;深厚的儒学功底,使其能够博采众长而又有所创新。

(一)方剂学方面

1. 首撰方论专著

综观方剂学的发展历史,考其涉及方论的著作,北宋庞安时的《伤寒总病论》中关于半夏泻心汤和生姜泻心汤的方论的出现,可称为方论之肇始,之后朱肱、寇宗奭、许叔微等人的著作也有散在的方论出现;金代成无己《伤寒明理论·药方论》中设方论专篇,分析了《伤寒论》中 20 首方剂,从而开启了"方论"的先河,正如后世医家罗美在其《古今名医方论》中的总结:"有方即有柄,自仲景始也;有方更有论,自成无己始也。"其后张元素、李东垣也多有效仿,与吴崐同地域的新安医家汪机曾编著《医学原理》,在此综合性医书中,汪氏针对各门类病证中所涉方剂,已经进行全面注解的工作。但以上这些著作均不是方论专著,唯有吴崐所著《医方考》才是真正可以称之为方论性的专著。这部方论专著的出现,标志着方论已进入了成熟期。

2. 全面方解,影响深远

《医方考》是我国历史上第一部全面注解方剂的专著,本着"考其方药,考其见证,考其名义,考其事迹,考其变通,考其得失,考其所以然之故"的宗旨,对书中所载 540 首方剂,作者从命名、组成用药、功效、适应证、配伍意义、加减运用、禁忌等方面进行了详细的考证阐释。每则方解的字数多少不一,最多者为羌活汤,有 490 余字,最少者为苦参汤,有 39 字。由于有的方剂在书中不同卷中均有出现,对这些重复出现的同一方剂,吴氏根据治疗的不同病证对同一方剂进行不同的方解,故而方解的数量多于书载实际方剂数量,达到 651 则。

吴氏的这些方解内容对后世的影响较大,据叶显纯先生考证,在清代汪昂的《医方集解》中以"吴鹤皋曰"引述《医方考》方解的方剂有补火丸、稀涎散、三解汤、小续命汤、通圣散、化虫丸等;吴谦的《医宗金鉴·删补名医方论》中引用该书方解内容的方剂有藿香正气散、防风通圣散、升阳散火汤、清暑益气汤、当归补血汤等;现代傅衍魁先生主编的《医方发挥》中更是在 210 首主方的"方论选录"中引用该书的凉膈散、痛泻要方、截疟七宝饮、虎潜丸、苏合香丸等 61 首方的方解。

3. 收方广泛,重点突出

《医方考》中所载 540 首方剂的时间跨度较大,上自战国秦汉《黄帝内经》《伤寒杂病论》之方,下及晋代《小品方》,唐代《备急千金要方》《外台秘要》,宋代《太平圣惠方》《太平惠民和剂局方》《类证活人书》《圣济总录》《小儿药证直诀》《全生指迷方》《济生方》《普济本事方》《三因极一病证方论》《杨氏家藏方》《妇人大全良方》,金元时期的《宣明论方》《素问病机气宜保命集》《儒门事亲》《内外伤辨惑论》《脾胃论》《兰室秘藏》《卫生宝鉴》《丹溪心法》《丹溪心法附余》,明代的《摄生众妙方》《医学入门》《韩氏医通》等所载之方。尽管不是收载历代所有方剂,但是绝大多数具有代表性的方剂尽收其中。除此之外,书中还收载了民间的单验方。

据叶显纯先生考证,在该书所收载的方剂中,又以治疗伤寒、痘症和妇科疾病的方剂为多,足见其对这三类疾病的重视。具体统计为,"伤寒门"有 64 方,"痘症门"有 56 方,"妇人门"有 26 方。三门共 146 方,平均每门有 48.7 方。而其他 69 门仅有 458 方(这些已经包括重复之方),平均每门仅 6.6 方,两者相较差距明显易见。

4. 以证类方,不落窠臼

全书按证排列,分 72 门,各门首叙病因,次列方剂,再列适应证候及用法、注意事项等。如"伤寒门",将桂枝汤、麻黄汤、葛根汤、小青龙汤、大青龙汤、升麻葛根汤、白虎汤、小柴胡汤、大承气汤、小承气汤、调胃承气汤、半夏泻心汤、生姜泻心汤等归于此类;将二陈汤、平胃散、羌活胜湿汤、甘草附子汤、二妙散等归于"湿门";将独参汤、四君子汤、六君子汤、补中益气汤、二十四味流气饮归于"气门";在"脾胃门",对参苓白术散、钱氏益黄散、补中益气汤、调中益气汤、升阳顺气汤、升阳益胃汤进行类聚考证。这种分类方法的益处是按病索方,比较便捷,同时,同病证下的方剂又可相互比较,便于理解区别。

吴氏在继承前人以证类方的长处之外,又不拘泥于以证索方的俗套,而是在此基础上"揆之于经,酌以心见,订之于证,发其微义",将组方之义与证候表现进行对应,使人既知证候之病因病机,又知方剂配伍药物之功效与治疗的关系,从根本上给予读者证方关系的诠释,从而使人不仅知其然,更知其所以然。

虽然相较于后人以方剂功效进行分类的方法,证方分类确有其不足之处,容易使初学者陷于"徒执方以疗病"的窠臼之中。吴氏正是看到了此种分类方法的弊端所在,故而在采用此法的同时扬长避短,通过全面方解和对方证关系的细微阐释来弥补此法的不足。这恰是该书与之前方书证方分类不同之处。

5. 首载方众多

在全书收载的540首方剂中,经考证有107首方剂为该书首载。有一些方剂对后世的临床治疗影响深远,如后世常用的"六和汤""清气化痰丸""知柏地黄汤(丸)"等均最早首见于该书。

六和汤,仅就方名论,当首见于宋《太平惠民和剂局方》,但其组成在后世却略有不同。《医方考》中之"六和汤"的组成与《太平惠民和剂局方》比较,前者有"白术"而无"香薷",后者则有"香薷"而无"白术"。清代汪昂《医方集解》中虽注明是收录《太平惠民和剂局方》之方,但其组成却与《医方考》一致,只在加减中说明"伤暑加香薷",在注解中也说明"一方无白术",在该书中还将吴氏方解节录于此方之后,可见汪氏所见"六和汤"文献主要来源于《医方考》,兼参《太平惠民和剂局方》。由许济群、王绵之主编的高等医药院校教材《方剂学》中也在"六和汤"条中注明方源于《医方考》。因而,《医方考》中所载的"六和汤",就其组成来说确为其首载。在后世临床使用中主方组成也多以此组成为主,加减中才有加香薷或紫苏的。

目前已知称为"清气化痰丸"的方子和出处的即达8个(处)。最早出现者为明代方广《丹溪心法附余》(1536年),之后依次是明代张时彻《摄生众妙方》(1550年),明代龚信编纂、龚廷贤续编、王肯堂订补《古今医鉴》(1576年),明代吴崐《医方考》(1584年),明代孙一奎《赤水玄珠》(1584年),明代张景岳《景岳全书》(1624年),明代翟良《医学启蒙汇编》(1628年),清代汪昂《医方集解》(1682年)等。除了《医方集解》选录方剂的组成与《医方考》一致外,其他七方组成却各不相同,最少的有8味组成,最多者达20余味,可见7个方剂各有特色和偏重。《医方考》收载的"清气化痰丸"在源流上与其他6个方剂没有明显的传承关系,因此,可以认为《医方考》所收"清气化痰丸"为该书首载之方。

六味地黄丸加黄柏知母方。关于该方来源,目前的方剂学教材以及方剂辞典等工具书的记载存在着较为混乱的现象。许济群主编的《方剂学》说源于《医宗金鉴》,李氏说源于《景岳全书》,《中医大辞典·方剂分册》说源于《症因脉治》,来氏说应最早源于《万病回春》,不一而足。究其原因,是该方在不同文献中方名不同。这些不同文献中所载该方的方名虽然各有称谓,但就其组成和功效来论,则包括《医方考》在内的上述文献均是一致,即该方由六味地黄丸加知母、黄柏而成,主治下焦阴虚火旺之证。相关文献中该方的方名有"六味地黄丸加黄柏知母方""知柏地黄丸""知柏地黄汤""滋阴八味丸""知柏八味丸"等。各方名具体命名文献有:最早以"六味地黄丸加黄柏知母方"命名者,当推《医方考》(1584年)。后在《万病回春》(1587年)中载有同名之方。而以"知柏地黄丸"命名该方者,为《症因脉治》(1641年),后由《医宗金鉴·删补名医方论》(1742年)取同名之方增补其中,而在《医宗金鉴·幼科杂病心法要诀》(1742 年)中却又称为"知柏地黄汤"。在《景岳全书·新方八阵·卷五十一》(1624 年)中,该方被命名为"滋阴八味丸";在《医方集解》(1682 年)中又被命名为"知柏八味丸"。除此之外,《医学心悟》(1732 年)中有论该方组成及主治而并未为其命名。

可见,即使在组成、功效、主治相同的前提下,因为有了上述各个时期文献对该方命名不同的情况存在,对于该方的最早记载现代学者有不同观点,也就可以理解了。虽然一个方子的最终定名有其演变过程,在这个过程中,每个医家的不同理解,甚至是个人的喜好,都会导致不同名称的出现,但就一个方剂最早源于或者载于何书的问题,我们认为以方剂的内容(方药组成、功效主治,有时还有剂量)的最早确定作为定论依据,比以方名作为定论依据更加具有学术意义和实际价值。因此,就该方的内容以及所载文献刊行时间先后来论,当属《医方考》为最早记载该方的文献。而若以现在通行的该方名称"知柏地黄丸"来论,确属《症因脉治》为最早记载文献。

(二)《黄帝内经》的研究

吴崐尝曰:"《素问》《灵枢》,医之典坟也"。其所著《医方考》对病证机理、方药进行注释,其间常灵活运用《黄帝内经》条文结合临床实际的阐发,驾轻就熟地注《素问》,以及在《针方六集》中对于九针的发挥等,可见他一直潜心于《黄帝内经》的研究。

1.《黄帝内经》思想的灵活运用

吴崐对《黄帝内经》的理解较为深刻,在不违背经文大旨的前提下,总是能理论联系实际,很好地体现经典指导临证的作用,其独到之处有以下几点:

(1)《素问》壮火、少火生理与病理认识

经曰:"壮火之气衰,少火之气壮;壮火食气,气食少火;壮火散气,少火生气。"吴注:"火之壮者,壮已必衰,火之少者,少已必壮;壮少衰盛,若循环焉。"指出壮少火之消长盛衰循环往复之理;又注:"气生壮火,故壮火食气,少火滋气,故气食少火。"指出气与二火关系,其结局为气得壮火则耗散,少火益气,故气得少火而生长,告诫人们要保持冲和之气,避免过多耗散。他用三补丸治疗三焦有火,二便秘涩,咽干者,认为此证是壮火食气,主张少火宜生,壮火宜降,以三物(黄芩、黄连、黄柏)降其三焦之壮火,则气得其生,血得其养,如是三焦皆受益。

(2)《素问》治则的运用

经曰:"寒暑燥湿风火,在人合之奈何?"吴氏根据人体脏腑之间生克关系,结合平调脏腑的理论,提出:"治肝治心,过则平以西方金令;治心生脾,过则平以北方水令;治脾补肺,过则平以东方木令;治肺保肾,过则平以南方火令;治肾补肝,过则平以中央土令。"通过脏腑辨证,对脏腑采用平、抑、治、保、生、补治疗原则,对临床远期以及综合治疗具有一定的指导价值。

(3)《灵枢》之旨确定病位

经曰:"手屈而不伸者,其病在筋;伸而不屈者,其病在骨。"吴氏认为筋骨俱病,确定腰痛、膝痛病位在筋在骨,肾虚为本,肝、脾(脾主四肢)袭之。他用独活寄生汤治疗肾气虚弱,腰膝作痛,屈伸不便者,该方以秦艽、防风、独活、寄生,甘辛温之品,升举肝脾之气,肝脾之气升,则腰膝弗痛矣,又用当归、熟地黄、牛膝等,滋补肝肾之阴,因而足得血而能步。

2. 对《素问》的重新校注

《素问》成书较早,又经历代传抄翻刻,以致误脱衍倒,文失其真,且文字古奥,语句艰深,医理精深,对后人的研习造成了障碍,吴崐有感于此,决心重新校注《素问》,以嘉惠后学。他在该书的自序中写下了著述动机:"隋有全元起,唐有王冰,宋有林亿,尝崛起而训是经,是庶几昧爽之启明哉,待旦者较然睹矣,独其为象,小明则彰,大明则隐,谓之揭日月而行未也","居常暑度有熊,日求其旨而讨论之,不揣管陋,释以一得之言"。他在王冰二十四卷本基础上,参考宋臣林亿《黄帝内经素问新校正》语、师传心得,进行了整理校勘并重新注释,使《素问》转难为易,推动了《素问》的传播与普及。

(1)对经文文字的校勘

吴崐对经文的考辨做了较多的工作,据笔者统计,《黄帝内经素问吴注》共出校语改动经文 139 处。其删、补、纠、移文字可以概括为以下四个方面。

①删衍文。《皮部论》原作:"络盛则入客于经,故在阳者主内,在阴者主出,以渗于内,诸经皆然。"吴崐将其改为"络盛则入客于经。"其出校语云:"此下旧有云:故在阳者主内,在阴者主出,以渗于内,诸经皆然一十九字,与上文不相承,僭去之。"

《气穴论》原作:"大禁二十五,在天府下五寸。"吴崐将其改为"大禁二十五。"其出校语云:"此下旧有云:'在天府下五寸',六字衍文也,僭去之。"

②补阙文。《太阴阳明论》:"故阳道实,阴道虚;阴道实,阳道虚"。吴注:旧无"阴道实,阳道虚"二句,崐僭补此。

《八正神明论》:"天寒日阴,则人血凝泣而卫气沉。凝则难泻,沉则难行。"吴注:"凝则难泻,沉则难行"二句,旧本无,崐僭补此。

③移错简。《生气通天论》:"阴气者,静则神藏,躁则消亡,饮食自倍,肠胃乃伤。"吴注:此五句,旧在《痹论》上为清涕之下,今次于此。

上五句原在《素问》王冰注的《痹论》中,与前后文不属,故吴崐移此五句于《生气通天论》"肾气乃伤,高骨乃坏"句下,使前后呼应,文义顺接。

又如:《三部九候论》:"瞳子高者太阳不足,戴眼者太阳已绝。此决死生之要,不可不察也"。吴注:此节旧在后文"以见通之"之下,僭次于此。

④纠讹文。《六元正纪大论》:"厥阴所至为毛化,少阴所至为翮化,太阴所至为倮化,少阳所至为羽化。"原文为"厥阴所至为毛化,少阴所至为羽化,太阴所至为倮化,少阳所至为羽化。"少阴少阳同为羽化,显系有误。吴崐改前"羽"为"翮"。《素问释义》说:"按王注上云风生毛形,热生翮形,则此羽化,疑本作翮化也。"与吴崐改正合。

吴崐对《素问》原文的改动,后世毁誉参半。清代医家汪昂评价其"多改经文,亦觉嫌于轻擅"(《素问灵枢类纂约注》)。但笔者以为,《素问》成书年代较早,在流传的过程中因多种因素造成部分文字错、脱、衍、倒的现象。历代医经注释家为阐发经旨,无不首先要对经文原文做一番甄别求真的工作。吴崐以其深厚的功力,校改认真严谨,对弄清《素问》原文的真实含义很有价值,为《黄帝内经》的研究做出了较大贡献。

(2)对经文的全新注释

吴崐首先从文字学入手,注意音韵、训诂,对古奥难懂的文字进行训释,以阐明字义,体会语意;注释经文,深入浅出,结合自己的参悟,从多个层面予以阐释,力求文通理顺,彰明经旨,解决了一些晦隐不明的问题,使读者一目了然,将《素问》原文由难转易,且多有发挥,有些观点至今在临床上仍具指导意义。

为从总体上分析是书的注释特色,笔者将其与《重广补注黄帝内经素问》注语逐条比对(《黄帝内经素问吴注》大体上保持了王冰、林亿注本的编次,特别是在条文注释体例上与《重广补注黄帝内经素问》一致)，按其语义功能分类，分为简略、详补、类似、医理、不同五类。经逐条比对并统计，其中简略1 143条，详补1 482条，类似1 101条，医理59条，不同601条。

与王冰注的比较，吴注具有六方面不同：

其一，简注。吴注较王注简洁，简略，精练。吴崐通过不同的方式将王注中自己较认同的部分予以简单概括，力求语简意明，由博返约。对于雷同或王冰注解较详细之处，即一语略之，避免了读者重复阅读。

文字简洁，意思相同。如："何如而虚？何如而实？"(《宝命全形论》)。王注：言血气既伏如横弩，起如发机，然其虚实岂留乎而可为准定耶？虚实之形，何如而约之？吴注：问治虚实之定法。

撷取王注中主要词语作为概括。如："秋三月，此谓容平"(《四气调神大论》)。王注：万物夏长，华实已成，容状至秋，平而定也。吴注：万物华实已成，容状平定也。

撷取王注中其中一部分作为概括。如："是以嗜欲不能劳其目，淫邪不能惑其心"(《上古天真论》)。王注：目不妄视故嗜欲不能劳，心与玄同，故淫邪不能惑。《老子》曰：不见可欲，使心不乱。又曰：圣人为腹，不为目也。吴注：目不妄视，故嗜欲不能劳。心与玄同，故淫邪不能惑。

对雷同注语省略。如："肾病者，愈在甲乙，甲乙不愈，甚于戊己，戊己不死，持于庚辛，起于壬癸"(《脏气法时论》)。王注：应春木也。长夏土也。应秋金也。应冬水也。吴注：义如前注。

王注已详，勿须赘语，一语略之。如："故生而勿杀，长而勿罚，化而勿制，收而勿害，藏而勿抑，是谓平气"(《五常政大论》)。王注：生气主岁，收气不能纵其杀。长气主岁，藏气不能纵其罚。化气主岁，生气不能纵其制。收气主岁，化气不能纵其害。藏气主岁，收气不能纵其抑。夫如是者，皆天气平，地气正，五化之气不以胜克为用，故谓曰平和气也。吴注：总结上文。

其二，详补。吴注较王注详细，或对王注加以补充。吴崐认为《素问》一书博大精深，文辞古奥。王冰、林亿等人注释小明则彰，大明则隐。于是他首先从文字学入手，注意音韵、训诂，对古奥难懂的文字进行训释，以阐明字义，体会语意；注释经文，深入浅出，结合自己的参悟，从多个层面予以阐释，力求文通理顺，彰明经旨，解决了一些晦隐不明的问题，使读者一目了然，将《素问》原文由难转易，且多有发挥，有些观点至今在临床上仍具指导意义。例如从临床实际分析的层面上，深刻揭示了三焦"决渎之官"的生理作用，不仅给人一种顿悟，而且更加明确了临床上三焦以通为用的治疗法则。《中国医学史讲义》认为："通过吴崐的注释，使经文得以大明，可以补全元起、王冰、林亿诸家注释之未备。"正是对吴注详补部分的高度评价。

对字、词加以注音、释义。如："小者深之，必端内针为故止"(《长刺节论》)。王注：痛之大者，多出血。痛之小者，但直针之而已。《黄帝内经素问新校正》云：按《甲乙经》云：刺大者多而深之，必端内针为故止也。此文云小者深之，疑此误。吴注：内，纳同。端，直也。为故，犹言为则也。止者，无他术之意也。

对简约之文加以详述者。如："变化相移，以观其妙，以知其要，欲知其要，则色脉是矣"(《移精变气论》)。王注：言所以知四时五行之气变化相移之要妙者何？以色脉故也。吴注：五行、四时、八风，互有代谢，谓之变化相移，色脉因之而变，是可以观其妙也。人之一身，五脏、六腑、百骸、九窍，何众多也，而惟色脉足以测人死生，是可以知色脉之为要矣。

对古奥之文加以详述者。如："三焦者,决渎之官"(《灵兰秘典论》)。王注:引导阴阳,开通闭塞,故官司决渎,水道出焉。吴注:决,开也;渎,水道也。上焦不治,水滥高原;中焦不治,水停中脘;下焦不治,水蓄膀胱。故三焦气治,则为开决渎之官,水道无泛溢停蓄之患矣。

未注之处加注者。如："五运相袭,而皆治之,终期之日,周而复始,时立气布,如环无端,候亦同法"(《六节藏象论》)。吴注:五运,木、火、土、金、水也。相袭,相承袭主,皆治,谓候气时岁皆其分治也。终期之日,气候一周,则又复始。时立春夏秋冬,气布立春雨水序次相承,如循环之无端,产七十二候,周而复始,亦同此法。谓如立春之后五日而东风解冻,又五日而蛰虫始震,又五日而鱼徙负冰,每气三候亦是周而复始,故曰候亦同法。

其三,医理补注。吴崑相对于王冰、林亿、马莳等注家未论及的医理有进一步加以阐释之处。如在《灵兰秘典论》中训解膻中的位置与功能,指明膻中与心君、肺相主治节二脏关系,这种有别于王冰的医理发挥,为我们认识人体气化过程,又多出一层新思考、新理解。针对王注未论及医理之处更是大发己意,从医理的层面对其进行详细阐释,使经文不失于空泛,其中不乏精辟的论述。

如《厥论》中关于"阳明之厥,则癫疾欲走呼,腹满不得卧,面赤而热,妄见而妄言"的注释,王冰只详细介绍了阳明脉的起始与循行部位,至于此经之厥的症状、病机未提及。吴崑对此予以了医理的阐释:"邪气并入于胃腑则邪气实,故为癫疾欲走而呼。其脉循腹里,故令腹满。胃不和则卧不安,此不得卧之义也。阳明之脉行于面,故面赤而热;阳盛则神明内乱,故妄见而妄言。"以丰富临床知识,兼理著述,于医学无不贯通。

又如:"故清阳为天,浊阴为地,地气上为云,天气下为雨,雨出地气,云出天气"(《阴阳应象大论》)。王注:阴凝上结,则合以成云;阳散下流,则注而为雨。雨从云以施化,故言雨出地;云凭气以交合,故言云出天。天地之理且然,人身清浊亦如是也。吴注:清阳为天,浊阴为地,言阴阳得位也。由是云行雨施,品物流形,地气上升而为云,天气下降而为雨。出,通也。雨出而通地气,云出而通天气也。以人喻之,饮入于胃,游溢精气,上输于脾,脾气散精,上归于肺,上焦开发,若雾露焉,是地气上为云也。肺行降下之令,通调水道,下输膀胱,水精四布,是天气下为雨也。膀胱者,州都之官,津液藏焉,气化则能出,是雨出地气也。上焦如雾,其氤氲者,心肺和而呵出之,是云出天气也。此六句者,见阴阳清浊不可失位而倒置,顺之则天地位而万物育,逆之则下飧泄而上膜胀矣。

其四,注语类似但更通俗。两书中有较多类似的训释,有些文字不同但表达的意思相同,吴注用语或直白或浅显易懂,使读者更容易理解经文。

字句相同者。如:"脉盛滑坚者,曰病在外;脉小实而坚者,曰病在内"(《平人气象论》)。王注:盛滑为阳,小实为阴,阴病病在内,阳病病在外也。吴注:盛滑为阳,小实为阴,阴病病在内,阳病病在外。

其五,字句不同,意思相同者。如:"五脏各以其时受病,非其时,各传以与之"(《咳论篇》)。王注:时,谓王月也。非王月则不受邪,故各传以与之。吴注:如春时肝用事,则肝先受邪,若是寒邪,则传以与肺。

其六,两者对经文训解不同者。在理解经文方面,吴崑提出了一部分不同的观点,其中不乏有价值者。例如众所周知的关于"欲知其始,先建其母"的注释,王冰注"母"为五气;马莳注"母"为五脏相乘之气;吴崑则注"母"为应时胃气。后世多尊其说,因吴注相较更切合临床实际而与立意通。

当然,吴注也有注释不当之处,例如在《宣明五气》中关于"脾胃吞"的训释。

另外,凡他认为原文有错简讹误之处就直改原文,共改动经文 200 多处,并在注释中加以说明。这与其他本不敢改动经文,而仅在注释中指出其讹误者不同。正如他在序中所言,"欲悬书国门以博弹射",吴崐摒除杂念,对经文的考辨做了大量艰苦、细致的工作,主要做法是:补阙文、删衍文、移串文、辨漏文、纠错字。其改动之处多较为得法,例如《通评虚实论》谓"经络皆实,是寸脉急而尺缓也,皆当治之",缓,吴崐改紧,符合实证脉象,勘误甚确。也有部分错改之处,例如删《气穴论》中"背与心相控而痛……斜下肩交十椎下"这段的 87 个字,此段是说明胸背痛治法。有些只增、删或改动一二字,与原文并无出入,是否因其考虑到经文至明代年代久远,语法有所变化,所以做细微的改动以求更通顺,有待进一步研究。

例如:"冬脉如营,何如而营?"(《玉机真脏论》)。王注:脉沉而深,如营动也。《黄帝内经素问新校正》云:详深,一作濡。又作搏。按本《经》下文云:其气来沉以博,则深字当为搏。又按《甲乙经》搏字为濡,当从《甲乙经》为濡。何以言之?脉沉而濡,濡,古软字,乃冬脉之平调脉。若沉而搏击于手,则冬脉之太过脉也。故言当从《甲乙经》濡字。吴注:营,营垒之营,兵之守者也。冬主闭藏,脉来沉石。如营,兵之守也。

(三) 对针法的研究

吴崐不但熟谙药物,且究心历代针学著作,擅长针灸,在针学上造诣颇深。其注释《素问》中有关针灸的经文独具匠心,晚年时其将毕生在针灸方面的研究心得,结合历代经典论述、医家歌赋,写成《针方六集》。

1. 主张针药并重

(1)针药同理

针灸与药物是中医治疗的重要手段。但由于种种原因,人们往往重方药而轻针灸。吴崐在深入研究《黄帝内经》的基础上,对针灸与药物两种疗法进行比较,在《针方六集·旁通集》中系统地阐发了"针药二途,理无二致"的观点。

吴崐指出,药物有气有味,有厚有薄,有升有降;而针刺有浮有沉,有疾有徐,有动有静,有进有退,此异途而同理。药有入肝、入心、入脾、入肺、入肾之殊,有为木、为火、为土、为金、为水之异;而针有刺皮、刺脉、刺肉、刺筋、刺骨之殊,有取井、取荥、取输、取经、取合之异,此异途而同理。因此,"针药二途,理无二致"。用不同针刺手法可达到药物阴阳升降作用的效果,取井荥输经合、刺皮脉肉筋骨与利用药物之酸苦甘辛咸分别治疗五脏疾病的机理是一致的。

吴氏把针刺手法与方药作用形象地进行了分析。他说:"动退空歇迎夺右,皆泻也,犹方之青龙、白虎、陷胸、承气,有泻而无补也。推纳进搓随济左,皆补也,犹方之益气、养荣、八珍、十全,有补而无泻也。"

他还从审气、保元、方药配伍、炮炙与穴位配合、取法与刺法、用药剂型与用针刺法、用方大小与刺穴多少等方面进行比较,说明针药同理。用药必须审气,辛热、辛温、辛凉,气之殊也;用针亦必须审气,经气、邪气、谷气,气之殊也。"病态千端,候气施治","药家必审而用之","针家必审而用之"。"用药以元气为重,不可损伤";"用针亦以元神为重,不可轻坏"。"方必君臣佐使,药必精良炮炙","穴有阴阳配合,则君臣佐使也;穴得其正,则精良也;刺合于法,则炮炙也。""药有轻剂、重剂、平剂、调剂,因病而为之轻重也;针有巨刺、缪刺、微刺、分刺,亦因病而为之浅深也。""药有小方(一药主一病)不足以去病,故立重方。重方者,二方、三方合而一之也,此犹合纵连横,用众之兵也。针有特刺(一穴主一病)不足以去病,故主群刺。群刺者,原、别(络)、根、结,合而刺之也。"

虽然针药治病同理,但是,二者各有长短。对此,吴崐也予以客观、公正的评价。他说:"败血积于肠胃,留于血室,血病于内者,必攻而去之,药之所长,针不得而先之也。败血畜于经隧,结于诸络,血病于外者,必刺而去之,针之所长,药不得而先之也。"吴崐这种实事求是的科学态度,对于我们扬长避短,合理施用针药,具有一定的指导作用。

(2)针药兼施

既然针灸与方药治病机理相同,那么在临证时,就可以根据疾病的具体情况,结合针药之长短,当针则针,当药则药,当针药配合则针药兼施,辨证论治。吴崐还在《针方六集》卷二的《八法针方》、卷四的《揆八法》中,总结出针药兼施的范例。对于冲脉、足太阴脾经、阴维脉、足阳明胃经和手厥阴心包经的病证,宜刺公孙、内关二穴,使经气通行,三焦快然,疾去内和,并可配用泻心、凉膈、大小陷胸、调胃承气诸方治疗。对于带脉、足少阳胆经、阳维脉和手少阳三焦经的病证,宜刺足临泣、外关二穴,使表里皆和,营卫流畅,并可配用三化汤、双解散、大小柴胡汤、通圣散、温胆汤诸方治疗。对于督脉、足太阳膀胱经、阳跷脉和手太阳小肠经的病证,宜刺后溪、申脉二穴,使经气通行,上下交通,并可配用麻黄汤、桂枝汤、葛根汤、大小青龙汤诸方治疗。对于任脉、手太阴肺经、阴跷脉和足少阴肾经的病证,宜刺列缺、照海二穴,使经气通行,四脉通调,并可配用三黄汤、二母散、二冬汤诸方治疗。

2. 提出五门主治

在《针方六集》卷二中,吴崐根据《黄帝内经》《难经》的五俞理论,将脏腑辨证与经络辨证有机结合,演绎成五脏六腑十二经脉的五俞主病,即按五脏六腑十二经脉分别取五俞穴的五门主治说。这里的五门,指十二经脉的井、荥、输、经、合穴,因其流注气血,开合如门户而名。其取穴法如:"假令得弦脉,病人善洁,面青,善怒,此胆病也。若心下满当刺足窍阴(井),身热刺侠溪(荥),体重节痛刺足临泣(输),喘咳痰热刺阳辅(经),逆气而泄刺阳陵泉(合),又总取丘墟(原)。假令得弦脉,患者淋溲难,转筋,四肢满闭,脐左有动气,此肝病也。若心下满当刺大敦(井),身热刺行间(荥),体重节痛刺太冲(输),喘咳痰热刺中封(经),逆气而泄刺曲泉(合)。"

对五门主治的理论,吴崐根据五行学说进行了阐发。他说:"以上五门主治,古针方也。盖以阳井金,阴井木,所以主治心下满者。金病则贲郁,木病则不得条达,故令心下满也。阳荥水,阴荥火,水病则阴亏,火病则益炽,故令身热。阳俞木,阴俞土,木主筋,筋根于节,土主肉,肉附于体,故令体重节痛。阳经火,阴经金,火乘于金则病喘嗽,金火相战,金胜则寒,火盛则热,故主咳嗽寒热。阳合土,阴合水,水败则火失其制,而作气逆;土败则水失其防而洞泄,故主逆气而泄。此五门主治之义也。"这种五门主治的方法在本书之前尚未见到,是对针灸学术的一大贡献。

3. 修《金针赋》

《金针赋》始载于明代徐凤的《针灸大全》[约成书于成化、正德年间(1465—1521年)],其中提出了烧山火、透天凉、青龙摆尾、白虎摇头等复合针刺手法,对后世影响较大。吴崐认为《金针赋》虽不失为关于针刺手法的重要文献,但亦存在谬失之处。李东垣著《内外伤辨惑论》,救认证之谬,朱丹溪作《局方发挥》,救用方之失,吴氏仿之,著"修《金针赋》",附于《针方六集·旁通集》。

对《金针赋》中补泻之法，男女、左右、胸背、早晚不同之说，吴崐提出质疑，他说："男女无二道，左右无二理，胸背无二因，早暮无二法。"对于"左捻气上，右捻气下"，吴崐亦持否定态度。他说："不知此法施之于左乎？施之于右乎？左右胸背，男女早暮，亦复相异乎？借曰相异，则与前法乱矣！借曰无异，则与前说悖矣！"吴崐还认为，候息以通经接气之说缺乏理论依据。他说："盖人禀阴阳太少之气不等，有针方落穴，不待旋转而气即行，病即去也；有纳针之后，百搓千捻，竭其手法，而气方行，病方去者；有出针之后，经气始行，病始去者。良以阴阳太少虚实不同，故令功验亦早暮不等。"

对于《金针赋》，吴崐并非全盘否定，"修《金针赋》"的目的是对其中缺乏理论依据，与临床实际不符之处予以修正。对全赋大多数合理的部分，吴崐予以肯定，并为之作注或批曰："此妙。"由于吴崐等医家对《金针赋》的修正与完善，使《金针赋》中烧山火、青龙摆尾等传统针刺手法得以继承并广泛运用，而补泻分男女、早晚、上下不同等缺乏理论依据的不合理部分得以摒弃，促进了刺法的学术发展。

4. 推广九针的应用

吴崐在《灵枢·九针十二原》篇中对于九针形态、适应证论述的基础上，着重发挥了九针的临床应用。他在《针方六集·尊经集》指出：镵针应浅刺，有泻邪热的作用，主治头、身的热性病；圆针以其针锋圆如卵，揩摩分肉之间，以泻其邪气，用以治疗分肉之间的病证；𨰀针其针尖圆而微尖，不刺入皮肤，以针头按摩经脉，以达疏通经络恢复正气之功效，治疗经脉有病兼有气虚者；锋针可刺络放血，具有泻热邪之功用，用于治疗热毒痈疡或经络久痹之顽固疾病；铍针可刺破患肤，以排脓血，治疗痈疽化脓之疾患；圆利针用治"痈肿暴痹"；毫针具有"正气固之，令邪俱往"的作用，治疗邪气停留于络脉的痹痛；长针能祛除虚风内舍于骨解腰脊节理之间，治疗邪气深重的痹证；大针治疗水气停留关节而浮肿的疾患。吴氏说："九针主治，《灵枢》之训也。用之各尽其妙，古今何异焉。"他强调九针的广泛应用，取效显著，对推广发扬《黄帝内经》的针法起到很大作用。

5. 发挥《黄帝内经》针灸理论

吴崐在《黄帝内经》静志候气、因时因人、调治阴阳和补泻寒热的针刺大法理论指导下，加以充实、发挥，提出候气、见气、取气、置气、定气、还随补泻、母子补泻等一百四十八法。首先他强调针刺必须候气，在《针方六集·尊经集》指出："谨候气之所在而刺之，是谓逢时。病在阳分者，必候其气加在于阳分乃刺之；病在阴分者，必候其气加在阴分乃刺之。"说明针刺应掌握病气在阴在阳的时机而进行针刺，这就是候气的关键为了达到候气的针刺目的，还必须掌握见气、取气和置气之方法。见气是指"左手见气来至，乃内针。针入，见气尽，乃出针"。取气是言"当补之时，从卫取气"。置气是谓"当泻之时，以营置气"。同时还应注意定气之法，即乘车来者，卧而休之如食顷，乃刺；步行而来，坐而休之如行十里顷，乃刺之；大惊大恐，必定其气，乃刺之。要求无论病者乘车、步行或惊恐之时，必待其心平气和后，再进行针刺。

不仅如此，吴氏还提出应根据患者的形体气血盛衰、神气的状况而决定采用针刺补泻之法。当行针之后，针已得气，应守而勿失。这些论述就是吴氏所谓的"守形""守神""守机"之游。最后，他明确告诫人们，不得气的后果是"十死不治"。可见他在"静志候气"方面对《黄帝内经》理论发挥是很大的。在"因时因人"针法中，吴氏根据《灵枢·寒热病》篇所说的"春取络脉，夏取分腠，秋取气口，冬取经输"的论述，发挥为"春刺井者，邪在肝；夏刺荥者，邪在心；季夏刺输者，邪在脾；秋刺经者，邪在肺；冬刺合者，邪在肾"。这样按照季节不同，针刺不同穴位,以达到治疗五脏疾病之目的,较之《黄帝内经》论述详细且实用。对于患者的体质不同,亦强调针刺深浅与穴位多少及留针久暂不同,如在《针方六集·尊经集》说"皮厚色黑者,深而留之,多益其数;皮薄色少者,浅而疾出其针"。

对于"调治阴阳"方面,吴氏认为应当"阴深阳浅","先阳后阴"。他还指出:"病痛者阴也,痛而以手按之不得者阴也,深刺之。病在上者阳也,痒者阳也,浅刺之"。"病先起于阳后入于阴者,先取其阳,后取其阴。必审其气之浮沉而取之"。从而将调治阴阳之法,按其病位在阳在阴之不同,从针刺先后、深浅、次数多少加以区别,对临床实践有一定指导价值。

在补泻针刺方法上,吴氏除肯定了《黄帝内经》的迎随补泻法和疾徐补泻法外,还提出"动伸推内补泻"法和"母子补泻"法。他指出:"虚则补其母,实则泻其子","动而伸之是谓泻,推而内之是谓补"。尤其在具体针刺手法上,吴氏更有独特发挥,在《针方六集·旁通集》中说"先须循摄孔穴,以左手大拇指爪甲,按而重切之,次以右手食指弹二三十下,令穴间赤起,经所谓弹而怒之是也。次令咳嗽一声,以口内温针随咳而下,徐徐捻入,初至皮肤,名曰天才。少停进针,刺至肉分,名曰人才。又停进针,刺至筋骨之间,名曰地才。就当捻转,再停良久,退针至人才之分,待气沉紧,倒针朝病,进退往来,疾徐左右"。这是吴氏将补泻之法贯通于具体手法之中,其手法之详尽,行针之细致,至今仍有现实意义。

6. 扬《标幽赋》"八法"

吴崐在《开蒙集》注《标幽赋》中明确指出,八法即是"公孙、内关、临泣、外关、后溪、申脉、列缺、照海八穴之法"。而非他人所注之"循而扪之,切而散之,推而按之,弹而怒之,抓而下之,通而取之,动而伸之,推而纳之"八种不同的操作方法。吴氏对八法的评价甚高,认为"窦公所指八法,开针家一大法门,能统摄诸病,简易精绝,岂若是之粗陋哉"。若"刺家但主八法,随证加针,不过五七孔穴,无难去之疾矣!"且吴氏在该书中反复强调由于八法八穴通于奇经八脉,故乃针家经纲,而诸经变病,不能出其范围。

但是,经脉有十二数,奇经八脉仅为八数,又如何能全权统摄呢? 对此,吴氏亦作出了明确解释:"在手部不及阳明大肠经及少阴心经,在足部不及厥阴肝经者,非缺也,列缺本络手阳明,心主犹之乎心,又肝肾之邪同一治,皆不及之及也。"也就是说,列缺通任脉、手太阴肺经、手阳明大肠经;内关通阴维脉、手厥阴心包络,然心主为心之外卫,故亦应通于心;肝肾同源,照海通阴跷脉、足少阴肾经,亦应通于足厥阴肝经。另外,对足阳明胃经虽未提及,但也可以从列缺之理类推。即公孙通冲脉、足太阴脾经,为脾之络穴,故亦应和足阳明胃经相通,亦即"不及之及"之意也。

(四) 对脉法的研究

吴崐著有《脉语》一书,往往附于《医方考》之后一并出版。该书分上下两卷,上卷有十三论,下卷有五十论,包括六部、五脏、小儿、妇人等脉象内容;在论述了王叔和《脉经》二十三脉的基础上,又增加了小脉、大脉、长脉、短脉、毛脉、钩脉、石脉、溜脉、疾脉等九脉。书中对明代当时流行的"太素脉"持批判性的采用态度,体现了吴氏较为客观的学术态度。

三、医论医话选录

1. 三焦气治,水道无患

《素问·灵兰秘典论》曰:三焦者,决渎之官,水道出焉。吴崐按:上焦不治,水溢高原;

中焦不治,水停中脘;下焦不治,水蓄膀胱。故三焦气治,则为开决沟渎之官,水道无泛溢停蓄之患矣。

(《黄帝内经素问吴注·灵兰秘典论》)

2. 阴阳二气,贵乎交通

《素问·四气调神大论》曰:交通不表,万物命故不施,不施则名木多死。吴崐按:阴阳二气,贵乎交通。若交通之气不能表扬于外,则万物之命无所施受,无所施受则名木先应而多死。喻之于人,阴阳交通,自内达表,是行升生之令,百骸受气而荣。反是者则为皮瘠、毛落、齿槁,犹名木多死耳。

(《黄帝内经素问吴注·四气调神大论》)

3. 阴阳清浊,不可失位倒置

《素问·阴阳应象大论》曰:故清阳为天,浊阴为地,地气上为云,天气下为雨,雨出地气,云出天气。吴崐按:清阳为天,浊阴为地,言阴阳得位也。由是云行雨施,品物流形,地气上升而为云,天气下降而为雨。出,通也。雨出而通地气,云出而通天气也。以人喻之,饮入于胃,游溢精气,上输于脾,脾气散精,上归于肺,上焦开发,若雾露焉,是地气上为云也。肺行降下之令,通调水道,下输膀胱,水精四布,是天气下为雨也。膀胱者,州都之官,津液藏焉,气化则能出,是雨出地气也。上焦如雾,其氤氲者,心肺和而呵出之,是云出天气也。此六句者,见阴阳清浊不可失位而倒置,顺之则天地位而万物育,逆之则下飧泄而上膜胀矣。

(《黄帝内经素问吴注·阴阳应象大论》)

4. 药之多不如针之寡,针之补不如药之长

药类始于《神农本经》,盖三百六十五种,延至今时《本草》所载通计一千八百九十二种,药何繁也。至于针,则九者而已,针何寡也。然穷年积岁,饮药无功者,一遇针家施治,危者立安,卧者立起,跛者立行,是药之多,不如针之寡也。然针不难泻实,而难补虚,一遇尪羸,非饮之甘药不可。是针之补,不如药之长也。上工以神良自期。必两者通明而时出之,始为全技。

(《针方六集·旁通集》)

5. 针之有作用,犹药之有炮炙

明医治病,必主官方。方必君臣佐使,药必精良炮炙。欲其入血则炮以酒,欲其行痰则炮以姜;欲其入肝则炮以醋,欲其入肾则炮以盐。此一定之法也。刺家定其经穴则官方也;穴有阴阳配合则君臣佐使也。穴得其正则精良也,刺合于法则炮炙也。故循扪以摄气,弹怒以致血,爪下以取荣,伸提以及卫,皆作用之法也。针之有作用,犹药之有炮炙也。不知作用者,用生药之医也。穴失其正者,药未精良也。不知阴阳配合者,方知无君臣佐使也。

(《针方六集·旁通集》)

6. 男女无二道,左右无二理

补泻之法,经有随济迎夺,推纳动伸之论,至善至当。独奈何男子者大指左转为补,退后右转为泻?提针何以为热?插针何以为寒?男女何以为异?左右何以相殊?胸背何以更别?早暮何以背驰?不知男女无二道,左右无二理,胸背无二因,早暮无二法。假令谬妄者曰:人参补男而泻女,巴豆泻左而补右,芩连凉胸而热背,桂附朝温而暮寒,不知人亦信之乎!针学不明,何以异此。

(《针方六集·旁通集》)

四、代表方剂选录

1. 六和汤
组成:砂仁、半夏、杏仁、人参、白术、甘草各一两,藿香、木瓜、厚朴、扁豆、赤茯苓各二两。
主治:夏月饮食后,六腑不和,霍乱转筋。

2. 六味地黄丸加黄柏知母方
组成:熟地黄八两,山茱萸(去核,炙)、山药各四两,泽泻、牡丹皮(去木)、白茯苓各三两,黄柏(盐炒)、知母(盐炒)各二两。
主治:肾劳,背难俯仰,小便不利,有余沥,囊湿生疮,小腹里急,便赤黄。

3. 清气化痰丸
组成:陈皮、杏仁(去皮尖)、枳实(麸炒)、黄芩(酒炒)、瓜蒌仁(去油)、茯苓各一两,胆南星(制)、半夏各一两半。
制法:姜汁为丸。
主治:肺热嗽痰。此痰火通用之方。

4. 改容膏
组成:蓖麻子一两,真冰片三分。
制法:共捣为膏。
加减:寒月加干姜、附子各一钱。
主治:中风。
用法:口眼㖞僻在左,以此膏敷其右。㖞僻在右,以此膏敷其左。

参考文献

[1] 罗美.古今名医方论·凡例[M].刻本.常熟虞山:古怀堂,1675(清康熙十四年).
[2] 吴崐.黄帝内经素问吴注[M].刻本.徽州绩溪:程樑,1899(清光绪二十五年).
[3] 朱熹.四部备要:四书集注[M].排印本.上海:中华书局,1936(民国二十五年).
[4] 王冰.黄帝内经素问(影印顾从德刊本)[M].北京:人民卫生出版社,1956.
[5]《中医大辞典》编辑委员会.中医大辞典·方剂分册[M].北京:人民卫生出版社,1981.
[6] 程杏轩.医述[M].合肥:安徽科学技术出版社,1983.
[7] 中国医籍提要编写组.中国医籍提要(上册)[M].长春:吉林人民出版社,1984.
[8] 许济群.方剂学[M].上海:上海科学技术出版社,1985.
[9] 黎靖德.朱子语类[M].王星贤,点校.北京:中华书局,1986.
[10] 刘之谦,王庆文,傅国志,等.黄帝内经素问吴注评释[M].北京:中医古籍出版社,1988.
[11] 李济仁.新安名医考[M].合肥:安徽科学技术出版社,1990.
[12] 汪昂.汪昂医学全书:素问灵枢类纂约注[M].北京:中国中医药出版社,1999.
[13] 汪昂.汪昂医学全书:医方集解[M].北京:中国中医药出版社,1999.
[14] 吴崐.吴昆医学全书:医方考[M].北京:中国中医药出版社,1999.
[15] 吴崐.吴昆医学全书:针方六集[M].北京:中国中医药出版社,1999.
[16] 王乐匋.新安医籍考[M].合肥:安徽科学技术出版社,1999.
[17] 薛清录.中国中医古籍总目[M].上海:上海辞书出版社,2007.
[18] 来雅庭.知柏地黄丸溯源考[J].中医药信息,1990,(1):37-38.

［19］李明权．知柏地黄丸源流考［J］.中医研究,1997,10（5）:56.

［20］史广宇,高希言．略论吴昆与《针方六集》［J］.针灸临床杂志,1993,9（5）:49-50.

［21］张莉,姚素琴．新安名医吴昆家世考辨［J］.中华医史杂志,2000,30（3）:158-159.

［22］袁冰,朱建平．方论肇始考略［J］.中华医史杂志,2003,33（3）:152-154.

［23］方向明．《医方考》方剂学术思想探讨［J］.安徽中医学院学报,2005,24（6）:10-12.

［24］叶显纯．《医方考》剖析［J］.上海中医药杂志,2007,41（11）:54-58.

［25］王旭光,陆翔．吴崑著作版本考［J］.中华医史杂志,2013,43（2）:114-117.

［26］王旭光,陆翔．《素问吴注》发微［J］.安徽中医学院学报,2013,32（6）:17-19.

（陆 翔 王旭光）

孙文胤

一、生平与著作

1. 生平简介

孙文胤,字对薇,又薇甫,号在公,自称遵生主人,生卒年不详,明末徽州府休宁县(今安徽省黄山市休宁县)人。孙氏是新安医家中中医学造诣深厚、学验俱丰的著名医家之一。《丹台玉案·杨序》中说:"对薇少而颖敏,治经史,飚举不凡,自谓取青紫如拾芥,竟以屡质罹疴,于是弃坟典,乞《灵》《素》《难》"。孙氏在自序中也称:"于时苦攻下帷,日课经生业而已,之二竖为祟,日与地之上池名喆砥摩,乃探朴叩藏,则《灵枢》《内景》诸书,次第咸列。仆初翻览,苓术之味,与帖括之苦,略相当,徐乃渐入甘境。久而揣摩获中,病尽脱矣。"由是观之,孙氏自幼学儒,有声于士林,后因疾患,遂潜心医学,久之精其数。孙氏曾在武林(今浙江省杭州市)遇一道士,从其学得"还丹接命解形度世之术"。晚年学佛,习天台大师止观之文,曾谓"能精求止观观病之法,则可以称神医矣",故孙氏的医学思想深受佛道影响。孙氏精研《黄帝内经》《难经》、张仲景及后世诸家著作,摘其精要,删其繁杂,历经20年,著成《丹台玉案》6卷,刊行于世。孙氏尚著有《伤寒捷径书》《医经经方两家指诀》,惜已遗失。

2. 著作简介

《丹台玉案》,刊行于崇祯九年(1636年)。该书共6卷,卷一为医理综合,首论"先天脉镜";其次是"调摄养生十六款",以示预防养生之意;最后是"灵兰秘典篇",绘有各脏腑图形及论述各脏腑补泻、温凉、引经等用药治法,八风虚实等。卷二至卷六涉及伤寒、温病、瘟疫,内、外、妇、儿诸科,分73种门类,有的门下另附病证1到3种不等,总收病种约157种。共载内服药668方,饮(中药捣汁)3方,食疗4方,含漱、含嚼各1方,含化2方,外治方112方,针法7方,灸法8方,拔罐1方,坐功1方。内服与外用并重,单方验方多切实用。

《丹台玉案》集《黄帝内经》《难经》和张仲景、刘完素、朱丹溪、李东垣等诸家著作,摘其精核,删其繁杂雷同而成。书中有卷,卷内有类,类中有论,论后有方药,脉、因、证、治、理、法、方、药具备。察九窍,参五脏,据脉象,辨虚实,定顺逆,制方定药,秩序井然。论中简要论述各病证的主要症状,并附有丰富的诊断准绳,如察色、辨脉、识耳纹等,利于病证鉴别与诊断;脉诊陈述简单扼要,与主要病机相对,而又不失灵活;方药灵活多变,并附加减,以应临床病证的变化。

《丹台玉案》共有11个版本,明崇祯十年丁丑(1637年)孙氏仁寿堂为最早刻本。时隔

300 余年,蛀蚀严重,但内容却完整无缺。

二、学术思想与特色

孙文胤是一位融儒、释、道为一体,且临床经验丰富的著名新安医家之一。孙氏精研《黄帝内经》《难经》和张仲景、刘完素、朱丹溪、李东垣等诸家著作,对中医理论有着深刻地理解与认识。孙氏对中医的养生、脉象、伤寒、温病及内科杂病,有其独到的见解。

(一) 重调神养生

养生之道自古为二:一为养身,一为养心。古代医家对养身之道研究颇多,但对于如何养心论述不多。孙氏在《丹台玉案》首卷"调摄养生"16 款当中,论述调养神志的就有 9 条之多。由内心到外物,从外物到内心,层层论述,荡人心绪,可见孙氏对养心体悟颇深。孙氏的九条调养神志,弥补了古人养心方法的不足。

《丹台玉案》首卷"调摄养生"16 款分别为:却妄,远色,贵达,调息,除烦,节食,慎劳,酌饮,惩忿,守口,防感,去疑,破拘,寡交,自贵,能断。调养神志的 9 条分别为:却妄,贵达,除烦,惩忿,去疑,破拘,寡交,自贵,能断。孙氏认为,七情是人体重要的致病因素之一。七情内伤可使五脏之气失衡而发病,调节神志是调摄养生的重要内容之一。如其在《丹台玉案·诸气门》所说:"人能安养天和,使五脏之气,均得其平,则何病之有。惟内伤七情,外感六气,而五脏之气病矣。"

却妄条云:"彼妄想者,名为客尘,而我真神,原不妄行。悠忽八极,神飞杳冥,真元几何,堪此淫骋。"

贵达条云:"静坐观空,皆为幻景,死生大事,蝶梦泡影。达者视之,千古一瞬,何与天真,日用凛凛。"

除烦条云:"无明为障,莫大烦恼,种种多碍,自性明了。肝木上炎,如焚如燎,刿此沉疴,识之宜早。"

惩忿条云:"怒气属肝,过并伤肺,冲冠裂眦,忽发难制。炎炎隆隆,天君狂吠,克之弗力,胡以息气。"

去疑条云:"弓影非蛇,蕉梦岂鹿,境因疑生,致此成郁。忽二忽三,茫无定局,涣然冰消,乃慊幽独。"

破拘条云:"神圆则融,脉胶则括,抱此沉忧,天机宜活。潇然散步,洒然独乐,解挛释拘,生意灼灼。"

寡交条云:"伐木丁丁,友生是求,值此烦疴,艰厥应酬。静处一室,可以优游,何用往还,频如马牛。"

自贵条云:"吾性吾命,吾爱吾真,彼苍异我,肩荷匪轻。百尔调摄,卫生有经,藐然桎梏,胡不自尊。"

能断条云:"我有慧剑,倚天耀雪,水可断蛟,陆可剸革。况此情缘,何难斩截,一挥立碎,乃为俊特。"

调养神志 9 条详细地论述了调养神志的具体方法,给初学者提供了参考与门径。从调养神志 9 条可以看出,孙氏有着深厚的儒、释、道三家的综合底蕴。

(二) 独特的脉学理论

《丹台玉案》的脉学思想源流,如其在"凡例"中所言:"先天脉镜,得之异人秘授,并自诊

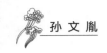

验与轩岐、叔和有所不同,故另列一峡",可见孙氏的脉法有独自的师承。孙氏再结合多年的临床实践经验,使其脉法独具特色,值得后学者参考学习。孙文胤脉法可以概括为,一胃气,二阴阳,三五行,四六淫,五持脉,六脉证。

1. 重胃气

孙文胤的脉学理论十分重视胃气,指出:"夫诊脉下指之时,须观胃气为主。"孙氏在《丹台玉案·先天脉镜论》云:"其胃气若桃李核中之仁,分之两片,两片之中有穿一线,其线即胃气也。所赖以生生之机者此也,所赖以为化化之妙者此也。"所以"夫诊脉下指之时,须观胃气为主。"孙氏这种重视人体胃气的脉法,与《黄帝内经》重视胃气在人体的作用,一脉相承。如《黄帝内经》云:"有胃气则生,无胃气则死。"孙氏指出脉中胃气的诊法:"指下浑浑缓缓,无形之可碍者是也。"

2. 以阴阳为纲

(1)脉之表里分阴阳

如右手寸为肺属阴属里,其表为大肠属阳;关为脾属阴属里,其表为胃属阳;尺为命门属阴属里,其表为三焦属阳;半表半里为心包络厥阴经;左手寸为心属阴属里,其表为小肠属阳;关为肝属阴属里,其表为胆属阳;寸为肾水属阴属里,其表为膀胱属阳。

(2)诊脉先定阴阳太过不及

《素问·三部九候论》云:"独小者病,独大者病",此言脉之太过不及,皆为病脉。孙氏在《丹台玉案》更进一步说:"人身中,惟阴血阳气而已,贵乎不可有偏胜也。一有偏胜,皆为病矣。胜轻则病轻,胜重则病重,至日久则病愈胜,微者愈微,渐至孤阴孤阳,是皆死也。"人体的阴血阳气正常运行则不病。一受外感、七情、饮食不当等病理因素影响,致阴血阳气不能正常运行,则会出现脉象的太过及不及。

(3)脉象与辨证

脉象的变化用于判断病因,如孙氏所说:"论六淫之邪浮越起于上,而得按入里便不相似者,风也。百病不离乎风。迟滞微虚者寒也,尖而数者火也,洪而盛者热也,平润而渗者湿也,细而涩者燥也。"脉象的变化与脏腑病变的关系,如孙氏所说:"左尺脉浮主肾,其脉上至关部,下不及尺,乃为阳是太过也。主肾虚冷定令人怯弱,腰脊强,恶寒,足胻疼痛。"又如:"左尺脉主肾,其脉上不及关,下不应指,是为阴乃不及也。主小便频数,腰如带石不可动侧,呻吟。缘肾属水,当溢满,不合枯少。"其余各六部脉皆论述太过及不足所主病证。

(4)脉诊确定治法与指导用药

孙文胤在《丹台玉案·诊脉捷要歌》中,全面总结概括脉象变化与治法用药特点。

浮紧弦迟属风寒,升之散之气自完。

弦数浮洪风热认,药用收降病自安。

浮弦小涩如丝线,风燥药宜降润施。

浮而平渗来归指,风湿升散加参主。

小涩无力寒燥伤,温润之药端可与。

洪盛而涩乃燥热,降药润药当急取。

平润革迟为寒湿,升燥之药为第一。

渗润洪数为湿热,苦寒药饵宜用急。

枯涩小涩乃火燥,滋润之药用之可。

数而无力寒火观，甘补温药俱勿少。

数而有力热火功，苦寒之药正相同。

亦有湿盛火俱下，寒火之脉认宜真。

有见表滞里表实，此脉莫把热认之。

分明寒郁热难发，发散寒邪热自驱。

又有表数里无力，阴盛格阳正此期。

温内更加敛表药，阴阳和时脉自如。

积滞之脉自沉伏，流注如珠或结芤。

血积有形按不散，气积按有寻却无。

按滑如苔名痰积，食积惟在右关系。

气口紧盛食积新，关若伏兮食多日。

食不下兮气口滑，食不化兮气口滞。

大凡痛脉多属阴，阳脉即散痛难成。

亦有火热来作痛，外由阴郁故来侵。

3. 论脉之五行六淫之性

孙文胤认为，六部脉各具五行之性，土气为河图之数五，与四象无处不在。胃气之脉和缓而有力，各部脉在具五行之气的同时，必具有和缓之胃气，才是正常之脉象。如孙氏在《丹台玉案·先天脉镜叙》说："夫六部须各具五行之性……其土气于四象无不在，何也？如河图之土五数焉。天一生水，地六成之，一得五而成六也。地二生火，天七成之，二得五而成七也。至于三、四皆由得五而方成八、九也，此土之数，所以于四时无不在也，其阴阳五行之定位如此。其脉之有病者何也？惟欲其无太过、无不及，各得其性而已。假如部之属木者，于时为春，万物于此畅茂条达，萌芽甲拆，此部必得软滑而长，如万物之在春者，方得木之体也。"

人体的脉象在随着季节变化的同时，也随着人体感邪的不同而发生变化，从而形成脉的六淫之性。如："短而涩，燥淫伤也；或平而渗，湿淫伤也；或微而滞，寒淫伤也；或浮而弦，风淫伤也；或洪而盛，热淫伤也；或尖而数，火淫伤也。"

4. 立持脉有五论

《黄帝内经》言持脉有三：曰举、曰寻、曰按。孙文胤则认为，切脉则分为五层："初下指必须轻手于皮毛之间，消息其所以然也。次以按至血脉，消息其所以然。三按至肌肉之分，消息其所以然。四又按至筋之分，消息其所以然。五又按至骨之分，消息其所以然。此五等消息之方，得其详也。"指下细分五层，为孙氏之临床心得，值得进一步探讨。

5. 论脉证结合

孙文胤在临证，非常重视对各病证脉象的总结与记录，如《丹台玉案·火门》对火证脉象的记述："脉来弦数无力为虚火，实大有力为实火，洪数见于左寸为心火，见于右寸为肺火，见于左关为肝火，见于右关为脾火，见于两尺肾与命门火。"几乎每一病证之后，都有孙氏对这一病证脉象的记录，这种脉证对照使得玄而又玄的脉象有章可循。对脉象的把握有利于大夫掌握患者体内正邪之间量化关系，利于临床遣方用药，保证临床疗效。

（三）对外感病的贡献

孙文胤将《伤寒论》归纳为正伤寒、类伤寒、温病、热病、瘟疫 5 种类型。其立说新颖，阐述详备，且多有发明创新。

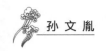

1. 论正伤寒

对于正伤寒的发病,孙文胤明确指出:"自霜降以后,春分以前皆属冬,此时感冒而即发者,乃为真正伤寒也。"至于传经种种不同,认为不可执于一定之序,有循经传,有越经传,有直中,有合病,有并病等。对于合病并病,孙氏列举了主治之方,并进一步阐释张仲景理论,如"太阳阳明合病,升麻葛根汤;阳明和少阳,小柴胡合升麻葛根汤,或用九味羌活汤"。对于并病,孙氏有其独到的见解,认为"初始为二阳合病,后二阳气盛,一阳气衰,并归一经独重者"。并病有三种情况:阳明并太阳,少阳并太阳,少阳并阳明,并认为"少阳并阳明为木克土,难治"。

对于两感病证及预后,孙氏认为:"以其一脏一腑同受其邪"为"两感伤寒",并制定了治疗原则:"表重于里者,宜先救其表而后及于里;里重于表者,宜先救其里,而后救其表";两感"阴阳未分者,以陶氏冲和汤,已分,以羌活汤"等。对于预后,"虽不治之症,然所禀有虚实,所感有深浅,若胎元禀得厚者而所感得浅,间亦可生",强调了邪正之间的辩证关系。

对于治疗,孙氏认为"用药者,当知升降阴阳为主","顺阴阳之性而利导之"。对《黄帝内经》所说:"气未满三日者,可汗而已;其满三日者,可泄而已",做了进一步地阐述:"三日之表,有邪当汗,其汗宜急;三阳之里,有邪当下,其下宜缓;三阴之表,有邪当汗,其汗宜缓;三阴之里,有邪当下,其下宜急。"孙氏对此又做了解释:"何也?盖表乃阳之分也,阳性本升浮之客,塞滞阴邪,故以发散以顺其阳之性;里乃阴分也,阴性本沉降之客,洪数阳邪,故宜利下以顺遂阴之性也,升降浮沉,治法须异。"

2. 论类伤寒

孙文胤指出,内伤与外感常常紧密联系,互为因果,兼治之方就是一个证明。如"内伤气血,外感风寒"的"加减补中益气汤","内伤脾胃,外感风寒"的"藿香正气散"。孙氏强调:"伤寒中杂症颇多,不能枚举,皆诸病门中所有,但杂症一见伤寒,即所谓伤寒杂证,医者以意求之,则不言而自喻也。"他认为:"脚气伤寒""夹食伤寒""夹痰伤寒""劳力伤寒""蓄血伤寒"等,都属于类伤寒。在治疗上,孙氏提出"杂病皆与伤寒治法同,今人以为不同,是不知阴阳之理也"的观点。孙氏的这些观点,对于后世研究伤寒理论,仍有积极的意义。

3. 论温病(瘟疫、热病)

孙文胤把温病分为"伏气温病""新感温病"两种,和历代医家对温病的认识基本一致。对于瘟疫,孙氏认为:"感于天行时气,而病相同者,谓之瘟疫,其症头痛身痛,恶寒发热,一家一方,长幼传染",肯定了瘟疫是具有外感性的传染性疾病。其传播途径"从口鼻而入","多感于房劳辛苦之人",并有"时疫"的总称。根据发病的季节的不同,孙氏把瘟疫分为"寒疫""温疫"。《丹台玉案》成书于明崇祯九年丙子(1636年),比吴有性《温疫论》(1642年)成书早6年。可见,孙氏在吴之前,对瘟疫就有了较深刻的认识。

关于温病的治疗,孙氏仍主张以六经理论为指导。对于瘟疫,孙氏主张:"当随时令参运气而施治,不可大汗大下,当从乎中而用阳明少阳二经药,初看未见端的,先以其败毒散加薄荷治之,看归何经,再随经施治。"此与吴有性《温疫论》所说"温疫初起……其时邪在夹脊之前、胃肠之后,虽有头痛身痛,此邪热浮越于经,不可认为伤寒表证,辄用麻黄桂枝之类强发其汗,此邪不在经,汗之徒伤表气,热亦不减,又不可下,此邪不在里,下之徒伤胃气,其渴愈甚"的见解大致相同。

4.注重舌诊

辨舌是温病重要诊断手段之一。孙氏非常重视辨舌用药,认为:"舌通五脏内,人知之而莫之用,不由指示,临局必迷,熟知此乃用药枢纽也。"孙氏在伤寒门后附"验舌形症三十六种",取自元杜清碧所著的《敖氏伤寒金镜录》,但其内容丰富,图文对照,议理精辟,法浅用宏。

(四)重视发病内因与病症鉴别

1.重视发病内因

在分析致病因素时,孙文胤非常重视内因在疾病发展过程及症状表现中的重要性,正如《丹台玉案·疟疾门》所说:"先热者为血虚,先寒者为气虚。单寒无热者内伤必重;单热无寒者内病必多。大寒大热者邪必深,微寒微热者邪必浅。"疾病的症状不仅仅能反映致病邪气,同时也可以反映疾病的病位以及正邪之间的关系,重视发病内因有利于对病证发展变化及临证处方用药的把握。

2.重视病症鉴别

孙文胤在临证时,非常重视疾病症状的鉴别诊断。如《丹台玉案·诸血门》中说:"胃火上蒸,则血从口出;肺火上腾,则血从鼻出"。吐血,"如一咯一块者,胃口血也,其所从来者近。痰中见血色如玛瑙而成块者,亦胃口血也,其所从来者亦近。二者势若可畏,而犹可调理"。"若痰中见血或一点之小,或一丝之细,语其势若无可畏,而病根反深,此血非胃口血也,乃从肺脏中来"。肺脏多气少血,"又火逼而出之,则肺以枯,而无以领一身之气矣"。临证时当辨其血色,"不鲜者,旧血也,勿以药止之","旧血终不归经,不任其自出,及于增剧"。"其色鲜者,新血也,所积者必不甚多",而且"若所出者多,则损人也,故宜药止之,以引血归经",辨析明确,进退有序。孙氏对各病证的相关症状辨别清晰,可谓辨证之准绳。

三、临证经验

《丹台玉案》的卷二至卷六,主要论述了内、外、妇、儿各科临床病证。孙氏在记述病证时,按照病证的因、证、脉、方、药的顺序,让读者一目了然。《丹台玉案》是孙氏集诸家精要,并结合自己多年临床经验总结而成,对临床有很高的参考价值。

1.治痰法

孙文胤认为,痰本脾胃津液,因内外感伤而周流不畅,津液壅逆稠浊而成痰。痰致病广泛,全身上下无处不到,如孙氏所说:"或吐咯上出,或凝滞胸膈,或聚积肠胃,或流注四肢,或在皮里膜外,或在胁下,或随气升降,遍身上下,无处不到。"孙氏临床根据痰的病因及致病部位的不同而分为:"湿痰""食痰""火痰""酒痰""燥痰""老痰""郁痰""气痰""热痰""风痰""寒痰""气虚痰""血虚痰"。并以此讨论其症状,这样利于临床的鉴别诊断。在治疗上,孙氏认为脾胃功能虚弱者宜"固中气以运痰",否则攻之太急,更伤胃气而痰愈盛。在脉象诊断上,孙氏认为:"沉弦细滑,大小不匀,痰之为病。偏弦为饮,双弦为痰饮,浮滑而洪,膈上有稠痰也。"

在临证处方时,孙文胤强调因时、因症、因脏腑经络加减。春夏秋冬,寒暑交替,晴雨变化燥湿有异。人处自然之中,应随时加减。如九味羌活汤,在"湿土司天,久雨加木瓜、苍术";又如应用祛疠神效丸,"春则气暖融和,加连翘一斛;夏则火旺烦躁,加胡黄连八两、薄荷八两;秋则乍寒乍暖,多生雾露,加苍术、白术各八两;冬则严寒冰冻,加乌药一斛"。人之禀赋

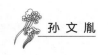
有厚薄不同,受邪有深浅、轻重之别,症情错综复杂,故随证处方仍当因症加减。

如二陈汤治痰证,其加减变化多达几十种,孙氏编成歌诀附于篇后,利于后人的背诵。

二陈橘半茯苓草,清气化痰为至宝。

膈上不宽加枳桔,火旺生痰黄芩好。

参术如名六君子,健脾和胃无如此。

中脘生痰去了参,舒中顺气香砂增。

饮食过餐不克消,曲麦山楂厚朴调。

再加枳实黄芩炒,何必拘愁体弱娇。

咳嗽生痰分冷热,热即芩连并枳桔。

寒痰枳缩配原方,化气胸中痰自灭。

风寒外感嗽何辜,二陈枳桔与前胡。

干葛桑杏能消去,东垣为此号参苏。

二陈半夏性本燥,血虚烦渴皆不要。

人有风痰疾病生,天麻白附皂角星。

湿痰在胃身多软,二术仍须配二陈。

火郁胸中是痰结,滞住喉间咯不绝。

星蒌香附桔连翘,少佐玄胡痰自消。

痰在经络及四肢,姜汁还将竹沥施。

脾胃有痰须枳实,胁间白芥永全除。

温胆汤加竹茹实,宁神豁痰为第一。

五六日来呕不休,心中胀闷手难揉。

多加枳朴芩连芍,便秘硝黄一服疗。

嘈杂嗳气一般看,胸中积热与停痰。

石膏香附并南星,二陈加减有何难。

闷胀吞酸与吐酸,本方加入炒茱连。

此是二陈加减法,休将方与外人传。

此外,孙文胤认为,临证尚需辨清病之所属脏腑、经络,加入引经药,可直达病所。如九味羌活汤治外感风寒,须分辨六经:"太阳症,倍羌活,加藁本。阳明症,加升麻、葛根。少阳症,加柴胡、半夏。太阴症,加厚朴、枳实。少阴症,加桔梗、知母、黄柏。厥阴症,加柴胡,倍川芎。此方通治六经伤寒,无有不验,乃四时伤寒之圣药也。"孙氏还强调,药物佐使配伍以增强疗效,随脏腑虚实、母子生克而加减变化等。

2. 治痘法

孙文胤在治痘方面有着丰富的临床经验。他系统地阐述了痘的恶色与善色,痘的形态对病证发展变化的影响,痘证的"发热三日诀""见点三日诀""起胀三日诀""贯脓三日诀""结靥三日诀""落痂余毒诀",痘的"八脉举症歌""耳纹辨吉凶""痘疹忌触十四款"等,内容丰富翔实,实可作为治痘的准则。

(1)痘的形态及色泽对痘愈后的影响

孙文胤在论述痘的形态时说:痘藉气血,气包血成圆,拘血成毒,痘窠圆尖而凸,周净而耸,谓形之有神。血附气成晕,正常情况下痘晕必光明而红活。痘成后,常观根窠为准,如粗紧红活,则生意沛然。至于愈后,孙氏认为:"顶陷者气之虚,塌陷者气之离,晕枯者血之虚,根散者血之离","如麸如沸,如疹如疥,如蚕种,如蛇皮,如蚊迹,如蚕斑,如汤泡,如火刺,谓形之无神者也",愈后不良;邪气内攻,根散者,死。

痘的色泽对疾病的愈后的判断有着至关重要的作用。孙氏认为:"至如色也,欲如春花之在露,不欲如秋草之经霜,红白两分,明润光活,色之有彩者也。如腻粉,如枯骨,如红米饭,如猪肝色,色之无彩者也,形不有神,色不现彩,生意可知矣。呜呼神彩,其生死之门户也。"由此可见痘之色泽对疾病愈后的判断,至关重要。

(2)痘证的"发热三日诀"

发热乃痘证的必然之症,孙文胤说"痘不热不发"。然发热的轻重决定病证的轻重,如孙氏所说:"毒轻则热轻,毒重则热重。"发热一日痘出,邪气太过而正不胜邪,过期会造成气血凝滞,三四日身凉痘出为正常现象。

孙氏比较系统地阐述了发热期痘的证治,有火热内盛者,有内热与外寒并见者,有失表而外邪内攻者,有寒气闭塞鬼门者,有痘出少不畅者,有发热而伴脾胃虚寒者,有内热重而血滞者等,给后世医家提供参考。

在判别痘证发热期的吉凶时,孙氏说:"凡热时灯照,肉内有隐隐紫红块者重,面红唇白亦重,再加形色不善,死必矣。九窍流血者死,目闭无魂,舌墨声嘎,胸高而凸,掌纹出血,皆死症不治","凡发热肌肤温平潮润,唇舌滋洁无苔,声音清亮,睡中微惊,便食如故,或少食贪睡,皆吉兆也"。

(3)痘证"见点三日诀"

孙文胤谓:"小儿出痘,不过气、血、毒三字,气血又元气所统也。元气胜毒,开落应期,毒胜元气,内攻外剥,毒既胜矣,又安望元气之复胜哉。"故孙氏认为:元气亏虚则痘惨而黯,毒从虚发,皆死证。孙氏在见点时,首先强调点之色彩,点色润泽,元气固,即使病情严重也可救活。他强调:"见点三日,色如猪肝者死,如红米饭者死,如洗过旧红袖者,太重;虽然面部上有数十颗,有神彩者,亦可救活;不虑形恶,虑无神,不虑色恶,虑无彩,神绽而凸,彩润而明。"如果见点如蛇皮,如蚕种、蚊迹、蚕斑、汤泡、火刺、青黑蓝斑、身如被杖、发斑而唇肿、口臭、琐项、蒙头、断腰、无根、色粉白如枯骨、胸高气喘、七孔流血、面斜、视如橘皮、形色不正而惊狂,并腰疼腹痛不止,则凶险,预后不良。此外孙氏还列举点发于脐、肛门、山根之上等一些危重的病证,丰富了痘证诊疗经验。

(4)痘证"起胀三日诀""贯脓三日诀"

孙文胤认为:"起胀,是点已定,毒气斯尽出时也。"痘见"根红顶白,面与目渐浮肿,鼻塞流涕,口角涎出,而眼蒙不欲开,顺候也。即不然而两腮间,有一二起胀悦目,顶白根红,亦顺候也"。痘见色焦紫,形大皮薄,面起皱纹,满顶红,皆是毒甚或气虚毒甚。孙氏还论述了元气虚,而气血毒泯而为一的危证。贼胀痘、假痘、蛀痘、痘伏的诊疗与愈后,为后世医家的临证提供参考经验。

脓为毒气所化。血晕之聚散,脓色之真伪,是判断灌脓期痘证愈后的重要指标,如孙氏所说:"至是欲决生死,唯视血晕聚散,脓色真伪耳,真者宝色烨烨,手捏黏丝,伪者土黄也。聚者气拘血而化毒也,散则气虚散,而真气将竭,血晕全无者死。"孙氏还对灌脓期痘证容易出现的病证加以讨论,如兼有气陷,有毒气内攻,有毒气陷伏,有气虚等。其探讨的兼夹证几乎涵盖灌脓期痘证所有病证,其治疗方法、方药给后世提供参考。

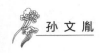

(5)痘证"落痂余毒诀"

孙文胤认为,痘证落痂看似病证已愈,其实未然。他指出:"靥渐结渐落,色明而厚,顺也。"痘证不能正常结痂而落,则变成他证。孙氏罗列了诸多落痂后期的危重病证,如:"痂久不脱,或堆如鸡屎,薄如竹膜,泡发丹缠,痈肿疔溃,或疹,或麻,或呕吐作渴,或赤白痢,或咳嗽,或虚烦不眠,坐立微颤,唇不盖齿,咽哑腹痛,或热或发痒,而形色粉红非险乎?又如破而不贯,坑陷干枯,惊搐无魂,走马牙疳,目暗吊白,或胸高而喘,战掉不休,疤痕之色皆粉白不红非逆乎",及"或粘肉不脱,或嵌入肉中,或半粘半揭,或痂半有衣,或薄如竹膜,色煤黑者,险也。"此外孙氏还列举了医之误治而生痘后痈毒,痘后腹痛,痘后浮肿,痘后余毒未清等。内容丰富翔实,为治痘的准则。

四、医论医话选录

1. 论左手太过脉

左尺脉浮主肾,其脉上至关部,下不及尺,乃为阳是太过也。主肾虚冷定令人怯弱,腰脊强,恶寒,足胻疼痛。

左关脉主肝,上至寸口,下不应指,乃为阳大过也。主目暗,筋疼,多怒。缘肝属木,岂无根而有枝叶。

左寸脉主心,其脉上至鱼际,下不应指,是阳有余,为太过也。主心怔忡,梦多旧事,多忘。缘心属火,合当离明,不当太过。

(《丹台玉案·先天脉镜》)

2. 论右手太过脉

右尺部主命门,其脉上不至于关部,下不及尺,是阳有余,乃太过也。主遗精多梦,思交过度,经水白浊,脱肛战栗。缘命门主藏精,不合,精液如水流。

右关部主脾,其脉上至寸口,下不守关,阳有余,乃为大过。主面黄,眼泡浮肿,贪睡懒动,四肢倦息。缘脾主中央,尺当安宁,不宜动。

右寸脉主肺,上至鱼际,下不及关。是阳有余,乃太过。主气短身瘦,咳吐稠浓,时如疟状,属金,四季多浮如毛。

(《丹台玉案·先天脉镜》)

3. 左手不及脉诀

左寸脉主心,其脉下至关上,上不守寸,是阴不及也。主谵语乱言,目内生花,常不识人。缘心属火,火当炎上,不当消灭。

左关脉主肝,下至尺上,上不守关,是为阴,乃不及也。主怒多,口舌眼赤,目内生翳障,泪多流滴。

左尺脉主肾,其脉上不及关,下不应指,是为阴乃不及也。主小便频数,腰如带石不可动侧,呻吟。缘肾属水,当溢满,不合枯少。

(《丹台玉案·先天脉镜》)

4. 右手不及脉诀

右寸脉主肺,其脉流下至关,上不及气口,是为阴,乃不及也。主气短,胸胁哽闷,咳嗽吐痰,身体瘦削。缘肺属金,四季多浮。

右关脉主脾,其脉流下至尺,上不守关,是为阴,乃不及也。主腹痛肠鸣,口舌饮食不纳,思甜口臭。缘脾主中央,只当安守。

右尺脉主命门,其脉上不应指,下至命门,是不及也。主小腹阵痛,膀胱偏坠,小便赤少,足膝腿疼,女子则血脉不通,五心烦热,黄瘦。缘命门主藏精,合当溢少,不可枯少。

凡尺脉上不至关,为阴绝。寸脉下不至关,为阳绝。阴阳相绝,人何所根据。盖脉太过不及,皆有疾患而作焉。

(《丹台玉案·先天脉镜》)

5. 论瘟疫寒疫

有瘟疫、寒疫,此天地不正之气,多感于房劳辛苦之人,从口鼻而入。当随时令参运气而施治,不可大汗大下,当从乎中治,而用阳明少阳二经药。初看未见端的,先以其败毒散加薄荷治之,看归何经,再随经施治。见阳明经者,用升麻葛根汤。见少阳症者,用小柴胡加防风、羌活。少阳阳明兼见者,柴葛二汤合服。寒热往来而大便泄者,小柴胡合五苓;寒多去苓,留桂;大便秘,小柴胡加大黄。小便秘,小柴胡合四苓;发黄,再加茵陈;作渴,小柴加石膏、知母;发狂不识人,大柴胡加当归;如大便泄者,三黄石膏汤。若入太阴经,无热症见者,用理中汤,此症必腹痛而泻,痛止仍用小柴胡。若入少阴厥阴经,用阴症伤寒传经治之。如春夏染者,参看温热病二条,秋时染者,多身热咳嗽,金沸草散。若渴,白虎汤加苍术。若热蓄发疸,茵陈五苓散。若痢疾,人参败毒散,加陈仓米(炒),倘燥太过,用润燥散。冬时染者,多身热头疼咽干,人参败毒散或甘桔汤,加玄参。发斑者,阳毒升麻汤通用,加减调中汤。预防四时疫气,用藿香正气散。四时外感,发热恶寒,用香苏散。四时感冒风寒,鼻塞头疼,痰涎呕逆,用参苏饮。又有大头伤寒,天行时,病初觉寒热身痛,次则头面红肿、疙瘩,甚则咽喉堵塞,害人最速,多发于冬温之后。脉浮在表,用普济消毒散,或荆防败毒散。脉沉在里,羌活、黄连、黄芩俱酒炒、大黄酒蒸、鼠黏为主。连两目鼻面肿者,阳明也,加干葛、升麻、石膏、赤芍药。发耳前并头角,少阳也,加柴胡、瓜蒌仁。发脑后颈下肿起,太阳也,加防风、荆芥,水煎时时呷。邪气甚者,通大便,加芒硝。遇凶荒劳役,宜普济消毒散。即普济散。

普济消毒散

专治大头伤寒。

黄芩、黄连各二钱,鼠黏子、板蓝根、连翘、马屁勃各一钱,陈皮、生甘草、桔梗、玄参、柴胡各一钱,升麻、僵蚕各五分,人参三钱。

为末,白汤调服,时时呷之。留一半,蜜丸,嚼化。或加防风、薄荷、当归、川芎,水煎服。大便硬,加大黄,若非便秘,忌用降下之剂。肿不消者,砭去血,可用通关散,倍羊踯躅,及藜芦少许,搐鼻以泄其毒。久不愈,欲作脓者,内服托里消毒散。

(《丹台玉案·伤寒门·瘟疫》)

6. 八卦举症歌

中央戊己土,疏黄无辛苦,若见紫黑色,便是木来克。

乾宫属大肠,稠密背受殃,粪门多痒塌,宜服保元汤。

坎宫属肾水,稠密阴疔起,肾俞似火烧,七日归泉里。

艮宫属肾经,梅花甚不仁,若加紫黑色,八日落牙根。

震宫乃肝木,宜大不宜三,如品如串样,十四日归山。

巽宫属小肠,稀疏宜带黄,若还梅品赤,淋闭还不妨。

离宫属心火,蚁形甚不可,四肢不容针,遍身无你我。

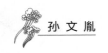

坤宫属命门,生死在其中,稠密终不好,疏朗亦无凶。

兑宫属肺金,更多我不惊,若还无空地,胸背反相因。

(《丹台玉案·咳嗽门》)

7. 耳纹看法歌

一见吉凶皆知。歌曰:

耳后筋纹淡淡红,疏疏磊磊决无凶,若然紫黑青白色,任是轩岐枉费功。

耳后红筋赤一条,又无枝叶上面高,将来必主心经痘,头面若稀不必忧。

耳边紫黑鱼刺形,纷纷却向里边行,将来必主肝经痘,满身斑黑八朝冥。

耳后苍筋痘主稀,头大尾尖人不知,将来必主脾经痘,向外排行疏更奇。

耳后淡白乱如麻,纷纷俱往外头爬,将来必主肺经痘,形如蚕种七朝嗟。

(《丹台玉案·咳嗽门》)

8. 痘疹忌触十四款

腋下狐臭气,沟渠浊恶气,房中淫液气,妇人经候气,诸般白腥气,酒醉荤腥气,硫黄毒药气,麝香臊秽气,痰汗蒸湿气,误烧头发气,鱼骨腥臭气,葱蒜韭薤气,烹煎油腻气,坑厕尿粪气。

(《丹台玉案·咳嗽门》)

五、代表方剂选录

1. 孙氏加减九味羌活汤

组成:羌活、苍术、防风各一钱半,甘草、白芷、川芎、生地、黄芩各一钱,细辛四分,姜三片,枣二枚。

主治:春分后感冒伤寒。

煎法:水煎,加葱白(捣汁)五匙,入药再煎。

服法:热服,覆取汗。

加减:原有汗,去苍术加白术,温服。汗不止,去细辛,加黄芪。再不止,加桂枝、芍药。不作汗,加苏叶。渴加知母、石膏。呕逆,加姜汁。有痰,去生地,加半夏。肌热,加柴胡、葛根。喘,加杏仁。虚烦,加知母、麦门冬、竹茹。胸膈饱闷,去生地,加枳壳、桔梗。便秘加大黄。中寒于经络,加附子。湿土司天,倍苍术。久雨,加木瓜、苍术。太阳证,倍羌活,加藁本。阳明证加升麻、葛根。少阳证,加柴胡、半夏。太阴证,加厚朴、枳实。少阴证,加桔梗、知母、黄柏。厥阴证加柴胡,倍川芎。次方通治六经伤寒,无有不验。乃四时伤寒之圣药也。

2. 祛疬神效丸

组成:丢子肉(大枫子肉)十五斤,防风二斤半(去芦),白蒺藜二斤半,荆芥二斤半,银柴胡六两,胡黄连六两,草胡麻二斤半,当归二斤半(酒浸),芜荑二斤半,木鳖子十五两(去壳),薄荷一斤。

主治:疬风。

制法:诸品药味,切要精制,为末,以酒为丸。

服法:每服五钱,日服三次,轻者五六升,重者一斗。

加减:若脾经受病,加白术五两;肺经受病,加黄芩五两;胃经受病,加厚朴五两;肝经受病,加连翘五两;心经受病,加山栀仁、胡黄连各八两;肾经受病,加破故纸(补骨脂)五两。五脏受病,加苍术四两,甘草二两;六腑受病,加威灵仙四两,续断四两,何首乌八两。春则气暖融和,加连翘一斤;夏则大旺烦躁,加胡黄连八两,薄荷八两;秋则乍寒乍暖,多生雾露,加苍术八两,白术八两;冬则严寒水冻,加乌药一斤。面生浮肿,加白芷五两,续断八两;遍身浮肿,加苍术八两;脚底肿,加牛膝八两;手蜷挛,加威灵仙八两;骨节疼痛,加虎骨一斤。凡遇是病,根据前法加减,其验如神。

3. 舒气活络丸

组成:当归(酒洗)、白芍(酒炒)、沉香(忌见火)、香附(醋制)各二两,桂枝八钱,川芎、牛膝、乌药、苍术、炒薏苡仁、炒生地(忌铁器)、柴胡、丹皮(炒)、桑寄生各二两五钱,甘草、防己、茯神各一两,大附子一个(童便、黄连制)。

主治:治男妇七情所感,气血不行,手足顽麻。

制法:上为末,老姜四两捣汁,加水泛为丸。

服法:每服空心服三钱,白滚汤下。

加减:麻木之类,无论风寒、死血,皆以热药为引导,如生姜、附子、官桂、川乌之类,以引经药引至各经。如手臂麻用桑条,股足麻用牛膝、威灵仙之类。以行气药通其气,如乌药、木香、枳壳、青皮之类。以通窍药开其经络,如木通、穿山甲、牙皂之类。

久麻者,宜以生姜为引导,枳壳以开气,半夏、天南星以逐痰,防风、羌活、荆芥以散风,牙皂、木通以通经络。手臂麻用桑条,股足麻用牛膝以引经。待其病减,然后用人参、黄芪、白术、茯苓、甘草之类善后。

久木者,皆阳气不运,死血凝滞,外加风寒所致也,宜以附子、官桂之类,以为引导;木香之类,以开其气;穿山甲、木通、猪牙皂之类,以通经络;当归、桃仁、蓬术、红花、阿魏之类,以消其血。因其病之所在,以引经药引之,加桑条、牛膝之类。待其病减,以八物汤补其血。背上麻木,以羌活为引经,胸前麻木,以桔梗为引经。风用风药,痰用痰药,皆以开气为主,而此三处唯以生姜为引导,而附子之类不必用。遍身肌肤大麻痒,淫淫然如虫行者,宜以僵蚕为君,羌活、防风为佐,乌药以匀气,木通以开经,生姜为引导。

4. 利气丹

组成:沉香、木香各二两,黑丑一两(半生半熟),延胡索、槟榔、枳壳(麸炒)、莪术、乌药各一两五钱,大黄四两,黄连二两,山楂肉一两八钱。

主治:一切气滞,心腹胀闷疼痛,呕吐酸水,痰涎不利,头目眩晕,或下利脓血,大小便结滞不快,郁结等症。

制法:上为末,水丸。

服法:每服二钱,空心白滚汤下。

加减:心气虚,则补之以炒盐;心气实,则泻之以生甘草。肝虚则以姜、橘补肝,脾实则以黄连、枳壳泻脾。

肺气虚,则补之以五味子;肺气实,则泻之以桑白皮。脾虚则以炙甘草、大枣补脾,肾实则以泽泻泻肾。

肝气虚,则补之以姜、橘;肝气实,则泻之以芍药。肾虚则以地黄、黄柏补肾,心实则以生甘草泻心。

脾气虚,则补之以甘草、大枣;脾气实,则泻之以黄连、枳实。心虚则以炒盐补心,肺实则以桑白皮泻肺。

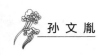
肾气虚,则补之以地黄、黄柏;肾气实,则泻之泽泻。肺虚则以五味子补肺,肝实则以芍药泻肝。

合而言之,补泻正药之外,又有麦冬亦可以补心、黄连亦可以泻心,人参亦可以补肺、黄芩亦可以泻肺,细辛亦可以补肝、黄连亦可以泻肝,白术亦可以补脾,石膏、大黄亦可以泻脾,杜仲亦可以补肾、茯苓亦可以泻肾,临病用药可灵活用之。

5. 加减补中益气汤

组成:人参、黄芪、甘草、当归、白术各一钱二分,升麻、柴胡、陈皮各八分。

主治:内伤劳倦。

加减:如咳嗽,去人参,加五味子、麦门冬,秋冬加不去节麻黄,春加款冬花。心下痞闷,加芍药、黄连,能食心下痞者,加枳实、黄连,不能食、心下痞者,加生姜、陈皮。胃脘当心痛,加草豆蔻。腹痞胀,加枳实、厚朴、木香、砂仁。天寒加干姜。腹痛加白芍,寒痛加肉桂,夏加黄芩,冬加益智。脐下痛,加熟地,寒痛不已加桂。脚软痛,加黄柏,痛不已加防己。身刺痛,倍当归,加枳壳。身体重痛,风湿相搏,去人参、黄芪,加羌活、苍术、防风。宿食加山楂、麦芽。食不知味,加神曲。饥饿日久,去柴胡,加干山药。食不下,胃中有寒,或气滞,加青皮、木香。精神短少,倍用人参,加五味子。犯房(房劳)者,阳虚去升麻、柴胡,加肉桂、附子;阴虚者,去升麻、柴胡,加熟地、山药、山茱萸。伤饮食,伤于鱼肉用山楂、陈皮、蓬术、三棱,甚加阿魏、砂仁、巴豆霜;伤于米食用麦芽、神曲、枳实、槟榔、草果;伤于面食用莱菔子为君,佐以苍术、厚朴、陈皮;伤于生冷饮食,用官桂、木香、干姜、砂仁。

参考文献

[1] 孙文胤.丹台玉案[M].王小岗,胡馨,校注.北京:中医古籍出版社,2012.
[2] 牛淑平.《丹台玉案》对伤寒理论的发展[J].国医论坛,1988,12(4):40-41.
[3] 牛淑平.《丹台玉案》脉学思想初探[J].浙江中医学院学报,1989,13(2):40-41.

(刘德胜)

汪 昂

一、生平与著作

1. 生平简介

汪昂,字讱庵,初名恒,晚年乡里尊称其为"浒湾老人",生于明万历四十三年(1615年),卒于清康熙三十八年(1699年),明末清初徽州府休宁县(今安徽省黄山市休宁县)人,著名医药学家,代表性新安医家。

汪昂祖居休宁县海阳镇西门,30岁前寓居杭州,"甲申之变"因避战乱而寄居处州府括苍县(今浙江省丽水市),长年在苏杭地区从事刻书出版和医书编撰工作。少攻科举之途,业儒宗工,饱览子史经籍,通晓诸子百家,为明末诸生,邑之秀才,长于文学。据《讱庵填词图》记载,汪昂少年时即"以古今文辞知名乡里",天资聪慧又受到良好的诗赋写作的训练,后为"一方辞学宗工",有《讱庵诗文集》若干卷行世。

明末时局动荡,明崇祯九年(1636年),崛起的后金改定国号为清。此时年方弱冠的汪昂,在杭州已设有前店后铺的钓矶楼,曾以延禧堂号从事刻书出版工作,1636—1637年曾与他人合作重刻并梓行《武学大全》和《武经七书参同》等武学书籍。清顺治元年(1644年)明清易祚,清兵入关,遭遇明朝军民的顽强抵抗,尤其在江南,交战中繁华几世的烟花都市血流成河,史称"甲申之变"。汪昂就亲见大批乡人被杀,其中包括同乡抗清义士金声。金声(1598—1645年),字正希,徽州休宁人,明崇祯元年进士,乃汪氏师友,过从甚密,"切磋商榷,日以为常"。汪昂之学识也为金氏所欣赏,其著述中不少医学新知就是金氏所提供。

明清朝代更迭,汪昂在这人生的转折关头,与同族寓居杭州的儿科名医汪淇一道,到苏州设立"还读斋"坊刻书铺,继续从事出版活动。此前他在杭州主持刻书过程中广交文友,已网罗了一批明末博学之士从事编刊书籍活动,当时名彦黄周星、许仕俊、金声等都是他曾密切合作的伙伴。其钓矶楼后有书室孝友堂,黄周星和许仕俊等就曾长年住在钓矶楼和孝友堂里编书。由于汪昂在写作方法上做了深入的思考,在读者定位上"上达宰相,下及妇孺",并且采用广告、装帧设计等吸引读者的有效方法,所出书籍深受读者好评,获得了极大的成功。据不完全统计,几十年中汪昂出版并保存至今的书就有近70种,题材十分广泛,军事武学、讽刺话本、诗词歌赋、卜算、医药、经商、生活类等无不涉及。

汪昂作为读书人,在当时"性命之文无及","经济之文无望",心性伦理之学受困,经国济民之途受阻,也就只能游艺于世了。而"诸艺之中,医尤为重"。其叔父汪建侯即系休宁县名医,声闻乡里,汪昂曾亲受教诲,《本草备要》冰片中也有记载。"不为良相,愿为良医",在士宦不售的特定条件下,汪昂的人生理想、志趣情操逐渐发生了变化,认为古圣人发明医术,"使物不疵疠,民不夭札,举世之所恃赖,日用之所必需,其功用直与礼、乐、刑、政相为表里","实有裨生成之大德",最终其选择了攻研医药。中年以后开始缩小了自己的研究范围,精研医理,专攻本草,笃志方书,投身于医学著述。其晚年还以医为本重新树起"延禧堂"号家刻,八十高龄的耄耋之年仍伏案奋笔,编撰了不少传世名著。

在1663—1694年的30多年时间里,他一直致力于医学书籍的写作、出版,心无旁骛地献身医学。无论其兴趣多么广泛,他的阅读都是为医药服务的,济世救人、为民所用贯穿于其出版活动的始终。在其影响下,其弟汪桓、其子汪瑞、侄女汪惟宠等,均参与其著作的校订。

汪昂博览群书,一生著述不辍,著作颇丰,主要医药著述有《本草备要》(1683年)、《医方集解》(1682年)、《素问灵枢类纂约注》(1689年)、《勿药玄诠》(附于《医方集解》卷末)、《汤头歌诀》(附于《本草备要》卷末)、《经络歌诀》(1694年)等。

2. 著作简介

据《新安医籍考》《汪昂医学全书》等文献记载统计,署名汪昂的医著共有10多种60卷之多,尚有《神农本草》《本草纲目择要》《本草易读》《方症联珠》《续增日用菜物》《药性歌赋》《汤头钱数抉微》《经络图说》《濒湖二十七脉歌》《痘科宝镜全书》等书。后人有将汪昂的著述加以汇编并合刻者,如《脉草经络五种汇编》《本草医方合编五种》《汪讱庵全书》《延禧堂医书》等。诸书问世以后,少则有数十个版本,多则有上百个版本,"风行远近",流传300多年而不衰。《辞海》评价曰:"颇切实用,流传甚广,对普及医学有所贡献。"

(1)《素问灵枢类纂约注》

《素问灵枢类纂约注》(以下简称《素灵类纂》),9卷,是汪昂积30余年之心力分类简注《黄帝内经》的专著。全书以《素问》为主,《灵枢》为辅,摘取《黄帝内经》经文重新分类合编,列分藏象、经络、病机、脉要、诊候、运气、审治、生死、杂论9类。《黄帝内经》是中医基础理论的渊薮,"理至渊深,包举弘博"。汪昂认为,"《素问》《灵枢》各八十一篇,其中病证、脉候、脏腑、经络、针灸、方药错见杂出,读之茫无津涯,难以得其窍会",又"随问随答,不便观览",乃参酌王冰、马莳、吴崐诸注,进行合编、分类、注释。据统计引注共151处,居前4位的注家,分别为王冰(60处)、吴崐(29处)、马莳(28处)、张志聪(14处),其他如林亿、全元起、杨上善注文等亦有收录。其对《灵枢》《素问》原文的取舍以"适用而止"为原则,遵循经文原旨,务求语简义明,故谓之"约注"。

本书首刊于康熙二十八年(1689年),现存康熙二十九年庚午(1690年)还读斋刻本等。

(2)《本草备要》

本草学发展到明代已进入鼎盛时期,本草著作内容之丰、观点之新、思想之成熟,都是前代难以媲美的。但诸多鸿篇巨著卷帙浩繁,"舟车之上,携取为艰"。汪昂有感于《本草纲目》"备而未能要",《药性歌赋》之类"要而未能备",故以《本草纲目》《本草经疏》为主,"特裒集诸家本草,由博返约,取适用者凡四百品",撰成《本草备要》。

全书增订本分8卷,卷前篇首为药性总义,对中药基本理论如四气五味、升降浮沉、药物归经、七情畏恶、药物炮制、真伪鉴别等进行了简要介绍;根据《历代中药文献精华》和王德群等校注《本草备要》的统计,8卷共载临床常用药物479味,按自然属性分为8部,每卷一部,计草部192味,木部83味,果部31味,谷菜部40味,金石水土部58味,禽兽部25味,鳞介鱼虫部 41 味,人部 9 味。每味行文格式分正文(大字)和注文(小字),双行注文夹在正文之中。正文是主要条文,一般按药名、功效、性味、归经、主治、配伍、适应证、禁忌证、产地、形态、优劣鉴别、释名、七情畏恶等依次介绍,间附古方。其中功用主治、性味归经及品质形态、加工炮制等为必备内容,又以药物功效为重点,文字简明扼要。注文引申解释正文,比较详细,多联系实际,药证并解,药性病情互相阐发,尤善于将前人之论结合己见加以阐发,以帮助读者理解正文;引文多引自《本草纲目》《本草经疏》的内容及金元各家学说之精义,大多注明出处,作者自己的见解皆注明"昂按"。

作为启蒙普及读本,"是书之作,不专为医林设","要令不知医之人读之了然,庶裨实用"。通书除了对生僻字、医家和医学术语等作精要详明的注释外,汪昂还发挥自己博学善文的特长,每论一药,少则数十字,多则千余言,"各为杼轴,煅炼成章,使人可以诵读",任选一药均朗朗上口。作者还在正文后以双行小字插排注文,"篇章虽约,词旨详明"。如此编注,知其然又知其所以然,令人耳目一新。由于正文注文互相穿插,给阅读记忆带来不便,为此他还在凡例中特别说明,若正文另誊则"尤便诵读"。另誊出之正文,文辞流畅,音韵和谐,犹如篇篇美文,朗朗上口,易于记诵。为了提高全书的可读性,他还引述了大量医疗案例、人文轶事加以佐证。如:用三文钱蛤粉治愈宋徽宗宠妃咳嗽案,三文钱车前子治愈宋代欧阳修暴泻案。在食梨二担治愈消渴,黄精食之"气满而不饥",白及"肺损者能复生",胡桃可除"虚寒喘嗽",赤小豆"敷一切疮疽",硫黄"化五金,能干汞"中,也附有生动形象的案例故事。这些故事或选自文献典故,或取自民间传异,或为日常真人真事,有成功的记载也有失败的教训,寓含医理,也有相当高的学术内涵。说故事永远比讲道理容易传播,以故事为载体传道解惑,有助于习医者理解应用,对加深药物性能的记忆有很大的帮助。

《本草备要》也存在某些不足,如凡例称"阴阳、升降、浮沉已详于药性总义中,故每品之下,不加重注",实则总义之升降浮沉针对的是生理状态,根据的是"顺应时气,以养天和"的四时养生理论,而具体药物治病则对应病气,逆病势而行,针对的是疾病状态,故而具体药物较少论升降浮沉,即有论及如甘菊花、款冬花、苍术、葛根、柴胡之类,亦与总义不尽相符。又如对药材品种、产地、性状、采集的论述,多依据于文献,有相当一部分是错误的。如"女贞、冬青,本草作二种,实一物也"(实非一物),草豆蔻、草果"虽是一物,微有不同"(实非一物),芍药"赤白各随花色"(实与花色无关),丁香"有雌雄两种"(实则公丁香为花蕾,母丁香为果实)。但瑕不掩瑜,全书选药适当,切合临床,深入浅出,通俗易懂,编排合理,既完备又精要,是一本值得认真研读的本草名著。

本书可分为两大版本系统,一是清康熙二十二年癸亥(1683 年)延禧堂藏版、还读斋梓行的二卷初刊本,一是康熙三十三年甲戌(1694 年)还读斋梓行的四卷增订本。

(3)《医方集解》

"方之有解,始于陈无择",宋代陈无择《三因极一病证方论》、金代成无己《注解伤寒论》,"始将仲景之书先释病情,次明药性","诠证释方,使观者有所循入"。明代新安医家吴崑撰《医方考》,因病分门列方,文义清疏,词意明畅,然每证不过数方,且"吴氏但一家之言,其于致远钩深,或未彻尽"。汪昂以《黄帝内经》经旨为指导,以张仲景学说为基础,以《医方考》的编撰体例为范本,"仿陈氏、吴氏遗意而扩充之","裒合诸家,会集众说",详加训解诠释。

全书分 21 门,计收方 865 首。其中,正方 377 首,附方 488 首(包括有方无名者 30 首)。

末附急救良方22首,以应仓猝之疾;再附《勿药玄诠》,以知养生防疾之要。该书论方,层次分明,二十一门一门一法,首载补养之剂,以立养生保健之道;次载发表、涌吐、攻里之剂,取法汗、吐、下三途;复载表里、和解之剂,申明表里同治、和解之法;再列理气、理血之剂,阐述调治气血之法;继以祛风、祛寒、清暑、利湿、润燥、泻火之剂,分治外感六淫之邪;后续除痰、消导、收涩、杀虫之剂,介绍内伤调治之法;终列明目、痈疡、经产之剂,以备专科采择之用。每门之下设有概说,概述本类方剂的基本属性、功用、主治病证及病机大略;概说之下分列本门各方,每方方名之下列出功用与出处,先分析该方的主治病证及其临床表现、病因病机;次述药味组成、剂量、炮制、用法;再述药性归经、方义集解;最后详论附方加减等。在每方"方义集解"中博采众家,引录历代各家学说尤其是著名医家之言,博采众长以详析方理、阐明方义,故名"集解"。"集解",既有全用古人者,亦有自出心裁者,凡有其自身体会之处,则注明"昂按",以示己见。

《医方集解》也存有一些明显的失误,如某些方源记载有误,有篡改方名的情况,甚至有些方剂组成任意变更,方剂归类也有不当,个别医方的选录与评按不尽妥当等,阴差阳错的情况是存在的。全书虽难称完备,但理法兼备、体用俱全,编排合理、条理分明,切合临床与教学使用。

本书首刊于康熙二十一年(1682年),现存康熙二十一年壬戌(1682年)延禧堂刻本等。

(4)《汤头歌诀》

汪昂由博返约地编撰了《医方集解》后,仍觉其中内容过多,唯恐读者不易掌握,临床难以施用,行旅携带不方便,取常用方剂200余首,按诗韵巧妙构思、反复锤炼,编成七言韵语歌诀,即为《汤头歌诀》。虽只有200余首,然歌不限方,方不限句,"或一方而连汇多方","间及加减之法",其加减变化收方则达300首有余。是书一经问世,易诵、易记、易用,众口成诵,风行海内,流传百世。

本书首刊于康熙三十三年(1694年),现存康熙三十三年甲戌(1694年)刻本等。

(5)《经络歌诀》

《灵枢》有经脉一篇,是治证的纲领,无奈其文句参差繁复。汪昂认为"讽诵不易,记忆尤难"。因偶阅李东垣《医宗起儒》,书中有经络歌诀12首,缀为七言,便于诵习,然其词句音韵"未尽谐畅",故为其增补和润色,"又增加四首奇经歌诀",以补李氏所未备;且经脉的运行、病证的出现皆有详细注明,"使考者无烦钩索,读者不复聱牙"。由于易诵、易记且实用,针灸运气者视为宝篆,也成为医家必读之书。

本书首刊于康熙三十三年(1694年),现存康熙三十三年甲戌(1694年)刻本等。

(6)《勿药玄诠》

《勿药玄诠》又名《勿药元诠》。汪昂编撰《医方集解》时,"附《勿药玄诠》于卷终,使知谨疾摄生之要"。根据《黄帝内经》"治未病"的阐述,《勿药玄诠》"兹取养生家言浅近易行者,聊录数则,以听信士之修持,又将饮食起居之禁忌,撮其大要,以为纵恣者之防范,使人知谨疾而却病",书中征引了《素问·上古天真论》养生之论及儒、释、道三家修炼之法,还介绍了一些养生防病的具体方法,如贯彻三教的"调息之法"、苏子瞻"养生颂"、佛门道教"小周天"、道经"六字诀",以及"一秤金诀""金丹秘诀""十六事宜"等,载列了风寒湿诸伤和饮食起居之禁忌,用心良苦。

本书首刊于康熙二十一年(1682年),现存康熙二十一年壬戌(1682年)延禧堂刻本等。

二、学术思想与特色

(一) 医药著作编撰特色

汪氏医书体例独特严谨,注医释药解方别出心裁,书写新意,作述各半,独树见地,发前人所未发,翘然居群医之首。正如其本人所言:"拙著《内经》《本草》《方解》《汤头》数书,皆另为体裁,别开径路,以发前贤未竟之旨,启后人便易之门",后世称此四书为"汪氏四书"。

1. 博采约取,浓缩精华

汪氏四书皆广征博引,由博返约,采其菁英,煅炼成章。

(1)《素灵类纂》去奥采菁"适用而止"

汪昂所撰《素灵类纂》,无论是取用经文还是引用注释,均以"适用而止"为原则,"去其奥辟,采其菁英"。所选经文唯针灸之法不录,认为《素问》文悉义详,治兼诸法,《灵枢》偏重于针灸、经络,故以《素问》为主,《灵枢》为辅,虽有删节,但段落仍旧,前后条贯。其中一些重要篇章,如阴阳应象大论、上古天真论、五脏别论等,则全文收录。

《素灵类纂》注解经文,还善于将抽象的理论形象化,使之便于理解,易于学用。无论自注、引注,全书皆条理清晰,明白晓畅,言简意赅,间有发挥,为后人学习《黄帝内经》提供了极大的方便。

(2)《本草备要》字笺句释"由博返约"

《本草备要》之"备要"二字,体现了博与约的统一。

其备其博,书中除重点引用古代本草文献外,大量引用了古代中医典籍乃至文史文献。据不完全统计,全书共引用文献118种,其中引自《素问》《灵枢》而下的历代医学文献84种,涉及医学的文史文献和民间著作34部;在引用的医学著作中,《黄帝内经》最多(37次),其次为《本草经疏》(25次);医家中居前三位的分别为李时珍(117次)、朱丹溪(46次)、李东垣(41次),引言而未具书名者共78人。又据《汪昂医学全书·汪昂医学学术思想研究》统计,其中援引说明药效的典故志怪、轶闻趣事达41处,举用历代验案、奇案、疑案37例,引述药学内容而辨误、辨疑、辨伪、质疑条文38条,列陈包括其自身体验在内的医疗经验47处,佐证药物功能的验方、效方、秘方36首,考校、评议药物种类及药性内容18处,提出药用龟鉴警语14条,陈述用药卓见11项,标及药物奇异传说24处,旁征他引有关医学内容7项等。引文包括医药典故、历代医家奇案验案、药物炮炙法、附方、药物传说、药食宜忌等,以及民间药、地方药及外来药等相关资料,因而《本草备要》还有一定的文献史料价值。

其要其约,则体现在三个方面。"要"之一,是精简选药,全书载药500味左右,规模适度,选药适当,切合实用。一般临床中医用药往往在200味左右,再加上疗效确切而使用频率较低的品种,总体规模相对有限和固定。汪昂参考大量医药著作,筛选出简便、廉验、易得、使用广泛的品种,至今绝大多数仍为常用药,这一点是其他古代本草远远不及的。即使是篇幅相当的《神农本草经》,与现代临床实际所用都有很大的距离感。"要"之二,是每味药的介绍文字少而精,从大量医学文献中提取出理论与应用价值最大的部分,执简以驭繁,体现了质的提高。"要"之三,是对某一病证之用药,因药而论辨,各药所论并没有重复的内容,可以前后互参,体现了既备且要的特点。

(3)《医方集解》"三选三舍"荟萃取精

明清时期方剂知识已相当丰富,如何从浩瀚的古方书中去芜存菁,精选出最有价值、临床常用且各科各门都有代表性的方剂,《医方集解》"凡例"明确了选方标准和原则,可以概括为"三选三不选"。一是选载"皆正中和平,诸书所共取,人世所常用之方",绝大多数为药性平和、临床常用之效验方,"即间有一二厉剂,亦攻坚泻热所必需者","至于药味幽僻,采治艰难,及治奇证怪病者"概不选录。二是选载药味简洁、组方严谨、精当专一、疗效卓著之方,主药及加减附方大多为 5~8 味,鲜有逾 10 味以上者,品类庞杂、"药过二十味以上者"概不选录。三是选方不拘经方时方,以临床效验实用为凭据,对于后世医家所创制的新方,只要实践上证明有效,理论上有一二新意,也多方采撷,加以选录。

全书 865 首方中,除张仲景方外大多集中在宋元明清时期,可以说是方剂学史上继宋代官订《太平惠民和剂局方》之后,对临床代表方的又一次全面系统的精筛细选。其中张仲景《伤寒杂病论》经典方 157 首,尤其发表剂伤寒方有 34 首;晋唐时期方剂 36 首;宋代方剂 197 首;金元时期方剂 252 首(出自金元四大家计有 168 首);明清时期方剂 222 首(包括汪昂自收方 45 首);不明出处者 1 首。由于广采博搜,且入选方剂多疗效确切,由此保存了许多佚失的名方验方。如百合固金汤、扶桑丸、金锁固精丸等,就是首次被其收录而得以流传至今。

《医方集解》在方解上,也是"裒合诸家,会集众说"。书中引用书籍,上至汉代中医坟典,下至金元明清医著共 31 种,依次为《黄帝内经》58 次,《伤寒杂病论》21 次,《玉机微义》《证治准绳》各 17 次,《医贯》15 次;引用医家观点上迄张仲景、下至明清诸家均有收录,以喻昌为最多(58 次),引人而不具其书的医家共 72 人。从具体方剂的论述看,每每要引用几家、十多家甚至数十家之言,从主治证候、病机、药性方义、治则、化裁、禁忌、鉴别等加以论述,汲取了前代临床医家之精髓,可谓荟萃百家,博采硕论。但凡"古今相沿之语,相袭之方",即使不知出自何人何书而不可偏废者,皆予采录。故读此一书,悉能知数家之言。又"恐注释太繁,观者易倦",书中对"篇章漫衍"不必尽录者予以删节,文笔不够流畅者加以删润,尽量使其篇幅适中,注解条分缕析,而不失简约通明之性。

(4)《汤头歌诀》七言律诗"兼括方义"。

方剂编写歌诀的体例前人已有之,但"古歌四句,仅载一方,尚欠详顺","旧本辞多鄙率,义弗该明,难称善本",而《汤头歌诀》平仄、起承、转合皆循七言律诗规范,"不仅文精义博,切于实用",而且读之朗朗上口,便于诵读、记忆和掌握。方后附有简注稍加训释,以"推明古人制方本义",补方歌过简之不足和音韵之限制。每方内容概括了方名、组成、功用、主治病证、发病机理、用法、用量等,如小青龙汤歌诀:"小青龙汤治水气,喘咳呕哕渴利慰,姜桂麻黄芍药甘,细辛半夏兼五味。"前两句,将其方名和主治病证概括殆尽,道出了病因和病证;后二句是药物的妙合入韵,成为一个和谐的整体。"药味药引,俱令周明;病症治法,略为兼括","并示古人用药触类旁通之妙",确实"可应无穷之变,远胜前人盈尺之书数部"。

2. 分类编排,创新书写体例

汪昂编书并不致力于既有知识的扩展,而是注重对知识的分类和编排,尤其是在医书的编撰上,对医药知识的分类编排,类聚群分,分项注释,创新体例,书写新意,从而走在了知识的前列。

(1)《素灵类纂》"以类相从,用便观览"

全书摘取《素问》《灵枢》中意义相同或相近的经文重新分类合编,列分藏象、经络、病机、脉要、诊候、运气、审治、生死、杂论 9 类。经文取舍合理,类分精当切要,基础理论、病因病机、诊断、治疗、预防无所不包。与明代李中梓《内经知要》相比,两书都基本选录了《黄帝内经》所有重要条文,唯《内经知要》长于色诊,而《素灵类纂》着重运气。《内经知要》分为8类,即道生、阴阳、色诊、脉诊、藏象、经络、治则、病能,被公认为选择性分类中最精当的。《素灵类纂》未列道生,将"上古天真论""四气调神大论"等相关条文归入杂论;未列阴阳、病证,将"阴阳应象大论""金匮真言论"等相应内容归入病机;而将生死、运气分别列出。其理论体系是以藏象、经络等人体正常生理为基础,以病机、病证、运气、审治、生死等为主要内容,紧紧围绕疾病的诊断治疗展开,更突出临床实用特色。《内经知要》《素灵类纂》各有特色,经文节选、分类各有侧重,均为优秀的《黄帝内经》入门读本。

(2)《本草备要》"先言功效,后列主治"

为方便初习者掌握临床内容,《本草备要》创新编撰体例,版框分上下栏,每药药名在对应的上栏中首标功效,以"功用"统摄"主治"。前代本草"药之所主止说病之一名"(陶弘景语),"第言治某病某病,而不明所以主治之由",间有辨析源流,训解药性,率而说焉不详,语焉不畅。到宋徽宗时期,虽有《圣济经》将唐代陈藏器《本草拾遗》的十种药物功效,演化为宣、通、补、泄、轻、重、滑、涩、燥、湿十剂,并认为是"药之大体",但《本经》不言,后人未述",直到明中期《本草品汇精要》《本草纲目》等,分有"治"或"主治"专项,然其功效仍混列于主治之中,无明显畛域之分,后学因主治、功效混列难明而无所适从,影响了本草著作的学术性和可读性。

明末贾所学之《药品化义》列出八款对药物进行阐释,其中"力"款就明显具有分列功效的意图。在此基础上,《本草备要》另为体裁、别开径路,首创"先言功效、后列主治"的书写体例,高标特行,将功效"冠于诸药之首",然后下栏系统介绍药的性能、主治以至禁忌、产地、采收等,"每药先辨其气味形色,次著其所入经络,乃为发明其功用,而以主治之证,具列于后。其所以主治之理,即在前功用之中"。无论是临证用药还是对药物应用机理的阐释,均从功效中推出,突出了功效的核心地位。主治是初始用药经验的直观记录,而功效则是对主治内容的理性归纳和高度概括,中药功效专项的确立与分列,标志着中药学理论体系有了突破性进展。

(3)《医方集解》"以法统方,以正带附"

历代对方剂的分类,有按组合原则分类者,有按内、外、妇、儿各科分类者,有按病证分类者,有按药物功效分类者,有按治法分类者,有按主方列方分类者等。其中,以功效主治为纲类分方剂的方法,为《医方集解》首创。

现存最早的方书《五十二病方》以及《汉书·艺文志》所录"经方十一家",均按病症归类方剂;晋代《肘后备急方》,唐代《千金要方》《外台秘要》,宋代《太平圣惠方》《圣济总录》《太平惠民和剂局方》,编写模式均以病症为类,下列方药,虽繁简有别,精详各异,但"一方之中第注某药某药,亦未尝发明药之气味功效能入某脉某络,所以能治某病之故";宋代《圣济经》虽有十剂之说,却未在《圣济总录》中体现出来;明代张景岳以"补、和、攻、散、寒、热、固、因"八种功效类列"新方八阵""古方八阵",且有方有论,不乏创见,但归类简约,功效笼统,检用不易。宋代陈无择《三因极一病证方论》、金代成无己《注解伤寒论》、明代吴崑之《医方考》,或"先释病情,次明药性",或"考其方药,考其见证,考其名义",词旨明爽,为汪氏所推重,但仍是以病为纲,分病列方。

唯有汪昂撰《医方集解》,虽言"仿陈氏、吴氏之意而扩充之",却一改前人按病症分类、以病统方的框架和惯例,代之以功效为纲类列方剂的模式和以法统方的分类编排方式,使书编排渐趋规范。以法统方的"法",与功效同义,对病证而言可称治法,从方药出发当称功效。以功效分类方剂更能反映其欲明"所以当用之理"的良苦用心。是书除书后所附痈疡、经产、急救之剂外,所录865首方分为21门,一门一法,每门概说中归纳总结该类方剂的效用及其适应证,各方首列功效,进而解释所主病证,使功效与病机相对应,结合证治病因进行分析,先详致病之由,次解用药之意,以功效示辨治之理,使"临病考之,不致攻补误用",从而建立起以功效类分为纽带、以辨证论方为思路的方剂综合分类体系。

《医方集解》的编撰出新,还体现在以正方带附方的配置体例上。每论一方则打破历史序例,先述正方之适应证及其理法方药,而将组成相关、功用相似的附方详列于后,以示前人用药加减之法,既符合临床实用,又避免了重复,裁减了篇幅。如四君子汤、四物汤、桂枝汤、小柴胡汤、二陈汤、枳术汤、五苓汤、六味地黄丸等,都有10首以上的附方。其中最多的是四物汤,除组成后列述32种加味法而未立方名外,另有25首附方,极尽灵活变化之能事。

各附方则探其病因,别其异同,每一附方在适应证上只抓住一两个主证加以识别,药味加减变化一目了然,言简意赅,扼要得当,不仅使读者对该方的组方原则、化裁方法有一个整体的把握,而且对该方加减所治的一类病证有了一个清晰的认识,临床应用时也可以方为纲,知常达变,触类旁通,体现了中医辨证论治的灵活性。

《医方集解》所采用的功效为主、以法统方,以方为纲、附方为目,以正带附、加减变通的编章方法,比较系统地阐述了基本方剂的制方规律、药性方义、应用要点,初步形成了比较完备的方剂学体系,促进了方剂学说的完善与发展,对方剂学从中医药学中分化出来成为一门独立的学科产生了直接的影响。

《本草备要》与《医方集解》,虽一为本草一为方书,但"理法全宗古人,体裁更为创制",均体现了汪氏注药释方"一以功效为重心"的编撰思想。以功效为主论药释方的著述方式,主次有序,纲举目张,别开生面,为后世所尊奉效法,形成了独特的方药功效理论体系,开创了近现代中药学、方剂学编写体例之先河。

3. 医药合参,理论联系实际

汪氏医书医药合参,方药兼备,相互贯通。《素灵类纂》取引经文注释"适用而止",突出实用;而本草方书阐释方药,论说医理,均能与临床应用有机结合起来,使理、法、方、药成为统一的整体。

(1)《素灵类纂》结合临床注解经文

《素灵类纂》十分注重经旨对临床诊断治疗的指导作用,突出其实用性。如卷中病机第三对《素问·咳论》一段经文的注解,谓"肺主气又属金,主声,故咳必由于肺",但"心、小肠、肝、胆三焦之火,脾、肾、膀胱之湿,胃、大肠之燥,传入肺皆能作咳,不独风寒也",进而又列出李东垣治五脏六腑咳大法——"肺用麻黄汤;心用桔梗汤;肝用小柴胡汤;脾用升麻汤;肾用麻黄附子细辛汤","胃用乌梅丸;胆用黄芩加半夏生姜汤;大肠用赤石脂禹余粮汤,不止,用猪苓汤分水;小肠用芍药甘草汤;膀胱用茯苓甘草汤;三焦用钱氏异功散",不独解释经文,而是将《黄帝内经》论咳理论与临床实践紧密结合起来。

本书自注23处,除2处为解释生僻字句外,皆能结合临床阐发医理,从病机、病证、预后等方面对经文做出详尽阐释,颇具实用价值。

(2)《本草备要》"释药释病"互相阐发

《本草备要》"凡例"开宗明义地指出:"注本草者,当先注病症。不然,病之未明,药于何有？""从前作者罕明斯义,第云某药入某经治某病而已",显然难为民所用。全书借鉴《本草纲目》和《本草经疏》的体例,"释药而兼释病","药性病情,互相阐发,以便资用",各药条目下均"辨析病源,训解药性",述药言及医理,不仅介绍了药物的性能功效,更引用了大量诊疗学内容,包括内、外、妇、儿临床各科,涉及50余种疾病。如桔梗:"凡痰壅喘促,鼻塞(肺气不利),目赤,喉痹咽痛(两少阴火),齿痛(阳明风热),口疮,肺痈干咳(火郁在肺),胸膈刺痛(火郁上焦),下痢腹痛,腹满肠鸣(肺火郁于大肠),并宜桔梗开之。"其释药诠证论病,"简则简从,易则易知",取舍实用得当。

(3)《医方集解》"解方释药"理法兼备

汪氏编撰《医方集解》的动机,就是因为前代方书注方,用药不明当用之理,治病不明受病之因,庸医"知有方而不知方之解","拘执死方以治活病"。他强调"受病有原因,治疗有轨则",故其书论方"先详受病之由,次解用药之意,而又博采硕论名言,分别宜用忌用,惟求义朗,不厌词繁,颇竭苦心",详细说明医方之适应病证、药物组成、制方用法,重点剖析其性味归经、配伍意义。该书解方释药,并非模式化地照搬照抄原文,而是以辨证论治为主线,根据需要摘引节录并综合归纳,以分析疾病的证候与病因病性,审因论治,列出方药加减变化,阐明所选方剂的理法方药及其临证应用规律,理、法、方、药融汇贯穿于方剂的运用治疗之中。

这种富有创意的注解思路,非常有利于学者全面、准确、深入地理解、领会和掌握方剂的基本内容。他在本书"凡例"中就曾自信地说:"本集虽名方解,然而病源脉候、脏腑经络、药性治法,罔不必备,诚医学之全书,岐黄之捷径也。"据方向明校注《医方集解》的说明介绍,中医学术界一致公认,本书之长"在于辨证论方",病因、病机、治法、处方、方解、加减丝丝入扣、浑然一体,理法方药紧密衔接、融会贯通,无不体现出一定的组方配伍章法。

(4)《汤头歌诀》诗情法度"兼备贯通"

不仅《医方集解》是一部理法方药兼备、辨证论治贯通的方书,《汤头歌诀》也"将理、法、方、药概括于一歌之中","以所主病括之歌中,间及古人用药制方之意,某病某汤,门分义悉,理法兼备,体用具全"。以诗作才情运用于方剂歌诀之中,帮助人们在记诵中学习和掌握辨证加减的法度,维护和强化理法方药的模式,是作者编写歌诀的用心所在。

《医方集解》一书,系汪昂在编著《本草备要》之后,有感于众多方书泛览为难,而兼辑以"相辅而行","书分两帙,用实相资",不仅方药互通,而且对所涉及的医学术语做了简明的注释,分析病情、剖析医理深入浅出,对病证分类也条分缕析;而《素灵类纂》编撰的动机和出发点,也是为了保持医药知识的系统性。汪氏四书都具有知识的连贯性,兼贯博通,相互呼应。

(二)学术思想

1. 论"人之记性皆在脑中"

汪昂在与师友金声的交往中,接受了不少西学之说,故书中以海纳百川的胸襟,同化和吸收了西方医学的文明成果,《本草备要》《素灵类纂》对脑神学说的记述、注解,就是明显的一例。

《本草备要》辛夷中"昂按"曰:"吾乡金正希先生尝语余曰:人之记性皆在脑中,小儿善忘者,脑未满也;老人健忘者,脑渐空也。凡人外见一物,必有一形影留于脑中。昂思:今人每记忆往事,必闭目上瞪而思索之,此即凝神于脑之意也。不经先生道破,人皆习焉而不察矣。李时珍曰：脑为元神之府。其于此义，殆暗符欤？"中医传统理论认为，"心之官则思""心主神明"，而汪氏则以严谨求实的精神和丰富的思辨能力，"昂思"而思出"凝神于脑之意"来。

考"思"字从"囟"从"心"，系"囟"与"心"结合之会意字，惜汉代篆隶变更而以"囟"为"田"，从造字之初始本义来分析，所谓"思"乃"囟""心"相贯一气、心与脑相结合产生的功能。《黄帝内经》强调"心主神明"，西汉时期儒家七纬书之一《春秋元命苞》则有"人精在脑""头者，神之居也"的记载，可以说是对"思"之两个不同方面功能的各自表述。其实《黄帝内经》对"脑神"学说也有所觉察，《素问·解精微论》有曰："夫心者，五脏之专精也，目者，其窍也。"这一论述是神脑学说的重要基点之一，却被历代注家所忽略，汪昂敏锐地意识到这段经文的重要价值和意义，从"闭目上瞪而思索之"的思辨出发，在《素灵类纂》中明确地指出："目为肝窍"，"然有辨别事物，故又为心窍"，一语破的，挑明了"目为心窍"的理论。"目为心窍"，"目瞪而思"，"凝神于脑"，"昂按"可谓是画龙点睛之笔。

继明代李时珍提出"脑为元神之府"学说之后，明清交替之际，与汪昂同时接受西方医药学知识的还有方以智（著《物理小识》）、赵学敏（著《本草纲目拾遗》）、王宏翰（著《医学原始》）等，由于《本草备要》流传甚广，故在诸家中影响最大。汪昂对脑神学说的思辨和创意，为完善中医心脑学说做出了重要贡献，也为中风等病证的治疗提供了理论依据，"人之记性皆在脑中""目为心窍"的记述，具有一定的临床指导意义。

2. 论"胃乃分金之炉"

关于药物饮入和消化、吸收、代谢的过程，历代文字记载不多。《神农本草经》有载"病在胸膈以上者，先食后服药；病在心腹以下者，先服药而后食"。这种食前食后的服药节度，古今相传，也没有人提出异议。汪昂对这种相传已久的服法表示怀疑。其在《医方集解》"凡例"中指出："药入胃脘，疾趋而下，安能停止？若有停留，则为哽为噎矣，未闻心药饮至心间而即可入心，肺药饮至肺间而即能入肺者。若上膈之药食后而服之，胃中先为别食所填塞，须待前食化完，方能及后药，这是欲速而反缓矣。且经脉在肉理之中，药之糟粕如何能到？其到不过气味耳。若云上膈之药须令在上，下膈之药须令在下，则治头之药必须入头，治足之药必须入足乎？"

在此基础上，他进一步提出自己的观点，对中药的作用机制作出了归纳分析。认为："凡人饮食入腹，皆受纳于胃中，胃气散精于脾，脾复传精于肺，肺主治节，然后分布于五脏六腑，是胃乃人身分金之炉也，未有药不入胃而能即至于六经者也。"这一观点虽源自《黄帝内经》，但汪昂做了进一步诠释推衍，认为脾胃功能就像提炼金属的分金炉一样，消化吸收其中的水谷精微。"胃乃分金之炉"观点的明确提出，可谓是神来之笔，颇富创意，充实了中医脾胃理论的内涵。

3. 论"暑必兼湿"

"暑必兼湿"，是汪昂率先明确提出的阐述暑邪特征、暑病病机和治疗的新说。暑与湿均为六气（风、寒、暑、湿、燥、火）之一，《黄帝内经》已认识到暑湿二气相连、夏与长夏时令相继、病性相关的特性；东汉许慎《说文解字》有"暑，热也，暑近湿如蒸"的解释；张仲景发现暑月有中热与伤湿之证，《金匮要略》中论及暑伤气津或伤湿之"暍"；晋代葛洪认识到夏月发病有暑湿证候的存在，《抱朴子》认为体虚之人易感暑湿；唐代孙思邈《备急千金要方》也有暑月感湿的记载；宋代陈无择《三因极一病证方论》列有《暑湿、风湿证治》专篇，其《伤暑证治》篇所用 5 个伤暑治方均用茯苓等渗利水湿药；金元张元素分析了夏秋之际暑湿夹杂的气候因素,在《医学启源》中提出"宜渗泄之法";李东垣《内外伤辨惑论》有长夏"天暑湿令"的记述,其《暑伤胃气论》篇强调"宜以清燥之剂"治暑伤,创清暑益气汤,以"苍术、白术、泽泻渗利除湿";明代王纶《明医杂著》提出"清心利小便最好"的治暑之法;明末清初喻昌《医门法律》提出"暑病乃夏月新受之病"的新感说,同时提出"凡治中暑病,不兼治其湿者,医之过也。热蒸其湿是为暑,无湿则但为干热而已,非暑也"。至明末清初治疗暑病,香薷饮、六合汤、五苓散、胃苓散等宣化暑湿、淡渗利湿方已为临床医家所常用,但未有明确提出"暑病兼湿"者。汪昂在宋明医家暑病证治经验的基础上,于《本草备要·香薷条》《医方集解·清暑剂》中明确提出"暑必兼湿"。

《本草备要》在香薷、猪苓、白扁豆等药中,反复提到暑湿相兼并治,香薷一药昂按曰:"暑必兼湿,治暑必兼利湿。若无湿,但为干热,非暑也。"明确指出暑与热的区分,就在于有无兼湿,强调"治暑必兼利湿"的治则,但须辨清病情,合理运用化湿之法;并以香薷"为清暑之主药",但"伤暑大热大渴,汗出如雨,烦躁喘促,或泻或吐"之津伤重证则不宜使用,"气虚尤不宜多服"。《医方集解·清暑剂》更是不厌其烦地提到"暑必兼湿""暑湿相搏""暑湿内伤""暑湿蒸人""暑湿并举""长夏湿热炎蒸"等论述俯拾皆是。清暑剂总义,还对伤暑的证候病机做了全面的阐发。指出:"暑为阳邪故蒸热,暑必兼湿故自汗,暑湿干心则烦,干肺则渴,干脾则吐利,上蒸于头则重而痛,暑能伤气,故倦怠。"消暑丸中也指出:"长夏炎蒸,湿土司令,故暑必兼湿,证见便秘烦渴,或吐或利者,以湿胜则气不得施化也。"认为"烦、渴、吐利"等都是暑湿合邪致伤脾胃所致,所载四味香薷饮、清暑益气汤、六一散、缩泉丸、消暑丸、五苓散等10首清暑剂也各有所宜。另《汤头歌诀》也多有"暑湿"之言。

温病学家叶桂,对"暑湿"之说做了进一步的阐发和应用。如:其《温热论·三时伏气外感》言"长夏湿令,暑必兼湿";《临证指南医案·暑》更反复强调,暑湿相兼首先伤气犯肺,指出"暑必夹湿,二者皆伤气分,从鼻吸而受,必先犯肺"。由于叶桂(1667—1746年)系一代宗师,故谓其首倡"暑必夹湿"者甚众。《本草备要》和《医方集解》初刊于1682—1683年,时年叶氏仅十五六岁,而《临证指南医案》直至1764年方才成书,其《温热论》问世比汪氏两书梓行迟62年,故应是汪氏更早提出这一观点。

我国处于大陆性季风气候地域,冬冷物燥而夏季湿热,故历代医家治暑病多兼化湿;尤其东南沿海地区夏季气温高、湿度大,暑热之中多湿热之气,常具郁蒸之性,这正是江南医家提出"暑必兼湿说"的客观原因所在。湿温气候有利于微生物的滋生繁殖,更增加了夏季外感热病即暑温证的复杂性,故近代曹炳章在《暑病证治要略》中指出:"病之繁而苛者,莫如夏月暑湿为最甚。"因此,"暑必夹湿说",对于今日暑温证的治疗仍有重要的指导意义,对于呼吸道感染性疾病、流行性感冒、流行性脑脊髓膜炎、流行性乙型脑炎等传染性疾病的诊治也有重要的参考价值。

4. 论"补泻相兼"

补与泻,是中医治疗学中对立统一的一对基本治法。早在《黄帝内经》中就有"实则泻之,虚者补之"的记载。汪昂深谙阴阳辩证统一规律,强调治病重在补偏救弊,补泻不可偏废,既不可有补无泻,也不可有泻无补。他在《医方集解》"六味地黄丸"注释中说:"人之气禀不同,故补阴补阳各有攸当,药者原为补偏救弊而设也。"具体就六味地黄丸而言,他认为其组方三补三泻,一阖一辟,体现了阴阳平衡协调的思想,强调该方不可有补无泻。其云:"肾气丸熟地温而丹皮凉,山药涩而茯苓渗,山茱萸收而泽泻泻,补肾兼补脾,有补有泻,相和相济,已成平补之功,乃平淡之精奇,所以为古今不易之良方。既有加减,不过一二味,极三四味而止。今人多拣《本草》补药,任意加入,有补无泻,且客位其主,责成不专,而六味之功反退处于虚位,失制方之本旨矣,此后世庸师之误矣。"

同样,他在《本草备要》"泽泻"药中也有相类似的论述,强调方中泽泻之泻,使补而不滞,使补药直通于肾而扶阴配阳,补之作用更为得力。六味地黄丸用治肝肾阴虚之各种虚火邪水病证,现代临床应用较广,凡具肝肾阴虚而兼有水湿及痰饮之证者,常可选用,泽泻化浊利水不可或缺。他还针对时弊,提出一条警示后世的组方用药之道:"用补药必兼泻邪,邪去则补药得力,一阖一辟,此乃玄妙。后世不知此理,专一于补必致偏相之害矣。"充分体现了汪氏强调补泻兼施的思想。

有关补泻之法中,中医文献多有"肝无补法,肾无泻法""痛无补法,虚无泻法"的观点,汪昂并不赞同。《素问》有云:"肝者,罢极之本,魂之居也,其华在爪,其充在筋,以生血气。"他在《素灵类纂》注云:"肝主筋,筋主运动,故疲劳。"又云:"肝属春,属木,为生发之本。"指出:"世医动言伐肝,益未究《内经》之旨耳。"在他看来,人生昼则寤,寤则动,且阳主动,肝主运动,故疲则劳,劳而极,过劳是造成人体后天生化乏源的根源。汪氏主张"治肝"而不主张"伐肝",不可有泻无补。这一学术见解,在治疗学上有着特别的意义和指导价值。至于"痛无补法,虚无泻法",汪昂认为这是针对特定的状况而论的。如其在阐述大建中汤方义时说:"俗云诸痛无补法,此证至于不可触近,痛亦盛矣。仲景乃用人参、饴糖大补之药,将以仲景为信软?抑以后为然软?"强调任何事物都有两重性,不可偏执。

5. 论"体温而用凉"

汪昂转攻医药深受家族的影响,其叔父汪建侯系当地名医,故其书中也有源自于这位名医新见的观点。如《本草备要》冰片中记载:"王纶曰:(龙脑)世人误以为寒,不知辛散性甚,似乎凉耳。诸香皆属阳,岂有香之至者,而反寒乎? 昂幼时曾问家叔建侯公云:姜性何如? 叔曰:体热而用凉。盖味辛者多热,然风热必藉辛以散之,风热散则凉矣。此即本草所云冰片性寒之义。向未有发明之者,附记于此。"

冰片之药性,历来众说纷纭。唐《新修本草》载:"龙脑香,味辛苦,微寒。一云温、平、无毒。"金元时期,张元素云"龙脑香性热";朱丹溪云"龙脑属火",又言"世知其寒而通利,然未达其热而轻浮飞越";明医王纶也主冰片药性之"温热说",《本草纲目》及《本草经疏》也支持王纶的见解。如李时珍说:"冰片不属寒性","目病、惊痫、痘病,皆火病也。火郁则发之,从治之法,辛主发散故尔。"汪昂从家叔论生姜药性"体热而用凉"中得到启发,在李时珍所论的基础上,明确提出了"味辛者多热,然风热必藉辛以散之,风热散则凉矣"的辛散理论,首次以"体温而用凉"之论,解释和说明"本草所云冰片性寒之义",后被吴仪洛《本草从新》所汲取。汪昂以后,仍有新安医家汪绂《医林纂要探源》持"冰片终归阴寒"之见。汪氏首倡"体温而用凉"论,能够自圆其说。推而论之,桂枝之辛温解肌用于温病,荆芥、防风、紫苏、桂枝等辛温发散用于风温初起,诸如此类亦皆可以"体温而用凉"加以解释。尽管荆、防、苏、桂之类并无性温、性寒之分歧。"体热而用凉"之论,跳出了中药寒热温凉药性作用的限制,弥补了传统性味理论的不足,丰富了中药理论的内涵。

汪昂不囿于条条框框的灵动思维,在其著作中时有所见。又如《本草备要》"西瓜"条中,昂按曰:"瓜曝则寒,油煎则冷,物性之异也。"如此说明物极必反的道理,很有说服力,体现了汪氏的智慧,也正是其高明之处。

6. 论"方剂归经"

《医方集解》为阐明立法制方之义,于每方中专列"方义集解"一节,每一方解中均统一标出方剂归经,别出一格。方剂归经,是从药物归经学说中推演而来,明初刘宗厚《玉机微义》等书已有记载,《医方集解》也多加引用。如在四物汤方论中,就大段引用了《玉机微义》原文,认为理血不离心、肝、脾三脏,明确提出四物汤"此手少阴、足太阴、厥阴药也"。"药有个性之专长,方有合群之妙用",中药每每有多方面、多层次的作用,不同药物配伍其趋向性也有所不同。如桂枝与白芍配伍,调其营气则卫气自和,风邪无所容,太阳中风表证遂自汗而解,故汪氏将桂枝汤归属足太阳经。又如桂枝与茯苓、白术配伍,通其阳气,利其水湿,心下痰饮随之气化而自复其常,故汪氏将桂苓术甘汤归属足太阴药。全书所选主方均简明扼要地标明了归属经络,有归一经者,有归多经者,阐明了方剂的功效和作用趋向,充实、完善和发展了方剂归经学说。

通过方剂归经的标注,《医方集解》解方释义更为顺畅,多能切中肯綮,有助于读者理解和掌握制方用药的妙义。如六味地黄丸,治肝肾不足、真阴亏损之多种病证,汪氏释方曰:"此足少阴厥阴药也,熟地滋阴补肾,生血生精;山茱温肝逐风,涩精秘气;牡丹泻君相之伏火,凉血退蒸;山药清虚热于肺脾,补脾固肾;茯苓渗脾中湿热,而通肾交心;泽泻泻膀胱水邪,而聪耳明目。六经备治,而功专肾肝;寒燥而偏,而补兼气血,苟能常服,其功未易殚述也。"寥寥数语,药性功用清清楚楚,主治病证明明白白,组方特点一目了然。而本方加附子、肉桂名桂附八味丸,"治相火不足,虚羸少气,王冰所谓益火之原,以消阴翳也,尺脉弱者宜之";加黄柏、知母名知柏八味丸,"治阴虚火动,骨痿髓枯,王冰所谓壮水之主,以治阳光也,尺脉旺者宜之。"其医理剖析简明扼要,配伍经验精辟可从,三言两语即阐明六味地黄丸的药味加减应用规律,突出地体现了中医辨证论治的特色。

三、医论医话选录

1. 胃乃分金之炉

服药节度,有食前食后之分,古今相传,罔敢或异,愚意窃谓不然。凡人饮食入腹,皆受纳于胃中,胃气散精于脾,脾复传精于肺,肺主治节,然后分布于五脏六腑,是胃乃人身分金之炉也。未有药不入胃而能即至于六经者也。况肺为华盖,叶皆下垂,以受饮食之薰蒸。药入胃脘,疾趋而下,安能停止?若有停留,则为哽为噎矣,未闻心药饮至心间而即可入心,肺药饮至肺间而即能入肺者。若上膈之药食后而服之,胃中先为别食所填塞,须待前食化完,方能及后药,是欲速而反缓矣。且经脉在肉理之中,药之糟粕如何能到?其到者不过气味耳。若云上膈之药须令在上,下膈之药须令在下,则治头之药必须入头,治足之药必须入足乎?

(《医方集解·凡例》)

凡药必先入胃,然后能分布于某经某络,胃乃人身分金之炉也,安有长在膈中,而可以见功者乎?若曰膈中必须在膈,将治头痛之药,亦必令之上驻于头耶?吐痰水,上以礞石末掺之,痰即随下,故为利痰圣药。

(《医方集解·除痰之剂·礞石滚痰丸》)

2. "暑必兼湿"说

暑必兼湿,治暑必兼利湿,若无湿,但为干热,非暑也。

(《本草备要·草部》)

暑为阳邪故蒸热,暑必兼湿故自汗,暑湿干心则烦,干肺则渴,干脾则吐利,上蒸于头则重而痛,暑能伤气,故倦怠。

(《医方集解·清暑剂》)

3. "人之记性皆在脑中"论

吾乡金正希先生尝语余曰:人之记性皆在脑中,小儿善忘者,脑未满也;老人健忘者,脑渐空也。凡人外见一物,必有一形影留于脑中。昂思:今人每记忆往事,必闭目上瞪而思索之,此即凝神于脑之意也。不经先生道破,人皆习焉而不察矣。李时珍曰:脑为元神之府。其于此义,殆暗符欤。

(《本草备要·木部》)

4. 疟之不离少阳,犹咳之不离于肺也

喻嘉言曰:疟发必有寒有热,盖外邪伏于半表半里,适在少阳所主之界。入与阴争,阳胜则热;出与阳争,阴胜则寒。即纯热无寒,为瘅疟温疟,纯寒无热,为牝疟,要皆自少阳而造其极偏。补偏救弊,亦必返还少阳之界,使阴阳协和而后愈也。谓少阳而兼他经则有之,谓他经而不涉少阳,则不成其为疟矣。脉纵屡迁,而弦之一字,实贯彻之也。

昂按:疟之不离少阳,犹咳之不离于肺也。

(《本草备要·草部》)

5. 本草方书若不明所由,则难豁观者心目

自唐宋而下,名家百氏方书,非不灿陈,而义蕴殊少诠释。如本草第言治某病某病,而不明所以主治之由;医方第云用某药某药,而不明所以当用之理。千书一律,开卷茫如,即间有辨析病源、训解药性者,率说焉而不详,语焉而不畅,医理虽云深造,文本多欠通明,难以豁观者之心目。

(《本草备要·原序》)

6. 注本草者,当先注病证

注本草者,当先注病证。不然,病之未明,药于何有?

(《本草备要·凡例》)

7. 冰片体热而用凉论

王纶曰:世人误以为寒,不知辛散性甚,似乎凉耳。诸香皆属阳,岂有香之至者,而反寒乎?昂幼时曾问家叔建侯公云:姜性何如?叔曰:体热而用凉。盖味辛者多热,然风热必藉辛以散之,风热散则凉矣。此即本草所云冰片性寒之义。向未有发明之者,附记于此。

(《本草备要·木部》)

8. 甘草重用方能建效

甘草之功用如是。故仲景有甘草汤、甘草芍药汤、甘草茯苓汤、炙甘草汤,以及桂枝、麻黄、葛根、青龙、理中、四逆、调胃、建中、柴胡、白虎等汤,无不重用甘草,赞助成功。即如后人益气、补中、泻火、解毒诸剂,皆倚甘草为君,必需重用,方能建效,此古法也。奈何时师每用甘草不过二三分而止,不知始自何人,相习成风,牢不可破,殊属可笑。附记于此,以正其失。

(汪昂《本草备要·草部》)

9. 葳蕤不可代参、芪

葳蕤温润甘平,中和之品。若蜜制作丸,服之数斤,自有殊功,与服何首乌、地黄者,同一理也。若仅加数分于煎剂,以为可代参、芪,则失之远矣。大抵此药性缓,久服方能见功。而

所主者,多风湿、虚劳之缓证,故臞仙以之服食,南阳用治风温,《千金》《外台》亦间用之,未尝恃之为重剂也。若急虚之症,必须参、芪,方能复脉回阳,斯时即用葳蕤斤许,亦不能敌参、芪数分也。时医因李时珍有可代参、芪之语,凡遇虚证,辄加用之,曾何益于病者之分毫哉!拙著《方解》,欲采葳蕤古方可以入补剂者,终不可得,则古人之罕用,亦可见矣。

(汪昂《本草备要·草部》)

10. 六味良方不可有补无泻

六味丸有熟地之温,丹皮之凉,山药之涩,茯苓之渗,山茱之收,泽泻之泻。补肾而兼补脾,有补而必有泻,相和相济,以成平补之功,乃平淡之神奇,所以为古今不易之良方也。即有加减,或加紫河车一具,或五味、麦冬、杜仲、牛膝之类,不过一二味,极三四味而止。今人或疑泽泻之泻而减之,多拣本草补药,恣意加入,有补无泻。且客倍于主,责成不专,而六味之功,且退处于虚位,失制方配合之本旨矣,此近世庸师之误也。

(汪昂《本草备要·草部》)

11. 通小周天法

先要止念,身心澄定,面东跏坐,平坐亦可,但前膝不可低,肾子不可着物。呼吸平和,用三昧印掐无名指,右掌加左掌上,按于脐下,叩齿三十六通,以集身神,赤龙搅海,内外三十六遍(赤龙,舌也;内外,齿内外也)。双目随舌转运,舌抵上腭,静心数息,三百六十周天毕,待神水满,漱津数遍,用四字诀(撮、抵、闭、吸也,撮提谷道,舌抵上腭,目闭上视,鼻吸莫呼),从任脉撮过谷道到尾闾,以意运送,徐徐上夹脊中关,渐渐速些,闭目上视,鼻吸莫呼,撞过玉枕(颈后骨),将目往前一忍,直转昆仑(头顶)。倒下鹊桥(舌也),分津送下重楼,入离宫(心也)而至气海(坎宫丹田),略定一定,复用前法。连用三次,口中之津分三次咽下,所谓天河水逆流也。静坐片时,将手左右擦丹田一百八十下,连脐抱住,放手时将衣被围住脐轮,勿令风入(古云:养得丹田暖暖热,此是神仙真妙诀)。次将大指背擦热,拭目十四遍,去心火;擦鼻三十六遍,润肺;擦耳十四遍,补肾;擦面十四遍,健脾。双手掩耳鸣天鼓,徐徐将手往上,即朝天揖,如此者三,徐徐呵出浊气四五口,收清气,双手抱肩,移筋换骨数遍。擦玉枕关二十四下,擦腰眼一百八下,擦足心各一百八下。

(《勿药玄诠》)

四、代表方剂选录

1. 百合固金汤

组方:熟地黄、生地黄、当归身各三钱,白芍、甘草各一钱,桔梗、玄参各八分,贝母、麦冬、百合各五分。

功用:养阴清热,润肺化痰。主治肾水不足,虚火刑金,咳嗽气喘,咽喉燥痛,痰中带血或咯血,手足烦热,舌红少苔,脉细数。现代用于肺结核、气管炎、支气管扩张、肺炎中后期、肺癌、咽炎等属肺肾阴虚者。

用法:水煎服,日一剂。如咳嗽,最初一二剂加五味子二十粒。

2. 扶桑丸

组方:干嫩桑叶一斤(研末),巨胜子四两,白蜜一斤。

功用:除风湿,起羸尪,驻容颜,乌髭发,却病延年。

用法:巨胜子擂碎熬浓汁,和蜜炼至滴水成珠,入桑叶末泛为丸(或干嫩桑叶、巨胜子等份制成大蜜丸),早盐汤服下,晚酒服下。

3. 金锁固精丸

组方:沙苑蒺藜(炒)、芡实(蒸)、莲须各二两,龙骨(酥炙)、牡蛎(盐水煮一昼夜,煅成粉)各一两。

功用:补肾涩精。

用法:莲子粉糊为丸,早晚空腹,淡盐汤或温开水送下,每次三钱。

4. 六味香薷饮

组方:香薷一两,厚朴(姜汁炒)、扁豆(炒)各五钱,茯苓,甘草,木瓜。

功用:祛暑利湿。主治中暑湿盛,呕吐泄泻。

用法:水煎冷服。

5. 龙胆泻肝汤

组方:龙胆草、黄芩、山栀子、泽泻、木通、车前子、当归、生地黄、柴胡、生甘草。

功用:泻肝胆实火,清下焦湿热。主治肝胆实火上扰,症见头痛目赤,胁痛口苦,耳聋、耳肿;或湿热下注,症见阴肿阴痒,筋痿阴汗,小便淋浊,妇女湿热带下等。

用法:水煎服。

6. 启宫丸

组方:川芎、白术、半夏曲、香附各一两,茯苓、神曲各五钱,橘红、甘草各一钱。

功用:健脾化痰,通调冲任。主治妇人体肥痰盛,子宫脂满,不能孕育者。

用法:上药研末,以粥为丸,每服二十丸,早晚二次。

参考文献

[1] 汪昂.新安医籍丛刊:医经类·素问灵枢类纂约注[M].合肥:安徽科学技术出版社,1995.

[2] 汪昂.新安医学名著丛书:本草备要[M].北京:中国中医药出版社,2009.

[3] 汪昂.新安医学名著丛书:医方集解[M].北京:中国中医药出版社,2009.

[4] 杨梅.汪昂与还读斋——明末清初的出版研究[J].出版发行研究,2000,16(6):78-80.

[5] 甄仲,秦玉龙.汪昂对《黄帝内经》研究的贡献[J].江西中医学院学报.2003,15(2):30-31.

[6] 甄仲,秦玉龙.《本草备要》对中医药学的贡献[J].湖北中医杂志,2003,25(7):6-7.

[7] 黄孟君.汪昂在方剂学方面的成就[J].中国医药学报,2003,18(12):710-711.

[8] 陈勇,郭平.试论汪昂对方药功效理论的贡献[J].中医研究,2004,17(2):58-60.

[9] 汪常明.新安医家汪昂成功之道探析[J].中医文献杂志,2007,25(1):52-53.

[10] 曾祥法.中药功效在中药(本草)学中地位的时代变迁[J].湖北中医杂志,2008,30(5):28-29.

[11] 黄辉.《本草备要》医论药话评析[J].中医杂志,2010,51(6):570-571.

[12] 黄辉.新安医药学家汪昂(二)[J].中医药临床杂志,2011,23(1):77-83.

(黄　辉)

程 履 新

一、生平与著作

1. 生平简介

程履新,字德基。明末清初徽州府休宁县(今安徽省黄山市休宁县)人。生卒年代不详。曾从明末祁门(今安徽省黄山市祁门县)名医李之材(字素庵)为师,得其传,博览医书,精明医理。一生游历多地,后主要行医于吴中(今江苏省苏州市)一带,颇有医名。撰有《山居本草》6卷、《程氏易简方论》(又名《程氏医方简编》《易简方论》)6卷。

2. 著作简介

(1)《山居本草》

6卷,初刊于清康熙三十五年(1696年)。现存清康熙三十五年丙子(1696年)刻本。书中收录常见药物593种,附品720种,合计1313种,加身部20种,共计1333种。所列每药均记其正名、别名、鉴别、炮制、性味、功用、主治、用法、宜忌、附方等。谷部收录日用常见药物98种,造酿类65种;菜部收录338种,果部收录357种,竹树花卉部收录317种,水火土金石部收录148种。所收药物均为易得易取之物,炮制及用法简便易行。

书前引文简述了《神农本草经》以降历代重要本草类书籍的主要内容,分析论证了其源流关系并给予简要评价。卷一身部前半卷引用《黄帝内经》养精安心、调节阴阳气血之说,近取诸身,以灵心治蠹心,以戒治贪,以定治嗔,以慧治痴。取古贤之唾余,作时人之冰鉴。后附坐功却病之法、二十四节气坐功图、八段锦导引法、起居饮食之节、节录《遵生八笺》养老延年之方等。卷六之后附有总论,总集考订前贤论药之说,订为规范。主张凡药物命名须先辨体、色、味、形、性、能、力、地、时。并列有"辨药八法",此外尚有从《药品化义》节引的"用药十八法"。全书以养生、却病、延年之道贯穿始终,充分体现了中医养生为上、预防为主、却病为要的理念。

(2)《程氏易简方论》

6卷,成书于清康熙二十二年(1683年)。现存主要版本有清康熙三十二年(1693年)刻本、清嘉庆二十二年(1817年)刻本、清道光二十四年(1844年)求我斋刻本。全书有论有方,以方为主。卷一论述古医书,诊治要别,用药机要等;卷二至卷六分科、分门、分证记述方剂,以内科杂病方论为主,兼有五官、妇科、儿科、外科病证。每证列病因、病理、总论、方剂、方义、加减法及治验案。选方中有不少民间简效方。

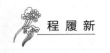

二、学术思想与特色

1. 倡导养生保健

程履新十分强调预防养生,认为病有以药治者,有不以药治者,有以治治之者,有不以治而治之者,赞同"与其病后能服药,不如病前能自防;与其病前能自防,不如无病能自养"的观点。"恬憺虚无"是道家术语在医学领域内的引申应用,《程氏易简方论》注曰:"恬者,内无所蓄;憺者,外无所逐;虚无者,虚极静笃,臻于自然。"意指若能摒弃杂念、宁静淡泊、畅遂情志、愉悦平和,则能真元内存,防病延年。程氏此言其实是应和《黄帝内经》之说,所谓"恬恢虚无,真气从之,精神内守,病安从来?"如能保持恬恢安和,不妄为常,不骄奢淫逸,不贪嗔痴狂,精神内守,调养五脏,使营卫坚固无隙可乘,病亦何从入哉?

在程履新所著《山居本草》中,也处处体现出注重日常养生的思想。如将起居饮食之节分为少时、壮年、老年三种情况,并做了详细论述。在论述少时养生时云:"三岁之间,全赖乳哺。寻常之家,母自乳子。富贵之室,每多倩人(雇请之人。引者注),而乳娘最宜斟酌……乳与谷不相和洽,乳谷同食,最难消化。乳哺之际,不宜早与谷食。如乳少,万不得已,只宜以小米煮薄粥,徐徐哺之"等。再如论述壮年养生时云:"一切五辛厚味,皆助刚气,血气方刚时,正不宜益助其刚。"可知壮年时若起居饮食过于丰厚奢侈,不是自养而是自害。在论述老年养生时云:"时令小劳,不致疲倦,不可强为不堪之事。食毕,少行百步,以手摩腹百过,消食畅气。食欲少而数,恐多则难化。"程氏有关于养生保健的论述对于现代人的日常生活起居亦有着重要的指导价值。

2. 总结辨药八法

程履新提出"辨药八法",其《山居本草》阐述说:"每药一品,须分八款,更有次序,曰体、曰色、曰气、曰味,此四者乃天地产物生成之法象,必先辨明以备参考;曰形、曰性、曰能、曰力,此四者藉明哲格物推测之义理,而后区别以印生成。按此八法,交相详辨,庶不为古今诸书所误,以淆惑药理。"程氏"辨药八法"之辨,非特指药物真伪优劣之"辨",而是全面认识、把握和判别中药物理属性和药物特性诸多方面特征之"辨"。

所辨八法,体、色、气、味四者乃天成,形、性、能、力四者乃格物推理验证而成。根据《山居本草》所述,程氏辨药八法的大体内容为:体,须辨燥、润、轻、重、滑、腻、干;色,须辨青、红、黄、白、黑、紫、苍;气,须辨膻、臊、香、腥、臭、雄、和;味,须辨酸、苦、甘、辛、咸、淡、涩;形,须辨阴、阳、水、火、木、金、土;性,须辨寒、热、温、凉、清、浊、平;能,须辨升、降、浮、沉、定、走、破;力,须辨宣、通、补、泻、渗、敛、散。同时指出:"上八款,当验其体、观其色、嗅其气、嚼其味,是定法也。然不能嗅其气、嚼其味者,须煎汁尝之。惟辨此四者为先,而后推其形、察其性、原其能、定其力,则凡厚薄、清浊、缓急、躁静、平和、酷锐之性,及走经主治之义,无余蕴矣。"

程氏总集前贤论药之说,尤其吸收了明末贾所学《药品化义》八款之论,将上述"辨药八法"订为规范,不仅为初学者入径之津梁,而且也为明哲之士格物之津梁;不仅可以指导人们学习理解已知药物,而且可以指导人们研究和辨别未知药物,至今仍有重要的参考价值。

3. 提出治血八法

《程氏易简方论·血门》云:"血者,阴之位,静而定者其常也;血者,水之源,顺而行下者其常也。今因七情妄动,六淫交攻,纵酒无度,贪色不已,形体疲劳,阳火相逼,以致失常错妄

耳。"根据血的生理特点和血证的病理特点,程履新结合自身经验,提出血证治疗可分八法:

一是降气,缘上盛下虚,气升不降,血随气上,越出上窍,法以苏子、沉香之类,顺其气,气降而血自归经矣。

二是破瘀,缘上膈壅热积瘀,紫黑成块,胸中满痛,法以熟大黄、桃仁、丹皮、枳实之类导之使下,转逆为顺矣。

三是温中,缘衣冷食寒,渗入血分,血得寒则凝,不归经络而妄行,血出黯黑,色夭身凉,法以炮姜、肉桂之类,温中和气,气温和则血自归经矣。

四是温散,倘衣冷感寒,色黯窍热,身痛头痛法以姜、桂、芎、苏之类,温中散寒,寒去血自归经矣。

五是补气,缘人真气素亏,精神疲惫,阴阳不相为守,卫气虚散,营亦妄行,法以大剂参、附之类,以补元气,气旺自能摄血矣。

六是补益,凡失血人阴分亏损,法于四物中取一二味以为主药,或人参养荣汤、十全大补汤以培养之,则自阳生阴长矣。

七是阻遏,血色红赤,逢黑即止,水克火之义,久而不止,法以百草霜、京墨十灰散之类,以控抑之;或花蕊石以消化之,庶不令上溢矣。

八是升阳,缘阳气不升,血乃下漏,法以升、柴、荆、防之类升之,则血自安于故道矣。

程氏认为,血循气行,气升则升,气降则降。火气上升,逼于火则血因之上溢。湿气下行,滞于湿则血因之而下渗。故治上溢无如降气,若瘀则破之、寒则温之,而阻遏之方则兼用之。治下渗无如升阳,若虚则补之、热则清之,而阻遏之方则多用之。总以甘温收补、调理脾胃为治疗大法。

三、临证经验

1. 治小儿咳嗽

《程氏易简方论·幼科》云:"小儿咳嗽,风热居多,而寒者间或有之。以其为纯阳之体,其气常热而不甚惧寒也。凡肌肉肥白者易于惹风,色赤而结实者易于感热,惟虚弱瘦损面青不实乃易感寒焉。感风而嗽者,必鼻塞气粗之症,惟口中觉热,舌燥烦渴,面赤顿嗽,嗽而有浓痰者是也。感寒而嗽者洒淅恶寒,哮喘不宁,至冬月即发者是也。凡此症与大人无甚异而所感略有不同,大人兼七情所伤,或任劳嗜酒。而小儿无是,是以不能无少异耳,药剂以轻清为佳,而服药亦不宜太骤,逐时进之,不必尽剂。"程履新于此处详细论述了小儿咳嗽的发病特点,并与成人咳嗽区别开来,指出小儿用药宜轻,服药宜缓。

后并附上药例:"风嗽以牛胆南星为君,半夏、黄芩、薄荷、防风、荆芥、瓜蒌、甘草、桔梗为佐,兼以苏子、橘红以顺气。若壮热无汗,气壅喘急,少加麻黄以解其表,盖麻黄亦肺经发散之药也,紫苏亦可。热嗽以贝母为君,半夏、瓜蒌、天花粉、黄芩、山栀、竹茹、茯苓、桔梗、甘草为佐,兼以苏子、橘红、枳壳顺气。若有食加莱菔子、枳实、黄连、山楂、麦芽之类。寒嗽以款冬花为君,麻黄、杏仁、半夏、南星、炙甘草、桔梗、生姜、橘红为佐,或以芦吸散为极细末,蜜丸如肥皂核大,姜汤磨化徐徐服之。诸嗽初起宜泻白散,而桑皮、杏仁可以兼用,久则宜补宜收,而麦冬、五味子可以量用。如喉痒加玄参,痰盛加姜汁、竹沥,头眩加天麻,内热加茯苓、栀子,烦渴加天花粉、葛粉,而桔梗乃本经之药,尤不可缺,惟少用则不觉饱,多用则痰反不能降,以其承载诸药为舟楫之剂也。"

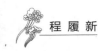

2. 治怔忡惊悸恐

《程氏易简方论·怔忡惊悸恐》分析说："心为一身之主，人身之血，生于心，藏于肝，统于脾，布于肺，而施化于肾者也。苟心血一虚，神气耗散，则宅舍空虚，痰因以客之，此怔忡之所由者也。惊者，因有所触，而畏怖不安也。悸者，心中惕惕跳，筑筑然动，不能自安，如人捕获之状，本无所恐而心自不宁也。惊则安其神，悸则定其志。心主神，肾主志，水火既济，须在阴精上奉，则其神安，阳气下藏，则其志定。但其中有气虚、血虚、停饮之不同，须分治之。"

治疗上，程氏予养心汤，用以治"心虚血少，神气不宁，怔忡惊悸"，药用"黄芪（蜜炙）、茯苓、茯神、半夏曲各一钱，当归一钱二分，川芎五分，人参、枣仁、柏子仁各八分，远志七分，五味、肉桂各三分，甘草五分（炙），龙眼三枚。同煎。"本条后附论曰："心为身主，一尘不染，苟血少空虚，邪气乘之，则令人惊悸怔忡不宁矣。参、芪、茯神、茯苓、甘草以益气，当归、远志、柏仁、枣仁、五味以润燥，用川芎以调肝而益心之母，半夏醒脾以益心之子，肉桂辛热，从火化也，能引诸药入心经耳。停饮，则兼胸膈胀满，面黄溺少。重则控涎丹，轻则五苓散。亦有肝火风痰所致，宜温胆汤。"

四、医论医话选录

1. 病无穷药亦无穷、药活人亦能杀人

自其常而论之，《神农》三百六十五种，已不为少。就其变而论之，虽《纲目》一千八百九十二种，尚有所未足焉。夫天地不虚生一物，生一物必有一物之用。故有是病必有是药，病千万变药亦千万变，病无穷药亦无穷也。常观《内典》，文殊令善财采药，善财遍观大地，无不是药者，拈一茎草，度与文殊。殊示众曰：此药能杀人，亦能活人，夫大地无不是药，而所拈才一茎耳。人知药能活人，不知能杀人，知能杀能活，不知活之为杀、杀之为活，了是义者，然后可活人于无量。

（《山居本草·引》）

2. 论药物体质所主

根，主升，与苗同。梢，主降，与尾同。头，主补中守，与身同。茎，主通。叶，属阳，发生，主散，性锐。花，属阴，成实，主补。子，主降，兼补，能生长。仁，主补，能生润利。蒂，主宣。皮，能降火，主散表。肉，主补。汁，主润利。大，性宽缓。中，性猛。小，性锐。细，性锐。尖，性锐。通，能行气。薄轻，能升。厚重，能降。干燥，能去湿。湿润，能去燥，主补。滑腻，能利窍。油，能润燥。

（《山居本草·体质所主》）

3. 论药物五味所能

凡药品之功，专在于味。一味之中，又有数能，如升降、浮沉、定守、走破之类。良工用药制方，错综变化之妙，全藉乎此，尤宜详悉。辛能散结，能驱风，能横行，能利窍，能润燥。甘能缓急，能上行，能发生，能润肠，能补气，能补阳。淡能渗泄，能利窍，能下行。酸能收缓，能收湿，能敛散，能敛热，能束表，能活血。苦能坚脆，能燥湿，能直行，能降下，能涌泄，能去垢，能解毒，能开导，能养血，能补阴。咸能软坚，能凝结，能沉下。滑能利窍，能养窍。涩能收脱。

（《山居本草·五味所能》）

4. 论古今元气不同

尝考五帝之寿，咸逾百岁，三王之后，及百者鲜矣。夫人在气交之中，宛尔一小天地。当天气初开，气化浓密，则受气常强。及其久也，气化渐薄，则受气常弱。故东汉之世，仲景处

方辄以两计;宋元而后,东垣、丹溪不过钱计而已,岂非深明造化与时偕行者欤? 今去朱、李之世又五百年,元气转薄,乃必然之理,所以抵当、承气日就减削,补中、归脾日就增多,临症施治,多事调养,专防克伐,多事温补,痛戒寒凉,此今时治法之变通也。假令病宜用热,亦当先之以温;病宜用寒,亦当先之以清;纵有积宜消,必须先养胃气;纵有邪宜祛,必须随时逐散,不得过剂,以伤气血。气血者,人之所赖以生者也。气血充盈则百邪外御,病安从来;气血虚损,则诸邪辐辏,百病丛集。嗟乎! 世人之病十有九虚,医师之药百无一补,宁知投药少差,实者即虚,虚者即死,是死于医药,非死于疾病也。古语为之戒曰:病伤犹可疗,药伤最难医。故夫其难其慎,属诸司命,临症之顷,宜加战兢,若执成方,或矜家秘,惟知尽剂,不顾本元,惟知古法,不审时宜,皆读书而过,未窥元会运世之微者也。

(《程氏易简方论·古今元气不同论》)

5. 论用药须知《内经》之法

用药之难,非顺用之难,逆用之难也,非逆用之难,逆用而与病情恰当之难也。今之医师,知以寒治热,以热治寒,以通治塞,以塞治通,热者热之无遗,寒者寒之无遗而已矣。独不闻诸经曰塞因塞用、通因通用、寒因热用、热因寒用、用热远热、用寒远寒,则又何以说也? 盖塞因塞用者,若脾虚作胀,治以参、术,脾得补而胀自消也。通因通用者,若伤寒挟热下利,或中有燥屎,用调胃承气汤下之乃安;滞下不休,用芍药汤通之而愈也。寒因热用者,药本寒也,而反佐之以热;热因寒用者,药本热也,而反佐之以寒。俾无拒格之患,所谓必先其所主而伏其所因也。用热远热、用寒远寒者,如寒病宜投热药、热病宜投寒药,仅使中病而已,勿过用焉,过用则反为药伤矣。如前诸法,非通达者,乌足以语此。故曰病无常形,医无常方,药无常品,顺逆进退存乎其时,神圣工巧存乎其人,君臣佐使存乎其用。此长桑、卢扁能斡旋造化之偏,而嘘其枯萎;仲景、东垣诸君子之方,所向神奇,为世司命,岂偶然耶? 彼庸夫俗子,心不存救济之思,目不阅轩岐之典,规尺寸之利以自肥,因而伤残于世,比比也。嗟乎! 安得读万卷挟灵奇者,与之商医事哉?

(《程氏易简方论·用药须知内经之法论》)

6. 论七方

七方者,大、小、缓、急、奇、偶、复。大方之说有三,有药力雄猛之大,有品味数多之大,有分两数多之大,此治下焦,疗大病之法也。小方之说有三,有病热轻浅不必雄猛之小,有病在上焦宜分两轻微之小,有病无兼症宜君一臣二之小。缓方之说有六,有甘以缓之之缓,有缓则治本之缓,有丸以缓之之缓,有品味众多之缓,有无毒治病之缓,有气味俱薄之缓。急方之说有五,有急症须急治之急,有汤液荡涤之急,有毒药之急,有气味俱厚之急,有急则治标之急。奇方之说有二,有独用一物之奇,有三五七九之奇,奇方宜下不宜汗。偶方之说有三,有两味配合之偶,有二方相合之偶,有二四六八之偶,偶方宜汗不宜下。桂枝汗药,反以五味成奇;承气下经,反以四味成偶,岂临时制宜,当别有法乎。复方之说有三,有二三方及数方相合之复,有本方之外复加他药之复,有两分均齐之复。太仆以偶为复,今七方有偶又有复,非偶乃二方,复乃数方相合乎。

(《程氏易简方论·用药机要》)

7. 论十剂

十剂者,宣、通、补、泄、轻、重、滑、涩、燥、湿。

宣剂,宣可祛壅,生姜、橘皮之属。壅者,塞也。宣者,布也,散也。郁塞之病,不升不降,

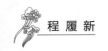

必先布散散之。如气郁,有余则香附、抚芎以开之,不足则补中以运之;火郁,微则山栀、青黛以散之,甚则升阳解肌以发之;湿郁,微则苍术、白芷以燥之,甚则风药以胜之;痰郁,微则南星、橘皮以化之,甚则瓜蒂、藜芦以涌之;血郁,微则桃仁、红花以行之,甚则或吐或下以逐之;食郁,微则山楂、神曲以消之,甚则上涌下泄以去之,皆宣剂也。

通剂,通可祛滞,通草、防己之属。留者,留滞也。湿热留于气分,而痛痹瘫闭,宜淡味下降,通利小便,而泄气中之滞,通草是也。湿热留于血分,而痛痹瘫闭,宜苦寒下引,通其前后,而泄血中之滞,防己是也。

补剂,补可祛弱,人参、羊肉之属。形不足者,补之以气,人参是也。精不足者,补之以味,羊肉是也。

泄剂,泄可祛闭,葶苈、大黄之属。闭字作实字看,泄字作泻字看。实者泻之,葶苈泻气实而利小便,大黄泻血实而利大便。

轻剂,轻可祛实,麻黄、葛根之属。表闭者,风寒伤营,腠理闭密,而为发热头痛,宜麻黄轻扬之剂,发其汗而表自解。里闭者,火热抑郁,皮肤干闭,而为烦热昏瞀,宜葛根轻扬之剂,解其肌而火自散。上闭有二,一则外寒内热,上焦气闭,发为咽痛,宜辛凉以扬散之;一则饮食寒冷,抑遏阳气在下,发为痞满,宜扬其清而抑其浊。下实亦有二,阳气陷下,里急后重,至圊不能便,但升其阳而大便自顺,所谓下者举之也;燥热伤肺鑫,金气膹郁,窍开于上而膀胱闭于下,为小便不利,以升麻之类探而吐之,上窍通则小便自利,所谓病在下取之上也。

重剂,重可祛怯,磁石、铁粉之属。重剂凡四,有惊则气乱魂飞者,有怒则气上发狂者,并铁粉、雄黄以平其肝;有神不守舍而健忘不宁者,宜朱砂、紫英石以镇其心;有恐则气下者,如人将捕者,宜磁石、沉香以安其肾。

滑剂,滑可祛着,冬葵子、榆白皮之属。着者,有形之邪留着于经络脏腑,如尿溺、浊带、痰涎、胞胎、痈肿之类,宜滑药以去其留滞之物,此与通以去滞略相类而实不同,通草、防己淡渗去湿热无形之邪,葵子、榆皮甘滑去湿热有形之邪,故彼曰滞,此曰着也。

涩剂,涩可去脱,牡蛎、龙骨之属。脱者,气脱、血脱、精脱、神脱也。脱则散而不收,用涩酸湿平,以敛其耗散。夫汗出、便泻、遗溺,皆气脱也。阳风、崩下、血厥,皆血脱也。流精、骨瘘,精脱也。牡蛎、龙骨、五味子、五倍子、诃子、粟壳、棕灰、石脂,皆涩药也。如气脱兼参、芪,血脱兼归、地,精脱兼龟、鹿。至如脱阳者见鬼,脱阴者目盲,此神脱也,去死不远,无药可治。

燥剂,燥可去湿,桑皮、赤小豆之属。外感之湿,由于山岚雨露;内伤之湿,由于酒茶蔬果。夫风药可以胜湿,淡药可以渗湿,不独桑皮、赤小豆也。

湿剂,湿可去枯,白石英、紫石英之属。湿字作润字看,枯者燥也,血液枯而成燥,上燥则渴,下燥则结,筋燥则挛,皮燥则揭,肉燥则裂,骨燥则枯。养血则当归、地黄,生津则门冬、五味,益精则苁蓉、枸杞,不独石英为润剂也。

(《程氏易简方论·用药机要》)

参考文献

[1] 程履新.山居本草[M].北京:中医古籍出版社,1994.
[2] 汪沪双.程履新与《山居本草》[J].中医药临床杂志,2005,17(3):305-306.

(王 鹏)

吴 楚

一、生平与著作

1. 生平简介

吴楚,字天士,号畹庵,清徽州府歙县(今安徽省黄山市歙县)澄塘人,约生活于清代康熙、雍正、乾隆年间。吴氏出生于世医之家,高祖吴正伦、族叔祖吴崐皆为名医。吴氏自幼攻举子业,视医为小道,但屡试不中。清康熙十年(1671年)夏,其74岁祖母病,"遍延诸医,日益增剧,一息奄奄,彷徨无措"。吴氏穷一昼夜功夫,翻阅先高祖医书,自觉"稍解药性,粗知脏腑生克之理",自投一匕,沉疴立起。自此一改对医术的偏见,"始叹医之为道,系人死生,岂可目为小道而忽之乎?"遂在攻举子正业之暇,留心医学。不仅钻研高祖、族叔祖所遗医书,研读《黄帝内经》《伤寒论》等经典,而且学习历代名家学术思想及临床经验。辛酉(1681年)之秋,科举考试又一次败北,此后在朋友的一再劝说下,摒弃杂念,专事医学。吴氏天资既高,又善于学习领悟,临床治病,疗效卓著,成为新安名医。

2. 著作简介

吴楚一生中所著有《医验录初集》《医验录二集》《宝命真诠》《前贤医案》等。吴楚将自己前后行医20余年关于对疑难危重症的验案,分别辑录为《医验录初集》《医验录二集》。之所以名"医验录"而不名"医案"者,是因为吴氏"录之以自考验,而非立案以示人"。故初集不仿前贤医案程式进行分门别类,而是照治病日记中年月先后为次第进行编写。

(1)《医验录》

本书初集2卷,是吴楚自辛酉至癸亥(1681—1683年)年间的验案辑录,初刊于清康熙二十三年(1684年),内容以时间为序,收载救治世俗误治或疑难危重的医案共101案,涉及内、儿、妇、五官科疾病。初集主要版本有清康熙二十三年甲子(1684年)吴元度刊本、清嘉庆五年庚申(1800年)朱隐洪抄本。

二集原为4卷,为吴楚自康熙乙丑至癸未(1685—1703年)近20年间所治数千医案中删之又删、汰之又汰的临证奇验之医案,多为疑难危重之证。"大半皆追魂夺魄与阎君相抗拒者;其余皆为易讹易错与群医若相反者"。因资金有限,卷首医医十病、破俗十六条及卷二内伤部分由潜溪汪修况于清康熙四十年(1701年)刊印,卷一伤寒部分直至乾隆十八年癸酉(1753年)始由其子吴芳洲之门人授梓,卷三、卷四终未刊行。二集一改初集以时间为序的做法,按证分类,分伤寒、内伤、杂证,以标题命名者为79案,但由于有的一个标题之下有多个医案,所以共计97案,涉及伤寒52案、内伤24案、虚劳21案。书中吴氏常以同一名词命名多个医案,如案中多处以"产后""虚劳""真热假寒""真寒假热""伤食"来命名,名称虽同,但记载的却是不同的医案。另外,卷二"内伤"部分也有多个伤寒医案,可见其命名和归类并不十分严格。

吴氏医案夹叙夹议,论治不循窠臼、不落俗套。其善用温补,所载医案用寒凉而验者十之三四,用温补而验者十之五六。尤对真假寒热能精思明辨,救死回生。该书主要版本有清乾隆十八年癸酉(1753年)汪宽等刻本及清咸丰十三年癸丑(1853年)内江博学斋刻本。

(2)《宝命真诠》

本书4卷(附《前贤医案》),又名《辅孝盖亲》,是综合性医著。卷一论《黄帝内经》要旨,列藏象、天真、摄生等10篇;卷二论脉法,分四脉统领、脉症详辨、脏腑部位等10篇;卷三论本草,列270味药物,分草、木、果、谷菜、金石、生物、人身7部,每味药分述其性味、归经、功用、主治等项;卷四论证治,以伤寒、内伤为总纲。后辑先哲格言1篇。书末附前贤李中梓、喻昌、薛己、程星海四家医案147则,涉及伤寒、疫症、虚中等病种,名曰《前贤医案》。该书由吴楚之孙宗岷弟子汪炼于清乾隆六十年(1795年)刊行。

二、学术思想与特色

1. 力倡温补

吴楚治病,力倡温补,是新安医家温补派之代表人物。在《医验录二集》中提出了"破俗十六条",均是批判当时在医界和百姓间所存在的一些习俗,目的是为其力倡温补进行说理。其观点主要有以下方面:

一是反对"万病皆生于火"之俗说。认为此说无据,不可因此而轻用寒凉。二是反对"我是火体,毫不可用补"之俗说。认为庸医欲自掩其误用之失,对于大寒大虚危证,不敢施以温补,却云他人为火体,不得用人参。"余尝亲见许多病重命危之人,自执火体,坚不用参,余力为辟之,投以重剂参、附,得以回生者,不知凡几",希望病人、医人勿泥此俗说。三是反对"病虽虚却补不得"之俗说。认为虚而有火,即是虚火,正当用补,补则虚回而火自降。四是反对"后生家不虚,不可补,又谓孩童纯阳,更不可补"之俗说。强调"用药只论证,岂论年纪? 若实证不当用参,不但二十岁不可用,即八十岁亦不可用。若虚证必当用参,不但二十岁当用,即半岁孩童亦当用。"五是反对"清补兼施"之俗说。认为"凡用药须先审病,审明宜清则清,宜补则补,何得模糊夹杂。"六是反对"用药宜轻浮以便于解手"之俗说。即用轻清之药,实系便于更换方子,也便于给自己留下后路。吴氏认为轻浮之药虽无害,然终不能起沉疴,救危命,反使因循增剧。七是反对"附子有毒,不可用"之俗说。认为"非附子不能驱阴回阳……今人不思附子有起死回生之功,而但因有毒二字,遂禁锢不用,使阴寒之证无由复生,抑何忍也? 又何愚也!"八是反对"夏月忌用桂附辛热等药"之俗说。认为夏月疟、痢两证最多,其中多夹阴之重证,即当同伤寒阴证治法,非温补不能救,而况乎直中阴经之证,舍肉桂、附子又能依靠何药呢? 九是反对"桂附灼阴不可用"之俗说。认为不仅阳衰而阴不虚者当用,若阴虽虚而脉软脾弱、食少气馁者,再用纯阴药,不唯孤阴不生,且使滞膈损脾,消削元气,须少加桂附于六味纯阴药中,使有一线阳光,以济其阴。"此桂、附之在所必用,欲其消阴而不虞其灼阴也。"其他还有反对"人有生来服不得参者""痛无补法""产后服不得参""吐血服不得参""用补药要关住贼邪"等之俗说。以上明确反对的世俗16条,很显然,都是为其力倡温补进行"张目"。

吴氏温补喜用甘温药。《医验录初集·兰从十戒》："甘温之药,如行春夏之令,生长万物者也;寒凉之药,如行秋冬之令,肃杀万物者也。故常服甘温之味,则气血充盈,日进寒凉之味,则气血衰耗","可见司命者,当常以甘温益人气血,不可恣用寒凉以耗人气血……惟中病则已,不可过剂,病去之后,即须以甘温培补"。可见吴楚临证反对恣用寒凉大苦之品,力倡用温药进行补益。纵观《医验录初集》《医验录二集》,人参、黄芪、附子、肉桂、炮姜、干姜等辛甘温大热之药出现频率极高,而且一些温补方剂均在医案中多次使用。粗略统计案中,出现人参、黄芪两味组合为57例,人参、附子、肉桂三味组合58例,人参、黄芪、附子、肉桂四味组合20例;其中含有六君子汤13例,附子理中汤15例,八珍汤11例,八味地黄汤13例,补中益气汤和麻黄附子细辛汤各3例等。《医验录初集·凡例》："俗见谓余好用温补,兹集中所载用寒凉而验者十之三四,用温补而验者十之五六,则诚如所谓矣。"可见吴楚临证善用温补法。根据对《医验录初集》《医验录二集》的粗略统计,200多个案例中用温补者60%以上。吴氏喜用温补法治病范围广泛,其中包括产后诸疾、虚脱证、阴证、疟疾、真寒假热、伤寒误治等证。

吴氏之所以重视温补,一是受李东垣的影响,从其医案中重视甘温补脾、广泛应用补中益气汤可知。其次受明代医家赵献可的影响,其《宝命真诠·卷一·藏象》开篇在引述《素问·六节藏象论》《素问·金匮真言论》等篇章后,即长篇引用赵献可《医贯》"《内经》十二官论"之全文,可见吴氏对赵氏之论十分推崇,其力主用温补之法的学术渊源与李东垣和赵献可有关。

2. 重视脉诊

吴氏诊病,除详辨症状外,十分重视脉诊。他在脉诊上花了很大工夫,正如其《医验录》自序中言:"独是微妙在脉,问难无从,仍研究《内经》之《脉要精微》《平人气象》诸论,并参究王氏之《脉经》、崔真人之《举要》及家鹤皋先生之《脉语》、李士材先生之《诊家正眼》,静夜思之,思之不得,尝达旦不寐。如是月余,忽觉鬼神来告,而于诸脉之呈象、主病,悉洞然于心而了然于指。试一按脉询病,如取诸其怀,辨证用药,如桴之应鼓。"

吴氏诊脉,首先强调医者诊脉之状态,根据《黄帝内经》"持脉有道,虚静为保"之要求,要求医者持脉之时,"必虚其心无杂念,必静其身无躁动",然后神闲气定,乃能得脉之真,中病之疑。在对脉法的掌握上,吴氏首先提出四脉统领,即将二十八种脉象中的二十四种脉象,统领于浮沉迟数四脉,将洪、虚、散、芤、濡、微、革归之于浮脉之下,将伏、牢、实、弱、细归之于沉脉之下,将涩、结、代、缓归之于迟脉之下,将滑、紧、促、动、疾、弦、长、短归之于数脉之下。"脉象二十有八,统贯于浮、沉、迟、数四脉,故以此四脉提纲,而以诸脉分隶于四脉之下,亦既条理分明矣,有且兼二脉三脉以切一脉,而此一脉,始极真确而无模糊疑似之弊。逐项脉下,又复辨其名状,注其主病。俾不知脉者,亦能一目了然,明白简易无逾于此。"(《宝命真诠·脉法·持脉论》)在此基础上,又列四推九候七诊、五脏平病死脉、脉决死生、诸病宜忌脉象、妇人小儿脉法等诊脉方法,对脉象的论述系统而完备。脉诊对习医者来说,本属难事,吴氏此种识脉和诊脉方法,执简驭繁,很有新意,值得习医者学习领会。

3. 重视阴证伤寒

自金元医家刘完素主张寒凉之后,其在表者用辛凉之剂、在里者用苦寒之法,对后世影响甚大。时医受此影响,对伤寒的治疗多用寒凉。吴楚认为,伤寒为传经阳证,中寒为直中阴证,二者悬殊甚大。世俗不能辨认,概名之为伤寒。所以一遇阴证,但曰伤寒,亦以治阳证之法治之。表散不愈,继以苦寒,"殊不知阴证一服苦寒便不能救"。"凡治伤寒,须分表里。表证属阳属热,宜表散,然用药不过一二剂,汗出热退,病寻愈。里证属寒属阴,宜温补,须多服方收功。有由表而入里者,为传经热邪,宜清解以存阴;若不由表而直入里者,为直中阴证,宜温补以回阳。此一表一里,一阳一阴,一热一寒,有天渊之隔。"(《医验录二集·卷一·阴证误表》)吴氏所说的"里证",主要是指外邪直中三阴的里证。他认为"传经与直中不同,直中入三阴乃寒证,传经入三阴仍是热证",就传经而言,"断无初起是阳,后变为阴之理"(《医验录二集·卷一·真热假寒证》)。在治疗上,"阳证误治犹可救,阴证误治便不能救"。书中多处记载前医用黄芩、黄连、石膏、大黄等苦寒药治发热证,导致误治不救之案例,警醒世人应辨明伤寒之阴阳,方可对症下药,否则不可挽回,酿成杀人之祸。

　　吴楚非常重视阴证伤寒的辨证,指出阴证在虚阳外越时可见身热、手冷,可从舌、脉辨之。即阴证脉大而空,虚软无力,细如丝,舌质必白或灰黑,有滑润黑苔等;阳证沉数有力,舌苔必黄或焦紫、有芒刺。另外,值得注意的是阴证脉常见颜面惨黑,或红光外浮,两眼如水。吴氏还指出:"暑月阳发于外,则阴伏于内","阴气不必天寒地冻之气始能中人,在暑月或食冷物,或饮冰水,或裸体贪凉,其气皆能中人"。以此说明暑月人易得中寒,医者须细心探讨,仔细明辨,方能治疗及时有效。吴楚为防世人治病出现失治误治伤寒阴证,在《医验录二集·卷一》专收伤寒验案 53 例,其中属阴证伤寒者 43 例。吴氏治阴证伤寒常用附子理中汤,若为寒邪直中少阴则用八味地黄丸。

　　吴氏还在《伤寒论》"热入血室"基础上发明寒入血室证。认为热入血室者,病由三阳经入,虽受寒但仍为热病,故称热入血室,遂用小柴胡汤加减治疗。而在治汪君起坦之次媳所患病案时,思考既有热入血室一证,相对应必有寒入血室一证,于是他大胆推测并提出寒入血室这一证名。在此案中,患者症状奇怪,屡发寒战、扬手掷足、浑身颤簸,身体凭空跳一二尺高。前医或用发散,或用养血,俱不效。吴楚诊脉见其左手无脉,游脉略有一线,结合患者发病于月信行时,吴氏考虑是血室正虚,寒气客之,肝脏受寒邪所袭,郁闭不出,筋脉凝而战栗,认为"伤寒书有热入血室一证,既有热入血室之证,又岂无寒入血室之证?"(《吴氏医验录二集·卷一·寒入血室》)因而大胆提出"寒入血室"之证名,认为"彼之热入者,凉以解之;则此寒入者,自当温以舒之也"。遂用肉桂逐肝经之寒,柴胡疏通肝气,当归、川芎助肝经之血,丹参去污生新,吴茱萸引药入肝,天麻搜肝经之余邪。服一剂而愈。可见吴氏师古不泥、触类旁通的智慧。

　　此外,吴楚针对当时医界流行的伤寒要久饿的错误做法进行了批判,其深恶江宁淮扬一带医人治伤寒,"六经正治之法全然不知,只是叫病人饿,其中饿死者不知若干"(《医验录初集·下卷·伤寒》)。指出世医愚昧固执,不知变通,只闻伤寒书云多食肉能致病复,未闻少进清粥亦令病复。他认为患伤寒后,汗下法同施,表里皆虚,正气因之受伤,与之粥食,目的是调养胃气,正气足机体则能逐渐恢复,纠正了时医的这一错误做法。

三、临证经验

1. 精辨寒热真假

　　吴楚认为,真热假寒证其实质为阳盛格阴,系指邪热内盛,深藏于里,阳气被阻,郁闭不出,格阴于外。表现为心胸烦热,腹部扪之灼热,身大寒不欲近衣,作渴,大便有八九日未解,舌干燥有苔、苔黄等热象;四肢厥冷,脉象沉数而有力,或服寒药不纳,饮水多小便少等寒象。吴氏非常善于辨别真寒假热证。对于通常认为是热证的一些表现,吴氏能透过现象看本质,进行正确辨证。尤其重视对以下症状的鉴别:

其一,小便黄可见于阴寒证。阴寒之证,小便色白清长,而小便黄一般认为是热证。吴氏认为小便黄不仅见于热证,也可以见于寒证。"大凡阴证,小便必黄赤色,甚者如墨水,盖寒入少阴,肾不化气,故小便停蓄不利,所出无多,必是黄赤色。医家每以小便黄白分寒热,杀人多矣。"(《医验录二集·真寒假热证》)吴氏基于临床实践,对为何小便黄可以见于阴寒证做出了病机解释。

其二,发热、面赤、唇紫裂可见于阴寒证。这些表现一般都辨证为热证,但吴氏认为以上表现也可见于阴寒证。诸如身热燔灼、发热烦躁、面赤放光、脸若涂朱、面上红光等,都可见于阴寒证。究其病机,吴氏认为:"戴阳证,阴寒在下,孤阳受逼而浮戴于上,但看他通身发热,却不自觉其为热而喜近衣,则热是外边,假热可知。外有假热,则内有真寒可知。"(《医验录二集·卷一·中阴假热证并危证三则》)"大概此种证,皆人所错认为火,而以寒凉杀之者,我认为寒,而以热药生之……子所治者,皮毛也;我所治者,脏腑也。如脉洪大,身有热,面红唇紫裂,皆火也,皆皮毛也;脉虽洪大而按之无力,身虽有热而畏寒喜近衣,面虽红,唇虽紫裂且出血,而舌苔却灰黑滑润,则皆寒也,皆脏腑也。子治皮毛,故见热药而畏;我治脏腑,故热药多多益善。"(《医验录二集·卷一·阴证大热胀闷》)可见,吴氏从症状、脉象、舌象等几个方面对寒热真假进行辨证治疗,对指导临床有重要价值。

其三,手足厥逆、脉沉见于阳热证。阴寒之证见手足逆冷为常态,但吴楚认为阳热之证可见四肢逆冷。吴氏指出:"以通身热,手尖冷,辨为阴证固矣,然阳证亦有手冷,且冷过腕者,何以辨之?又当辨之于舌色,辨之于脉。阴证之身热手冷者,脉必浮大而空,以通身之热是假热,内有真寒,故外发假热,热是假热,则脉亦现假象而反浮大,但按之甚空,此假不掩真,而知其为阴证也。若阳脉反沉者,以表邪去而里邪急也,热邪在里,故脉反沉。人皆谓阴证脉当沉,阳证何以脉亦沉?殊不知阴证不发热之脉则沉,沉而无力,阳证热在里之脉亦沉,沉而且数且有力也。阴证虽热,而舌色必白或灰黑,或有滑润黑苔,阳证虽手尖冷,而舌苔必黄,或焦紫有芒刺。盖手尖冷者,阳极似阴,其脉沉者,热极反伏也"(《医验录二集·真热假寒证》)。提示临床需四诊合参,症状、舌、脉相结合来辨别寒热真假。

其四,阴寒之证可见头面、颈项肿痛。头为诸阳之会,火热等阳邪亦侵犯之,而见头面肿痛之证。而吴氏在《医验录二集·卷二·真寒假热证》中认为,阴寒之证也可见"头面肿如瓜,颈项俱肿大""头面肿大如斗,紫赤色,起粟粒如麻疹状,口目俱不能开""头痛如破"。其机理是因下焦阴寒极盛,虚阳不能内守,为阴寒所破而浮越于上。上部火热虽重,但不可误以苦寒之品清泄之。

吴氏治疗真寒假热证,握定金针,胆大心细,屡屡成效。诚如其所言:"治病需细心寻着病之真处,不可为假病所哄。"对于一些症状相似难以鉴别之处,往往细细体味,辨析寒热真假之关键所在,对症下药,效果显著。《医验录二集》中共计真寒假热证37例,首选加减附子理中汤,共计34次,其次为麻黄附子细辛汤、八味地黄丸。如"呈坎罗君玉文真寒假热证"案,兼舌色纯黑、大发热、口渴,头面、颈项肿大如瓜等证,吴楚诊为阴证,阴极于下,致阳浮于上,为真寒假热证。遂给予加减附子理中汤及八味地黄汤内服,诸症皆除。

特别需要指出的是,吴楚虽擅长真寒假热证的辨治,同时也善辨真热假寒证。《医验录

《二集》记载真热假寒证 6 例,施方以加减大承气汤 2 案、大柴胡汤 2 案、加味白虎汤 2 案。可见,吴氏并非一味温补,该用寒凉照用寒凉,总以辨证准确为据。如治疗一 28 岁青年真热假寒案,患者患伤寒多日,微有汗,热虽减轻,仍日日发热,亦时时有汗,口渴非常,一昼夜饮水二三大壶,总不能解渴,小便又少,不进饮食,畏寒,手足冷如冰,战栗昏晕。吴氏根据其脉沉实而滑、舌有黄苔、七八日未大便、饮多小便少、烦躁不宁,认为此证由阳经转入厥阴,里热更炽,故发厥更狠,虽有畏寒厥冷等寒象,但本质属热,遂用白虎汤加生地黄、麦冬。一服则患者睡去,手足转温。后以小柴胡汤二剂,病愈。

2. 脾肾并重,温阳补虚

由于吴氏重视虚损病证,多立足温补阳气,并且脾肾并重,温阳兼顾益气,补肾不忘补脾。

吴楚受李东垣的影响,擅用补中益气法,对于中寒不重、阳虚不甚的疾病,包括产后发热、痢疾、二便不畅等,都选用补中益气法,《医验录初集》《医验录二集》中用补中益气法有 58 案。其用补中益气的目的在健脾益气而非升提中气,主要药物为人参、黄芪,仅有 4 例用了升麻、柴胡。吴氏还用补中法治疗疟疾。疟疾是以感受疟邪为引起的以往来寒热、发作有时的一类疾病,一般多从和解少阳或截疟之法治疗,柴胡剂为常用方。但吴氏治疗疟疾不受此束缚,着眼临床辨证。《吴氏医验录》中有 3 例疟疾案,吴氏均以补中益气法为主治疗,均取得良好效果,纠正了时医不论寒热虚实的弊端,对后世治疗疟疾有很好启发。

对于中寒、阳虚稍重者,其常用附子理中汤治之,其著作中用附子理中汤 26 案。对于虚甚寒重者,其再加用附子、肉桂等,以温肾阳,其案例中用附子或肉桂者竟达 184 个。可见其温补的主要着眼点在脾肾。用药方面,补脾益气主要用人参、黄芪、白术之类,温阳补肾主要用附子、肉桂、干姜,很多时候是脾肾并重,温阳与益气同施。吴氏对于脾虚甚者,认为"正补无效,当补其母,补下元真火则能运行三焦,熟腐五谷而胀满自除,且使参术塞药皆能运行,不留滞于中焦。"因而将益气与温阳组方,为其临床脾肾并治之温补治法提供了思路。这一思想也与孙一奎温补下元治疗消渴的思路有类似之处。《医验录二集》载 1 例真寒假热证,病情危重,脉浮滑数无根,面赤,浑身壮热,他医诊为热证,主张用黄芩、天花粉、竹叶、贝母等药,吴氏辨为真寒假热,用人参、附子、肉桂、炮姜、白术、茯苓、泽泻、炙甘草、半夏等,其间几经反复,又出现腹痛、下利、小便黄赤色,前后有 3 位医生皆认为是火热证,吴氏力排众议,坚持用温补之法,中途曾改熟附子为生附子,以加强回阳救逆之力,并加大人参用量,前后治疗 50 余日,共用附子 6 斤,方使患者转危为安。如此重证,若非认证准确,用药坚定果敢,是不可能取得如此疗效的。

吴氏对温补药的运用也有发挥,如以参、芪替代升麻、柴胡,认为"升清之主药则唯参、芪";"安胃止吐,莫如人参";对于肝强脾弱者用肉桂"既足制肝,又能扶助脾土";《医验录二集·破俗十六条》中以孩童有虚亦应补;补法只有"温补",夏月不忌"温补";桂附用之恰当不仅不灼阴反能济阴;人参亦能治痛症,"吐血必须用参……不用参血必不止",邪盛亦可急补等为论据。足见其对温补法的重视及温补药运用的灵活。

3. 伤寒阴证忌用苦寒

吴楚治阴证伤寒、暑月中寒、伤寒夹阴等证,最忌用黄芩、黄连、石膏、大黄、天花粉、栀子等苦寒之品。而世医辨伤寒阴证阳证往往混淆,药不对症,终成坏证、极危重证,难治矣。《医验录初集·兰从十戒》有一戒为"戒恣用寒凉",其中提到"有停饮吐食反胃等证因于火衰胃寒者,日用黄连,致火益衰、胃益寒,粒米不能入而死者矣……甚至有阴证似阳,用黄芩汤致不可救,用石膏白虎汤而立死者矣。"可见吴楚深切痛恨那些乱投黄芩、黄连、石膏、大黄等大苦大寒之品的医家,为此在医案中多次记载此类案例以警醒世人,并强调遇到此类不好拿捏之病证,定要反复斟酌,辨证精确,探索病机根源,方可对症下药,避免误治失治他人。如一族叔患"伤寒误治坏证"案,初医诊为热病,用黄芩二剂,热更甚,汗出不止。吴楚见其脉浮,重按全无,面红目赤,唇紫燥裂,舌色纯黑,诊为"大中阴证也!"《伤寒书》云:"阴证误服黄芩汤者不治。"吴楚思黄芩二剂,雪上加霜,阴寒入骨,实难救矣。遂用附子、人参、干姜、肉桂、白术、泽泻、炙甘草、厚朴等温补重剂,每日二剂。服至五日,热退大半。服至八日,热犹未全退,辅以艾灸,热方退去。服至十二日,人事清爽,频索粥食。共调治四十余日,方转危为安。

不仅伤寒阴证,对于一切病证,吴氏都对使用寒凉药持审慎态度。其《兰丛十戒》专列"戒恣用寒凉",认为"甘温之药,如行春夏之令,生长万物者也;寒凉之药,如行秋冬之令,肃杀万物者也。故常服甘温之味,则气血充盈,日进寒凉之味,则气血衰耗。前圣云:人身赖气血以生,惟气血充盈,则百邪莫御,病安从来?气血衰耗,则诸邪辐辏,百病丛集。可见司命者,当常以甘温益人气血,不可恣用寒凉以耗人气血,即有大实大热,当用苦寒,亦惟中病则已,不可过剂,病去之后,即须以甘温培补"。

4. 温消法治食厥、伤食、停食感寒证

吴楚临证强调要辨明内伤、外感。他指出:"每于内伤证误治致因者,或内伤亏损以濒于危者,审之真而施之当,无不应手见功。"《医验录初集》《医验录二集》共收录食厥案8例,伤食案7例,停食外感案2例。纵观这些医案,他认为病机均可归为内伤饮食所致,即误食冷物、暴食、误食不消化食物后出现,根据有无胸腹痛、脉有力无力、是否沉弦滑、气口感等体征方可断定。他还指出:"食填太阴,必生痰涎,随气而升,壅塞于心包络。心乃一身之主,包络受伤而通身脉络气血俱闭塞不流行,故五官四肢俱着而为病",从而出现昏仆、口眼歪斜、口角流涎、牙关不开等类似中风、中痰病证的症状。吴楚治此类病证,采用温消法,多有成效。如"湄兄之令姐伤食"一案,吴楚见其昏仆,一二时而苏,口眼微歪,左手抬不上头,口角流涎,诊其脉和平,惟气口脉盛,按之甚坚。遂询问:"初起之日可曾吃冷物否?"答云:"于某日同往尼庵随喜,留吃素面,面冷。"吴氏根据"温则食化"的治病原则,用温胃理气化食之品治疗。遂采用温消之法治伤食。立方用麦芽、厚朴、枳壳、陈皮、半夏、木香、砂仁、炮姜等药,调理痊愈。此案体现出吴楚提倡温消法治疗食冷气壅病证的学术观点。

四、医论医话选录

1. "好用温补"缘由

俗见谓余好用温补,兹集中所载用寒凉而验者十之三四,用温补而验者十之五六,则诚如所谓矣。然有说焉,一以人多治假病,而余独治真病故也。盖真虚寒者,偏有假火,人但见其为火而清之,清之不愈,又更一医,医又清之。必历数医,始转而就余,余直审其真者,而以甘温投之。人不问其投之果效,而第见大反其从前之寒凉,遂以为此好用温补也。一以人多治新病,而余多治久病故也。世俗耳食,趋名如鹜,一任清之、泻之、攻之、消之,苦不自知其害。日深月久,医穷力竭,真元耗尽,几无生理矣,始索救于余,若再不以甘温回其元气,病何由疗?而人何由活乎?此用温补之所以较多于寒凉者,实诸君有以成之也。盖群好清降,若特留一温补地位,以待余救其后,此余不得不用,而非好用也。好则必不验矣,验则定非好矣。故俗见谓余为好用,而识者则谓余为知用,为当用,为能用,为善用也。世之吠声者固多,而

知音者亦自不乏,此亦无庸置辩也。

(《医验录初集·凡例》)

2. 痰饮流注非温补不可

盖肌肉经络之间,皆痰饮流注在内,非此温药,寒饮亦不能滑;非此补助正气之药,气弱痰饮亦吐不出;非此温补之药固其元气,痰饮即尽去,而元气顿空,命亦随殆矣。

(《医验录初集·痰饮》)

3. 参、芪托里乃外科证治之法

汗出大伤元气,疮毒又复出脓,人身气血几何堪此亏耗? 即治毒,亦惟参、芪托里,切不可用清凉解毒药,重伤元气,为一指而失肩背也……用温补药,助阳消阴,方得取效。尚虑元气未全复,何曾有热可清,即要解毒,亦只宜参、芪托里,此外科正治之法。如外科治发背、对口,必重用参、芪,一切寒凉药万不可服。

(《医验录初集·伤寒》)

4. 补火生土治食停呕吐之理

盖肾中之真阴属水,肾中之真阳属火,即命门之真火也。火所以生万物者,真火既衰,则不能上蒸脾土,脾土虚则不能健运,使熟腐五谷,所以食下不化,停塞胃脘,致作酸作辣。如盆酱造曲相似,终不传化下行,故复吐出。医者不明此理,反加以黄连大苦寒之药,寒其不健之脾土,而脾土皆成冰雪冻结之土,绝无生生之气矣。安望其脾能健运,而食下过膈乎? 今欲食下不作辣,过膈不呕吐,必须温养脾土。欲养脾土,必须温补命门真火。火旺则生土,而土为春温发舒之土,庶可以生万物,而无阴凝肃杀之患也。

(《医验录初集·呕吐》)

5. 止崩漏当用温补

气血两亏,大虚寒之证也。只宜温补,俾得春生之象,则气暖阳回,乃能使血归经,不可执热则流通之说,恣用凉血等药。若用寒凉,不惟脾胃益弱,不能进食,且使败血凝结,暂时停止。不逾时而气益衰败,冲突而出,如拳如块,尔时益难为力矣。况热则流通之说,俗解大谬。流通者,流通于经络之中,非流通使下行也。盖血随气而行,气旺则周流不息,血即随之而周行于身。故欲止崩漏,当使血归经,欲血归经,当先补气。气属阳,得温暖则阳回气旺,故曰热则流通。若气虚而寒,则凝涩矣,凝涩则不能流行周身,而涓涓不断,成漏下之证矣,此证所以当用温补也。

(《医验录初集·崩漏》)

6. 凡治伤寒须分表里寒热

凡治伤寒,须分表里。表证属阳属热,宜表散,然用药不过一二剂,汗出热退,病寻愈。里证属寒属阴,宜温补,须多服方收功。有由表而入里者,为传经热邪,宜清解以存阴;若不由表而直入里者,为直中阴证,宜温补以回阳。

(《医验录二集·阴证误表》)

五、医案选录

1. 真寒假热证

甲戌初冬,呈坎罗君玉文,在潜口典中,患伤寒已三日,始迎余诊视。脉数大无伦,按之豁如,舌色纯黑,大发热,口渴,头面肿如瓜,颈项俱肿大,食不能下,作呕,夜不能卧。余见病势，殊觉可畏。问：何以遂至于斯？答曰：前日犹轻，昨服余先生附子五分，遂尔火气升腾，头面尽肿，颈项粗大，锁住咽喉，饮食不能下，实是误彼医五分附子吃坏了。余笑曰：附子倒吃不坏，是五分吃坏了。问：何以故？余曰：此极狠之阴证也。前贤所谓阴气自后而上者，颈筋粗大；阴气自前而上者，胸腹胀满。项与头面俱肿大，正此证之谓也。附子要用得极重，方攻得阴气退，若只数分，如遣一孩童以御千百凶恶之贼，既不能胜，必反遭荼毒。今日若延他医，不能辨证，见此病状，先疑为火，又闻尔被附子吃坏之说，彼必将前药极力诋毁一番，恣用寒凉一剂，病人必深信而急服之。呜呼！一剂下咽，神仙莫救矣。此阴极于下，致阳浮于上。今当先用八味地黄汤一剂，攻下焦之阴寒，摄上焦之孤阳，待面项肿消，再换理中汤，方为合法，若用药一错，便难挽回。余定方，用：大熟地七钱，附子三钱，肉桂二钱，人参三钱，茯苓、泽泻各一钱，丹皮八分，山萸一钱五分，加童便半杯。服一剂，头面颈项之肿尽消，口亦不渴，始叹服余之认病用药如神。次日，再换用理中汤，桂、附、参、苓、泽俱同前用，去地黄、山萸、丹皮，加白术一钱五分，半夏八分，炮姜一钱。服一剂，脉症如旧，舌上黑苔丝毫未退，仍作呕。乃知一剂犹轻，照方每日服二剂，共用附子六钱，参亦六钱，胸膈仍不开，舌苔仍未退。又照前方将熟附换作生附，每剂三钱，亦每日服二剂。服二日，舌苔始退，胸膈略开，连服五日，始换熟附。又服五日，始减去一剂，每日只服一剂，仍用参四钱。服数日，再加入熟地、山萸，又服十日，共服月余而后起。其令郎感极，谓此病幸害在潜口，若害在舍下呈坎地方，断不知有此治法，万无复活之理矣！其后遇余先生，亦云罗某之羔，幸赖先生救活，不独罗兄感激，弟亦感激。若遇他医，以寒凉杀之，仍归咎五分附子之害也，不永受不白之冤耶？余笑应之曰：弟曾有拙句云恩微怨反深，正此之谓也。医事亦只自家存心要救人，自反不误杀一人，不轻造一孽，斯可矣。若夫媢谤之口，随在皆然，岂能禁止之哉。

（《医验录二集·真寒假热证》）

按：此证外在表现有"舌色纯黑，大发热，口渴，头面肿如瓜，颈项俱肿大"等一派热象，前医已用了少许温热药，反使热象加重，吴氏舍证从脉，根据脉象"数大无伦，按之豁如"，而判断为"极狠之阴证"，认为病重药轻，大胆使用桂附地黄汤加人参，并以童便反佐，一剂就出现"头面颈项之肿尽消，口亦不渴"的明显效果，中间转用附子理中汤，病情反复，继之还是用原来的温肾益气之法，共用药一个月余，方使患者转危为安。可见若非认证准确、胆识过人，是不可能取得如此疗效的。

2. 崩漏

癸亥腊月二十四日，入郡往候本学许老师，乘便嘱为许师母诊视，脉沉涩而迟，素有崩漏之证。楚谨告知曰：此气血两亏，大虚寒之证也。只宜温补，俾得春生之象，则气暖阳回，乃能使血归经，不可执热则流通之说，恣用凉血等药。若用寒凉，不惟脾胃益弱，不能进食，且使败血凝结，暂时停止……盖血随气而行，气旺则周流不息，血即随之而周行于身。故欲止崩漏，当使血归经，欲血归经，当先补气。气属阳，得温暖则阳回气旺，故曰热则流通。若气虚而寒，则凝涩矣，凝涩则不能流行周身，而涓涓不断，成漏下之证矣，此证所以当用温补也。遂定方：附子、黑姜各四分，白术一钱，黄芪、人参各二钱，当归一钱五分，山萸、枸杞各一钱，炙甘草三分，陈皮五分。遂别归……照方服二剂，久远之崩漏立止。因辛岁匆冗，未再服，昨又微下。复诊之，脉稍有神，照前方，将附子、黑姜各加至六分，芪、术俱加重，外加枣仁一钱，制香附五分，阿胶八分。服药半月而宿疾全愈，饮食倍增，精神倍旺。

（《医验录初集·崩漏》）

按:《医验录初集·凡例》:"俗见谓余好用温补,兹集中所载用寒凉而验者十之三四,用温补而验者十之五六。"吴楚推崇温补法,私淑汪机、李东垣,多用参、芪温补脾胃元气,干姜、附子固肾之根本。本案中吴楚诊脉沉涩而迟,为气血两亏,虚寒所致崩漏。遂立以温补为大法。用附子、黑姜、山茱萸、枸杞温补固肾,人参、黄芪、白术健脾益气,当归、陈皮理气补血,炙甘草调和诸药。崩漏止,后复发,仍照前方继服,诸药量予以加重,外加酸枣仁、阿胶滋阴养血,制香附行气疏肝,肝脾肾三脏同补。服半月,诸症痊愈,饮食增,精神佳。此案说明吴楚治崩漏重视顾护脾胃元气,健脾固肾,气血双补。

3. 阴证误治挽危案

戊寅初冬,休邑商山一族侄,发寒战,寒后稍热,初作疟疾治,服药二剂,更狠,出冷汗,呕吐不能食,手足冷如冰,第三日,邀余视之。时余在汉口,过商山甚便也。余诊其脉,沉微细涩,舌色灰黑,头上冷汗不止。余惊曰:此大阴寒证。问前病状,阅前方,已服黄芩二剂,遂辞不敢用药,其大令兄苍远力恳无已。余曰:非不肯用药,盖从来阴证误服黄芩汤者不治,间有阴寒中之浅者,用极重温药救之,亦复得生,然不可必。苍远固求谆切,不得已,予极重理中汤二剂,每剂用附子、肉桂各三钱,炮姜、白术各二钱,茯苓、泽泻、半夏各一钱,吴萸五分,人参五钱。别去,其令兄将二剂予一日服尽。次日,又视之,寒热不复发,脉稍起,又照前予二剂,已不呕,可少食粥。再如前方,每日一剂,听用参五六钱或四五钱,服半月而愈。两剂大温补,寒热遂不复发,岂有此等疟乎?即谓是疟,服此温补,一日而即止,则黄芩、小柴胡决不当用。又可知伤寒之有似于疟者甚多,伤寒有似于疟,而作疟治致死者亦不少,故存数条,窃欲人于疟疾中防有伤寒,不可以伤寒视为疟,而轻忽之,漫不加意也。

(《医验录二集·阴证误治挽危》)

按:本案因患者有寒热往来,前医初作疟疾,服用寒凉之药后,冷汗出、肢冷、吐不能食。吴楚细察脉证,诊为大阴寒证,服黄芩剂是为误治,导致病情复杂,在家属一再恳求之下,吴楚施极重理中汤二剂与之,配以附子、肉桂、干姜、吴茱萸等辛热之品,温补脾肾。服二剂后病显转机。再服二剂,症状基本消除,患者胃气回复,欲食糜粥。后减量调治半月而愈。吴楚多次记载此类医案,多次强调并警醒世人治病必严谨细心,用药须分清阴阳虚实。不能见发热,便处以大苦大寒之品,否则,后悔莫及,痛失人命。另外,吴楚在本案中也说明疟与伤寒二病多有相似之处,临证须舌、脉与症状合参,判断无误,方可施药无虞。

4. 阴证伤寒

乙丑夏日,本县父母靳公一管家病大发寒热,迎余至署。见其人魄汗淋漓,诊其脉,浮数虚大,按之绝无。其时正将服药,余问:此药从何来?云是城中专治伤寒者。余问:据此专治伤寒医人,认是何病?答云:彼认是疟疾。余曰:危矣!危矣!彼认是疟,必用小柴胡汤,内必有黄芩,若服此一剂,神仙不能救矣。索方视之,果是小柴胡汤。急令将药倾去,另为立方。用附子、肉桂、炮姜各二钱,白术一钱五分,陈皮、半夏各八分,茯苓、泽泻各一钱,人参四钱。靳公见方惊骇,问:"如此大热天,奈何用此大热药?余答曰:治病只论证,不论天气。若云大热天气,不当用大热药,则大热天气便不当害大寒病。此乃中阴、中寒之证,即俗所谓阴证伤寒也。不用热药,便不可救,不用大剂热药,亦不能救。力为剖晰,始信服。服后大热遂退,二便俱利,汗少安神,始信心无疑。

次日又迎余至,病人又觉发寒,但不似昨日之甚。问余:今又发寒,得非疟乎?余曰:非也,此发厥耳。昨未得热药,故寒战非常,寒退遂大热,所谓厥深热亦深也,昨已服热药,今日寒战遂轻,寒后热亦必轻,所谓厥浅热亦浅也。仍照前药,再予一剂。次日,果不复寒热。若是疟疾,岂能二发即止乎?仍如前重剂,嘱服五日,方能进粥食。然后各减其半,加当归,服十日而瘥。靳公因叹为认病如神。

(《医验录二集·阴证伤寒》)

按:此证发于夏月,患者恶寒发热,魄汗淋漓,前医诊为疟疾,用小柴胡汤,似也正确,吴氏根据脉象"浮数虚大,按之绝无"而辨为阴证伤寒,虽在夏日,仍当使用大温大热的温补之法,一服以后,果然效果明显,"大热遂退,二便俱利,汗少安神",第二日,患者寒热减轻,吴氏据此排除疟疾,认为是病入厥阴,厥热胜负,用原方继服五日,病情大为改善,能进粥食,继续减量服十日而愈。可见,若非胸有成竹,辨证准确,不可能收此佳效。

六、代表方剂选录

1. 吴氏理中汤
组成:人参三钱,附子三钱,肉桂一钱五分,炮姜一钱,白术二钱,茯苓、泽泻各一钱,陈皮八分,半夏一钱,吴茱萸五分。

功效:温中理气健脾。

主治:中寒阴证。

用法:水煎服。

2. 温肺方
组成:炮姜、肉桂、白术、半夏、黄芪、人参、茯苓、甘草、橘红、桔梗。

功效:温肺化痰,止咳平喘。

主治:喘证。

用法:水煎服。

3. 小丸药方
组成:肉桂、附子、人参、茯苓、泽泻、车前子、椒目、吴茱萸、葫芦巴、木香,雄猪脬一个。

功效:温阳化气行水。

主治:停饮证。

用法:雄猪脬一个,将药盛入脬中蒸熟,使脬中气味度入药中,再将药烘干磨细,仍加猪脬煮汁和药为丸,借脬之性,引药直达膀胱。

4. 加减回阳救急汤
组成:附子一钱二分,肉桂一钱,人参、黄芪各三钱,白术一钱,半夏八分,陈皮、炮姜(或干姜)各七分,炙甘草三分,茯苓、泽泻各一分,木香三分。

功效:回阳救逆,益气生脉。

主治:中阴、中寒呕吐、暑月中寒、阴证大热胀闷等证。

用法:水煎服。

5. 产后复元方
组成:人参一钱五分,黄芪二钱,附子五分,当归、熟地黄各一钱半,枸杞、白术、杜仲、续断各一钱,甘草三分,陈皮五分,龙眼肉三枚。

功效:益气养血,温补肾元。

主治:产后气血亏虚证。

用法;水煎服。

6. 治痞块方

组成:白术、半夏、陈皮、炙甘草、炮姜、肉桂、吴茱萸、川椒、葫芦巴、附子、茯苓、泽泻、车前子、人参、黄芪。

功效:温肾健胃,辅正退热。

主治:痞块。

用法:水煎服。

7. 治寒入血室方

组成:肉桂一钱五分,柴胡一钱,当归二钱,川芎八分,丹参八分,吴茱萸四分,天麻八分。

功效:温经散寒,养血疏肝。

主治:寒入血室。

用法:水煎服。

参考文献

[1] 吴楚.吴氏医验录全集[M].李鸿涛,张明锐,贺长平,校注.北京:中国中医药出版社,2011.

[2] 张玉才.吴楚温补学术经验初探[J].中国中医基础医学杂志,2000,6(4):57-60.

[3] 储全根.新安温补医家与温补流派[J].安徽中医学院学报,2011,30(4):11-13.

[4] 冯烨,刘兰林,罗梦曦,等.新安医家吴楚《吴氏医验录》补中益气法辨治特色[J].长春中医药大学学报,2017,33(1):160-162.

[5] 王瑞,胡建鹏,王键.新安医家吴楚善用下法特色探析[J].中医杂志,2019,60(22):1972-1974.

[6] 冯嘉玮,张航.新安医家吴楚辨治食积经验探析[J].中国中医基础医学杂志,2019,25(8):1034-1035.

(储全根)

叶 风

一、生平与著作

1. 生平简介

叶风,字维风,号哑斋,又号哑斋居士,清光绪年间人,生卒年不详。据王乐匋著《新安医籍考》记载:"光绪三十一年(1905年)《霍山县志》卷十一《人物志》下《文苑》曰:'叶风,字维风,号哑斋。父升籍休宁,奉母居于霍。为行学古,诗文皆力追唐宋以上,风发遒厉。中年曾参南昌郡幕,厌梦浊,弃而返棹,隐于医。所著诗文集若干卷,医书数种,贫不能梓,仅刻《史论》数篇。风前在南昌幕中,曾刻《达生篇》,发挥生育常理,自署哑斋而不著姓氏。'"由此可知,叶风祖籍徽州府休宁县(今安徽省黄山市休宁县),因侍奉母亲而居于六安霍山县,并以医名于此。曾任公职于江西南昌府,为幕僚。著有《达生编》3卷。哑斋居士,是作者为藏名而用的笔名。

2. 著作简介

《达生编》,又称《达生篇》,是清代早期问世的一部价值颇高的产科专书,该书刊行于康熙五十四年(1715年),问世以后的百余年间曾多次重刊,足见医界对本书的注重程度。

本书内容包括上、中、下3卷。上卷包括原生、临产、宜忌、试痛诸项,并附验案;中篇有保胎、饮食、小产、产后、胎死腹中、胞衣不下、乳少,并附格言和方药;下篇主要讲述胎前、保胎、临产、产后常用方药,并附治小儿方。此书带有普及性质,以问答形式,通俗易懂,方法实用有效,流传很广。书中的许多观点与现代妇产医学中的很多理论相一致,尤其与现代医学自然分娩、分娩心理学、无痛分娩的思想相吻合。

本书针对几千年来民间对于胎孕、分娩、产后等过程中的诸多弊俗和错误认识提出深刻的批判,并指出相应的科学措施和方法。其中最突出的宗旨是革除旧俗,顺承产育的自然规律,避免人为的难产。其原引云:"夫胎产非患也,而难产则为人患。人患不疹,则归之于天。天何尤乎?亦唯求之人事而已。此编专为难产而设,盖区区一得之念,亦即区区一点之诚。倘能熟看谨行,皆可先生如达,于是人患弭而天德协矣。"

本书作者在胎产学科中虽有真知灼见,然而受时代的局限,对某些妇产科的有关胎孕的解剖和生理问题有不可避免的错误。作者与传统认识一样,认为胎儿在孕育期间是"端坐胞中,及至生时,垂头转身向下",显然是对胎位的误解。对胎孕期间孕妇的饮食择取也有一定偏见。另外,本书所载"胎神所占日"的内容,纯属占卜之类的民俗,与医学相悖,应视为糟粕。

这部分内容也可能是后世在本书翻刻过程中,好事者为媚俗而窜入的文字。

本书自康熙五十四年(1715 年)刊行后,因篇幅短小而实用价值极高,曾重刊多次。本书有多处藏版,各版本虽然文字互有出入,但文意大体一致,极少歧义。现存有道光二十年庚子(1840 年)孔繁灏刻本,最为精善的刻本为光绪三年丁丑(1877 年)赵子南文乐斋刻本。

二、学术思想与特色

1. 倡导分娩乃自然之道

《达生编》一书著述的宗旨是"明天地生育自然之道",故在序言中说:"天地自然之道,莫过于生人养人……生与养皆有自然之道也,无难也。"又在"原生"章说:"生也者,天地自然之理,如目视而耳听,手持而足行,至平至易,不待勉强,而无难者也。"

书中大力宣传分娩是生理正常现象,以解除世人对生产的恐惧心理,树立产妇对分娩的信心,增强其良好的反射条件,保证分娩的正常进行。该书并用"瓜熟蒂落""水到渠成""孵鸡日足,自能啄壳而出"来比喻分娩的自然性。书中说:"惟愿顺承天命,而勿以人事挠之,以各遂其生而已。"表明对待"生"的态度是顺应"生"的客观性、自然性,不应加以多余的人为干扰,则"生"就会顺利实现。这一理论体现出现代自然分娩理论的思想萌芽。

2. 主张分娩由产妇自己主导

本书不仅从多方面说明分娩是天然之理,而且要求将此理广为宣传,使家喻户晓,老幼皆宜,务求对分娩"勿要惊慌"。本着这一宗旨,叶风在"大意"中说:"此编言语俚俗,未免见笑大方,但原为妇人而设,识字者固不必言,不识字者,令人诵之,皆可通晓,然须平时讲,令心中明白,临时自有主张,不但产妇宜知,一应老幼男妇,皆当知之。"书中批评说,对分娩的恐怖无知,自相纷扰,从而造成人为的难产。在篇首有一段这样的描述:"平日娇养,口餍肥甘,身安逸乐,体气脆薄。且性情骄傲,不听人言。"临产时烦躁不耐,家人上呼下应,"房中挤簇多人,内外嚷成一片。稳婆络绎,各要争功,脉未离经,胎未转下,即便坐草。及至不顺,奇方珍药,纷纷乱投,以致母子两死,误者多矣。"

《达生编》产育思想同时主张分娩过程由产妇自己主导,要求孕妇了解自然分娩的生理过程,并顺应这一生理过程,尤其强调产妇自己对产程的了解与把握,正确区分"试痛"与"正生"。

3. 主张助产不宜过度干扰

《达生编》对助产人员提出了"稳婆只宜一人入房,且令在傍静坐,勿得混闹"的工作要求。同时《达生编》在"临产宜忌"中指出:"临产时,宜老成安静二三人伺候,不必多,一切亲族妇女,俱婉言谢却,勿令入房。"之所以拒绝一切亲族入房,是为了保证产妇有一个良好的休息环境、避免外来因素影响其情绪。对入产房人员的要求是"切忌在房中大惊小怪,交头接耳,咨嗟叹息,皆能令其忧疑扰乱,以致误事","房中宜轻行轻语,不宜多话,令其安睡为妙"。

4. 强调未病先防和毓胎宜禁

叶风在书中提出"男子未满二八,童精未足而御女(五体不满,必有难状之疾),女子天癸始至(阴气早泄,未免夭)"。五体是肢体的筋、脉、肉、皮、骨的合称,难状之疾指的是阳痿、早泄等。而女子以阴气为主,天癸始至,阴气未盛,此时交合,阴气早泄,并且妇女怀孕后阴血下聚冲任以养胎,阴虚生内热,导致妇女早夭。

这一思想也符合现代医家提倡的晚婚晚育、优生优育原则。在古代"天人合一"的思想影响下,作者对于房事的环境、时辰、男女的身体状况有诸多讲究,提出在舟车劳顿、劳力、赤目、醉饱、愤怒、恐惧、妇人月事未绝、男人忍小便、四离、四绝、四立、二分、二至日、风雨雷电气候剧烈变化时皆不宜性交。并且作者在当时就提出近亲不宜成婚,这些都与现代医学所说的孕前保健相吻合。

5. 提出保胎节欲宜小劳

《达生编》书中提出:"保胎以绝欲为第一义,其次亦宜节欲,盖欲寡则心清,胎气宁谧,不特胎安,且易生易育,少病而多寿。"强调了孕期应该节欲。

此外,叶风还提出"保胎又宜小劳为妙",并指出了小劳的好处:妇女妊娠之后皆赖气血以充养,久坐久卧后气血运行不畅,生产时易致难产。但是孕妇小劳,应注意把握分寸,做适当的运动,过劳过逸对妊娠都不利。过劳则伤气耗血,损及胎元,可引起流产、早产。过度安逸,则气血运行不畅,纳呆食少,化源不足,而影响胎儿发育,或发生滞产、难产。同时,作者还提出应避免登高、爬梯、举重等,以免造成跌打损伤。

另外作者在保产心法中提出的"戒交媾,戒恼怒,戒安逸,戒暖热,戒猛药,戒惊骇,戒放纵,宜调理脾胃",对现代临床也有重要的指导意义。

三、临证经验

1. 注重孕期饮食,顾护脾胃

叶风重视孕妇的饮食调理,提出孕期饮食"宜淡泊,不宜肥浓;宜轻清,不宜重浊;宜甘平,不宜辛热"的总原则。并且根据孕期的不同月份推荐不同的调养原则,如妊娠二三月、六七月时,妇女不欲进食,应扶助胃气,少服黏硬难消之物如新米、新面等。

2. 明确提出"睡,忍痛,慢临盆"临产六字真言

《达生编》明确提出了"睡、忍痛、慢临盆"临产六字真言,反映了中医临产水平已达到新的高度,具有很重要的现实意义。同时作者注重分娩心理学研究,其观察细致入微,分析淋漓尽致,开创了分娩心理学研究的先河。

其中"睡"的意义,是临产时沉着镇静,抓紧时间好好休息,保证充足的睡眠,以蓄养分娩过程中的精力体力,不要急躁不安。如果疼痛,也不要乱喊乱叫,这种吵闹会消耗体力并引起宫缩乏力,影响产程进展,此时保存体力至关重要。即使睡不着,也要"闭目定心养神",这对产妇来说是一种精神保护性作用。最后作者也提出了不睡导致难产的具体措施:"急令安睡,用大剂加味芎归汤服之,将手足缓缓托入,再睡一夜,自然生矣。"

"忍痛"的意义,在于解除产妇对于分娩的恐惧性心理,增强信心和良好的分娩反射,以保证分娩顺利进行。作者认为:"初觉腹痛,先自家拿稳主意,要晓得此是人生必然之理,极容易之事,不必惊慌。"临床上很多初产妇因为生育经验不足,在分娩时恐惧、精神高度紧张,作者的这句话表明了疼痛是分娩必经的过程,不能因为疼痛而产生焦虑的情绪,而后作者又写到"不问是试痛,是正产,忍住痛,照常吃饭睡觉,疼得极熟,自然易生"。作者关于"忍痛"的思想是现代无痛分娩思想的萌芽。

"慢临盆"的主旨是,分娩时主动配合医生,听从医生的指导,合理地有节奏地用力,并讲

究用力时机,不要乱用力,以利于胎儿娩出。戒急于临盆坐草,如果急于临盆,常是宫口未开而产妇力已用尽,常造成人为的难产。作者以"瓜熟蒂落"之理,说明分娩只要时机一到,是自然而然之事,无须人为干预,指出:"小儿自会转动。必要待其自转,不但不必用力,正切忌用力","若小儿果然逼到产门,则浑身骨节疏解,胸前陷下,腰腹重坠异常,大小便一齐俱急,目中金花爆溅",此时用力,小儿自会娩出。又用"揠苗助长"之理,力戒强行催生导产这一违背自然之举,免除给产妇和婴儿带来不良后果。

3. 针对孕产全程,总结经方良药

叶风在胎前经验 17 方中,系统总结了用于治疗滑胎的保胎神佑丸、保胎丸、神效保胎方、艾叶固胎方,还介绍了用于"妇人怀孕后,经水又来,或生产后,下血不绝,或怀孕下血腹痛或损伤冲任,月水过多,淋漓不断"的经典方剂如胶艾汤和治疗子肿的白术散。

在临产篇章中,又给出了 10 首常见方剂,如有用于"血崩,停胞,盘肠踏莲花"的神效达生散,用于"临产艰难,浆胞早破"的济生汤,用于"胞浆破后,腰腹并痛,阵阵紧急"的催生如意散,以及治疗"生产下血过多,子死腹中,恶寒作冷,指甲带青,面色黄黑,胎上抢心,闷绝欲死,冷汗自出,喘满不食"的牡丹丸等。

在产后篇章中,则介绍了 14 首方剂:有治疗产后瘀血的回生保命黑龙丹,用于产后恶露不绝的经典方失笑散,用于治疗产后 1 周大便结塞的通利大小便方,用于治疗产后鼻中血流不止的急救方等。每首方剂作者都给出了明确主治、药物和用法,对现代妇产科临床具有很大的借鉴意义。

四、医论医话选录

1. 临产六字真言

一曰睡,二曰忍痛,三曰慢临盆。

(《达生编·临产》)

2. 保胎要义

保胎以绝欲为第一义,其次亦宜节欲。盖欲寡则心清,胎气宁谧,不特胎安,且易生易育,少病而多寿。保胎又宜微劳为妙。

(《达生编·保胎》)

3. 乳少因机证治

乳少者,血虚之故。如产母去血过多,又或产前有病,以及贫贱之家,仆婢下人,产后失于调养,血脉枯槁。或年至四十,血气渐衰皆能无乳。但服通脉汤,自有乳。若乱用穿山甲、王不留行等物,往往不效。即或勉强打通乳汁,必甚清薄,最能令儿不寿,且损伤气血,易致疾病,不久便干,反为不美。

(《达生编·乳少》)

五、医案选录

1. 早产案

太仆卿张公葆华继夫人,年轻体壮,每一孕,必八个月而即产。每产,必数日百苦而始下。每所生,必将届一周而即夭。凡再孕再产再夭皆同。予嘱其嗣后逢生,宜令我闻。至明年,又届八个月,仍如前坐草,三日不能下。忽忆予言,飞舆相召。行至中途,有驱车者云,将往

迎其父母,来作永诀计。此时业已半夜,迫予诊其脉,则尚未离经,其人惟残喘不能定。询之旁立稳婆,则曰:儿头已抵产门,不能得出。予乃急令安睡,戒勿搅扰,姑与安胎药。明晨主人出,笑而不言。问之,曰好了。予曰:昨言儿头已抵产门,今若何?曰:不见了。大笑而别。后此一百二十日,计十二足月,生一男。呼予为父,今已八岁矣。始知前此皆生生取出,尚幸体壮年轻,得保母命耳。安胎方见前。

(《达生编·验案》)

按:作者认为,分娩只要时机一到,是自然而然之事,无须人为的干预;又用"揠苗助长"之理,力戒强行催生导产这违背自然之举,以免给产妇和婴儿带来不良后果。本案,诊其脉,知其胎尚未离经,故急令安睡,戒勿搅扰,姑与安胎药。安胎方如下:黄芪(蜜炒)、杜仲(姜汁炒)、茯苓各一钱,黄芩一钱五分,白术五分(生用),阿胶珠一钱,甘草三分,续断八分。方中炙黄芪益中气而升阳;茯苓与甘草相伍,可健脾益气,以助黄芪补中益气;白术、黄芩乃安胎之圣药;续断补肝益肾,止血安胎,为妇人胎产崩漏之首药;阿胶滋阴补血,且能收敛止血;炒杜仲调理冲任,固经安胎,补肝益肾,与续断合用,可使肾气旺盛,冲任得固,胎元得安。诸药配伍,补肾助阳以活泼生机;活血化瘀能够改善孕妇胎盘循环,从而有助于胚胎生长发育。

2. 临盆不生案

邑庠程以学,邀予至其家。忽有宠人坐草二日不生。予亦与以安胎药,越十六日,生一女。安胎方见前。

(《达生编·验案》)

按:由案而知,坐草二日不生,乃是时机未到。作者尤其强调产妇自己对产程的了解与把握,正确区分"试痛"与"正生"。"只见痛法,一阵紧一阵者,正生也",此种情况"方可与人说之,以便伺候"。"切不可轻易临盆用力,切不可听稳婆说孩儿头已在此,以致临盆早了。"而疼一阵,缓许久"则为试痛(假临产)",不要过分注意,只管"安眠稳食,不可乱动",应该尽量忍住疼痛,静候产程的发展,"安眠稳食"养精蓄锐为"正生"做好准备。

3. 预防孕妇生产死亡案

大学戴时济,与予比邻契好。先是伊之弟媳,一产三男,母子俱殒,有一子尚在腹内。今又一婢有孕,腹甚膨胀,颇患之。及产,先令安卧。与之加味芎归汤,每隔半日而产,及日半,三子俱生。康熙四十年,年安抚叶公题。加味芎归汤见前。

(《达生编·验案》)

按:夫胎产非患也,而难产则为患,此案论述的是多胞胎的难产验案。如果同时生产,则可能会出现其弟媳一产三男,母子俱殒的情况。因此,其婢怀孕时,腹部膨胀明显,认为也是多胎生产。于是产时先令其安卧,这一点也体现了"睡,忍痛,慢临盆"的临产六字真言,未及临盆之时,令其先安卧,即"睡"之意。然后与之加味芎归汤,每隔半日而产,即"慢临盆",因此"及日半,三子俱生",母子平安。作者所用加味芎归汤选自薛己《校注妇人良方》。原文为:"治交骨不开,不能生产者"。加味芎归汤方药如下:当归一两,川芎七钱,龟板(手大)一片(醋炙研末),妇人头发(如鸡蛋大)一团,瓦焙存性。方中以当归、川芎为主药,当归甘温补血、辛温活血,补血活血,调经止痛;川芎为"血中之气药",走窜力很强,上至巅顶,旁达肌肤,且走而不守,与当归相协则行血之力益彰。方中加入龟板可滋肾阴,加上产妇本为易出血体质,恐血出过多,故加入血余炭既可以收敛止血,

233

又可活血化瘀。

4. 难产案

陈氏妻生,九日夜不下,一息尚存。闻予有兔脑丸,踵门求药。予问之,亦曰头抵产门,不得出。谕令安卧,再求取药,强而后去。继与加味芎归汤,明日生下两子,俱全。按此,皆由产母用力,逼令横在腹中耳,岂有人倒悬十日,而尚得生者乎!加味芎归汤见前。

(《达生编·验案》)

按:此例胎儿难下,皆因产母用力,逼令横在腹中。作者在书中提到,产妇应听从医生的指导,合理有节奏地用力,并讲究用力时机,不要乱用力,以利于胎儿娩出。戒急于临盆坐草,如果急于临盆,常是宫口未开而产妇力已用尽,常造成人为的难产。作者以"瓜熟蒂落"之理,说明分娩只要时机一到,是自然而然之事,无须人为的干预,指出:"小儿自会转动。必要待其自转,不但不必用力,正切忌用力"。方仍用加味芎归汤。

5. 胎产不利案

昔一妇人,产儿手出不得入。稳婆砺刃以须。予见而恻然,急令安卧,与大剂芎归汤,徐徐托其手入,明早生下,母子皆安。惟右臂有紫黑色,养数月而后消。

(《达生编·验案》)

按:作者主张助产人员及家属不宜过度干扰,产儿本应头先出,此时手出不得入,产儿腹中姿势必不正确,若稳婆强令其产,可能会造成难产,危及母子性命。作者认为产程应"惟愿顺承天命,而勿以人事挠之,以各遂其生而已。"表明对待"生"的态度是顺应"生"的客观性、自然性,不应加以人为干扰,则"生"就会顺利实现。

六、代表方剂选录

1. 安胎方

组成:黄芪(蜜炒)、杜仲(姜汁炒)、茯苓各一钱,黄芩一钱五分,白术(生用)五分,阿胶珠一钱,甘草三分,续断八分。胸中胀满加紫苏、陈皮各八分,下红加艾叶、地榆各一钱。

主治:胎动不安、胀满、下红。

煎法:多加阿胶,引中用糯米百粒,酒二杯,水二杯,煎。若腹痛,则用急火煎。

2. 达生汤

组成:全归一钱五分(酒洗),真川芎六分,益母草一钱(不犯铁器),车前子五分(炒研),冬葵子一钱(炒研),白术一钱(米泔浸炒),大腹皮四分(滚水洗数次),牛膝六分(酒浸一宿),枳壳五分(面皮炒),炙甘草三分,广木香三分(研细末冲服,忌水研),生姜一片。

主治:怀孕九月后服,服多尤妙。

煎法:水二钟,煎八分。

服法:食后温服。如腹痛加白芷五分,沉香五分,同服。

参考文献

[1] 牛兵占.中医妇科名著集成[M].北京:华夏出版社,1997.

[2] 牛兵占.《达生编》评介[J].中医文献杂志,2002,(4):54-55.

[3] 傅维康.《达生编》与中医产科[J].医古文知识,2004,(4):25.

［4］薛银萍,葛路岩,齐志军,等.《达生篇》产育思想及临床的研究［J］.河北中医药学报,2005,20(3):
10-12.

［5］郑红.《亟斋急应奇方》的文献研究［J］.中国中医急症,2014,23(4):663-664.

［6］殷寻嫣,万四妹,陆翔.《达生篇》产育思想探微［J］.甘肃中医药大学学报,2016,33(3):39-41.

［7］倪敏钰,蒋力生.从《达生篇》谈如何预防难产［J］.江西中医药,2018,49(5):19-20.

（郜 峦）

程 国 彭

一、生平与著作

1. 生平简介

程国彭,字钟龄(曾字山龄),号恒阳子。晚年归宗歙县天都普陀寺,法号普明子。清代徽州府歙县(今安徽省黄山市歙县)郡城人。约生于清康熙十九年(1680年),卒年不详。

程氏少时曾攻举子业,但因家贫体弱,常受病痛困扰而影响学业。遂常居家养息,每每研读医书,后不得已弃举子业转而从医,23岁时正式悬壶济世。由于其审证必详,又用药精当,医名渐起,求诊者日增。程氏行医几十年中,勤求古训,博采众家之长,于平日里所见所思所想记录下来,日积月累,将涉及的外感、内伤杂病、妇科以及医论等内容整理归类,编著成册。其晚年在歙县天都普陀寺修行,其间适逢寺庙大修,参与修葺者达千余人次,患病者均由程氏负责诊治。诊治过程中遇到大量的疮疡病患者,而其以前整理编撰的医书中缺乏了对疮疡疾病诊治的内容,其后又将外科疾患内容形成一卷,并入之前医书中。后在其弟子吴体仁的协助下,在其行医30年(1732年)之际,编撰成《医学心悟》一书。

2. 著作简介

《医学心悟》初刊于清雍正十年壬子(1732年),6卷,附《外科十法》1卷。卷一为程国彭总结四诊及医话医论,其总结"医门八法""寒热虚实表里阴阳辨""火字解""伤寒纲领"等,均有其独到的见地。卷二为伤寒部分,对六经辨证细微。卷三、卷四包括了54种内科常见病和多发病的诊治,以及22种五官疾病的诊治。卷五对妇产科以及与之有关的40余种疾病进行阐释。附录(也可归为卷六)1卷,以十法将外科疮疡类疾病进行归类阐释。

该书语言平实,言简意赅,实为一部理论与实际相结合的综合性普及类医书。其自刊行至今,多次被刊印发行,流传较广较远,现存的主要版本即达40余种之多。

二、学术思想与特色

程国彭一生行医几十年,其学术思想及临证经验均集于《医学心悟》之中。该书虽为程氏基于《黄帝内经》《难经》《伤寒杂病论》及前人思想与经验编撰而成,但也不乏程氏自己素日所思所想和自我临证实践之总结,处处体现出程氏思想的闪光之处。

1. 秉持"执繁就简""一语中的"的阐释特色

程国彭编撰《医学心悟》的主要目的为"以教吾徒",因此,书中语言朴实简练,每一条论述与阐释力求简明,其执简驭繁、一语中的的指导思想贯彻于始终,形成了该书鲜明的阐释特色和风格。

论述往往言简意赅,如《内伤外感致病十九字》篇开篇点题,"人身之病,不离乎内伤、外感,而内伤、外感中,只一十九字尽之矣。如风、寒、暑、湿、燥、火,外感也。喜、怒、忧、思、悲、恐、惊,与夫阳虚、阴虚、伤食,内伤也"。又如《寒热虚实表里阴阳辨》篇:"病有总要,寒、热、虚、实、表、里、阴、阳,八字而已。病情既不外此,则辨证之法亦不出此"。再如《医门八法》篇:"论治病之方,则又以汗、和、下、消、吐、清、温、补八法尽之。盖一法之中,八法备焉,八法之中,百法备焉"。《论疫》篇:"时疫之证,来路两条,去路三条,治法五条尽矣"等。

临证辨证施治常一语中的,辨证如带下病机"大抵此症,不外脾虚有湿";噎膈病机"凡噎膈症,不出胃脘干槁四字";腰痛诊要是"腰痛有风、有寒、有湿、有热、有瘀血、有气滞、有痰饮,皆标也,肾虚其本也";施治如"暴吐血以祛瘀为主而兼之降火,久吐血以养阴为主而兼之理脾";"寻常少腹痛多属疝瘕奔豚之类——当用坠降之药,其行气皆当用核,乃能宣达病所以取效";痿证施治为"治痿之法,不外补中祛湿,养阴清热而已";治疗男女不育为"男子以葆精为主,葆精之道莫如寡欲;女子以调经为主,调经之道先在养性"等。

2. 总结医事中诸种致误之处

程国彭在其卷一开篇即列出"医中百误歌",列数 21 种"医家误"、12 种"病家误"、2 种"旁人误"、4 种"药中误"和 2 种"煎药误"。

"医家误"多表现在阴阳、表里、寒热、虚实、脉象、经络等辨证方面的失误,其次在施治方面多表现在用药不中病、用药过轻过重、剂量不及或过量以及攻补失当等。这些失误确实是一般医生临证时常犯的过失,程氏总结于此,提示在临证时尽量避免,以提高辨证施治的能力和水平。

作为医家诊治的对象,病家的失误也是影响诊治疗效的重要一环,程氏在此总结了病家过失多在小病不治、讳疾忌医、易急躁、好怒、抑郁寡欢、言多伤气、寒热呵护不当、不忌口等。

除了以上两个重要的影响诊治疾病的失误外,程氏还认为,作为第三者的"旁人",替患者乱做主张用药,干扰医家辨证施治思路,或者偏信巫术、仙术而不及时就医等,都是对诊治疾病产生不利的做法。

再次就是药物的原因导致施治的效果,如药物不真、以次充好、炮炙不当、剂量配给比例失当,还有药物在煎煮之时的用水不洁或随意在煎煮中续水等,都会影响疾病治疗的效果。

程氏开篇即将最有可能影响临证辨证施治结果的各个方面的失误或过当情况罗列出来,从而告诫医家要引以为戒,可谓用心良苦。

3. 归纳总结养生"四要"

程国彭在前人养生理论的基础上,将养生总结为"节饮食""慎风寒""惜精神"和"戒嗔怒",作为"保生四要",体现了中医养生思想的精髓。

(1)节饮食,顾护后天之本

程氏认为,脾胃为仓廪之官,收纳水谷,养生第一要旨就是要节制饮食,顾护脾胃后天之本。其云:"人身之贵,父母遗体,食饮非宜,疾病蜂起。"脾胃为后天之本,气血生化之源,脾主运化,胃主受纳,饮食水谷经脾胃之转输作用,输送营养于全身脏腑四肢百骸。

《素问·脏气法时论》云:"五谷为养,五果为助,五畜为益,五菜为充"。程氏认为饮食需适宜,首先不能贪食,反对过食肥甘、恣食生冷,大多胃肠疾病如胃痛、痞满、噎嗝、腹痛、呕吐

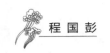

等主因都是饮食损伤脾胃,《素问·痹论》:"饮食自倍,肠胃乃伤。"程氏认为,饮食不节,暴饮暴食,损伤脾胃,饮食停滞,常使胃气失和,胃中气机阻滞不通则痛。

其次,程氏认为"唯有纵酒,厥祸尤烈,酒毒上攻,虚炎灼肺,变为阴虚","虚羸之体,全赖脾胃,莫嗜膏粱,淡食为最",主张饮食清淡,戒纵酒、膏粱,体质虚弱之人,全赖脾胃化生气血津液以濡养,切勿以肉食油腻为佳,而应以清淡之食为主。进食膏粱厚味太多,易生痰热,以致痈疽疔疖,正如《素问·生气通天论》所云:"高粱之变,足生大疔。"

第三,程氏认为饮食卫生也尤为重要,"外邪乘此,缠绵靡已,浸淫经络,凝寒腠理,变证百端",饮食不洁,胃失和降,胃气上逆常为呕吐、呃逆、腹痛等疾患。并引儒家经典加以论证。《论语·乡党》曰:"食不厌精,脍不厌细","沽酒市脯,不食;不撤姜食,不多食"。

(2)慎风寒,顺应四时气候

《素问·生气通天论》曰:"风者,百病之始也","冬伤于寒,春必温病",风为百病之长,程氏言:"风,阳邪也。阳主动,善行而数变。"风邪常兼加其他邪气为患,或为风寒,或为风湿,或为风热。严冬之季风寒之邪尤甚,程氏认为应慎风寒,顺应四时气候,以防逆四时之气所致洞泄、痎疟、痿厥、温病之患,真正做到"春夏养阳,秋冬养阴"。正如《灵枢·本神》所言:"智者之养生也,必顺四时而适寒暑。"仁者格物致知,通晓天文地理,掌握自然变化奥秘,避风寒,慎起居。

为什么养生要慎风寒、顺应四时气候,程氏认为其因有三:

一者人身之中,曰荣与卫。寒则伤荣,风则伤卫。荣卫之气皆源于水谷精气,荣行脉中,卫行脉外,营养全身,护卫人体。程氏认为卫为阳,营为阴,风为阳,寒为阴,同气相求,寒邪易伤荣气,风邪易伤卫气,荣卫二气正常,机体功能才能正常发挥,所以需慎风寒。

二者风寒之邪传变较快,致病严重。程氏言:"百病之长,以风为最,七十二候,伤寒传变,贼风偏枯,歪斜痿痹,寒邪相乘,经络难明,初在三阳,次及三阴。"伤寒传变较快,风邪易致人半身肌肉枯萎,肢不能动,为痹为痿,寒邪相乘,由经入络,尤为迅速,初在太阳阳明少阳,次及太阴少阴厥阴。中寒者脾阳虚弱,四肢厥冷,需温补之剂回阳救逆。

三者冬季应肾,主蛰守位,蓄养精气,万物潜藏勿用。其云:"四时俱谨,尤慎三冬,非徒衣浓,惟在藏精。"此外程氏还表示冬季洗浴更要避风寒,风寒易乘虚而入,"方其汗浴,切莫当风",正如《素问·生气通天论》所言:"劳汗当风,寒薄为皶,郁乃痤","因于露风,乃生寒热"。

(3)惜精神,潜藏内守勿耗

程氏云:"人之有生,惟精与神。精神不敝,四体长春。"认为对于人体来说精与神尤为重要。"精者,生之本也",精是人类孕育生长发育的起源物质,男女构精,万物化生,"得神者昌,失神者亡";神是生命的象征与主宰,心神为一身之主帅,"有者因无而生,形者须神而立。故有为无之功。形者神之宅,莫以全宅以安生,修神以养神。"精神不受损害,可以长生久视。精与神二者互生互用,不可分离,"神者,精之成也,精虚则神悴"。《类经》亦云:"虽神由精气而生,然所以统驭精气而为运用之主者,则又在吾心之神。"精盈神安则体内真气和顺,"正气存内,邪不可干",程氏认为养生之根本就是惜精神,潜藏内守勿耗。正如《素问·上古天真论》所云:"恬惔虚无,真气从之,精神内守,病安从来"。

程氏认为要做到"积精全神,寿考弥长",首先应该静养内敛,静则神藏,不为物喜,不为己悲,淡泊名利。而"多言损气,喜事劳心,或因名利,朝夕热中,神出于舍,舍则已空"。其次,程氏认为"午、未两月,金水俱伤,隔房独宿,体质轻强",五六月夏季阳长阴消,情欲较旺,金水亏虚,夫妻最好隔房而睡,节制房事,养神蓄精,切忌房劳过度。正如《素问·上古天真论》所言:"志闲而少欲,心安而不惧",控制自身情绪,不为杂念所苦,节制情欲而养肾精。第三,程氏认为冬三月,阳气内藏,"君子固密,以养微阳",切莫乱服金石热药,以免耗伤体内阳气。

(4)戒嗔怒,养心性和为贵

程氏认为,肝在五行属木,木性曲直,肝气性喜条达而恶抑郁,情志不遂,肝气抑郁,血运不畅,诸病生焉。"善动肝气,多至呕血,血积于中,渐次发咳。"或肝肾阴虚,肝阳亢于上,阴虚风动,出现眩晕、头痛、抽搐等。

首先,程氏认为养生应该戒嗔怒,养心性和为贵,舒达肝性,无扰乎神,无扰乎心,如春天树木的生长伸展和生机勃发之性。并认为戒嗔怒首先要做到"无恚无嗔,涵养心田,心田宁静,天君泰然",内心平静,修养心性,动静皆顺其性,喜怒调于中,就会返回人的本性,达到神清气爽之妙境,延年益寿。

其次,"凡人举事,务期有得,偶尔失意,省躬自克",对事情不能过于期望,即使偶尔失意,也要保持心态平衡,反省自己有无过错,切勿迁怒他人。正如《论语》云:"吾日三省吾身,为人谋而不忠乎? 与朋友交而不信乎?"

第三,程氏认为,待人接物要和善,态度温和,仪表端庄,"戒尔嗔怒,变化气质,和气迎人,其仪不忒"。

4. 执简驭繁阐释"贼火""子火"

"火"字在历代就有不同的名称和内涵解释,《黄帝内经》有壮火和少火之名,又有壮火食气,少火生气之说。后世又发挥出"天火""人火""君火""相火""龙火""雷火"之不同。元代朱丹溪则径直以虚实二字别之。程氏则将虚实之火归纳为"贼火"和"子火",观点独特。其认为"六淫之邪、饮食之伤,自外而入,势犹贼也",属于实火;"七情色欲、劳役耗神,自内而发,势犹子也",属于虚火。治疗法则当是"贼至则驱之","子逆则安之"。主张用消散、清凉、攻伐之药驱贼于外,用补气、滋水、理脾之药养之于内。

为此,程国彭又总结了驱贼火四法和养子火四法。驱贼火四法,一曰发,针对的是风寒壅闭、火邪内郁之证;二曰清,针对的是内热极盛之证;三曰攻,针对的是火气郁结、大便不通之证;四曰制,针对的是热气怫郁、清之不去、攻之不可之真水亏不能制热之证。养子火四法,一曰达,适应证为肝经气结、五郁相因之证,当顺其性而升之,即所谓"木郁达之"之义;二曰滋,为虚火上炎之证,属阴虚火旺范畴;三曰温,针对劳役神疲,元气受伤,阴火乘其土位之证,也即《黄帝内经》所谓"劳者温之",也即"甘温除大热"之义;四曰引,适应于肾气虚寒,逼其无根失守之火,浮游于上之证,宜以辛热之药与壮水之药相配伍,导热下行,引火归原。

除此之外,程氏还补充了"邪盛正虚证"的治疗宜忌,即当邪盛正虚之时,可用攻补兼施之法或滋水制火之法,以求邪去正安,但不可以驱邪之法攻伐驱子,误令正气更虚而徒生他变,应为治火大忌。

5. 简明扼要概括"八纲辨证"

纵览中医历代辨证之纲,唯有"八纲辨证"为是。程氏在书中将前人辨证简明扼要地概括为寒热虚实表里阴阳八个大纲,并以朴实之语总结了各纲的内涵实质,便于学习和掌握。

程国彭总结到,寒热之分辨,在于对"口渴与不渴、渴而消水与不消水、饮食喜热与喜冷、烦躁与厥逆、溺之长短赤白、便之溏结、脉之迟数"等证候表现的辨别。凡见口渴而能消水,

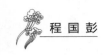

喜冷饮食、烦躁、溺短赤、便结、脉数者,即可基本断为热证。反之则基本为寒证。

虚实之分辨,在于对"有汗与无汗、胸腹胀痛与否、胀之减与不减、痛之拒按与喜按、病之新久、禀之厚薄、脉之虚实"等证候表现的辨别。若见病中无汗,腹胀不减,痛而拒按,病为新得,禀赋又厚实,脉象实而有力者,基本可以断为实证。反之则一般为虚证。

至于表里,则紧扣寒热、鼻塞、口燥、头腹疼痛、脉象沉浮、舌苔有无等去判断。若发热恶寒、头痛鼻塞、舌上无苔、脉息浮者,为表证无疑;若潮热恶热、腹痛口燥、舌苔黄黑、脉息沉者,则必为里证。

程氏针对阴阳的阐释则要比上述六种复杂一些,其认为"病之阴阳,统上六字而言,所包者广"。若以阴阳涵盖以上六字,则热者为阳,实者为阳,在表者为阳;寒者为阴,虚者为阴,在里者为阴。此为单一者。若六个方面相互交叉互融,则还有寒邪客表,为阳中有阴;热邪入里,为阴中有阳;寒邪入里,则为阴中有阴;若热邪达表,则为阳中有阳;寒邪入里则为阴中有阴。而阴阳之中尚有真阴真阳之别。若脉数无力,虚火时炎,口燥唇焦,内热便结,气逆上冲者,则为真阴不足之证候。若脉大无力,四肢倦怠,唇淡口和,肌冷便溏,饮食不化,为真阳不足之证。

程氏运用简明朴实的文字将中医"八纲辨证"之要领概述得清晰明了,为后人广为遵循与运用,其影响不可谓不大。

6. 系统总结施治"八法"

程国彭在总结了病之因无外乎"内伤"与"外感"以及辨证总括为"八纲"之外,又系统地总结了施治之法,即汗、和、下、消、吐、清、温、补"医门八法"。程氏认为"一法之中,八法备焉,八法之中,百法备焉。病变虽多,而法归于一"。系统地阐释了八法内涵及其运用,体现了程氏富有睿智的中医思维和思想以及娴熟的临床实践经验。

其曰:汗者,散也,邪在皮毛者,汗而发之;伤寒,其在半表半里者,唯有和之一法;下者,攻也,攻其邪也,病在里,则下之而已;消者,去其壅也,脏腑、经络、肌肉之间,本无物而忽有之,必为消散,乃得其平;吐者,治上焦也,胸次之间,咽喉之地,或有痰食、痈脓,法当吐之;清者,清其热也,脏腑有热则清之;温者,温其中也,脏受寒侵,必须温剂;补者,补其虚也,邪之所凑,其气必虚,精气夺则虚。

在阐述每法之中,又全面论述当法不法,不当法而法,当法而妄法,当法而不可法而又不可以不法,法之不得其法而误人等诸多有违常法之情势,告诫医者选法时要谨慎与细致。如在阐述汗法时,程氏即列出诸种可汗、不可汗、当汗不汗、不当汗而误汗等,以告诫后学者。其曰:风寒初客于人,此皮毛受病,法当汗之,若适时不汗,或汗不如法,此当汗不汗之过也。如元气不足,或劳心好色,真阴亏损,或伤食,或寒痰厥逆,湿淫脚气,内痈、外痈,瘀血凝积,或风温、湿温、中暑、自汗等,皆有寒热,与外感风寒似同而实异。若误汗之,变证百出,所谓不当汗而汗者此也。若夫证在外感应汗之列,而其人脐之左右上下或有动气,则不可以汗。有少阴中寒、寸脉弱者、尺脉弱者、诸亡血家、淋家、疮家、伤寒病在少阳、坏病、虚人及女人经水适来者,皆不可以汗,若妄汗之,变证百出也,所谓当汗不可汗,而妄汗误人者此也。

在总结了诸种不宜汗之后,程氏又总括了一切汗法通用做法。其曰:凡一切阳虚者,皆宜补中发汗;一切阴虚者,皆宜养阴发汗;夹寒者,皆宜温经发汗;伤食者,则宜消导发汗;感重而体实者,汗之宜重;感轻而体虚者,汗之宜轻。汗不出则散之,汗出多则敛之,此敛汗退热法,其谓致病有因,出汗有由,治得其宜,汗自敛之。

程氏总结的"医门八法",系统完备,简洁朴实,便于学习和领会,成为后世乃至当今八纲辨证的范式,影响深远。

7. 提纲挈领阐述伤寒病

程国彭在书中用了较大的篇幅来阐释张仲景《伤寒论》,可见其重视的程度。但其又不是漫无边际地去论述,而是以提纲挈领的方式对其中的精髓加以阐述。在"伤寒纲领"中,其认为:"凡看伤寒,以传经直中四字为纲领。""传经者,由太阳传阳明,由阳明传少阳,由少阳传太阴,由太阴传少阴,由少阴传厥阴,此名循经传也。也有越经传者,如寒邪初客太阳,有不传阳明,而径传少阳者。有不传阳明经,而径入阳明腑者。也有由阳明不传少阳,而径入本腑者。也有少阳不传三阴,而径入胃腑者。也有传一二经而止者。也有始终只在一经者。虽所传各各不同,其为传经则一也。夫直中者,谓不由阳经传人,而径中三阴者也。中太阴则病浅,中少阴则病深,中厥阴则愈深矣。此其所当急温也。至于伤寒主治,表里寒热四字也。太阳、阳明为表,太阴、少阴、厥阴为里,少阳居表里之间,谓之半表半里。凡伤寒,自阳经传人者,为热邪,不由阳经传人,而直中阴经者,谓之中寒,则为寒邪。"

对于经腑的认识,"夫经者,径也,行于皮之内、肉之中也。腑者,器也,所以盛水谷者也。夫邪之在三阳也,有太阳、阳明、少阳之经,凡三阳在经之邪,未入腑者,可汗而已。邪之在阴也,有太阴、少阴、厥阴之经,凡三阴之邪,已入腑者,可下而已。此入腑之腑,阳明胃腑也。凡阳邪入阴尚未结实之证,可还阳向汗。大抵伤寒治法,急于解表,而缓于攻里。对于伤寒阴证,认为阴证有三说,即传经之阴证,阴中之热证也;有直中之阴证,阴中之寒证也;有房室之阴证,阴中之虚证也。"

程氏认为,合、并病者,伤寒传经之别名也。或两经同病,或三经同病,名曰合病。若一经病未已,复连及一经,名曰并病。并发挥张仲景三阳有合病,有并病之说,认为不仅三阳有合病、并病,三阴也有合病、并病。两感者,表里双传也,一日太阳与少阴同病,二日阳明与太阴同病,三日少阳与厥阴同病。分为直中之两感,传经之两感,如张仲景所谓"少阴证,反发热。用麻黄附子细辛汤",此论直中之两感。传经两感,以解表为主,而清里佐之。直中两感,以温中为主,而发表次之。

程氏注解伤寒病证,先列经病症状,后注治法、方药、用法、用方禁忌、主要病证表现及其病因病机等。如注解少阳证,先列症状,如目眩、口苦、耳聋、胸满胁痛、寒热往来、呕吐、头汗、盗汗、舌滑、脉弦等症,病证为少阳经受病,法当和解,用小柴胡汤和解之。后列小柴胡汤组成、用法、随证加减用药。再列诸证的病因病机。层次清晰,条理顺序,深入浅出,通俗易懂,便于掌握领会。

8. 论述疫疠精当准确

疫疠之证在外感病中被认识,较之于伤寒病为晚,甚至晚于温病。其作为一种具有强烈传染性的温热病,古人对其传播途径、病因病机、治则治法、方药厘定等的认识和发明,真正出现是在明代末期和清代初期,代表者如吴有性等。但清代主流温病学说还是以叶桂为代表的四时温病学派。故而对属于传染病类的疫疠认识相较不多。

程国彭在此书中以极其少的语言,精当准确地阐释了疫疠之证的认识,彰显其高超的理论理解能力。其在首卷"论疫"及第三卷"疫疠"各设一篇专论疫疠。开篇总结道:"时疫之证,来路两条,去路三条,治法五条尽矣"。所谓来路两条,即一是在天,一是在人。在天者,"春应温而反寒,夏应热而反凉,秋应凉而反热,冬应寒而反温",此为"非其时而有其气",也

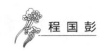

即气候反常。人感邪途径多从经络而入，其证候表现多为头痛、发热、咳嗽，或为颈肿、发颐、大头天行之类。在人者，"若夫一人之病，染及一室，一室之病，染及一乡，一乡之病，染及阖邑"，是以病气、秽气相互传染，传播途径为"俱从口鼻而入"，其证候表现为"憎寒壮热，胸膈满闷，口吐黄涎"。

至于去路，是指驱邪而出的途径。程氏以为邪从经络而入者，在细分寒热后以辛温辛凉之剂散邪从经络出；从口鼻而入者，当以芳香之药解秽，使邪从口鼻而出；对于已入脏腑之邪，当下之而出。

所谓治法五条，为发散、解秽、清中、攻下以及四法之中合并补法。前四法好理解，而对于疫疠之温病使用补法，程氏解释道，"大抵邪之所凑，其气必虚，体虚受邪，必须以补法驾驭其间，始能收效万全"。"于前四法中加以补法，乃能左右咸宜，纵横如意，邪气退而元气安"。

程氏关于疫疠之证的精当而又准确的阐释，言简意赅，为诊治疫疠之证制定了切实可行的准则，其意义深远。

三、临证经验

《医学心悟》中所涉病证涵盖内、外、妇、五官科诸种常见疾病，以内伤外感病为主。程国彭在阐述病证时，除了引经据典外，又多结合自己临证经验加以发挥，对临证辨证施治有着积极的贡献。

1. 一方化裁治疗外感内伤咳嗽

程国彭在阐释咳嗽的病因病机时，形象地将肺比喻为钟，认为外感六淫之邪所致咳嗽，即如由外击打钟而鸣，而劳欲、情志、饮食、炙煿之火，犹如自内击打钟而鸣。因此，治外感咳嗽之法，其主张首要是"去其鸣钟之具"，而非"日磨锉其钟"，即以驱邪为首务。程氏为此自设"止嗽散"一方，并据此一方针对不同病因病机进行化裁，形成了其独特的治咳方略。若风寒初起，头痛鼻塞，发热恶寒而咳者，用此方加荆芥、防风、苏叶、生姜以散邪。若暑气伤肺，口渴、烦心、溺赤者，以此方加黄连、黄芩、天花粉以直折其火。若湿气生痰，痰涎稠黏者，以此方加半夏、茯苓、桑白皮、生姜、大枣以祛其湿。若燥气焚金，干咳无痰者，以此方加瓜蒌、贝母、知母、柏子仁以润燥。这些为外感初期咳嗽以止嗽散化裁治疗。

如果外感之邪，初病在肺，肺咳不已，则可能移于五脏而成脏咳，脏咳不已，则移于腑脏，成为腑咳。针对这些咳嗽证候，程氏认为须按照《黄帝内经》所云十二经见证，以止嗽散加以化裁治疗。如咳而喘息有音，甚则唾血者，属于肺脏之咳，也即风寒咳血之证，需以此方加荆芥、紫苏、赤芍、丹参治疗。若咳而两胁痛，不能转侧，咳在肝脏，以此方加柴胡、枳壳、赤芍治之。若咳而喉中如梗状，甚则咽肿喉痹，为咳在心脏，以此方倍桔梗，加牛蒡子治之。若咳而右胁痛，牵引肩背，甚则不可以动，动则咳剧者，属咳在脾脏，此方加葛根、秦艽、郁金治之。若咳而腰背痛，甚则咳涎者，为咳在肾脏，以此方加附子治之。此为五脏之咳以止嗽散加减化裁治疗方略。程氏又针对腑之咳嗽以此方进行化裁治疗。针对胆腑咳者，此方加黄芩、半夏、生姜治之。若小肠腑咳者，加芍药。若胃腑咳者，此方去甘草，加乌梅、川椒、干姜，若兼有热则再加黄连。大肠腑咳者，此方加白术、赤石脂。膀胱腑咳者，此方加茯苓、半夏。三焦腑咳者，以止嗽散合五味异功散治之。

若咳嗽由内伤所致，则根据不同病机以止嗽散进行加减。如若七情气结，郁火上冲者，可以止嗽散加香附、贝母、柴胡、黑山栀。若肾经阴虚,水衰不能制火,内热,脉细数者,程氏以朝用地黄丸滋肾水,午用止嗽散去荆芥加知母、贝母,以开火郁。并佐以葳蕤胡桃汤。若客邪混合肺经,变生虚热者,更佐以鱼团丸。

程氏以其多年的临证实践经验而自创止嗽散方剂,并在临证中据证化裁运用,反映出其深厚的临证功底和对病证病因病机准确把握的判断分析能力,为后世乃至当今的临证,提供了宝贵的成果和经验。

2. 论述真中风类中风证治精当

中风之证,历代即有多种认识,大体分为真中风与类中风两大类。程氏在总结和论述前人关于中风证时,结合自己临证实践认识,在真中风与类中风中又将真中风分为中脏、中腑、中血脉三种。将类中风分为火中、虚中、湿中、寒中、暑中、气中、食中、恶中八种。并进行了理法方药的详论。

其认为中腑者之中风,实邪中在表,"外有六经之形证,与伤寒六经传变之证无异"。其诊治方法与伤寒病相同。中脏之中风,为邪中在里,宜分脏腑寒热而治之。假如其人素有积热,或郁火爆发,则为"风乘火势,火借风威",其证多见"牙关紧急,两手握固",法当"疏风开窍",宜先用搐鼻散开窍,再用牛黄丸灌之。若为寒风所致,则多见脱证,又分脾、肝、心、肺、肾等脏之不同。手撒为脾绝,眼合为肝绝,口张为心绝,声如鼾为肺绝,遗尿为肾绝等。再如两目直视,摇头上蹿,发直如妆,汗出如珠等,也是脱证的表现。宜用附子理中汤温补元气。若有寒痰闭塞,介于闭、脱两种情况之间者,可以半夏、橘红各一两,浓煎至一杯,以生姜自然汁对冲,频频灌之,直至其苏醒,然后再按虚证调理治之。中血脉者,为邪中经络之中,其证为口眼歪斜、半身不遂。治用大秦艽汤。若偏左者,倍用四物汤;偏右者,佐以四君子汤;若左右俱病者,用八珍汤并虎骨丸治之。此程氏辨治真中风以病位分脏腑血脉论述。

相较于上述真中风论,程氏将类中风从病性方面进行划分,其认为"类中风乃指专气致病,与真中风相类而实则大异",其因是类中风"有风乘火势、邪乘虚入、寒风相搏、暑风相煽、饮食招风等不同",故有"火中、虚中、湿中、寒中、暑中、气中、食中、恶中"之分。强调的是病性的不同而非病位之异。

所谓火中,实为火自内而生之虚火,又名子火,为"将息失宜,心火暴盛,肾水虚衰,不能制之,故卒然昏倒,不可作实火论"。其认为此类中风,虽有"卒然昏倒"之证,但与真中风的病机存在着本质的区别,其中风为虚火所致,故当从虚字着手辨治。若怒动肝火,则用逍遥散治之。若心火郁结,则用牛黄清心丸治之。若肺火壅遏,则用贝母瓜蒌散治之。若思虑伤脾,则用加味归脾汤治之。若肾火枯涸,虚火上炎,则用六味地黄汤治之。若肾经阳虚,火不归原,则用八味地黄汤或刘完素地黄饮子合并治之。若出现痰涎上壅者,此为水不归原,若面赤烦躁者,为火不归原,均可用桂附八味丸引火归原治之。

虚中者,是指"体质虚弱,过于作劳,损伤元气,以致痰壅气浮,卒然昏倒"之证。治宜六君子汤,若中气下陷者,宜补中益气汤治之。

所谓湿中,也即痰中,其病机在于"嗜食肥甘,或醇酒乳酪,则湿从内受",或是"山岚瘴气,久雨阴晦,或远行涉水,坐卧湿地,则湿从外受",从而湿生痰,痰生热,热生风而"卒然倒而无知"。程氏以苍白二陈汤主治此病。

凡人"暴中于寒,卒然口鼻气冷,手足厥冷,或腹痛下利清谷,或身体强硬,口噤不语,四肢战摇",为寒邪直中于里,为"寒中"。以姜附汤或附子理中汤加桂治之。

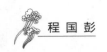

类中风之暑中，也即所谓中暑。其因多为人"务农于赤日，行旅于长途，暑气逼迫"，从而"卒然昏倒，自汗面垢，昏不知人"。程氏先以千金消暑丸灌之，待人苏醒后再以益元散清之，或以四味香薷饮去厚朴，加丹参、茯苓、黄连治之。若人虚者，加人参。程氏还认为千金消暑丸有回生之功，一切暑药皆不及此，建议村落中应常备此药以便急需。

又有"气中"之类中风，此为"七情气结，或怒动肝气，以致气逆痰壅，牙关紧急"之证，程氏认为此证"极与中风相似"，但不同于真中风。真中风则身热，脉浮，而气中则身凉，脉沉。治宜木香调气散。这点在现代临床上尤其实际参考价值。

食中，多为"醉饱过度，或着恼怒，以致饮食填塞胸中，胃气不行，卒然昏倒"。治之多以吐下之法，用橘红二两、生姜一两、炒盐一撮，煎汤灌之则吐。再用神术散和之。若出现最甚者，其胸高满闷，闭而不通，或牙关紧急，厥晕不醒，但心头温者，即以独行丸攻之。服药后或吐或泻，但应渐苏。如果泻下不止，可以饮冷粥汤则止。

类中风中还有一种"恶中"之证，多为"登冢入庙，冷屋栖迟，以致邪气相侵，卒然错语妄言，或头面青黯，昏不知人"。所谓冷屋、坟冢、寺庙等地，常为人迹罕至，或阴森昏暗之地，又多寒湿之气。尤其坟冢、寺庙之地，至者往往内心诚惶诚恐，又受寒湿之气外侵，故多致错语妄言、昏不知人之证。程氏称此证为"恶中"，极为贴切。治之当急则治其标，以葱姜汤灌之，缓回阳气，使其苏醒，再用神术散或苏合丸调理，方可收功。

以上诸种真中风和类中风的证治阐述，反映了程氏见多识广的理论功底和丰富的临证实践经验，既是对前人证治的总结，也是其实践经验的体现，为现代临床提供了有益的借鉴。

3. 阐述妇科证治特色鲜明

中医在妇科辨证施治方面具有独特的优势，为历代医家所重视。程氏在其书中，将妇科单列一卷进行系统的阐释，其中不乏程氏对于妇科辨证施治的特色观点和经验。

（1）从脾胃辨治妇科气血之证

脾胃乃后天之本，气血生化之源，其受纳运化水谷以充气血津液，若脾胃虚弱，则出现气血不足、水液输布受阻而痰湿内积。女子以气为补，以血为用，程氏在辨治妇人疾病时注重脾胃对妇人气血的调补。其曰"夫饮食入胃，分布五脏，灌溉周身，如兵家之粮饷，民间之烟火，一有不继，兵民离散矣"，"凡治血症不论阴阳，俱以照顾脾胃为收功良策"。针对"室女经闭成损"脾气虚弱，不能消化饮食，血无从生者，用五味异功散益气健脾，醒脾化湿。针对暴崩下血，脾气虚，不能统血者，用四君子汤加当归、白芍药以健脾补血。针对因思虑伤脾，气不能摄血归经者，用归脾汤以益气健脾，养血摄血。针对脾虚有湿而致带下之证，主张用五味异功散加扁豆、薏苡仁、山药之类，健脾利湿止带。针对因脾气虚而生痰之恶阻证，主张理脾化痰，升清降浊，以安胃气，用六君子汤。并嘱半夏要"以姜汤泡七次，炒透用之"，"若与参、术同行，犹为稳当"。若需安胎气，止呕定眩者，主张用白术为君健脾升清。

（2）归纳孕期饮食药物禁忌

程氏认为，妇人在孕期，当注意饮食药物服用禁忌方可如常孕产。纵观其所列饮食禁忌诸条，多从日常中来，有些可取，有些荒诞，对孕期的饮食禁忌尤为不足取，如其以为"食羊肝，令子多疾；食犬肉，令子无声；食兔肉，令子缺唇"等。其核心宗旨即是告诫孕妇不可胡乱饮食而无禁忌。相较于饮食禁忌，药物禁忌则有其可取之处。如孕期勿服乌头、附子、干姜等过于温热之品，也不要服用三棱、莪术、大黄、桃仁等破气泻下之品等，以防伤及胎儿和孕妇而出现不测。但程氏也特别针对这些禁忌做了例外说明，如安胎止呕时用到半夏，热病中用到大黄,寒证中用到干姜、肉桂、附子,必须是"大积大聚,病势坚强,乃可投之,又须得半而止,不宜过剂,则慎之又慎矣"。

（3）临产将护法

程氏将临产之时需要注意的几点进行了总结和细致的交代,其中颇具科学道理。其一是"善养",即"当安神静虑,勿着恼怒,时常行动,不可呆坐,不可多睡,不可饱食及过饮酒醴与杂物",应当"频食糜粥,以解饥渴",天气热的时候,应"预择凉处,免生火晕",天气寒的时候,则应"密室温暖,免致血寒"。其二是"择稳",程氏认为"人生人,系天生人,有自然之造化,不用人为造作,但顺其性而已"。因此,在临产时须"预请老练稳婆,备办需用之物"。临产时又"不许多人喧哄,免致惊惶",只需"老妇二人撑扶,及凭物站立,倦即仰卧,以枕安腿中,徐徐俟之。直待浆水到,腰腹齐痛甚紧时,是胎已离经,令产妇再仰卧,俾儿转身,头对产门,稍一用力,即生下矣"。其三是"服药",即针对新产妇脏气坚固,胞胎紧实者,建议在八个月时服保产无忧汤二三剂,临产时再服二三剂,可以"撑开道路",使胎儿易生。针对用力过早,以致浆水先行,或连日不产,劳倦神疲,中气不续者,宜服加味八珍汤以助其力。以药助产,实际可行。至于其四"吉方"者,无非就是一种心理安慰之法。前三种临产将护法具有一定的临床意义。

（4）产后将护法

程氏为产后总结了四个将护之法,一曰倚坐,二曰择食,三曰避风、养神、慎言,四曰服药。"倚坐",即"妇人产毕,须闭目稍坐,上床以被褥靠之,若自己把持不住,则用老练女人靠之",不能突然倒床睡下。再用手从心撵至脐下,目的在于使瘀血恶露得以下行排除。并在屋中烧漆器或醋炭,以防血晕。"择食",是指产后宜食白粥,数日后可以石首鱼纤少洗淡食之。到了产后半个月后,可食鸡子,但必须打开煮之,方能养胃。满月后再可以少量食用羊肉、猪蹄。"避风",是由于产后气血亏耗、腠理易失司,产妇若梳头洗面、濯足,则唯恐招风受湿,疾病随起。"养神",是指产后产妇不宜独宿,恐受虚惊,惊则易使神气散乱,从而变证百出。"慎言",是指言多恐泄气、动气,或致中气馁弱而生他证。"服药",是指产后以生化汤服用为佳。程氏又自拟归姜饮,治疗产后心慌自汗之证,每每收功。若以此加减,还能救产后垂危之厄。又嘱"凡产后用药,不宜轻投凉剂,又不宜过于辛热",因为"产后气血空虚,用凉剂恐生脏寒"。但是如桂、附、干姜等气味辛热之品,在脏腑无寒时,也不可妄投,一般应以和平调治。倘若真遇偏寒偏热之证时,须当活法治之,不必拘泥。

4. 总括外科治疗大法

程氏在其《医学心悟》五卷刊行后又补齐外科辨治内容,名"外科十法",以附录(也可称为卷六)附于书中,以求完备。十法曰:内消法,神火照法,艾灸法,刀针砭石法,围药法,开口除脓法,收口法,总论服药法,复论五善七恶救援法,将息法。此十法涵盖了外科十种辨治方法和调理将息方法,称为外科治疗大法。

大法中除了针对外科常见之痈疽、疗疮、发背等以简单明了的语言进行阐述外,还重点阐释了痈疽辨治大纲及要点。其在"总论服药法"中认为,痈疽"大抵有阳毒,有阴毒,有半阴半阳,宜细辨之"。阳毒痈疽,表现为疮势红肿,疮顶尖耸,根脚不散,又往往饮食如常,有口渴便结,五心烦热,脉洪数。治则为清凉解毒。阴毒痈疽,表现为疮势灰白平塌,顽麻尖痛,根脚未散,食少便溏,手足厥冷,口鼻气冷,脉象沉迟。治则为温中回阳。半阴半阳痈疽,则表现为疮肿虽红,不甚尖耸,饮食差减,大便不结,寒热往来,微渴喜热,脉虚软。治以清不伤

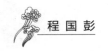

胃,温不助邪为主。

程氏还提示,痈疽服药,宜照顾脾胃为主。其为此还制定了痈疽服药大法,即痈疽初起时,如果夹风寒者,则宜先用芎芷香苏散一剂以散之,待发散而肿又未消时,即用银花、甘草以和解之。如果出现肿势焮痛,大便闭结,内热极盛时,则用卫生汤加大黄以疏利之。如果病虽然强盛,而元气渐虚时,则须在清热药中加上托补之剂,透脓散主之。如果脓水已经溃破,说明元气已伤,需要托补元气为主,用参芪内托散主之。如果元气虚寒,则要在补托药中加上辛热之品以佐之。也即在痈疽初起之时,实则清之泻之,虚实夹杂时宜兼顾元气,清补结合治之。脾虚时,用理中汤、参苓白术散。气虚下陷时,用补中益气汤。胃经受寒,导致饮食停滞时,用藿香正气散。气血两虚时,用十全大补汤加附子、鹿茸等。如果前证有虚而夹热时,要去除附子等温热之品,加麦冬、银花、牡丹皮等药以收功。程氏拟定痈疽辨治大法中处处以顾护脾胃为先的原则,值得现代临床重视。

四、医论医话选录

1. 保生四要

一曰节饮食

人身之贵,父母遗体,食饮非宜,疾病蜂起。外邪乘此,缠绵靡已,浸淫经络,凝塞腠理,变证百端,不可胜纪。唯有纵酒,厥祸尤烈,酒毒上攻,虚炎灼肺,变为阴虚,只缘酷醉。虚羸之体,全赖脾胃,莫嗜膏粱,淡食为最,口腹无讥,真真可贵。

二曰慎风寒

人身之中,曰荣与卫。寒则伤荣,风则伤卫,百病之长,以风为最,七十二候,伤寒传变,贼风偏枯,歪斜痿痹,寒邪相乘,经络难明,初在三阳,次及三阴。更有中寒,肢冷如冰,急施温补,乃可回春。君子持躬,战战兢兢,方其汗浴,切莫当风。四时俱谨,尤慎三冬,非徒衣厚,惟在藏精。

三曰惜精神

人之有生,惟精与神。精神不散,四体长春。嗟彼昧者,不爱其身,多言损气,喜事劳心。或因名利,朝夕热中,神出于舍,舍则已空。两肾之中,名曰命门,阴阳相抱,互为其根,根本无亏,可以长生。午未两月,金水俱伤,隔房独宿,体质轻强。亥子丑月,阳气潜藏,君子固密,以养微阳,金石热药,切不可尝,积精全神,寿考弥长。

四曰戒嗔怒

东方木位,其名曰肝。肝气未平,虚火发焉,诸风内动,火性上炎。无患无嗔,涵养心田,心田宁静,天君泰然。善动肝气,多至呕血,血积于中,渐次发咳。凡人举事,务其有得,偶尔失意,省躬自克。戒尔嗔怒,变化气质,和气迎人,其仪不忒。

《医学心悟·保生四要》

2. "火"字解

从来火字,《内经》有壮火、少火之名,后人则曰天火、人火、君火、相火、龙火、雷火,种种不一。而朱丹溪复以虚实二字括之,可谓善言火矣,乃人人宗其说。而于治火,卒无定见,何也?是殆辨之犹未确欤!予因易数字以解之。夫实火者,六淫之邪,饮食之伤,自外而入,势犹贼也。虚火者,七情色欲,劳役耗神,自内而发,势犹子也。贼至则驱之,如消散、清凉、攻伐等药,皆可按法取用,盖刀枪剑戟,原为驱贼设也。子逆则安之,如补气、滋水、理脾等药,皆可按法施治,盖饮食、器用,原为养子设也。夫子者,奉身之本也。若以驱贼者驱其子,则无以为养身生命之本矣。人固不可认贼作子,更不可认子作贼。病机十九条言火者十之八,言寒者十之二。若不明辨精切,恐后学卒至模糊,余故反复详言,以立施治之法。

外火:风、寒、暑、湿、燥、火及伤热饮食,贼火也。贼可驱不可留。

内火:七情色欲,劳役耗神,子火也。子可养而不可害。

驱贼火有四法:一曰发。风寒壅闭,火邪内郁,宜升发之,如升阳散火汤类是也。二曰清。内热极盛,宜用寒凉,如黄连解毒汤之类是也。三曰攻。火气郁结,大便不通,法当攻下,此釜底抽薪之法,如承气汤之类是也。四曰制。热气拂郁,清之不去,攻之不可,此本来真水有亏,不能制火,所谓寒之不寒,是无水也。当滋其肾,如地黄汤之类可用也。

养子火有四法:一曰达。肝经气结,五郁相因,当顺其性而升之,所谓木郁则达之,如逍遥散之类是也。此以一方治木郁而诸郁皆解也。二曰滋。虚火上炎,必滋其水,所谓壮水之主,以镇阳光,如六味汤之类是也。三曰温。劳役神疲,元气受伤,阴火乘其土位。《经》曰:劳者温之。又曰:甘温能除大热。如补中益气汤之类是也。四曰引。肾气虚寒,逼其无根失守之火,浮游于上,当以辛热杂于壮火药中,导之下行,所谓导龙入海,引火归元。如八味汤之类是也。

以上治火法中,贼则宜攻,子则宜养,固已。然有邪盛正虚之时,而用攻补兼行之法,或滋水制火之法,往往取效。是知养子之法可借为驱贼之方,断无以驱贼之法而为养子之理。盖养正则邪自除,理之所有,伐正而能保身,理之所以无也。世人妄用温补以养贼者固多,而恣行攻伐以驱子者,更复不少。此皆不得火字真诠而贻祸斯民也。可不慎欤!

(《医学心悟·火字解》)

3. 杂症主治四字论

杂证主治四字者,气、血、痰、郁也。丹溪治法,气用四君子汤,血用四物汤,痰用二陈汤,郁用越鞠丸。参差互用,各尽其妙。薛立斋从而广之,气用补中,而参以八味,益气之源也。血或四物,而参以六味,壮水之主也。痰用二陈,而兼以六君,补脾土以胜湿,治痰之本也。郁用越鞠,而兼以逍遥,所谓以一方治木郁而诸郁皆解也。用药之妙,愈见精微。以愚论之:气虚者,宜四君辈,而气实者,则香苏、平胃之类可用也。血虚者,宜四物辈,而血实者,则手拈、失笑之类可用也。寻常之痰,可用二陈辈,而顽痰胶固,致生怪证者,自非滚痰丸之类不济也。些小之郁,可用越鞠、逍遥辈,而五郁相混,以致腹膨肿满,二便不通者,自非神佑、承气之类弗济也。大抵寻常治法,取其平善,病势坚强,必须峻剂以攻之。若一味退缩,则病不除。而不察脉气,不识形情,浪施攻击,为害尤烈。务在平时,将此气、血、痰、郁四字反复讨论,曲尽其情,辨明虚实寒热、轻重缓急,一毫不爽,则临证灼然,而于治疗杂证之法,思过半矣。

(《医学心悟·杂症主治四字论》)

4. 论三消

《经》云:渴而多饮为上消,消谷善饥为中消,口渴小水如膏者,为下消。三消之证,皆燥热结聚也。大法:治上消者,宜润其肺,兼清其胃,二冬汤主之;治中消者,宜清其胃,兼滋其肾,生地八物汤主之;治下消者,宜滋其肾,兼补其肺,地黄汤、生脉散并主之。夫上消清胃者,使胃火不得伤肺也;中消滋肾者,使相火不得攻胃也;下消清肺者,滋上源以生水也。三消之治,不必专执本经,而滋其化源则病易痊矣。书又云:饮一溲一,或饮一溲二,病势危急。仲景用八味丸主之,所以安固肾气也。而河间则用黄芪汤和平之剂,大抵肺肾虚而不寒者,宜用此法。又按,仲景少阴篇云:肾经虚,必频饮热汤以自救。乃同气相求之理。今肾经虚寒,

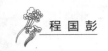

则引水自灌,虚寒不能约制,故小便频数,似此不必与消证同论,宜用理中汤加益智仁主之。然予尝见伤暑发喘之证,小便极多,不膏饮一溲二者,用六味加知、柏而效,可见此证又由肾经阴虚而得,治宜通变,正当临证治宜,未可一途而取也。

(《医学心悟·三消》)

5. 论痹证

痹者,痛也。风、寒、湿三气杂至,合而为痹也。

其风气胜者为行痹,游走不定也。寒气胜者为痛痹,筋骨挛痛也。湿气胜者为着痹,浮肿重坠也。然既曰胜,则受病有偏重矣。治行痹者,散风为主,而以除寒祛湿佐之,大抵参以补血之剂,所谓治风先治血,血行风自灭也。治痛痹者,散寒为主,而以疏风燥湿佐之,大抵参以补火之剂,所谓热则流通,寒则凝塞,通则不痛,痛则不通也。治着痹者,燥湿为主,而以祛风散寒佐之,大抵参以补脾之剂,盖土旺则能胜湿,而气足自无顽麻也。通用蠲痹汤加减主之,痛甚者,佐以松枝酒。

复有患痹日久,腿足枯细,膝头肿大,名曰鹤膝风。此三阴本亏,寒邪袭于经络,遂成斯证,宜服虎骨胶丸,外贴普救万全膏,则渐次可愈。失此不治,则成痼疾,而为废人矣。

(《医学心悟·痹》)

五、代表方剂选录

1. 止嗽散

组成:桔梗(炒)、荆芥、紫菀(蒸)、百部(蒸)、白前(蒸)各二斤,甘草(炒)十二两,陈皮(水洗,去白)一斤。

主治:诸般咳嗽。

制法:共为末。

服法:每服三钱,开水调下,食后临卧服。初感风寒,生姜汤调下。

程述:予制此药普送,只前七味,服者多效。或问:药极轻微,而取效甚广,何也? 予曰:药不贵险峻,惟期中病而已,此方系予苦心揣摩而得也。盖肺体属金,畏火者也,过热则咳。金性刚燥,恶冷者也,过寒亦咳。且肺为娇脏,攻击之剂既不任受,而外主皮毛,最易受邪,不行表散则邪气留连而不解。《经》曰:微寒微咳。寒之感也,若小寇然,启门逐之即去矣。医者不审,妄用清凉酸涩之剂,未免闭门留寇,寇欲出而无门,必至穿逾而走,则咳而见红。肺有二窍,一在鼻,一在喉。鼻窍贵开而不闭,喉窍宜闭而不开。今鼻窍不通,则喉窍将启,能无虚乎? 本方温润和平,不寒不热,既无攻击过当之虞,大有启门驱贼之势,是以客邪易散,肺气安宁,宜其投之有效欤! 附论于此,以咨明哲。

2. 贝母瓜蒌散

组成:贝母一钱五分,瓜蒌一钱,茯苓八分,天花粉八分,橘红八分,桔梗八分。

主治:燥痰涩而难出。

服法:水煎服。

3. 月华丸

组成:天冬(去心,蒸)、麦冬(去心,蒸)、生地(酒洗)、熟地(九蒸,晒)、山药(乳蒸)、百部(蒸)、沙参(蒸)、川贝母(去心,蒸)、真阿胶各一两,茯苓(乳蒸)、獭肝、广三七各五钱。

功效:滋阴降火,消痰祛瘀,止咳定喘,保肺平肝,消风热,杀尸虫。

主治:阴虚发咳。

制法:用白菊花二两(去蒂),桑叶二两(经霜者),熬膏,将阿胶化入膏内,和药,稍加炼蜜为丸,如弹子大。

服法:每服一丸,嚼化,日服三次。

4. 百药煎散

组成:百药煎五钱,硼砂一钱五分,甘草二钱。

主治:咽痛。

制法:为末。

服法:每服一钱,米饮调,食后细细咽之。

5. 治疫清凉散

组成:秦艽、赤芍、知母、贝母、连翘各一钱,荷叶七分,丹参五钱,柴胡一钱五分,人中黄二钱。

主治:疫疠邪并于里,腹胀满闷,谵语发狂,唇焦口渴者。

服法:水煎服。

加减:如伤食胸满,加麦芽、山楂、萝卜子、陈皮。胁下痞,加鳖甲、枳壳。昏愦谵语,加黄连。热甚大渴,能消水者,加石膏、天花粉、人参。便闭不通,腹中胀痛者,加大黄下之。虚人自汗多,倍加人参。津液枯少,更加麦冬、生地。若时行寒疫,不可轻用凉药,宜斟酌投剂。

6. 启膈散

组成:沙参三钱,丹参三钱,茯苓一钱,川贝母(去心)一钱五分,郁金五分,砂仁壳四分,荷叶蒂二个,杵头糠五分。

功效:通噎膈,开关。

服法:水煎服。

加减:虚者,加人参。兼虫积,加胡连、芜荑,甚则用河间雄黄散吐之。若兼血积,加桃仁、红花,或另以生韭汁饮之。若兼痰积,加广橘红。若兼食积,加萝卜子、麦芽、山楂。

7. 神仙解语丹

组成:白附子(炮)、石菖蒲(去毛)、远志(去心,甘草水炮,炒)、天麻、全蝎(去尾,甘草水洗)、羌活、天南星(牛胆制,多次更佳)各一两,木香五钱。

主治:中风不省人事之厥证。

制法:上为末,面糊丸,龙眼大。

服法:每服一丸,薄荷汤下。

8. 生铁落饮

组成:天冬(去心)、麦冬(去心)、贝母各三钱,胆南星、橘红、远志肉、石菖蒲、连翘、茯苓、茯神各一钱,玄参、钩藤、丹参各一钱五分,辰砂三分。

主治:痰火上扰之癫狂。

制法:用生铁落,煎熬三炷线香,取此水煎药。

服法:水煎服。

9. 程氏蠲痹汤

组成:羌活、独活各一钱,肉桂心、秦艽一钱,当归三钱,川芎七分,治风先治血。甘草(炙)

249

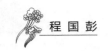

五分,海风藤二钱,桑枝三钱,乳香(透明者)、木香各八分。

功效:理气止痛蠲痹。

主治:通治风、寒、湿三气合而成痹。

服法:水煎服。

加减:风气胜者,更加秦艽、防风。寒气胜者,加附子。湿气胜者,加防己、草薢、苡仁。痛在上者,去独活,加荆芥。痛在下者,加牛膝。间有湿热者,其人舌干喜冷,口渴溺赤,肿处热辣,寒久变热,去肉桂,加黄柏三分。

10. 消瘰丸

组成:玄参、牡蛎(煅,醋研)、贝母(去心,蒸)各四两。

主治:肝火郁结,瘰疬痰核初起。

制法:共为末,炼蜜为丸。

服法:每服三钱,开水送下,日二次。

程述:此方奇效,治愈者不可胜计。予曾刻方普送矣。

11. 普救万全膏

组成:藿香、白芷、当归尾、贝母、大枫子、木香、白蔹、乌药、生地、莱菔子、丁香、白及、僵蚕、细辛、蓖麻子、檀香、秦艽、蜂房、防风、五加皮、苦参、肉桂、蝉蜕、丁皮、白鲜皮、羌活、桂枝、全蝎、赤芍、高良姜、玄参、南星、鳖甲、荆芥、两头尖、独活、苏木、枳壳、连翘、威灵仙、桃仁、牛膝、红花、续断、花百头、杏仁、苍术、艾绒、藁本、骨碎补、川芎、黄芩、麻黄、甘草、黑山栀、川乌、附子、牙皂、半夏、草乌、紫荆皮、青风藤各一两五钱,大黄三两,蜈蚣三十五条,蛇蜕五条,槐枝、桃枝、柳枝、桑枝、楝枝、榆枝、楮枝各三十五寸,男人血余三两。

制法:以上俱浸油内。真麻油十五斤(用二十两秤称)。松香一百斤,棕皮(滤净)、百草霜十斤。细研筛过。冬浸九宿,春秋七宿,夏五宿,分数次入锅,文武火熬,以药枯油黑、滴水成珠成度,滤去渣,重称,每药油十二两。下滤净片子松香四斤,同熬至滴水不散;每锅下百草霜细末六两,勿住手搅,俟火候成,则倾入水缸中,以棒搅和成块,用两人扯拔数次,磁钵收贮。

主治:一切风寒湿气、疮疽等证。一切风气,走注疼痛,以及白虎历节风、鹤膝风、寒湿流注、痈疽发背、疔疮瘰疬、跌打损伤、腹中食积痞块、多年疟母、顽痰瘀血停蓄、腹痛泄利、小儿疳积、女人癥瘕诸证。

用法:贴患处。咳嗽、疟疾,贴背脊心第七椎。倘贴后起泡出水,此病气本深,尽为药力拔出,吉兆。

12. 天下第一金疮药

组成:雄猪油一斤四两(熬化,去渣),松香六两(熬化,去渣),黄蜡六两(熬化,去渣),面粉四两(炒、筛),樟脑三两(研极细),麝香六分,冰片六分,血竭一两,儿茶一两,乳香一两(箬皮上烘去油),没药一两(箬皮上烘去油)。

功效:止痛止血。

主治:刀斧损伤,跌仆打碎。

制法:上药研极细,先将猪油、松香、黄蜡三味熬化,合为一处,待将冷,再入药末搅匀,磁器收贮。

参考文献

［1］程国彭.医学心悟［M］.田代华,整理.北京:人民卫生出版社,2006.

［2］方向明.《古今医统大全》养生学术思想浅析［J］.中医文献杂志,2007,（4）:16-19.

［3］方向明.《医学心悟》学术思想探讨［J］.中医文献杂志,2007,（2）:21-24.

［4］金红花,夏阳,赵久龄.略论《医学心悟》的妇科学术思想［J］.云南中医中药杂志,2007,28（11）:6-7.

［5］郭锦晨,刘健,汪元,等.基于道、儒、佛《内经》理论的程国彭《医学心悟》养生观［J］.辽宁医学院学报（社会科学版）,2016,14（3）:52-54.

（陆 翔 方向明 郭锦晨）

汪文誉

一、生平与著作

1. 生平简介

汪文誉,又名文芳,字广期,清代康熙、雍正、乾隆年间徽州府休宁县(今安徽省黄山市休宁县)人,生卒年不详,《新安医学研究集成·学术研究》载其生于康熙四年(1665年),殁于乾隆五年(1740年)。幼年曾拜入浙江省钱塘高士宗先生之门,得其真传。世业岐黄,与从弟汪文绮、汪明紫研讨医学易学,朝夕与共。汪氏诊务之暇,经常将己之经验心得记载,并著成《济世良方》《审证传方》《汪广期医方》《胎产方》等书。

2. 著作简介

(1)《济世良方》

不分卷,成书于清道光七年(1827年),又名《汪广期先生拟方》。全书由风门、湿热、时疫等组成,载方40余首,述其组成、剂量等。其用药平稳,不伤元气,分量斟酌而不孟浪,立法治标而不忘治本。现存道光七年(1827年)尚友堂刻本、清光绪庚子年版本等。

(2)《审证传方》

不分卷,成书于清光绪二十四年(1898年),书中载有治疗湿热、风热、受风、受寒等40余种病证之方,选方用药精确,务求实用。末附集成至圣丹、三仙丹等十余方。选方简而实用,可供临证参考。现存清光绪二十四年(1898年)刻本。

(3)《汪广期医方》

不分卷,成书年代不详。录汪广期保婴拟方、胎产拟方及杂方等,其中载小儿停食惊风诸症17方;胎产拟十月方,治恶阻案,疗产后方;末附霍乱吐泻疟疾等44杂方。现存抄本,藏于浙江中医药研究院。

(4)《胎产方》

不分卷,成书于清道光七年(1827年)。《新安医籍考》载存清刻本,藏于山西图书馆,今查未见。

二、学术思想与特色

1. 私淑东垣,固本培元,喜用补中益气

汪文誉喜用补中益气,私淑李东垣,善于固本培元,并在李东垣补土的基础上有所发挥。

汪文誉立足人之周身元气治病,在序言中记载:"近人体质壮健者,十无一二,设遇风寒水湿之症,医家不察其人体质强弱,或用药过峻,或分两过重,甚至忘其虚弱,发散太过,往往受害不浅!即或幸而获愈,而元气已大亏,后此殆难为力。""朝用散剂而病幸除,暮即用补剂而本急固。大抵膏粱之病,切宜扶正以祛邪,断不可治标而忘本。"即使在治愈后,仍然主张要顾护元气,以防病复。与李东垣于《脾胃论·饮食劳倦所伤始为热中论》中记载"若饮食失节,寒温不适,则脾胃乃伤。喜、怒、忧、恐,损耗元气。既脾胃气衰,元气不足",时时顾护元气的思想不谋而合。

针对疫症后期,患者汗出人倦,脉象虚弱,汪氏主张大补元气为主,黄芪、白术、人参急扶人之正气,以与邪气相争,若此时仍以攻伐人生气之药,则不顾前后缓急,反致慌张。"疫症汗多人倦,脉弱急促,热不为汗,衰危痘,急扶正气,若攻散则脱,拟以补中益气合生脉为主方。"此合方立足脾胃,有李东垣立方之用,再加生脉散。五味子在生脉散中有敛阴止汗作用,而无闭门留寇之虞。这里汪氏是针对疫症后期邪去正亏之证而设。

2. 循经服药,圆机活法,朝健脾暮补肾

经络学说原本应用在针灸,汪文誉将针灸循行学说运用于早晚服药,这是对前人的一大创举。汪文誉曾"治一产妇泄泻,诸药投之,其泻愈甚……命之以人参汤吞四神丸早服,晚以人参汤再服八味丸,果效"。四神丸原以治脾肾阳虚便泄所立,汪氏继承发扬,并加以人参汤送服,健脾补气以治标,晚服八味丸,补肾助火以治本,况脾经在上午辰时(7点至9点)循行,肾经在傍晚酉时(17点至19点)循行。

汪文誉认为,子午流注学说本是针灸针刺按时取穴方法,通过十二地支作为计时单位,观察人体某部即时的气血流经和灌注,经穴阖时,如潮之落,气血渐衰,虽有外邪,症状亦不明显,此时当以补益正气为主;经穴开时,如潮之涨,气血当盛,正气充足,如外邪较重,邪正斗争激烈,症状就会明显地反映出来,症状均较明显,临床应泻其有余之邪,正以祛邪。汪氏将子午流注理论运用于用药,师古而不泥古。

3. 熟谙傅山,重视气血,生化汤加减妙用

民间有"不论寒热,产后必服生化汤"之说,汪文誉于产后方中尤其推崇生化汤,认为产后作眩者用生化汤加人参最妙,如虚甚用"重参冲童便急服之,再用生化汤"。生化汤是傅山所拟以治产后恶露不尽之方,由当归、桃仁、川芎、炮姜、甘草五味中药组成,治病机理是化瘀生新,生化新血,故名生化汤。体现了"逐瘀于补血之中,消瘀于生血之内"。汪氏认为"产后发热多属气血两虚,不可妄作寒邪外感及夹食等症,误用发表消食,宜补气血为主。"这与傅氏"凡病起于血气之衰,脾胃之虚,而产后尤甚。是以朱丹溪先生论产后,必大补气血为先,虽有他症,以末治之,斯言尽治产之大旨"所体现出的重视气血思想一脉相承。

关于产后的妇科疾病,傅青主认为诸病多源起于气血虚衰,脾胃亏虚,且在产后更加明显。朱丹溪治疗产后疾病,皆从气血入手,即使有他证者,占次要地位,在考虑主证情况下,兼顾即可。若能参透机理,知常达变,则治产后病无忧。汪氏于《汪广期先生拟方·胎产门》中记载:"丹溪先生谓产后之病以大补气血为主,其余他症以末治之。而景岳又云,产后亦不可过于拘泥丹溪之说,当随症参活法,否则印定后人眼目,而法有不可通者,噫!治产后亦良难矣。虽然大补气血者本也,参活法者变也,变不害本,固无伤也。景岳之说何必非丹溪之说哉!"汪氏熟读朱丹溪和张景岳等名家书籍,并结合临床经验,有批判地吸收与借鉴,总结出虽有辨证论治,但仍注重产后以补气血为主,无论是驱寒、清热,还是开郁、消导,均应适

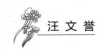

度,避免过犹不及。

汪氏学习前人治产后病之长,尤其重视《傅青主女科》注重产后补气血的学术思想,灵活化裁生化汤,比如在产后厥证、产后气短似喘、伴脱证的产后血晕、血崩,均用加参生化汤或倍参生化汤,以及各种随症加减的生化汤。如治疗产后三种血晕病证、产后三日内发热头痛都用生化汤加减,无论药味、药量加减,都以当归、川芎为不可缺少的基本药味,两药补血活血,此即考虑女子产后血虚为本,注重产后补益气血,同时又多夹有瘀滞。汪氏认为,产后腹痛有虚有实,按之而痛,实者多瘀血,生化汤加减;按之痛止多气虚宜大补血,亦生化汤加减。

4. 分型论治惊风,脏腑辨证明确

汪文誉认为,"小儿柔脆,不及大人之能当寒热,一入太阳而经脉自乱,角弓反张之类自来矣。"汪氏道破这层道理,亦可补儿科小儿病理阐述所未及。关于小儿惊风的论述,"小儿惊风,肝病也;亦脾肾心肺病也。"即"五脏惊风"。并认为"实邪者易制,土败者必危"。对于急惊风的治疗推崇《保婴撮要》之"欲治其肝,当先实脾,后泻风木"。对于慢惊风则认为是"脾虚中风,无阳证也"。此外汪氏在后文介绍用药经验时说:"附子回阳温中,为慢惊之圣药也。如元气未脱,用之无有不效,气脱甚者,急宜炮用之。"

此外,汪文誉于《汪广期先生保婴拟方》中,对"惊风"一词做了考订和说明,他认为:"惊风乃后人杜撰之名,古人无是也,仲景虽有刚柔痉之分,刚痉则今所谓急惊,柔痉即今所谓慢惊。"虽有此一说,但考据缘由却不甚清楚。

5. 擅长温阳益气祛寒治疗杂证

汪文誉治病,多以扶人阳气为先,体现新安医家在长期临床实践中形成的"调理脾胃""固本培元"等思想,丰富了中医治法。在对痢疾的随证加减中,经久不愈者治疗分贫富,富者参汤下,贫者炒焦白术一两煎汤下,即是运用温阳益气之法治疗痢疾。痢疾是以腹痛、后重、里急、大便次数多、痢下赤白相兼等症状为主症的肠道性疾病,中医辨证不外虚实两端,汪氏从病久不愈者食少等一派虚证着眼,认定病位在"脾",拟以健脾益气法,用药多从气入手,以白术、人参等为主药,尤重顾护脾胃之气,体现了新安医家汪机主以"参、芪"甘温助脾治脾瘅,人参、白术为君治肠胃虚寒痢疾的特色治疗和用药方法。

汪文誉认为,治疫亦需注重阳气,因成疫乃"人气之虚,病气之毒",于疫症伤人后期,患者汗出人倦,脉象虚弱,则应该大补元气为主,黄芪、白术、人参急扶人之正气,助正气与邪气相争,治疗推崇李东垣之补中益气汤。若此时全以攻伐之药,则不顾前后缓急,反致慌张。疫症伤人多急骤,症见高热不退,兼见畏寒、口吐黄涎等,补中益气汤看似是补益之剂,但方中升麻具有清热解毒之功,柴胡具有退热清热之效,补益同时兼具攻伐之性。

而对于产后泄泻的治疗,汪氏主张"有误食生冷或食滞太阴者,则以温脾土兼疏通为剂,亦不可太攻","脾虚泄泻,产后大忌,急以补脾土为主"。泄泻是临床常见消化系统疾病,其病因较多,病机复杂但主要以脾胃湿盛为主。故汪氏用茯苓、白术以健脾祛湿,以干姜、荜茇、淡附子温脾肾之阳。

三、临证经验

1. 用药轻灵,善用黑豆扶正

汪文誉善用小方治大病,用药"四两拨千斤",精于辨证及药性。他在《汪广期先生拟

方·受寒》中曰："寒门变化最多,兹但取其初受一服而即解,于正无伤者。淡豆豉三钱",	"又方:黑料豆五钱炒焦,热酒一盏冲入,温热服"。药仅一味,量仅三五钱。初受风寒邪气,于病无伤,仅觉些畏寒、鼻搐等症,服淡豆豉、炒焦黑料豆等。豆豉具有祛收风寒作用,《汪广期先生拟方·受风》拟方:"秦艽八分,菊花一钱,料豆三钱,桑叶三片,水煎服。"药共四味,剂量不到五钱。而另一方更简:"又方:黑豆二钱,炒,水煎热服,即得汗,风邪立解而元气无伤,产妇大人虚不任散者皆可服。"

汪氏在风寒之初单用黑豆煎汤服用,用药轻灵,一方面有利于补肾以培元气,另一方面有利于祛除寒邪。"春月如伤风症,发热而汗多,不可妄散,宜温风汤,黑豆二钱,甘草三分,玉竹五分。"他指出:"体虚受风邪,服表散药不效,此正气虚不能送邪也,扶正以托邪。"反映出汪氏时时顾护元气御邪的思想。

2. 按月拟方养胎,医理远出道藏

古代尤为重视妇女妊娠,《汪广期先生胎产拟方》在"二脉充实胎自坚固,二脉不实,胎每易堕"的情况下,仿唐代孙思邈《备急千金要方》收录的北齐著名医家徐之才的逐月养胎方,按胎产十月每月给出一方以养胎,并有感于"逐月养胎煎方,古人虽有成法,然杂而无所统,反以辛香诸品令胎不安,今专主少阴,参以月份,不离乎今,不泥乎古,也私闻诸父老之教而述之也"。汪氏遣方用药多以肾、冲、任三脉,而以肾经为主,并以道教养生思想贯通上下,旨在使气血旺盛以养胎。主在少阴,药中以熟地黄为君,即其所言"舍少阴而何取哉。"

北宋张伯端《悟真篇》指出:"虎跃龙腾风浪粗,中央正位产玄珠。"又曰:"牵将白虎归家养,产个明珠似月圆。"正水中之金,从坎而出,不离少阴也,以此而悟,则冲任之实与否又责之于少阴无疑也。即阴阳相交汇,冲任之实都与少阴相关。汪文誉认为,保胎从冲任二脉以及少阴论治,与张氏思想相通。"一月方,始基之矣,宜静不宜动;二月方,元珠在渊,潜发其光,毋扰其阳;三月方,少阳风木,易于摇落;四月方,满其百二,可以无咎;五月方,中央正位,宜崇其土;六月方,防危虑险须先着,莫待春风怨落花;七月方,出潜龙欲动,制毒用安禅;八月方,温养守太和;九月方,胎圆无箇事,著意助精神;十月方,果生枝上终期熟,人在胎中岂有殊?"一月、二月、三月刚怀胎时,需要静养"玄珠";四月胎已逐渐稳固;五月应着重脾胃;六月要防止胎落;七月胎动明显,要注意心态;八月、九月腹胀如"月圆",需要静养;十月等待胎产。逐月养胎方简要记录了妇人自妊娠一月至十月临产前孕妇注意事项和常见的不适症状及病证,并予以相应的方药,用词优美,体现了新安医家儒医的风采。其胎产拟方中还指出"落胎者,多在单月",因为"单为奇,奇为阳,单月而落,阴之不守明矣"。

3. 扶元解毒,治瘴疟独崇乾乙老人汤

在疫症方面,汪文誉认为疫病一方面是外界的"天地之毒,五行病气"所致,而另一方面其内在病变的机制,即"人气之虚,病气之毒"。这一看法与《黄帝内经》"邪之所凑,其气必虚"的经义是相一致的。其在治疗上主张治疫宜扶正,"扶正以托邪",即"扶元解毒"的方法。并倍加赞赏李东垣甘温扶正之法。他自己在长期治疫实践中,曾发现道家专书《道藏》所载"乾乙老人汤"一方,其堂弟汪文绮所著《杂症会心录》同样记载有此方。而汪文誉《汪广期先生拟方》所载"乾乙老人汤",其组成为:金银花四两,黑豆八两,甘草四两,黄泥三两。汪氏相当推崇此方,他说:"乾乙老人汤用甘豆、银花解毒扶元,把守少阴门户,诚

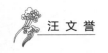

妙也！"

温疫又称"瘟疫"，是感受疫疠之邪而发生的多种急性传染病的统称。其特点是发病急剧，病情险恶，有强烈的传染性，易引起大流行，常见的有两类：一是湿热疫，以恶寒壮热、头痛身痛、苔白如积粉、脉数等为主症，即吴有性《温疫论》所论湿热秽浊之疫。一是暑燥疫，以高热、烦躁、头痛如劈、腹痛吐泻，或神昏发斑、身发臭气为主症，即余师愚《疫疹一得》所论暑燥淫热之疫。而汪氏在书中描述温疫，有"初起大约似疟而不分明，后则单发热内传而死"之说，所述初起症状与六淫邪气不同，这些特点与瘴气（痎疟的典型表现为寒战、壮热、汗出，寒热交替出现，休作有时，同时伴有头身疼痛、痰涎壅盛、胸闷腹满等兼症）大致相符，应属于瘴疟范畴。在治疗上，针对这种证情，汪氏为解疫毒或控制疫毒蔓延计，总结疫初发热者用乾乙老人汤，"妙莫妙于乾乙老人汤"，使其把守少阴门户，"疫从内而出，反归于肾"，"夹虚者，补中丸参合用之，内玉竹、沙参二膏以代人参"，避免疫邪逆传心包。有关该证的预后，他认为"元气胜毒者轻，毒胜元气者不治"。

四、医论医话选录

1. 湿热之治

湿去热自解，不必苦寒。

（《汪广期先生拟方·湿热》）

2. 疫症衰危急扶元

疫症汗多人倦，脉弱急促，热不为汗，衰危症，急扶元气，若攻散则脱，拟以补中益气合生脉为主方。

（《汪广期先生拟方·时疫》）

3. 产后发热辨治

二脉充实，胎自坚固，二脉不实，胎每易堕。

丹溪先生谓产后之病以大补气血为主，其余他症以末治之。而景岳又云，产后亦不可过于拘泥丹溪之说，当随症参活法，否则印定后人眼目，而法有不可通者。噫！治产后亦良难矣。虽然大补气血者本也，参活法者变也，变不害本，固无伤也。景岳之说何必非丹溪之说哉！

产后发热多属气血两虚，不可妄作寒邪外感及夹食等症，误用发表消食，宜补气血为主。

产后发热有属阴虚者，或热久不退，或兼咳嗽，补气血中加入阴药。

（《汪广期先生胎产拟方》）

4. 惊风名实考

小儿勿轻服药，药性偏，易损萌小儿之冲和。

小儿勿多服药，冬服耗散真气，非质弱，则识愚。

惊风乃后人杜撰之名，古人无是也，仲景虽有刚柔痉之分，刚痉则今所谓急惊，柔痉即今所谓慢惊。方中行、喻嘉言论之详矣，此名不正，不复体验小儿之六经辨则。小儿柔脆，不及大人之能当寒热，一入太阳而经脉自乱，角弓反张之类自来矣，然当世既有是名，姑用其名，分注治法。

（《汪广期先生保婴拟方》）

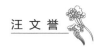

五、医案选录

1. 产后呕吐

东巷汪姓,产后病呕吐,医者以为食滞也,用消食之药,不应;又以为气滞也,用见中行气之药,不应;又以为亡虚也,用六君理中之属,不应;又以为无火也,加以桂、附,亦不应。急请余治,余问其中脘若有所照者,曰然,余问其恶露早净否,曰然,余曰:此瘀血为病,故一切止吐之药不应也。因先投以生化汤倍加黑姜一剂,瘀动吐稍定,再于生化汤中加入和胃之剂,吐乃止。

(《汪广期先生保婴拟方》)

按:本则案例妇人产后呕吐,医生先以为食滞用消食药,后又以为气滞用行气药,再又以为脾虚用补益药,又以为阳虚用温阳药,都未能治愈。汪文誉辨证准确,以为其乃瘀血致呕,用生化汤倍加黑姜二剂而愈。汪氏于产后方中推崇生化汤,不仅本案中产后呕吐用生化汤倍加黑姜,还认为产后作眩者用生化汤加人参最妙,如虚甚用"重参冲童便急服之,再用生化汤"。生化汤由当归、桃仁、川芎、炮姜、甘草五味中药组成,治病机理是化瘀生新,生化新血,针对妇人生理上的原因,于胎产时,容易表现为血瘀证,又生产多耗伤气血,以虚证为主导,亦多夹瘀证的现象,指出应顾护气血,夹杂活血行瘀,以达到化除瘀滞而不伤其血脉的功效,本案中另倍加黑姜,与唐代孙思邈在《备急千金要方·胃腑方·呕吐哕逆》篇"凡呕者,多食生姜,此是呕家圣药"观点相一致。

(《汪广期先生保婴拟方》)

2. 妊娠呕吐

一产妇病呕吐,勺水不能入胃,危急,名余,余诊其脉细如丝,手足冷,余曰阳将绝矣,而又水逆可奈何?因用人参五钱,附子一钱五分,共为末,浓煎陈皮水和陈米汁作丸,令病者含口中,俟其自化,化已复含。尽一日药,能入胃,吐亦稍定,再进附子理中汤数剂,手足温第,吐不能全止,自觉有一物从少腹而上升则作吐,余曰此少阴肾气也,改用八味丸加人参而愈。

(《汪广期先生保婴拟方》)

按:本则案例是妇人妊娠呕吐,出现不能饮食入胃的危急之证,汪文誉辨证为阳虚呕吐,拟人参、附子共为末,浓煎陈皮水和陈米汁作丸,令病者含口中,俟其自化。本案与常规治法不同,取丸剂服用,丸者缓也,而一般面临危急证应使用汤剂,取汤者荡也之意。然而,就吃了一日药,呕吐症状稍定,用丸剂竟能取得如此疗效。又进服附子理中汤数剂,手足温暖,但呕吐还没有完全治愈,从肾论治,改用八味丸加人参而愈。如《素问·举痛论》记载:"寒气客于肠胃,厥逆上出,故痛而呕也。"本案妇人脉细如丝,手足冷,一派寒证表现,汪氏急用人参益气,附子回阳。

冯泳等从数据挖掘角度对古今止呕方剂配伍规律进行了分析研究,结果表明呕吐的病理实质是本虚标实:肺、脾、肾三脏阳虚是本,痰饮阻遏气机是标,而且温性药物的使用量明显的大于其他药物。

六、代表方剂选录

1. 外感祛风方

组成:秦艽八分,菊花一钱,料豆三钱,桑叶三片。

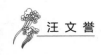

主治:受风。

用法:水煎服。

2. 温风汤

组成:黑豆二钱,甘草三分,玉竹五分。

主治:春月如伤风证,发热而汗多。

用法:水煎服。

3. 乾乙老人汤

组成:金银花四两,黑豆八两,甘草四两,黄泥三两。

主治:疫病。

用法:为末,炼蜜为丸,如弹子大,滚水调下一丸。

4. 治暑通用方

组成:扁豆三钱,木瓜八分,陈皮五分,茯苓一钱,甘草五分,谷芽一钱,引入荷叶八分,绿豆三钱。

主治:受暑,阴暑、阳暑。

用法:水煎服。

5. 逐月养胎煎方

(1)一月方

组成:熟地三钱,白术二钱,莲子七粒。

用法:水煎服。

要义:始基之矣,宜静不宜动。

(2)二月方

组成:山药一钱,白术二钱,杜仲一钱,熟地三钱,炒豌豆三钱,炒陈米三钱。

用法:水煎服。

要义:元珠在渊,潜发其光,毋扰其阳。

(3)三月方

组成:白术三钱,扁豆一钱,山药一钱五分,谷芽一钱,杜仲一钱,麦冬一钱,熟地三钱,沙参一钱,人参一钱,阿胶二钱。

用法:水煎服,如有内热,加酒炒黄芩八分。

要义:少阳风木,易于摇落。

(4)四月方

组成:熟地三钱,麦冬一钱,白术三钱,沙参一钱,杜仲一钱,扁豆一钱,山药一钱,白芍一钱,生甘草八分,人参一钱,黑豆三钱,阿胶一钱。

用法:水煎服。

要义:满其百二,可以无咎。

(5)五月方

组成:白术三钱,扁豆一钱,熟地二钱,茯苓八分,山药一钱,谷芽一钱,当归身一钱,杜仲一钱,白芍一钱,甘草五分,黑豆三钱,阿胶一钱,人参一钱。

用法:水煎服。

要义:中央正位,宜崇其土。

(6)六月方

组成:熟地五钱,甘草五分,白芍一钱,杜仲一钱五分,当归身二钱,山药一钱五分,茯苓一钱,白术二钱,黑豆三钱,阿胶二钱,人参一钱。

用法:水煎服。

要义:防危虑险须先着,莫待春风怨落花。

(7)七月方

组成:熟地五钱,杜仲一钱,山药二钱五分,当归身二钱,茯苓一钱,麦冬一钱,白术二钱,炙甘草一钱,黄芪一钱六分,阿胶二钱,人参二钱。

用法:水煎服。

要义:出潜龙欲动,制毒用安禅。

(8)八月方

组成:白术二钱,杜仲一钱,熟地二钱,炙甘草一钱,山药一钱,当归身一钱五分,大枣三枚,人参一钱,黑豆三钱。

用法:水煎服。

要义:温养守太和。

(9)九月方

组成:当归三钱,熟地二钱,白芍一钱,甘草一钱,茯神八分,白术一钱,酸枣仁一钱,人参一钱。

用法:水煎服。

要义:胎圆无箇事,著意助精神。

(10)十月方

组成:当归八钱,川芎二钱。

用法:水煎服,如体弱者加人参一钱,如将生加炙龟板五钱。

要义:果生枝上终期熟,人在胎中岂有殊。

6. 消食扶脾丸方

组成:白茯苓一两,神曲五钱,陈皮五钱,通曲一两,芡实五钱,白术二两,鸡内金五钱,人参三钱,使君子五钱,甘草五钱,川黄连一钱,谷芽一两五钱,莲子肉一两。

主治:消食扶脾。

用法:炼蜜为丸,如弹子大,每早米水调下一丸。

7. 治湿热方

组成:茅山苍术一钱(米汁浸,饭上蒸,土炒),木瓜五分,茯苓一钱五分,薏苡仁八钱,黑芝麻三钱。

主治:湿热。

8. 防暑方

组成:黄芪一钱六分,白术一钱,当归一钱,陈皮八分,甘草八分,柴胡三分,升麻三分,人参八分,生姜二片,大枣三枚。

主治:防暑。

9. 通治痢疾方

组成:藿香一两(炒),茯苓二两(去皮),五谷虫八两(炒),甘草一两五钱(炒),谷芽四两(炒),

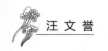

神曲八两(炒),陈皮二两(炒),红白扁豆花四两(焙)。

主治:痢疾。

用法:以上为末,每服三钱,开水下,初起兼服热淡姜汤下。

参考文献

[1] 汪文誉.济世良方[M].刻本.徽州休宁:光裕堂,1827(清道光七年).

[2] 汪文誉.汪广期先生拟方[M].刻本.1900(清光绪二十六年).

[3] 仲伟臣.子午流注服药法初探[J].山东中医杂志,1983(5):6-7.

[4] 项长生.汪广期《济世良方》及其他[J].安徽中医学院学报,1984(2):21-23,29.

[5] 薛己.薛氏医案[M].张慧芳,伊广谦,校注.北京:中国中医药出版社,1997.

[6] 杨鉴冰,王宗柱.傅青主女科白话解[M].西安:三秦出版社,2000.

[7] 《中国医籍大辞典》编纂委员会.中国医籍大辞典[M].上海:上海科学技术出版社,2002.

[8] 李东垣.脾胃论[M].文魁,丁国华,整理.北京:人民卫生出版社,2005.

[9] 赵献可.医贯[M].郭君双,整理.北京:人民卫生出版社,2005.

[10] 黄帝内经素问[M].田代华,整理.北京:人民卫生出版社,2005.

[11] 李时珍.本草纲目(校点本上,下册)[M].北京:人民卫生出版社,2005.

[12] 李微微.《傅青主女科》组方用药特点研究[D].哈尔滨:黑龙江中医药大学,2010.

[13] 孙思邈.备急千金要方[M].焦振廉,校.北京:中国医药科技出版社,2011.

[14] 汪文绮.杂症会心录[M].侯如艳,校注.北京:中国医药科技出版社,2011.

[15] 傅山.傅青主女科[M].申玮红,校注.太原:山西科学技术出版社,2012.

[16] 冯泳,黄颖琦,杨卫平,等.基于数据挖掘的止呕方剂用药规律探析[J].现代中医药,2013,33(5):68-71.

[17] 王键,黄辉,蒋怀周.新安医家治法创新[J].中华中医药杂志,2013,28(10):2980-2987.

[18] 黄辉.新安医学研究集成·学术研究[M].合肥:安徽科学技术出版社,2018.

[19] 李婧,刘德佩.《傅青主女科》产后病论治特色[J].中国民族民间医药,2018,27(21):70-71.

[20] 殷鸣,刘渊.温病探源:痰疟与温病关联性发微[J].中国中医基础医学杂志,2019,25(2):151-153.

(许 霞)

叶 桂

一、生平与著作

1. 生平简介

叶桂,字天士,号香岩,别号南阳先生。生于约清康熙六年(1667年),卒于约乾隆十一年(1746年)。祖籍安徽省徽州府歙县(今安徽省黄山市歙县),其高祖叶封山从歙县到苏州谋生,居上津桥畔,故叶桂晚年又号上津老人,自称"古歙叶天士"。叶桂为清代著名医学家,四大温病学家之一,自幼聪慧过人,自《素问》《难经》及汉唐宋诸多名家所著,无不旁搜博览;少承家学,祖父叶紫帆,父亲叶朝采,均为新安名医。幼年曾随父亲学习医学,后专心科举,14岁时父亲去世,放弃学业,拜父亲朱姓门生为师,在苏州渡僧桥附近学医。朱氏倾囊而授,而叶桂常常"闻言即解,见出师上"。叶氏好学不倦,信守"三人行必有我师"的古训,闻有擅长医道者,即以弟子礼事之,择善而从,"凡更十七师"。曾先后从学于姑苏名医周扬俊、马元仪等,深得"周扬俊四名家之精",因此后人称其"师门深广"。

叶氏取各家之长,加之天资聪颖,悟性极高,融会贯通,自成一家,除精于家传儿科,最擅长治疗时疫和痧痘等外感热病,是中国最早发现猩红热的人。创立了卫气营血辨证治疗法则辨治温病,丰富了察舌验齿诊断温病,形成了独特的治疗温病的用药经验,为后世尊称温病大师。在杂病方面,补充了李东垣《脾胃论》详于脾而略于胃的不足,提出"胃为阳明之土,非阴柔不肯协和",主张养胃阴;对中风一症具有独到的见解,如久病入络等。在妇科方面,阐述了妇人胎前产后、经水适来适断之际所患温病的诊断与治疗经验。

追本溯源,叶桂医学成就源自新安,处方用药以轻、清、灵、巧见长,源于新安医学的时方轻灵派。叶桂常与徽州人氏相互考订药性,与徽商往来甚密,这对其医学成就有着一定影响。史书称其"贯彻古今医术",30岁时已闻名大江南北。1733年苏州疫病流行,他拟定甘露消毒丹、神犀丹,活人无算。乾隆年间礼部尚书沈德潜在《叶香岩传》中评述:"以是名著朝野,即下至贩夫竖子,远至邻省外服,无不知有叶桂先生,由其实至而名归也。"除精通医术外,叶桂博览群书、学究天人,使医术和学术相得益彰。他认为"学问无穷,读书不可轻量也",体现了学无止境的治学精神。后人说他"固无日不读书也","内行修备,交友以忠信……以患难相告者,倾囊拯之,无所顾藉。"

叶氏生前日日忙于诊务,无暇亲笔著述,他留给后人的宝贵医学著作,全部由其门人和后人搜集、整理,主要著作有《温热论》《临证指南医案》《叶氏医案存真》《未刻本叶氏医案》

《景岳全书发挥》等。在学术继承方面,叶桂培养了不少济世救人的名医,包括门生、后人以及再传弟子,史称"大江南北,言医者辙以桂为宗,百余年来,私淑者众"。他的儿子叶奕章、叶龙章均是著名医家。叶氏学术经验在身后200多年的持续发展中,形成了一个重要的医学流派——"叶派",在近代医学史上占据重要的位置。叶桂曾设"种福堂""眉寿堂"悬壶济世50余载,临终前谆谆告诫子孙:"医可为而不可为。必天资敏悟,读万卷书,而后可借术以济世。不然,鲜有不杀人者,是以药饵为刀刃也。"(沈德潜《香岩传》)

2. 著作简介

(1)《临证指南医案》

叶氏门人华岫云(无锡人)收集叶桂晚年医案2 500余则,分类编辑而成,于清乾隆三十一年(1766年)刊出。此书是叶氏临床经验和学术思想的关键著作,内容包括内科杂病、妇科及儿科,分疾病89门,每门由其门人撰附论治1篇,门后附徐大椿评议。卷一至卷八记载内科之杂证、时证案;卷九为妇科;卷十为儿科;书末附所用方剂索引。之所以取名"临证指南",是因叶桂医案沿用了清初三大名医之一喻昌的病案格式,"辞简理明,悟超象外。其审证则卓识绝伦,处方则简洁明净。""其于轩岐之学,一如程朱之于孔孟,深得夫道统之真传者。"(《临证指南医案·华序》)该书体现了叶桂温病论治、脾胃分论、倡养胃阴、奇经辨治、久病入络等理论,大为后世所推崇,研究层出不穷,使之得到了良好的继承和发展。阅读此书当"须文理精通之士,具虚心活泼灵机,曾将《灵》《素》及前贤诸书参究过一番者,方能领会此中意趣。"

(2)《温热论》

最早载于华岫云所编《临证指南医案》之中,刊于清乾隆三十一年(1766年),称为"华本",又称"种福堂本"。后收入唐大烈《吴医汇讲》中的《温热证治》(又称为《温热论治二十则》),约刊于清乾隆五十七年(1792年),称之为"唐本"。内容涉及温病学基本理论的各个方面,如温病的病因病机、感邪途径、辨证纲领、诊断方法、防治方法及预后等。据《吴医汇讲》记载,《温热论》为"先生游于洞庭山,门人顾景文随之舟中,以当时所语信笔录记"。对《温热论》作注约10余家,华岫云所作的简单注释,被视为《温热论》的最早注本。在《医门棒喝》中,章楠把原文分为34节,取名为《叶天士温病论》,是最早的系统注释本,约刊于清道光五年(1825年)。王孟英在《温热经纬》中更名为《叶香岩外感温热篇》,该书除了有王孟英深入的阐发外,还收入了华岫云、章楠、吴鞠通等众多医家的有关论述和注解,约刊于清咸丰二年(1852年)。

《温热论》全文十分简短,仅4 000余字,为叶桂温病学术思想的集中体现,也是温病学说的奠基之作。文中叶桂认同吴有性温邪"由口鼻而入"的观点,提出"温邪上受,首先犯肺",对于病邪在人体内的传变过程,叶氏提出了由浅而深分为卫分、气分、营分、血分4个病机层次。并指出温病的传变模式有顺传与逆传二种:顺传,按照"卫之后方言气,营之后方言血",即卫分、气分、营分、血分的顺序由浅入深,逐步传变;逆传,邪从肺卫不经气分,直接传入心营,迅速出现神志昏乱。叶桂还进一步提出了卫气营血不同阶段的治法,"在卫汗之可也,到气才可清气。入营,犹可透热转气,如犀角、玄参、羚羊等物。入血,就恐耗血动血,直须凉血散血,如生地、丹皮、阿胶、赤芍等物。"至于如何分辨卫、气、营、血四大病程阶段,叶氏主要运用察舌、验齿以及辨斑、疹、白㾦作为要点,并结合其他诊法,作出辨证论治。纵观全书,虽篇幅简短,但融理法方药于一体,对后世外感热病诊治起着重要指导作用。

(3)《叶氏医案存真》

由其玄孙叶万青取家藏方案及《天元医案》中所载叶案等予以辑刊。全书不分类别,卷一以杂病为主,卷二以温热病案为多,卷三为运用张仲景方验案,卷末附马元仪《印机草》一卷及祁正明、王晋三医案数则。此书文字质朴无华,很少斧凿痕迹,辨证确切,随证立方,自有良好疗效。其后周学海加以整理评点,调整体例,并予以分门别类,辑为上下二卷,改名《评点叶案存真类编》。现存几种清刻本和石印本,又收入《周氏医学丛书》中。周学海点评《叶案存真类编》:"叶先生于外感,最长于温热;于杂病,最长于虚损;总是长于治郁而已,自来医案皆自编辑,故必其证之稍新,治之已效者,乃从而著之。其寻常易晓者,不多见也。先生案辑于后人,得失兼收,瑕瑜不掩,因其所矣! 而案之宏富,遂为医林中独成一子,好学得思者,正乐而读之,以观其真,岂非盛事耶!"原成都中医学院(现为成都中医药大学)彭宪章教授精选《叶氏医案存真》一书中 100 案原著,逐一加以校释,并将平素临证用叶氏之方与法及其理论治病,收到较好效果的典型病案约 10 例,附于个别医案之后,取书名《叶氏医案存真疏注》,1984 年由四川科学技术出版社出版发行。《叶氏医案存真疏注》原序称:"叶天士家传验案,其辨证之精,用方之巧,较叶氏门人华岫云所辑之《临证指南医案》,尤多神奇之处,故此书真可称医案中之精华,业医者所不可不读也。"

(4)《未刻本叶氏医案》

叶氏学徒周仲升每日抄录叶桂的临诊脉案,后整理成册,以供日后临诊参考、借鉴之用。顾其年借周之抄本再抄,由朱周燨于乾隆三十四年己丑(1769 年)孟夏作序(此书未曾发行),并由顾其年于辛卯(1771 年)三月初六始刻。20 世纪上半叶由上海张耀卿医师收藏抄本,经名医程门雪借得校读,认为确为叶氏门人周仲升所抄录,而转辗抄得者。幸距叶氏卒年未久,书中内容未编次修饰,浑朴可珍。程门雪认为,案语虽简率,但处方选药却极致精细,药味无多,而选药至严,运用古法,变化尤妙,真属叶桂手笔,非伪托或抄集旧案改头换面成书者可比。其内容大要有其特点,医案编排"系按日抄录门诊方,未曾经过修饰整理者,真可靠之叶氏原按也,中间夏秋暑疟利咳嗽方最多,其余则调理虚损杂病间见。""议论之恢宏,治疗之奇特,收罗之广博,自不及《指南》之富,《存真》之精。而特有之好处,亦二书所未有也。"(程门雪《校读记》)。1944 年,程门雪先生在其《书种室》为此书写下了《校读记》,即为《未刻本叶氏医案》(1963 年版)。

(5)《徐批叶天士晚年方案真本》

该书分上下 2 卷,收病案 497 例。未刊入《叶案存真》。此系叶桂晚年方案,且未经修饰,由其门人辑其治验整理而成,徐大椿批注。徐氏批注亦褒多于贬,与徐评《临证指南医案》所载大不相同,足见叶氏晚年医技愈加纯熟老道。编写体例与《临证指南医案》大致相同,病案所涉内、外、妇、儿各科,或旁加引证,探究病之本源,或融哲理于医理,浑然而成,亦有寥寥片语而就,却也言简意赅。后此书为吴县张振家所得,爰与门人共加校订,初刊于清光绪十五年(1889 年),之后由曹炳章圈校,复刻于其所编《中国医学大成》中。

二、学术思想与特色

《临证指南医案·序》称叶桂:"天分绝人,于书无所不读,终身不能忘","其于轩岐之学,错综融贯"。其主要学术思想不仅对温病学理论的构建作出了突出贡献,而且在内伤杂病诊治方面,师古而不泥古,建树颇多。

1. 奠定温病学术体系

叶桂在继承《黄帝内经》《伤寒论》、河间"火热论"以及《温疫论》等前代医家外感热病思想的基础上,系统论述温热病的发生、发展、诊断、治疗及预后,其主要学术思想概括如下:

(1)阐明了温病的发生发展规律

叶桂明确提出了温病的病因是温邪,突破了"伏寒化温"的温病病因说及邪从皮毛而入的传统认识,为新感温病的概念奠定了基础。对温病的感邪途径提出了"上受"之说,即邪从口鼻而入,特别提出了"首先犯肺",然后可以顺传气分或逆传心包。病变在气分,可分别出现邪留三焦、致成里结等不同部位的病变,若"病仍不解,渐欲入营",入营既可以从风热陷入,也可以从湿热陷入。"营分受热,则血液受劫"。另外,温病卫气营血的传变、温病神昏和痉厥、后期的伤阴等方面的论述,都是对温病发展规律的总结。

(2)创立卫气营血辨证理论

由"肺主气属卫,心主血属营"和"卫之后方言气,营之后方言血"之论可见,叶桂认为外感热病可按照病变浅深、轻重层次,分为卫气营血四个阶段;但是卫气营血又不是孤立的,而是相互联系的。由此,使外感热病辨证内容得到进一步发展,奠定了温病学辨证论治的理论体系。同时,在治疗原则上提出"在卫汗之可也,到气才可清气,入营犹可透热转气,入血就恐耗血动血,直须凉血散血",这一原则是建立在不同病机之上,是辨病机论治的体现,不仅适用于外感热病,对内、外、妇、儿疾病均可借鉴。

(3)辨明温病与伤寒之异

叶氏进一步明确了温病与伤寒在病因、传变及治疗上的不同点。如温病与伤寒病因上寒温有别,温病的病因是"温邪",伤寒的病因是寒邪。二者传变规律不同,温邪热变最速,并始终以发热为主要标志,在病变过程中又以伤阴之病理较为突出;而伤寒是由寒邪所引起,初起"伤寒之邪留恋在表",然后才化热才传里,在病后期较易伤阳而转化为虚寒之证。因此,叶氏提出温病"若论治法则与伤寒大异也",并多处论述温病与伤寒治法之异同。

(4)丰富和发展了温病诊断学的内容

《温热论》共37条,原文中有15条是专论舌诊,从而突出了舌诊在温病诊断中的重要作用。另外又提出了验齿、辨斑疹、辨白痦等诊断方法,这些内容多数是言前人所未言,属叶氏独特临床经验的总结,充实丰富了中医诊断、辨证的内容。叶氏在讨论这些诊断学内容时,还指出了其中多数症状表现的治疗原则、方法及代表药物。可见,叶氏已经形成了较为系统的察舌验齿、辨斑疹白痦的证治纲要,对于临床外感热病的诊断和治疗具有重要的指导意义。

(5)论述了妇人温病的证治特点

因妇人具有经、胎、产的特殊生理过程,叶氏提出了在此期间感受温病证治特点及规律。在治疗胎前温病时,一定要时时注意保护胎儿,防止正气受到损伤,邪热内陷威胁胎元。如"然须步步固护胎元,恐损正邪陷也。"产后温病的治疗,应本着勿拘于产后,亦勿忘于产后的原则,使邪气得去,正气得安。热入血室的治疗要兼顾经期的特殊生理,配以活血行气,祛邪通络。

2. 创胃阴学说,倡脾胃分治

李东垣脾胃学说以及补中益气汤对后世影响较广。但是,李东垣论治脾胃,重在治脾,法用益气升阳,后人多有误解,"以治脾之药笼统治胃"。叶桂强调脾胃虽然同属中土,但当分析而论。脾为脏,主健运,化生精微,藏而不泻;胃属腑,主纳食,司职传导,化而不藏。他在《临证指南医案》说:"纳食主胃,运化主脾。"又云:"太阴湿土,得阳始运,阳明阳土,得阴自安,以脾喜刚燥,胃喜柔润也。"这些说明了脾胃具有不同生理功能特点和治疗原则。故临床治疗脾胃不能一概以脾论之,"脾胃当分析而论"。在继承和发扬李东垣补脾升阳之说的基础上,叶桂创立胃阴学说,反对概用升补脾阳之法,倡导保护胃阴,运用甘平或甘凉濡润之品,以濡养胃阴。因此,华岫云:"脾阳不足,胃有寒湿,一脏一腑,皆宜于温燥升运者,自当恪遵东垣之法;若脾阳不亏,胃有燥火,则当遵叶氏养胃阴之法。"

叶桂明确指出:"胃宜降则和"。胃属六腑之一,传化精气而不藏,以通降为用。叶氏又指出:"胃气上逆固病,即不上逆,但不通降,亦病矣。"意即胃的升降失调包括胃失通降和胃气上逆两种,胃失通降则向下传导不利,其临床表现为脘腹痞满,大便不爽;胃气上逆则胃失和降,气逆于上,症见呕恶、呃逆、反胃等。"故凡遇禀质木火之体,患燥热之症,或病后热伤肺胃津液,以致虚痞不食,舌绛咽干,烦渴不寐,肌燥熇热,便不通爽,此九窍不和,都属胃病也……故先生必用降胃之法。"然叶氏治胃之通降法,既不是用辛开苦降之药,也不是用苦寒下夺之品,此二者均易损伤胃气,而是运用"甘平或甘寒濡润,以养胃阴,则津液来复,使之通降而已矣"。强调养胃阴而使之通降,乃得通降法之精髓。

3. 完善中风学术,立"阳化内风"说

唐宋以前,医家多从外风立论辨治中风。直至金元时期,刘完素、李东垣、朱丹溪三大家始突破中风为外风的认识,对中风的病机有了新的认识,产生许多不同学术观点。如刘完素主张情志化火,肝风内动;李东垣责之内虚气衰;朱丹溪认为湿痰化热,热极生风。元末明初王履综前人之说,以真中风、类中风来区别中风的内外。之后,张景岳又立"非风"之说,认为"凡此非风等证,其病为强直掉眩之类,皆肝邪风木之化也"。缪希雍指出"内虚暗风,确系阴阳两虚,而阴虚为多,与外来风邪迥别"。

叶桂在继承了"内风"之论基础上,完善阳化内风理论,提出中风病机是由于"身中阳气之变动"的观点。肝为风脏体阴用阳,精血衰耗可致水不涵木,导致肝阳偏亢,内风即起。表现为眩晕、目胀、火升、耳鸣、肢体麻木、手足搐搦牵掣、痉厥或陡然昏仆等。产生这种肝风内动的病因病机,或是肾液少,水不涵木,虚风内动;或是平昔怒劳忧思,五志化火交并于上,肝胆内风鼓动盘旋,上盛而下虚;或是肝血肾液两枯,阳扰风旋;或是中阳不足,阳明络脉空虚。叶氏认为,肝肾虚损为其本,风阳上扰是其标,阳化内风实系本虚标实的结果。"阳化内风"的认识丰富了中医学有关内风病机的理论。

在中风的治疗方面,叶氏创"缓肝之急以熄风,滋肾之液以驱热"的治疗大法,以及"介以潜之,酸以收之,味厚以填之"的具体用药原则,并提出滋液息风、镇阳息风、和阳息风、缓肝息风、养血息风、介类潜阳等多种具体治法,并强调"身中阳化内风,非发散可解,非沉寒可清"。"攻病驱风,皆劫气伤阳,是为戒律"。可见,叶桂对肝风病证的治疗,是在养血、滋液、缓肝及甘温益气等扶正的基础上,再用镇阳、和阳、潜阳之品达到息风目的。药物的使用上,要辨证施药,灵活变通古方,如将复脉汤、地黄饮子、虎潜丸、镇阴煎去其温燥,保留滋阴潜阳、和阳诸药,但很少使用全蝎、蜈蚣、地龙、钩藤等息风之品。

4. 阐发儿科疾病辨治思想

叶桂的儿科学术思想,主要集中体现在《临证指南医案·幼科要略》中。此部分既有儿科疾病的理论阐发,又有临证经验的总结,共收医案107首,用药154味。叶氏认为:"婴儿

肌肉柔脆,不耐风寒,六腑五脏气弱,乳汁难化。内外二因之病自多,然有非风寒竟致外感,不停滞已属内伤。"可见,儿科常见疾病,不外乎外感六淫和内伤饮食。对于小儿外感疾病的治疗,叶氏匡正时弊,强调外感温热与伤寒病因不同,其治法亦当各异:"病自外感,治从阳分,若因口鼻受气,未必恰在足太阳经矣。"并指出:"大凡吸入之邪,首先犯肺,发热咳喘。口鼻均入之邪,先上继中,咳喘必兼呕哕胀。虽因外邪,亦是表中之里。设宗世医发散阳经,虽汗不解。幼稚质薄神怯,日期多延,病变错综。"

对于小儿食积的治疗,叶氏认为:"褓褓小儿,体属纯阳,所患热病最多。世俗医者,固知谓六气之邪皆从火化,饮食停留,郁蒸变热。惊恐内迫,五志动极皆阳。""幼稚谷少胃薄,表里苦辛化燥,胃汁已伤。复用大黄大苦沉降丸药,致脾胃阳和伤极,陡变惊痫,莫救者多矣"。"热乃无形之气,幼医多用消滞,攻治有形,胃汁先涸,阴液劫尽者多矣。"叶氏认为,小儿为纯阳之体,热证为多,脾胃娇嫩,苦寒之品最易戕害脾胃。对于儿科疾病的证治,叶氏结合小儿"肌肉柔脆""五脏六腑气弱""谷烧胃薄"以及脏气清灵、生机旺盛等特点,认为首当顾护脾胃:"验其体质最薄,慎勿过剂","勿伤小儿胃汁","阳明胃阳受伤,腑病以通为补。若与守中,必致壅逆"。用药轻灵、简练平稳:"治热当令热去而不冷,治冷当令冷去而不热。"并指出:"平淡无奇,断不败事";反之,"欲速则不达也"。

5. 构建奇经八脉临床辨治体系

叶桂认为,奇经八脉蓄贮十二经脉气血,故为"十二经脉之海",可"担任""约束""总督"全身阴阳、气血、脏腑、津液之正常运行功能。如《临证指南医案·崩漏》云:"任脉为之担任,带脉为之约束,刚维跷脉之拥护,督脉以总督其统摄。"奇经与脏腑之间的病理也可以相互影响,脏腑病损日久,迁延不愈,多必损及奇经八脉。叶氏还特别提出,八脉隶属肝肾,冲脉隶属阳明。"奇经八脉,隶于肝肾为多","肝肾内损,渐及奇经诸脉","肝肾下病,必留连及奇经八脉","肝血肾精受伐,致奇经八脉中乏运用之力";冲脉隶于阳明,阳明久虚,脉不固摄,有开无合。"叶氏这种观点与《素问》中冲脉"经络之海""十二经脉之海""五脏六腑之海"和"血海",而胃为"水谷之海"的观点一脉相承。

另外,叶桂认为奇经辨证须分虚实。奇经虚证多有精血亏耗的病史,如老年精血已衰,百脉萎弛,阳气不升;奇经实证大多由气滞或血瘀或痰浊等实邪痹阻奇经气血所造成,常见男子疝气、女子痛经、产后腹痛及瘕聚等。治疗方面,叶氏以调和气血、温补镇摄及通因为法,治疗奇经实证,或气滞或血瘀或痰浊等实邪阻滞时,用药应当以辛苦与芳香性味之药来宣通气血,以利畅行;奇经虚证,或气虚或血虚或阳虚等,用药应当以性味甘温之药温养奇经,仍必须加入辛味通行宣散之药,防止甘药过分滋腻而阻滞奇经八脉的气血运行;用药最为经典是"龟体阴,走任脉","鹿性阳,入督脉"。

6. 开络病治法先河

络脉的论述,始于《黄帝内经》,发展于张仲景,真正将"通络法"灵活运用到临床实践者当属叶桂。《临证指南医案》多处提及"初病在经,久病入络,以经主气,络主血""病久痛久则入血络"等理论。凡病程短,病情轻,邪气仅伤及气分,病位在经;凡病迁延日久,病情重,邪气由气入血分,伤及血络。叶氏认为,初病在经,症状表现为胀痛无形;久病入络则气血同病,以血病为主,表现为气血阻滞,则见刺痛有形,望之高突或触之不移。

久病入络的特征性症状是疼痛,叶氏在前人"不通则痛""通则不痛"理论基础上,创立了"一通字立法"的治疗原则,进一步解释"此通字,勿误认为攻下通利讲解,所谓通其气血,则不痛是也",治疗"必辨其在气分与血分之殊。在气分者,但行其气,不必病轻药重,攻动其血。在血分者,则必兼乎气治,所谓气行则血随之是也"。叶氏进一步将久病入络病性以虚实分类,实证表现痛而拒按,"气滞血凝,通其气而散其血则愈";虚证表现痛而喜按,"气馁不能充运,血衰不能滋荣,治当养气补血,而兼寓通于补",可见此为虚实夹杂之虚。

具体治法,叶桂提出了理气、化痰、活血等通络法,"络以辛为泄",以通为治,其通络每以辛味为主,如辛温通络法、辛香通络法、辛润通络法等。对"外邪留著,气血皆伤,其化为败瘀凝痰,混处经络"之证,当活血化痰通络;"气聚痰凝"阻滞脉络,宜理气化痰通络;血瘀"脉络凝痹"者,可活血化瘀通络;"气血皆滞之络病",则权衡理气活血之主次。另外,"络虚"一证,治疗当"通补最宜",但用药宜灵活,忌"滋阴腻浊"之品。临床用药体现了辛味通络、虫药通络、藤药通络的理念;药物剂型丸剂、膏剂为主,所谓久病缓攻不宜重损。

三、临证经验

1. 主张"女子以肝为先天"

"女子以肝为先天"见于《临证指南医案》卷九"淋带"案,"女科病多倍于男子,而胎产调经为主要。淋带瘕泄,奇脉空虚,腰背脊膂掣似坠,而热气反升于上,从左而起,女人以肝为先天也。"调经案说:"今观先生案,奇经八脉固属扼要,其次最重调肝,因女子以肝为先天,阴性凝结,易于拂郁,郁则气滞血亦滞",明确提出了"女子以肝为先天"理论。

在叶氏临床病案中,具体体现在肝主藏血、主疏泄、肝与冲任二脉密切相关以及肝肾同源的论治上。例如,《临证指南医案》中载有女子年少时大脱血,醉入房中,气竭伤肝,引起的血枯闭经,叶氏以《黄帝内经》四乌鲗骨一藘茹丸为基础,用乌贼骨、藘茹、雀卵、鲍鱼汁进行治疗,体现了肝主藏血的理念。《临证指南医案》还记载了大量肝失疏泄、情志失调导致的各类妇科疾病病案,治疗上多用疏肝、养肝的逍遥散之类的方药。叶氏说:"《局方》逍遥散固女科圣药,大意重在肝脾二经……以引少阳生气,上中二焦之郁勃可使条畅。"

叶桂非常重视冲任二脉在妇科中的重要作用,《临床指南医案》中记录"冲脉肝阴虚""肝肾奇脉阴虚"等多种证型,如调经案云:"凡女人月水,诸络之血必汇集血海而下,血海者,即冲脉也,男子藏精,女子系胞。不孕,经不调者,冲任病也。"再如《临证指南医案》一案:"经水一月两至,或几月不来,五年来并不孕育,下焦肢体常冷。是冲任脉损,无有贮蓄。"叶氏认为此为肝肾虚寒,当暖益肾肝为法,以四物汤加紫河车、肉桂、紫石英等温补肝肾之品。

"女子以肝为先天"是叶桂治疗妇科疾病经验结晶。金代医学家刘完素曾言:"妇人童幼天癸未行之间,皆属少阴;天癸既行,皆从厥阴论之;天癸已绝,乃属太阴。"可见妇人一生从天癸至到天癸绝几十年间,大部分妇科疾病与肝密切相关,叶氏则进一步突出和强调了肝脏在女子生理、病理上的重要地位。

2. 善于辨"体质"论治

个体体质的不同,决定着机体对某些致病因素的易感性,同时决定着很多疾病发展的倾向性,甚至直接影响疾病的预后。历代中医文献中均有"体质"的记载,如"气质""气体""素质"等均为"体质"的不同称谓。《临证指南医案》中明确提出"体质"一词,且在文中出现多达52次,具体称"木火体质""阳微体质""湿热体质""阴虚体质"等。叶桂在临证中,对体质甚为重视。如《临证指南医案》:"平素体质,不可不论","诊之大法,先明体质强弱,肌色苍嫩,更询起居致病因由"等。临证中,叶氏往往通过"望、闻、问、切"神圣工巧之道来辨识体质。以形体、病史、治疗史等当前状态,饮食、起居等生活条件,性情、年龄、性别等个体特征,天时、地理等环境因素,以及家族史等多方面对体质进行辨识,同时以此指导治疗。例如,依据形体皮肤色泽,确定阴虚阳虚;依据病程长短,确定机体的损伤;依据治疗用药判断气血的损伤;依据饮食习惯确定脾虚功能;依据起居和生活空间确定病情的虚实;依据性情确定肝郁、气郁和痰火之郁;根据年龄判断阳阴的虚损;根据性别决定调气与调血;依据天时决定五脏的虚实;依据地理环境判断气候对人的影响;依据家族史判断患者禀赋的强弱。

治疗方面,强调依体质论治。例如,"男子向老,下元精血先亏""高年阳明气乏",即老年人脾肾两脏易早衰,因此治疗应注重补肾健脾,且忌峻猛药攻伐。"女子以肝为先天""女科肝病为多",强调调肝养肝在妇科疾病治疗中的突出作用。体质血虚者,易出现"风温上受",且风温可化燥热。"且吾吴湿邪害人最广,如面色白者,须要顾其阳气……""面色苍者,须要顾其津液……""又有酒客里湿素盛……""在阳旺之躯,胃湿恒多;在阴盛之体,脾湿亦不少"。

3. 补虚当以三焦为经、阴阳为纬

叶桂十分重视正气,对于虚损病证,补虚以上、中、下三焦为经分部位,以阴阳虚损为纬分病性,形成了甘药培中、血肉填精、脾肾兼顾为特色的理虚大法。

他据《黄帝内经》"劳者温之""损者益之"的思想,对于久虚之人,均益护养脾胃,并吸收张仲景、李东垣等人顾护脾胃的治法,将胃气的盛衰作为治疗虚损转归的一个重要依据。其谓"凡补药气皆温,味皆甘,培生生初阳,是劳损主治法则"。叶氏主张具体治疗中当脾胃分论,确立了"理阳气,当推建中;顾阴液,须投复脉"理论。阳虚者,遵张仲景、李东垣,治在脾,当用甘温建中、四君子、补中益气之类;阴伤者,遵张仲景麦门冬、复脉汤之辈,以甘平、甘凉养胃之气阴,以通为补。若病及下焦损伤肝肾,叶桂指出:"非草木攻涤可却","精血竭而为患者,必借血肉之滋填",即用血肉有情之品,其质重、味厚填补灌注真阴,避免使用温燥的肉桂、附子,苦寒的知母、黄柏。在剂型的使用上,叶桂主张:"病根在下深远,汤剂轻浮,焉能填隙,改汤为膏,取药力味重以填实之。"

另外,叶桂治疗虚损另一个原则——脾肾兼顾、用药时间有别,即体现了他对先后天之本的重视,又与现代研究证实的人体激素分泌规律不谋而合。例如,脾肾阳虚,朝服加减八味丸以温肾阳,晚服异功散以扶脾气;肾阴虚而脾阳不足者,朝服都气丸以滋肾阴,午进异功散以运脾阳;脾肾阳虚兼见痰饮者,朝服肾气丸以温肾阳,晚服《外台》茯苓饮、姜枣汤法丸以健脾化痰。叶桂在治疗上下同损时,往往注重中焦脾胃的重要性,他云:"然必纳谷资生,脾胃后天得振,始望精气生于谷食……有形精血难生,无形元气须急固耳,况上下交损,当治其中……"临床中治疗心肾不交的"遗精""淋浊"之证,在收敛肝肾之气的同时,顾护脾胃之气,达到"俾饮食增而精血旺,以致充血而生精,而复其真元之不足"。

4. 邪留于三焦,当分消走泄

《温热论》曰:"再论气病有不传血分,而邪留三焦,亦如伤寒中少阳病也。彼则和解表里之半,此则分消上下之势,随证变法,如近时杏、朴、苓等类,或如温胆汤之走泄。因其仍在气分,犹可望其战汗之门户,转疟之机括"。叶桂所提出的"分消上下之势",是针对痰湿邪热停留于三焦,阻遏上、中、下三焦气机的论治。所谓"分消上下",是温邪与痰湿相夹阻于三焦,三焦气机郁滞之证,其治疗宜用开上、宣中、渗下之法,以宣展三焦气机、利湿化痰,祛除上、

中、下三焦之病邪,又称为"分消走泄"。而叶氏所列举的杏仁、厚朴、茯苓正是分别代表开上、宣中、渗下三法。至于文中所举的温胆汤(陈皮、半夏、茯苓、甘草、竹茹、枳实、大枣,方出《备急千金要方》),亦为宣泄气机、清热化痰利湿之剂。

总之,所谓的分消走泄,是指用宣气、燥湿、化痰、清热之品,达到分消上、中、下三焦的病邪,祛除郁阻于三焦痰湿的目的。邪留三焦的病机比较复杂,具体治疗要区别热重还是湿重,是气滞为主还是湿阻为主,病变部位是偏上还是偏中或偏下。叶氏强调要"随证变法",不可拘泥于某药、某方。此种治疗经验,对临床各科兼有湿邪病证的治疗具有重要指导价值。

5. 以"通"为要辨治痹证

《临证指南医案·痹》载医案 82 则,对痹证病因病机、治则治法及遣方用药论述较为详尽,是研究叶氏辨治痹证的重要参考。叶桂辨治痹证初期以寒热为纲,辨风寒与湿热之别,治疗以"通法"最为关键,"虽汗不解,贵乎宣通",是因"惟通则留邪可拔耳"。因此,风湿痹宜用辛温宣通,寒湿痹宜通阳散寒,湿热痹宜宣通清解,痰阻痹宜化痰通络,虚痹宜以通补治之。

叶氏在痹证的辨治中,亦融入卫气营血和三焦的思想。例如,从病程的新久、病位的上下,来辨治痹证,"初病气结在经,久病血伤入络","上焦属气,下焦属血"。在治疗上,若"经气受伤,客邪乘卫阳之疏而入",病在卫分,当"固卫阳以却邪";邪在气分,治当"急清阳明,宣通清解"。至于用药,叶氏主张"是病后宜薄味,使阳明气爽,斯清阳流行不息,肢节脉络舒通,而痹痿之根尽拔"。痹证入营,则"热未尽去,阴已先虚",治疗总则"清、养、透",即清营热、养营阴,另外将营分热邪透转气分而解,即"入营犹可透热转气",其"透"又有疏通血脉、宣畅气机之意,亦以"通"治痹之理。叶氏指出:"热入阴分血中,致下焦为甚,所谓上焦属气,下焦属血耳。"痹证到血分证阶段,血热未除,营阴耗伤,血凝为瘀,脉络阻滞,成痹成痿,治疗当以"清、养、散"为法,仍体现以"通"治痹之理。

《临证指南医案》中多次提及痹证辨治须分经络,"初病气结在经,久病血伤入络",即"久病入络"之说。痹证位有在经在络之分,病邪传变由经及络,则病位由浅入深。邪在经贵乎宣通,病邪在络当"以通为用"的治疗原则。

可见,叶氏以治络法治痹,亦是其治痹特色,用药特色不外乎辛温通络、虫蚁通络、活血通络三法。在痹证的治疗中,叶氏秉承奇经理论,认为"肝肾内损,渐及奇经诸脉""肝肾下病,必留连及奇经八脉"等观点,治疗时往往不用草木之属,认为"草木药饵,总属无情,不能治精血之惫",多重用血肉有情之品,即"填精血务在有情","后人不晓八脉之理,但指其虚,刚如桂附,柔如地味,皆非奇经治法"。

四、医论医话选录

1. 温热论

温邪上受,首先犯肺,逆传心包。肺主气属卫,心主血属营,辨营卫气血虽与伤寒同,若论治法则与伤寒大异也。

盖伤寒之邪留恋在表,然后化热入里,温邪则热变最速。未传心包,邪尚在肺,肺主气,其合皮毛,故云在表。在表初用辛凉轻剂,挟风则加入薄荷、牛蒡之属,挟湿加芦根、滑石之流。或透风于热外,或渗湿于热下,不与热相搏,势必孤矣。

不尔,风夹温热而燥生,清窍必干,为水主之气不能上荣,两阳相劫也。湿与温合,蒸郁而蒙蔽于上,清窍为之壅塞,浊邪害清也。其病有类伤寒,其验之之法,伤寒多有变证,温热虽久,在一经不移,以此为辨。

前言辛凉散风,甘淡驱湿,若病仍不解,是渐欲入营也。营分受热,则血液受劫,心神不安,夜甚无寐,或斑点隐隐,即撤去气药。如从风热陷入者,用犀角、竹叶之属;如从湿热陷入者,犀角、花露之品,参入凉血清热方中。若加烦躁,大便不通,金汁亦可加入,老年或平素有寒者,以人中黄代之,急急透斑为要。

若斑出热不解者,胃津亡也,主以甘寒,重则如玉女煎,轻则如梨皮、蔗浆之类。或其人肾水素亏,虽未及下焦,先自彷徨矣,必验之于舌,如甘寒之中加入咸寒,务在先安未受邪之地,恐其陷入易易耳。

若其邪始终在气分流连者,可冀其战汗透邪,法宜益胃,令邪与汗并,热达腠开,邪从汗出。解后胃气空虚,当肤冷一昼夜,待气还自温暖如常矣。盖战汗而解,邪退正虚,阳从汗泄,故渐肤冷,未必即成脱证。此时宜令病者,安舒静卧,以养阳气来复,旁人切勿惊惶,频频呼唤,扰其元神,使其烦躁。但诊其脉,若虚软和缓,虽倦卧不语,汗出肤冷,却非脱证;若脉急疾,躁扰不卧,肤冷汗出,便为气脱之证矣。更有邪盛正虚,不能一战而解,停一二日再战汗而愈者,不可不知。

再论气病有不传血分,而邪留三焦,亦如伤寒中少阳病也。彼则和解表里之半,此则分消上下之势,随证变法,如近时杏、朴、苓等类,或如温胆汤之走泄。因其仍在气分,犹可望其战汗之门户,转疟之机括。

大凡看法,卫之后方言气,营之后方言血。在卫汗之可也,到气才可清气,入营犹可透热转气,如犀角、玄参、羚羊角等物,入血就恐耗血动血,直须凉血散血,如生地、丹皮、阿胶、赤芍等物。否则前后不循缓急之法,虑其动手便错,反致慌张矣。

且吾吴湿邪害人最广,如面色白者,须要顾其阳气,湿胜则阳微也,法应清凉,然到十分之六七,即不可过于寒凉,恐成功反弃,何以故耶?湿热一去,阳亦衰微也;面色苍者,须要顾其津液,清凉到十分之六七,往往热减身寒者,不可就云虚寒,而投补剂,恐炉烟虽熄,灰中有火也,须细察精详,方少少与之,慎不可直率而往也。又有酒客里湿素盛,外邪入里,里湿为合。在阳旺之躯,胃湿恒多,在阴盛之体,脾湿亦不少,然其化热则一。热病救阴犹易,通阳最难,救阴不在血,而在津与汗,通阳不在温,而在利小便,然较之杂证,则有不同也。

再论三焦不得从外解,必致成里结。里结于何?在阳明胃与肠也。亦须用下法,不可以气血之分,就不可下也。但伤寒邪热在里,劫烁津液,下之宜猛;此多湿邪内搏,下之宜轻。伤寒大便溏为邪已尽,不可再下;湿温病大便溏为邪未尽,必大便硬,慎不可再攻也,以粪燥为无湿矣。

再人之体,脘在腹上,其地位处于中,按之痛,或自痛,或痞胀,当用苦泄,以其入腹近也。必验之于舌:或黄或浊,可与小陷胸汤或泻心汤,随证治之;或白不燥,或黄白相兼,或灰白不渴,慎不可乱投苦泄。其中有外邪未解,里先结者,或邪郁未伸,或素属中冷者,虽有脘中痞闷,宜从开泄,宣通气滞,以达归于肺,如近俗之杏、蔻、橘、桔等,是轻苦微辛,具流动之品可耳。

再前云舌或黄或浊,须要有地之黄。若光滑者,乃无形湿热中有虚象,大忌前法。其脐以上为大腹,或满或胀或痛,此必邪已入里矣,表证必无,或十只存一。亦要验之于舌,或黄甚,或如沉香色,或如灰黄色,或老黄色,或中有断纹,皆当下之,如小承气汤,用槟榔、青皮、枳实、元明粉、生首乌等。若未见此等舌,不宜用此等法,恐其中有湿聚太阴为满,或寒湿错杂为痛，或气壅为胀，又当以别法治之。

再黄苔不甚厚而滑者，热未伤津，犹可清热透表；若虽薄而干者，邪虽去而津受伤也，苦重之药当禁，宜甘寒轻剂可也。

再论其热传营，舌色必绛。绛，深红色也。初传，绛色中兼黄白色，此气分之邪未尽也，泄卫透营，两和可也。纯绛鲜泽者，包络受病也，宜犀角、鲜生地、连翘、郁金、石菖蒲等。延之数日，或平素心虚有痰，外热一陷，里络就闭，非菖蒲、郁金等所能开，须用牛黄丸、至宝丹之类以开其闭，恐其昏厥为痉也。

再色绛而舌中心干者，乃心胃火燔，劫烁津液，即黄连、石膏亦可加入。若烦渴烦热，舌心干，四边色红，中心或黄或白者，此非血分也，乃上焦气热烁津，急用凉膈散，散其无形之热，再看其后转变可也。慎勿用血药，以滋腻难散。至舌绛望之若干，手扪之原有津液，此津亏湿热熏蒸，将成浊痰蒙蔽心包也。

再有热传营血，其人素有瘀伤宿血在胸膈中，挟热而搏，其舌色必紫而暗，扪之湿，当加入散血之品，如琥珀、丹参、桃仁、丹皮等。不尔，瘀血与热为伍，阻遏正气，遂变如狂发狂之证。若紫而肿大者，乃酒毒冲心。若紫而干晦者，肾肝色泛也，难治。

舌色绛而上有黏腻似苔非苔者，中央秽浊之气，急加芳香逐之。舌绛欲伸出口，而抵齿难骤伸者，痰阻舌根，有内风也。舌绛而光亮，胃阴亡也，急用甘凉濡润之品。若舌绛而干燥者，火邪劫营，凉血清火为要。舌绛而有碎点白黄者，当生疳也，大红点者，热毒乘心也，用黄连、金汁。其有虽绛而不鲜，干枯而痿者，肾阴涸也，急以阿胶、鸡子黄、地黄、天冬等救之，缓则恐涸极而无救也。

其有舌独中心绛干者，此胃热心营受灼也，当于清胃方中，加入清心之品。否则延及于尖，为津干火盛也。舌尖绛独干，此心火上炎，用导赤散泻其腑。

再舌苔白厚而干燥者，此胃燥气伤也，滋润药中加甘草，令甘守津还之意。舌白而薄者，外感风寒也，当疏散之。若白干薄者，肺津伤也，加麦冬、花露、芦根汁等轻清之品，为上者上之也。若白苔绛底者，湿遏热伏也，当先泄湿透热，防其就干也。勿忧之，再从里透于外，则变润矣。初病舌就干，神不昏者，急加养正透邪之药；若神已昏，此内溃矣，不可救药。

又不拘何色，舌上生芒刺者，皆是上焦热极也，当用青布拭冷薄荷水揩。即去者轻，旋即生者险矣。

舌苔不燥，自觉闷极者，属脾湿盛也。或有伤痕血迹者，必问曾经搔挖否？不可以有血而便为枯证，仍从湿治可也。再有神情清爽，舌胀大不能出口者，此脾湿胃热，郁极化风而毒延口也。用大黄磨入当用剂内，则舌胀自消矣。

再舌上白苔黏腻，吐出浊厚涎沫，口必甜味也，为脾瘅病。乃湿热气聚与谷气相搏，土有余也，盈满则上泛，当用省头草芳香辛散以逐之则退。若舌上苔如碱者，胃中宿滞夹浊秽郁伏，当急急开泄，否则闭结中焦，不能从膜原达出矣。

若舌无苔而有如烟煤隐隐者，不渴肢寒，知挟阴病。如口渴烦热，平时胃燥舌也，不可攻之。若燥者，甘寒益胃；若润者，甘温扶中。此何故？外露而里无也。

若舌黑而滑者，水来克火，为阴证，当温之。若见短缩，此肾气竭也，为难治。欲救之，加人参、五味子勉希万一。舌黑而干者，津枯火炽，急急泻南补北。若燥而中心厚痞者，土燥水竭，急以咸苦下之。

舌淡红无色者，或干而色不荣者，当是胃津伤而气无化液也，当用炙甘草汤，不可用寒凉药。

若舌白如粉而滑,四边色紫绛者,温疫病初入膜原,未归胃府,急急透解,莫待传陷而入,为险恶之病。且见此舌者,病必见凶,须要小心。

凡斑疹初见,须用纸燃照见胸背两胁,点大而在皮肤之上者为斑,或云头隐隐,或琐碎小粒者为疹。又宜见而不宜见多。按方书谓斑色红者属胃热,紫者热极,黑者胃烂,然亦必看外证所合,方可断之。

然春夏之间,湿病俱发疹为甚,且其色要辨。如淡红色,四肢清,口不甚渴,脉不洪数,非虚斑即阴斑。或胸微见数点,面赤足冷,或下利清谷,此阴盛格阳于上而见,当温之。

若斑色紫,小点者,心包热也;点大而紫,胃中热也。黑斑而光亮者,热胜毒盛,虽属不治,若其人气血充者,或依法治之,尚可救;若黑而晦者必死;若黑而隐隐,四旁赤色,火郁内伏,大用清凉透发,间有转红成可救者。若夹斑带疹,皆是邪之不一,各随其部而泄。然斑属血者恒多,疹属气者不少。斑疹皆是邪气外露之象,发出宜神情清爽,为外解里和之意;如斑疹出而昏者,正不胜邪,内陷为患,或胃津内涸之故。

再有一种白㾦,小粒如水晶色者,此湿热伤肺,邪虽出而气液枯也,必得甘药补之。或未至久延,伤及气液,乃湿郁卫分,汗出不彻之故,当理气分之邪,或白如枯骨者多凶,为气液竭也。

再温热病,看舌之后亦须验齿。齿为肾之余,龈为胃之络。热邪不燥胃津必耗肾液,且二经之血皆走其地,病深动血,结瓣于上。阳血者色必紫,紫如干漆;阴血者色必黄,黄如酱瓣。阳血若见,安胃为主;阴血若见,救肾为要。然豆瓣色者多险,若证还不逆者尚可治,否则难治矣。何以故耶?盖阴下竭阳上厥也。

齿若光燥如石者,胃热甚也。若无汗恶寒,卫偏胜也,辛凉泄卫,透汗为要。若如枯骨色者,肾液枯也,为难治。若上半截润,水不上承,心火上炎也,急急清心救水,俟枯处转润为妥。

若咬牙啮齿者,湿热化风,痉病;但咬牙者,胃热气走其络也。若咬牙而脉证皆衰者,胃虚无谷以内荣,亦咬牙也。何以故耶?虚则喜实也。舌本不缩而硬,而牙关咬定难开者,此非风痰阻络,即欲作痉证,用酸物擦之即开,木来泄土故也。

若齿垢如灰糕样者,胃气无权,津亡湿浊用事,多死。而初病齿缝流清血,痛者,胃火冲激也;不痛者,龙火内燔也。齿焦无垢者,死;齿焦有垢者,肾热胃劫也,当微下之,或玉女煎清胃救肾可也。

再妇人病温与男子同,但多胎前产后,以及经水适来适断。大凡胎前病,古人皆以四物加减用之,谓护胎为要,恐来害妊,如热极用井底泥,蓝布浸冷,覆盖腹上等,皆是保护之意,但亦要看其邪之可解处。如血腻之药不灵,又当省察,不可认板法。然须步步保护胎元,恐损正邪陷也。

至于产后之法,按方书谓慎用苦寒,恐伤其已亡之阴也。然亦要辨其邪能从上中解者,稍从证用之,亦无妨也。不过勿犯下焦,且属虚体,当如虚怯人病邪而治。总之,无犯实实虚虚之禁。况产后当气血沸腾之候,最多空窦,邪势必乘虚内陷,虚处受邪,为难治也。

如经水适来适断,邪将陷血室,少阳伤寒言之详悉,不必多赘。但数动与正伤寒不同。仲景立小柴胡汤,提出所陷热邪,参、枣扶胃气,以冲脉隶属阳明也,此与虚者为合治。若热邪陷入,与血相结者,当从陶氏小柴胡汤去参、枣加生地、桃仁、楂肉、丹皮或犀角等。若本经血结自甚,必少腹满痛,轻者刺期门,重者小柴胡汤去甘药加延胡、归尾、桃仁,挟寒加肉桂心,气滞者加香附、陈皮、枳壳等。然热陷血室之证,多有谵语如狂之象,防是阳明胃实,当辨之。血结者身体必重,非若阳明之轻旋便捷者。何以故耶? 阴主重浊,络脉被阻,侧旁气痹,连胸背皆拘束不遂,故去邪通络,正合其病。往往延久,上逆心包,胸中痛,即陶氏所谓血结胸也。王海藏出一桂枝红花汤加海蛤、桃仁,原是表里上下一齐尽解之理,看此方大有巧手,故录出以备学者之用。

(《温热论》)

2. 湿热辨治

酒肉之湿助热,内蒸酿痰,阻塞气分。不饥不食,便溺不爽,亦三焦病,先论上焦,莫如治肺,以肺主一身之气化也。杏仁、瓜蒌皮、白蔻仁、飞滑石、半夏、厚朴。

时令湿热之气,触自口鼻,由募原以走中道,遂致清肃不行,不饥不食。但温乃化热之渐,致机窍不为灵动,与形质滞浊有别。此清热开郁,必佐芳香以逐秽为法。瓜蒌皮、桔梗、黑山栀、香豉、枳壳、郁金、降香末。

开上郁,佐中运,利肠间,亦是宣通三焦也。

(《临证指南医案·湿》)

3. 噎膈反胃辨治

老年血气渐衰,必得数日大便通爽,然后脘中纳食无阻。此胃汁渐枯,已少胃气下行之旨,噎症萌矣。病乃操持太过,身中三阳,燔燥烁津所致,故药饵未能全功,议用丹溪法。(烦劳阳亢肺胃津液枯)

向老自衰,平日服饵桂附生姜三十年。病食噎不下膈吐出,此在上焦之气不化,津液不注于下,初病大便艰涩。按经云,味过辛热,肝阳有余,肺津胃液皆夺,为上燥。仿嘉言清燥法。

脉弦而小涩,食入脘痛格拒,必吐清涎,然后再纳。视色苍,眼筋红黄。昔肥今瘦,云是郁怒之伤。少火皆变壮火,气滞痰聚日拥,清阳莫展,脘管窄隘,不能食物,噎膈渐至矣。法当苦以降之、辛以通之,佐以利痰清膈,莫以豆蔻、沉香劫津可也。

(《临证指南医案·噎膈反胃》)

4. 呕吐辨治

早上水饮米粥,至晚吐出不化,知浊阴酉戌升逆,瘕形痛而渐大。丸药吐出不化,胃阳乏极矣。两进平肝理气不效,法当辛热开浊。

吹笛震动元海病,治宜填实下焦,但呛食吐出,又便溏不实,中无砥柱,阴药下未受益,中再受伤矣。仿补益中宫,仍佐镇逆一法。

寒热邪气扰中,胃阳大伤,酸浊上涌吐出,脘痛如刺,无非阳衰、阴浊上僭,致胃气不得下行。高年下元衰惫,必得釜底暖蒸,中宫得以流通,拟用仲景附子泻心汤,通阳之中,原可泄热开导。

《灵枢》经云:中气不足,溲便为变。是崩淋泄泻,皆脾胃欲败之现症。今汤水下咽,少顷倾囊涌出,岂非胃阳无有,失司纳物乎? 奈何业医者,中怀疑惑,但图疲药,待其自安,怕遭毁谤耳。此症一投柔药,浊升填塞,必致胀满。仲景于阳明满实,致慎攻下者,恐以太阴之胀误治耳。今舌微红微渴,皆是津液不肯升扬,脾弱不主散精四布。世岂有面色如白纸,尚不以阳气为首重也耶?

凡论病,先论体质形色脉象,以病乃外加于身也。夫肌肉柔白属气虚,外似丰溢,里真大怯,盖阳虚之体,为多湿多痰,肌疏汗淋,唇舌俱白,干呕胸痞,烦渴引饮,由乎脾胃之阳伤触,

273

邪得僭踞于中,留蓄不解,正衰邪炽,试以脉之短涩无神主义之,阳衰邪伏显然,况寒凉不能攻热,清邪便是伤及胃阳之药。今杳不纳谷,大便渐稀,若不急和胃气,无成法可遵。所谓肥人之病,虑虚其阳。参拟一方,仍候明眼采择。(胃阳虚邪伏不食)

(《临证指南医案·呕吐》)

5. 中风辨治

失血有年,阴气久伤,复遭忧悲恺郁,阳挟内风大冒,血舍自空,气乘于左,口㖞肢麻,舌喑无声,足痿不耐行走,明明肝肾虚馁,阴气不主上承,重培其下,冀得风熄,议以河间法。

嗔怒动阳,恰值春木司升,厥阴内风乘阳明脉络之虚,上凌咽喉,环绕耳后清空之地,升腾太过,脂液无以营养四末,而指节为之麻木,是皆痱中根萌,所谓下虚上实,多致巅顶之疾。夫情志变蒸之热,阅方书无芩连苦降、羌防辛散之理。肝为刚脏,非柔润不能调和也。(阳升热蒸液亏)

大寒土旺节候,中年劳倦,阳气不藏,内风动越,令人麻痹、肉瞤心悸、汗泄烦躁,乃里虚欲暴中之象,议用封固护阳为主,无暇论及痰饮他歧。(阳虚卫疏)

痱中经年,眩晕汗出,阳气有升无降,内风无时不动,此竟夜不寐,属卫阳不肯交于营阴矣,沉痼之症。循理按法,尚难速效,纷纷乱药,焉望向安,议用固阳明一法。(胃虚阳升)

风中廉泉,舌肿喉痹,麻木厥昏,内风亦令阻窍,上则语言难出,下则二便皆不通调。考古人吕元膺,每用芳香宣窍解毒,勿令壅塞致危也。(胞络热邪阻窍)至宝丹四丸,匀四服。

年未四旬,肌肉充盈。中病二年,犹然舌强言謇,舌浓边紫而纳食便溺仍好,乃心胞络间久积之热弥漫,以致机窍不灵。平昔酒肉助热动风为病,病成反聚于清空之络。医药之治痰治火,直走肠胃,是以久进多投无效。(至宝丹)

今年风木司天,春夏阳升之候,兼因平昔怒劳忧思,以致五志气火交并于上,肝胆内风鼓动盘旋,上盛则下虚,故足膝无力。肝木内风壮火,乘袭胃土,胃主肌肉,脉络应肢,绕出环口,故唇舌麻木,肢节如痿,固为中厥之萌。观河间内火召风之论,都以苦降辛泄,少佐微酸,最合经旨。折其上腾之威,使清空诸窍毋使浊痰壮火蒙蔽,乃暂药权衡也。至于颐养工夫,寒暄保摄,尤当加意于药饵之先。

又:前议苦辛酸降一法,肝风胃阳已折其上引之威,是诸症亦觉小愈,虽曰治标,正合岁气节候而设。思夏至一阴来复,高年本病,预宜持护。自来中厥,最防于暴寒骤加,致身中阴阳两不接续耳。议得摄纳肝肾真气,补益下虚本病。

(《临证指南医案·中风》)

6. 疫疠辨治

疫疠秽邪从口鼻吸受,分布三焦,弥漫神识。不是风寒客邪,亦非停滞里症。故发散消导,即犯劫津之戒,与伤寒六经大不相同。今喉痛,丹疹,舌如朱,神躁暮昏,上受秽邪,逆走膻中,当清血络,以防结闭,然必大用解毒,以驱其秽,必九日外不致昏愦。冀其邪去正复。(疠邪入膻渐干心胞)

(《临证指南医案·疫》)

7. 调经辨治

经先期色变,肤腠刺痛无定所,晨泄不爽利;从来不生育,由情怀少欢悦,多愁闷,郁则周行之气血不通,而脉络间亦致间断蒙痹。例以通剂。(愁郁气血滞)

十三年不孕育。其中患病非一。病患述经期迟至,来期预先三日,周身筋骨脉络牵掣酸楚,不得舒展。凡女人月水,诸络之血,必汇集血海而下。血海者,即冲脉也,男子藏精,女子系胞。不孕、经不调,冲脉病也。腹为阴,阴虚生热。肢背为阳,阳虚生寒。究竟全是产后不复之虚损,惑见病治病之误,有终身不育淹淹之累。肝血阴虚,木火内寄,古人温养下焦,必佐凉肝坚阴,勿执经后期为气滞,乱投破气刚药劫阴。(冲脉肝阴虚)

(《临证指南医案·调经》)

8. 热入血室辨治

温邪初发,经水即至,寒热耳聋,干呕,烦渴饮,见症已属热入血室。前医见咳嗽脉数舌白,为温邪在肺,用辛凉轻剂,而烦渴愈甚。拙见热深十三日不解,不独气分受病,况体质素虚,面色黯惨,恐其邪陷痉厥。三日前已经发痉,五液暗耗,内风掀旋,岂得视为渺小之恙。议用玉女煎两清气血邪热,仍有救阴之能。(热邪内陷液伤发痉)

(《临证指南医案·热入血室》)

9. 幼科要略

按襁褓小儿,体属纯阳,所患热病最多。世俗医者,固知谓六气之邪,皆从火化;饮食停留,郁蒸变热,惊恐内迫,五志动极皆阳。奈今时治法,初则发散解肌,以退表热,仍混入消导,继用清热苦降,或兼下夺,再令病家禁绝乳食,每致胃气索然。内风来乘,变见惊痫,告毙甚多。附记世俗通套之方药于左,不可不知,不足取法也。

防风、荆芥、葛根、前胡、桔梗、木通、赤芍、卜子、厚朴、陈皮、山楂、麦芽、枳壳、神曲、钩藤,夏佐香薷,冬佐麻黄、羌活。

两三日热不解。

柴胡、前胡、黄连、黄芩、山栀、连翘、薄荷、葛根、木通、钩藤、厚朴、枳实、瓜蒌实,九剂必用大黄。

四五日不解,但言食滞未尽,表里不和,总以柴芩小陷胸。若呕逆烦渴,用竹茹、黄连、半夏;若痰多喘促,即用葶苈、杏仁、苏子、卜子、胆星、贝母。甚者加牛黄。此皆套法,所当戒也。

屡清消不愈,便无方法。苟不变惊,必曰骨蒸孩劳。所用药饵,不分气血阴阳,但知见症施治。如早凉暮热,必用。

地骨皮、丹皮、生地、元参、甘草、北沙参、石斛、知母,有痰加苏子、杏仁、贝母、橘红、胆星、桔梗。

其钩藤、石斛、茯苓、谷芽之属。每剂必用。总之取无故疲药,待其自愈。倘有变症,希冀掩饰而已。

愚按:婴儿肌肉柔脆不耐风寒,六腑五脏气弱,乳汁难化,内外二因之病自多。然有非风寒,竟致外感,不停滞已属内伤。其故何欤?尝思人在气交之中,春夏地气之升,秋冬天令之降,呼出吸入,与时消息,间有秽浊吸入,即是三焦受邪,过募原直行中道,必发热烦躁。倘幼医但执前药,表散消导,清火通便,病轻或有幸成,病重必然颠覆。钱仲阳云:粪履不可近襁褓小儿。余言非无据矣。四十年来治效颇多,略述其概云。

夫春温夏热,秋凉冬寒,四时之序也。春应温而反大寒,夏应热而反大凉,秋应凉而反大热,冬应寒而反大温,皆不正之乖气也。病自外感,治从阳分。若因口鼻受气,未必恰在足太阳经矣。

大凡吸入之邪,首先犯肺。发热咳喘,口鼻均入之邪。先上继中,咳喘必兼呕逆膜胀。虽因外邪,亦是表中之里。设宗世医发散阳经,虽汗不解。幼稚质薄神怯,日期多延,病变错综。兹以四气常法列左。

伏气

春温一症,由冬令收藏未固,昔人以冬寒内伏,藏于少阴,入春发于少阳,以春木内应肝胆也。寒邪深伏,已经化热。昔贤以黄芩汤为主方,苦寒直清里热。热伏于阴,苦味坚阴,乃正治也。知温邪忌散,不与暴感门同法。若因外邪先受,引动在里伏热,必先辛凉以解新邪,继进苦寒以清里热。况热乃无形之气,幼医多用消滞,攻治有形,胃汁先涸,阴液劫尽者多矣。

备用方

黄芩汤、葱豉汤(新邪引动伏邪)、凉膈散、清心凉膈散。

风温

风温者,春月受风,其气已温。经谓春气病在头,治在上焦,肺位最高,邪必先伤,此手太阴气分先病。失治则入手厥阴心胞络,血分亦伤。盖足经顺传,如太阳传阳明,人皆知之;肺病失治,逆传心胞络,幼科多不知者。俗医见身热咳喘,不知肺病在上之旨,妄投荆防柴葛,加入枳朴杏苏卜子查麦广皮之属,辄云解肌消食。有见痰喘,便用大黄礞石滚痰丸,大便数行,上热愈结。幼稚谷少,胃薄,表里苦辛化燥,胃汁已伤,复用大黄大苦沉降丸药,致脾胃阳和伤极,陡变惊痫,莫救者多矣。

按此症风温肺病,治在上焦。夫风温春温忌汗。初病投剂,宜用辛凉。若杂入消导发散,不但与肺病无涉,劫尽胃汁,肺乏津液上供,头目清窍,徒为热气熏蒸,鼻干如煤,目瞑,或上窜无泪,或热深肢厥,狂躁溺涩,胸高气促,皆是肺气不宣化之征。斯时若以肺药,少加一味清降,使药力不致直趋肠中,而上痹可开,诸窍自爽。无如城市庸医,佥云结胸,皆用连蒌柴枳,苦寒直降,致闭塞愈甚,告毙甚多。

按此症,初因发热喘嗽,首用辛凉,清肃上焦,如薄荷、连翘、牛蒡、象贝、桑叶、沙参、栀皮、蒌皮、花粉。若色苍热胜烦渴,用石膏竹叶辛寒清散。疹症亦当宗此。若日数渐多,邪不得解,芩连凉膈亦可选用。至热邪逆传入膻中,神昏目瞑,鼻窍无涕泪,诸窍欲闭,其势危急,必用至宝丹,或牛黄清心丸。病减后余热,只甘寒清养胃阴足矣。

备用方

苇茎汤、清心凉膈散、凉膈散、泻白散、葶苈大枣汤、白虎汤至宝丹、清心牛黄丸、竹叶石膏汤、喻氏清燥救肺汤。

(《临证指南医案·幼科要略》)

五、医案选录

1. 阴虚动风案

沈四九,脉细而数,细为脏阴之亏,数为营液之耗。上年夏秋病伤,更因冬暖失藏,入春地气升,肝木风动,遂令右肢偏痿,舌本络强,言謇,都因根蒂有亏之症。庸俗泄气降痰,发散攻风,再劫真阴,渐渐神愦如寐。倘加昏厥,将何疗治?议用仲景复脉法。液虚风动。

处方:复脉汤去姜、桂。

又操持经营,神耗精损,遂令阴不上朝,内风动跃,为痱中之象。治痰攻劫温补,阴愈损伤,枯槁日甚,幸以育阴熄风小安。今夏热益加发泄,真气更虚。日饵生津益气勿急,大暑不加变动,再商调理。固本丸去熟地,加北味。天冬、生地、人参、麦冬、五味。

(《临证指南医案·中风》)

按：本案一诊，辨证的关键是脉象细数，结合病史，上年夏秋因病耗损气阴；又在冬天摄生失调损伤阳气；入春风木升动，出现右侧肢体偏痿，舌体僵硬、语言謇涩的中风中经络的症状，再加上庸医泄气降痰、发散攻风，再劫真阴，致使神昏如寐，如果出现神昏肢厥则更加难治。叶氏诊断为阴虚动风之证，以复脉汤去姜、桂，填补真阴。二诊，患者又因操劳神耗精损，气血真阴不能上朝，而出现足不能行走之痿症。如果再错误使用祛痰、温补之法，肯定更加损伤阴液，可致"枯槁日甚"。幸好之前以育阴息风之法，得以小安。时值夏季，汗出泄气伤阴，治疗思路为：当以"益气生津"为法，应夏暑以防气津两伤，再合甘寒育阴之品滋补阴液为法。

2. 胃阴虚案

王。数年病伤不复，不饥不纳，九窍不和，都属胃病。阳土喜柔偏恶刚燥。若四君、异功等，竟是治脾之药。腑宜通即是补，甘濡润，胃气下行，则有效验。麦冬一钱，火麻仁一钱半(炒)，水炙黑小甘草五分，生白芍二钱，临服入青甘蔗浆一杯。

（《临证指南医案·脾胃》）

按：王姓患者数年病伤不复，不饥不纳，九窍不和，由此病史及症状可知病在胃，胃主纳食、以降为顺，喜柔润。久病肺胃津液已伤，胃阴不足，功能失常，以致虚痞不食、舌咽干燥、便不通爽，此为九窍不和，都属胃病也。岂可以四君子汤、异功散等治脾病的温补之药来治胃病？显然不可，胃宜降则和、以通为补。叶氏使用甘平或甘凉濡润之法以养胃阴，使津液濡润则胃气自然通降。如处方中麦冬、火麻仁、炙甘草、白芍、甘蔗汁均为甘寒滋润之品。此法即为叶先生所创胃阴虚的理论和治法，此为宗《黄帝内经》"六腑者，传化物而不藏"的思想，且弥补了李东垣脾胃理论之不足。

3. 久病入络案

王，三七，骑射驰骤，寒暑劳形，皆令阳气受伤。三年来，右胸胁形高微突。初病胀痛无形，久则形坚似梗。是初为气结在经，久则血伤入络。盖经络系于脏腑外廓，犹堪勉强支撑，但气钝血滞，日渐瘀痹，而延癥瘕。怒劳努力，气血交乱，病必旋发。故寒温消克，理气逐血。总之未能讲究络病工夫。考仲景于劳伤血痹诸法，其通络方法，每取虫蚁迅速飞走诸灵。俾飞者升，走者降血无凝着，气可宣通。与攻积除坚，徒入脏腑者有间。录法备参末议。

蜣螂虫，䗪虫，当归须，桃仁，川郁金，川芎，生香附，煨木香，生牡蛎，夏枯草，用大酒曲末二两，加水稀糊丸，无灰酒送三钱。

（《临证指南医案·积聚》）

按：本案因患者骑射驰骤过度劳作，加之寒暑劳形，皆令阳气受伤，此内外因交加，导致外邪加络虚的条件下发病，三年前右胸胁部出现形高微突，开始胀痛无定形；后来则出现痛有定处且坚硬似梗。其病机初为气结在经，久则血伤入络。在经之气病不解，病变深入，由气及血，由经入络，以致络脉损伤，气血壅塞，遂成络病。治疗以行气活血透络为大法。然而癥积是阴血聚集而成，阴血具有固定不移的特点，关键在于缺少阳气的温煦、推动，才导致阴血沉积倚伏。因此选择治疗药物的原则为必借体阴用阳之品，方能入阴出阳，发挥辛散温通之力方可取效。处方中使用了具有芳香走窜的郁金、川芎、香附、木香，深入络脉辛散痹室之气血；当归须、桃仁化瘀；生牡蛎、夏枯草软坚散结，增强活血之功效；此络病重且久，络中瘀着、痰凝不易祛除，则需参以虫蚁搜络法，由张仲景思想触类旁通，所谓飞者升，走者降，故选用蜣螂虫、䗪虫等虫类药，可以搜剔络中之邪，深入病所，使痹室瘀着之气血得以宣通。

4. 淋带瘕泄案

某,女科病多倍于男子,而胎产调经为主要。淋带瘕泄,奇脉空虚,腰背脊臂牵掣似坠,而热气反升于上,从左而起,女人以肝为先天也。医人不晓八脉之理,但指其虚,刚如桂、附,柔如地、味,皆非奇经治法。先以震灵丹固之,每服一钱五分。

又淋带瘕泄,诸液耗,必阴伤。此参、附、姜、桂劫阴不效,而胶、地阴柔,亦不能效。盖脉隧气散而不摄,阴药沉降,图扰其滑耳。必引之收之固之,震灵丹意,通则达下,涩则固下,惟其不受偏寒偏热,是法效灵矣。后方常用。人参一钱,鹿角霜一钱半,沙苑一钱半,桑螵蛸三钱,炒杞子一钱半,茯神三钱,炙草五分。丸方:人参二两(隔纸烘研),麋茸二两(切,烘研),生菟丝子二两(研),淡补骨脂一两半(炒),生紫石英一两二钱,生禹粮石一两二钱,茯苓一两半,炒黑小茴五钱,炒黑远志五钱。晚服妙香散三钱。

（《临证指南医案·淋带》）

按:本案为淋带瘕泄,而致奇脉空虚。淋带瘕泄,日久诸液耗伤,必然伤及肝肾之阴,进而累及冲任,此证不可以人参、附子、干姜、肉桂,因其偏于温燥有劫阴之弊;阿胶、地黄又偏于阴柔,易致滑泄,此两类均不是治疗奇经的药物。急则治其标,首先必须用震灵丹进行收敛固摄,方为正治之法,震灵丹组方为禹粮石、赤石脂、紫石英、代赭石、乳香、没药、朱砂、五灵脂,具有既可疏利通达下焦、又可收敛固涩固下元的特点,既不偏寒也不偏热。先以此固摄之后,缓则治其本,再进步调整方药,加上人参、血肉有情之品等来补益肝肾,以充奇经之虚。

5. 伏暑内陷心营案

某。初病伏暑,伤于气分,微热渴饮。邪犯肺也,失治邪张,逆走膻中遂舌绛缩,小便忽闭,鼻煤裂血,口疮耳聋神呆。由气分之邪热,漫延于血分矣。夫肺主卫,心主营,营卫二气,昼夜行于经络之间,与邪相遇,或凉或热。今则入于络,津液被劫,必渐昏寐,所谓内闭外脱。鲜生地、连翘、元参、犀角、石菖蒲、金银花。

（《临证指南医案·暑》）

按:本案为伏暑病邪伤于气分失治内陷心营。病在肺卫,故见微热渴饮;邪热入营,炼血为瘀,热瘀互结,闭塞心包,故见神呆昏寐;热伤脉络,阴津受损,故见鼻煤裂血,口疮耳聋,小便闭塞,舌绛缩。治当清心开窍,活血通络。叶氏以犀地清络饮方加减,犀角(现用适量水牛角代)归经心肝,清心肝而解热毒,直入血分而凉血;连翘、银花透泄营分邪热;鲜生地、玄参养阴生津,使营阴得以恢复;石菖蒲化痰开窍,使热邪得清,血络瘀阻得通,神志苏醒。

六、代表方剂选录

1.《临证指南医案·燥》卞案方

组成:冬桑叶,玉竹,生甘草,白沙参,生扁豆,地骨皮,麦冬,天花粉。

功效:养阴清热润燥。

主治:夏热秋燥所致肺胃津液伤。

2.《临证指南医案·痢》矫案方

组成:人参二钱,焦白术一钱半,茯苓一钱半,炙甘草五分,炒扁豆二钱,薏苡仁一钱半,桔梗一钱,砂仁七分(炒),炮姜炭一钱,肉豆蔻一钱。

服法:上药研细,每次用香粳米饮汤调服一钱五分,日进二次。

功效:扶正醒脾和胃,温阳固摄止泻。

主治:噤口痢重病后期,食不下咽,不知饥饱,脉弦、形衰、舌白、不渴饮水、日泻数行。属胃倒气夺,中宫损极,下关不摄者。

3.《临证指南医案·温热》王案方

组成:生鳖甲,青蒿,细生地,知母,丹皮,淡竹叶。

功效:养阴透热。

主治:温病后期,邪伏阴分证。夜热早凉,热退无汗,舌红少苔,脉细数。

4.《临证指南医案·暑》张案方

组成:杏仁,滑石,黄芩,半夏,厚朴,橘红,黄连,郁金,通草。

功效:苦辛通降,清利三焦湿热。

主治:湿热弥漫三焦,胸脘痞闷,潮热呕恶,烦渴自利,汗出溺短,舌灰白。

5.《临证指南医案·暑》杨案方

组成:飞滑石,生石膏,寒水石,大杏仁(炒黄),竹茹,川通草,莹白金汁,金银花露。

功效:清热利湿,宣通三焦。

主治:暑湿弥漫三焦,邪在气分,症见身热汗出,面赤耳聋,胸脘痞闷,下利稀水,小便短赤,咳痰带血。不甚渴饮,舌质红,苔黄滑,脉滑数。

参考文献

[1] 叶天士.叶天士医学全书[M].太原:陕西科学技术出版社,2012.

[2] 何征.吴鞠通对叶天士在方剂学上的继承与发挥[J].中医药学刊,2003,21(6):944-958.

[3] 李冠儒.叶天士奇经辨证探讨[D].北京:北京中医药大学,2007.

[4] 袁久林.叶天士儿科学术思想探析[J].上海中医药大学学报,2008,22(5):27-28.

[5] 秦玉龙.中医各家学说[M].北京:中国中医药出版社,2009.

[6] 马晓北.叶天士创新学术思想的研究[J].江苏中医药,2011,43(7):11-13.

[7] 相鲁闽.叶香岩与《未刻本叶氏医案》[J].河南中医,2011,31(10):1087.

[8] 郑昱,谢建群.叶天士胃阴学说探析[J].上海中医药杂志,2002,(12):34-35.

[9] 王键,黄辉,郑日新.十大新安医家[J].中华中医药杂志,2013,28(3):739-746.

[10] 赵余珠,周语平.叶天士医学著作中的体质辨证思想浅析[J].中国现代药物应用,2014,8(15):235-237.

[11] 郑李锐,陈庆伟,刘兰林,等.叶天士生平事迹与主要医著研究[J].中医药临床杂志,2014,26(2):125-127.

[12] 张亚萍,唐振宇,李永亮."女子以肝为先天"理论及临床应用[J].吉林中医药,2015,35(12):1195-1198.

[13] 马健.温病学[M].4版.北京:中国中医药出版社,2016:173-186.

[14] 葛惠男.叶天士络病学说及其在内伤杂病中的应用[J].南京中医药大学学报,2016,32(5):409-412.

[15] 徐子涵,蔡辉.《临证指南医案》痹病辨治特点试析[J].中国中医基础医学杂志,2017,23(3):311-312+389.

(张红梅)

吴 澄

一、生平与著作

1. 生平简介

吴澄,字鉴泉,号师朗,清代康熙、雍正、乾隆年间徽州府歙县(今安徽省黄山市歙县)岭南卉水人。生卒年不详,大约生于康熙十九至二十八年(1680—1689年)甚至更早,乾隆七年(1742年)仍在世。出生于徽州吴氏易学世家大族,幼年聪慧过人,理解能力极强,常随父往来于江浙一带。同徽州绝大多数大家宗族子弟一样,"少习举子业",家族为吴氏弟子聘请同族同辈的吴隆叔教授学业,在家乡歙县岭南的南山别墅接受儒学教育,攻读四书五经,月月如此,从未间断。少年时吴澄就表现出了超乎寻常的才学,作文新颖离奇,远远超出世俗之想。为人磊落不羁,不受拘束,才情高远,在同门同族的学子中鹤立鸡群,老师吴隆叔曾经给他取了一个"突兀"的外号,言其如一马平川之中突然高高耸起的一座山峰。族叔吴炜在朝为官,为监察御史,他认为吴澄如果专心于功名之途,一定是家族学子中的佼佼者,鹏程远大,前途不可限量。但意外的是,同族同门兄弟先后考取功名、走向仕途,而吴澄却屡试不第,连个秀才都没有考上。

吴澄无缘功名,郁郁不得志。受家族易学传承的影响,嗜读《易经》,精通易学,不再追求功名,以国学易理自视清高。继而由《易》习医,弃举子业后取《素问》《灵枢》《难经》《伤寒论》等中医典籍攻读。博览群书,吸取各家之长,关门闭户专心钻研数年,常取《易》理以明医理,顿有所悟。以儒学医、以易通医,自然得心应手。临床中遇到问题不得其解时,内心会感到惴惴不安,进而苦心钻研《黄帝内经》《难经》和历代医家学术。专精岐黄,自学成才,无师自通,尤致力于内伤虚劳一门和虚人外感、频受外感致虚的研究。临证体验颇多心得,"随机活用,因证施治"。行医主要在徽州歙县、休宁本地及苏州、扬州、湖州、杭州等江浙一带。临证体验多年后,凡沉疴痼疾,经其手治疗后大多应手取效。擅治虚人外感、反复外感、内伤虚损和各种虚损相关的疑难杂症,"消息盈虚"活人无计,医名噪甚,妇孺皆知。著有《不居集》50卷。

吴澄为人心地善良,能救别人之难,解患者之所急,想患者之所想,乡里啧啧称赞,有口皆碑。10余年未曾谋面的族叔吴炜,回乡祭祖为其书作序,在序中盛赞其"仙风道骨,气足神完,俨然救世一位活菩萨也"。这是乡贤对医术高明、品德高尚者的最高褒奖。

《不居集》近百年后出版时,补有徽州乡贤程芝云所作之《吴师朗传》。《吴师朗传》云其又善儿科推拿，以及推算天时和历史变化规律等"六壬术""太乙数""奇门遁甲"之类法术。又云其"偶作画，得梅壑老人意，为医掩，人弗尽知也"。梅壑是明末新安画派四大家之一查士标之号，"梅壑"谐音"梅鹤"，显然取自宋人林逋"植梅养鹤"之典故。由此也可以窥见吴澄不苟合于世俗、清高自适的性格，有仙风道骨之风。

子吴宏格，又名宏定，字文洲，号静庵，著有《新方论注》4卷，阐发明代张景岳制方之旨颇精辟翔实，附注《新方汤头歌括》1册，先梓行世，风行一时。孙吴烜，字宾嵋，亦擅长医术，继承世传医业。

2. 著作简介

《不居集》全书50卷，约56万字，分上下两集，悉本于《灵枢》《素问》《难经》，辑取各家之精要，博采前贤治虚损之良法，以《易》经会通医理，又发外损论之端绪及解托、补托、理脾阴虚之治，而成一家之言。成书于乾隆四年（1739年），因卷次浩繁，剞劂艰难，乾隆年间仅刊其引言，民间罕有传本，道光年间徽州休宁籍学者程芝云、程芝华兄弟得其抄本，校点付梓，邀请歙县虬村黄氏名工黄文度、黄星田写镌，即清道光十三年癸巳（1833年）芸香阁刊刻本，中国科学院图书馆等多家藏书馆和徽州民间有收藏，另有其手抄本为安徽中医药大学收藏。

上集30卷汇虚损论治之大成，论虚损以内损为主，以真阳真阴立论。卷之首《例言》说明全书编撰体例和书名要义，《总旨》实为虚损辨治各家各法之大纲，并附《十种治法提纲》，仅200余字，言简意赅，高度凝练；卷一先叙述虚劳病统治大法，总结阐述虚损之理；继之卷二至卷十一则集历代先贤名家治内损九法，自秦越人起，张仲景行阴固阳、葛可久立十方治阴虚脉数、刘完素"感寒则损阳，感热则损阴，尽上下传变"说、李东垣温补脾胃、朱丹溪滋阴降火、薛立斋补阴中之阳以引火归原、张景岳补真阴真阳，合其本人治虚损法，而为虚损十法；卷十二又补其他各家治法；其后18卷详述嗽、热、痰、血四大证以及内损杂症辨治。其《吴师朗治虚损法》系统提出"外损"说，发明补托、解托治法，创立了13首论治"外损"的方剂。四大证中，血证列气虚、气陷、气逆、气滞、虚火、实火、内寒、外寒八证，立补气温气、补气升气、降气活血、利气行血、滋阴降火、苦寒泻火、引火归原、温表散寒八法；热证因其头绪纷繁，故采用爻象比拟；咳嗽一证，则以纲目分治，以外感、内伤、虚中夹邪为三纲，而以寒、热、金、水、轻、重、虚、实为目；痰证则从肺虚、脾虚、肾虚三方面立治痰三法。四大证之后为七情郁结、遗精白浊、自汗盗汗、泄泻，次为怔忡惊悸、喉痛声哑、嗌干喉癣、左右不得眠、饮食不甘、诸痛等证，再次为妇人胎产失调、室女经闭、童子疳痨，皆有详细辨治，理法方药俱全。

下集20卷专论外感虚损辨治，皆从六淫外邪补入，由浅入深，补前贤之未逮。《不居集·下集·外损》阐述外损说提出的缘由，进一步说明书名之义，后列《风劳论》等七论。外感虚损以风劳为患最突出，继卷之首总括之后，卷一又单独列出，不厌其烦地汇集各家之论、各家之方；其后17卷，凡风寒、风热、暑证、湿劳、积热、积痰、积瘀、积食、失血、酒伤、赌劳、疑虑郁滞、肺痈肺痿、瘰疬、外虫、诸漏等外因所伤，日久不愈而致虚损，皆归于外损；最后2卷以病后调理、丸药误服收尾，指明虚损调摄和用药戒忌的重要性。

全书收常见虚劳病证50多种，归纳为36门，上下集各18门。每一病证先立纲领枢要，后依次为经旨、脉法、病机、治法、方药、治案（唯血证分两门，治方单列一门）；各门中大多有论有注，有新增有补遗，有治法有新方，辨治方法详明。前贤名论，往往结合自身临证心得逐条疏释辨分，以明其义；后附吴氏方论选要和验案，以补充说明；前贤名家诊籍与作者自家经验均各有注明,不相混杂,便于后学参悟其"变动不居"之机。

书名"不居",系取《易经》"变动不居"之意,其自序中说的很明确,"《易》曰化而裁之存乎变,推而行之存乎通,变动不居,周流六虚,吾因名吾书。"其义一语双关,有两层含义:一因于病因病机、治法用药不居于一,"变动不测,非居于寒、居于热,居于补、居于散者可疗";二则强调本书不居一家之言,"监前贤之偏而会其全,矫前贤之枉而归于正",合众家而集虚损之大成。

二、学术思想与特色

吴澄以易通医,其医学思想既有哲学层面的生命观、疾病观和方法论,又有病因病机之理论观点,更多有具体辨治方法和用药法则,从核心理念、思维方式到理法方药一应俱全、自成体系,这是极少数医家所能达到的境界。

1. 病无定体

《不居集·上集·例言》指出:"及其变动不测,非居于寒、居于热,居于补、居于散者可疗,因病而施治,故曰《不居集》。"《不居集·下集·外损》抨击时医不遵经旨、拘泥一法时,再次挑明著书立说的本义和宗旨:"今则不然,不辨其外,不辨其内,不辨其风,不辨其寒,不辨其暑,不辨其湿,不辨其燥,不辨其火,不辨其痰,不辨其积,此吾所以著《不居集》之意也。"

譬如《不居集·下集·伤风论》举乾隆甲子(1744 年)时疫为例,正月迟迟不见春日,频遭凛凛之苦雨凄风,非其时而有其气,伤风更严重,沿门阖境交相传染,长幼相似,实属疫病,各家前贤运用芎苏饮、羌活汤、十神汤、败毒散等剂,无不应手取效。肾气不足加当归、熟地黄、人参、黄芪,发汗和解同行,托补兼施,外邪易出。"倘执呆法,专用辛温开发腠理,治非不善,而无如体弱遇之,邪不惟不肯外出,反随元气缩入,发热咳嗽,缠绵不休,经年屡月,终变虚损。"摆事实,讲道理,不居之论令人信服。

《不居集》虽为虚损辨治专著,但其虚损概念本身就是变动不居的。吴澄在自序中明确将虚损分为内损、外损,外损概念本身又是在已成损与未成损之间游离,这是易经阴阳变化、变动不居思想的体现。

所谓外损,其《不居集·上集·例言》在说明其客观存在时说道:"盖风、寒、暑、温、燥、火六淫之气皆有虚损,推而至于痰积、食郁种种外症,多有似是而非";继而《吴师朗治虚损法》给外损下定义说:"外损一证,即六淫中之类虚损者也。"《下集外损·风劳》又云:"外感虽类虚损,而真实不类也。""凡似损非损之症,惟外感客邪者有之。盖以外邪初感,不为解表散,而误作内伤,或用清凉,或用消导,以致寒邪郁伏,久留不散,或为寒热往来,或为潮热咳嗽、真症全似劳损。"显然,这些文字所言之"外损"虽似内伤、类虚损,但概念上和性质上并非已成虚损、并非内伤。

外损最典型的莫如风劳,《不居集·上集·例言》明确指出:"外损之症,唯风劳最多。"《吴师朗治虚损法》又进一步推衍道:"推而广之,不独风能成劳,六淫之气亦皆能成劳。"并有外感"若缠绵日久,渐及内伤,变成外损"之言,书中类似外邪致损成损的表述比比皆是,显然其性质是与内伤相一致的,俨然已成虚劳。其子吴宏格在评《吴师朗治虚损法》时也说到,"虚损非尽因外感而起也,然外感亦有虚损者。""(解托补托)二法十三方治未成之外损,而不治已成之外损也。"可见外损可分为已成、未成,已成者概念上属于虚损性质,未成者概念上尚不属于虚损性质。

虽然吴澄"外损"前后表述不一,甚至自相矛盾,既有外感病因又有不同程度虚损因子存在,但终归是由外邪所致,重点是有外邪的存在,这一点是非常明确、始终如一的,也是外损说的关键所在。至于概念上、性质上是否有必要确定为"虚损",倒在其次;虚损表现积累到什么程度才有性质的改变,外损、假损、真损之间有没有量化判断标准,倒可以不必深究(当然程度的把握在治疗上还是非常重要的,吴澄于此深有讲究的)。所以他在《不居集·下集·外损》中明确地指出:"凡吾之所谓虚损者,合内外真假而言之也,不居之论也。世之所谓虚损者,去其外症而言之也,胶柱鼓瑟也。"在吴澄看来,虚损完全是一个阴阳变动不居的概念和范畴。

吴澄的虚损涉及范围极广,凡可能导致真虚损、出现真虚损苗头甚至涉及真虚损的所有病证都包括其中。所以书中所及几乎囊括了外感、内伤、杂病各类各种病证,只不过是以虚损为坐标系去考察和审视。因此,其虚损治法必然要考虑原病证的病因病机,不可能都从单一滋补论治。恰恰相反,吴澄"外损说"正是重点针对误用滥用滋补做成虚损入手而提出来的。《吴师朗治虚损法》在说明外感误判误治做成虚损时说:"盖其初感之时,不似伤寒之猛烈,人多忽而不在意,及发为寒热,则又疑为内伤虚劳。昧者辨之不明,而误用滋补之剂,所以惟此最多。"外损解表祛邪仍是主要治法之一,切不可误判误补、滥用滋补,医误药害不仅错失良机,反而人为造成虚损。外损真损既有外感病因又有虚损病机,治疗自当攻补相间、散托结合,不可拘泥于一端。

另一方面,吴澄认为外损真损成因不同,有频感外邪成损者,也有内伤虚损之因者,不全是外因所致。《吴师朗治虚损法》指出:"其未病之前,已先有一内伤虚损底子,及其既病,名曰外感,其实内伤,既曰内伤,又实外感。"此类外损,攻之不可,补之不可,很难措手,当攻补斟酌其用。而且,吴澄论外损之证也不拘于外,《不居集·下集·外损》也论及不少非外损之证,治也非外损治法,有虚有实,虚中有实,实中有虚,不居一定之论。

2. 虚损为纲

百病皆能成损,《不居集》以虚损为纲,讨论与虚损息息相关的各种病证,几乎将各种病证与虚损的关系联系起来,明确指出"百病皆足以致虚损"。究其因,《不居集·下集·积热》分析说:"病有生成者,有变成者,有做成者。初起一症谓之生,再转一症谓之变,药饵妄施谓之做。变者调摄失宜,随病所化。做者纯是人力,并非本来。"虚损一证当然也不例外。

生成者,一为内损,所谓以真阴真阳、五脏内亏立论者,嗽热痰血等诸病皆有此情,又"忧郁者,全属大虚,本无实邪","积虚成损,积损成痨,经年不愈,谓之久虚。有五劳、六极、七伤之分。"二是"传尸痨瘵,日积月深,渐至于死。""时行疫病,秽气相杂,活门阖境,老幼相似,最易传染。其吉凶只在旬日之间,不似外损之经年累月也。"

变成者,医者治疗无方,患者调摄无法,有内伤有外感,譬如瘵病即为虚损之外候、虚损之征兆,再如疮疡门中诸漏,日久变为虚劳。即使此四时之疫气从口鼻而入,"然亦有降、有补、有和之法。若治疗无法,拖延数月,必致真气大伤,终成外损之证"。

做成者,《不居集·下集·积热》指出"虚劳皆积热做成",吴澄特加按语说得很清楚,"如偶感外邪未清,本非劳嗽也,而以天冬、百合、紫菀、兜铃之类做之,则劳嗽成矣。本无蒸热也,而以二地、二冬、丹皮、地骨皮之类做之,则蒸热成矣。本不失血也,而以龟板、元参、牛膝、童便、地黄、麦冬之类做之,则失血见矣。本不泄泻也,而以玉竹、当归、黄柏、知母之类做之,则泄泻成矣。"

金元李东垣辨析内伤类外感,但如果外感之证与虚损之象并存,如六淫、疫气等外邪侵袭,或本体自虚,或邪气耗伤气血,或医不得法,使正气亏耗,渐至虚损,其病因病机和治疗都应不同于内伤虚损。但医家往往混为一谈,故吴澄感慨:"内伤类外感者,东垣已发明于前,而外感之类内伤者,何自古迄今,竟无有详辨者,此亦虚损门中一大缺略事也。"由此他在"内外伤辨惑论"基础上,提出外损新说。

在吴澄看来,外损是虚损病因中的一种类型,外感之后成损与否,生成者有之,变成者亦有之,做成者尤多有之。从生成角度来说,"频感外邪,消耗气血"是外感成损的关键所在,所谓"因循而变外损者";从变成角度来说,本身有一内伤底子是内在因素,所谓"即病而无阳";从做成角度来说,误判误治、滥用滋降则是现实情况,所谓"人为做成"。"外损"说充实了虚劳发热辨证论治的认识,扩大了虚损病因学的研究范围。

《不居集》重点谈的是外损如何做成。吴澄认为外损主要"因于医者",《吴师朗治虚损法》指出:"以内伤为外感者有之,以外感为内伤者有之。虚虚实实,致人于死,此外损因于医者之不明所致也。"推而言之,有本不难产做成难产,有小儿急慢惊风本为假搐做成惊搐,外科痈疽本不内陷做成内陷,眼科疾病未必瞎而做成瞎眼,种种之情,不一而足。

无论虚损生成、变成、做成,涉及的疾病范围极广,包括外感内伤杂证一切病症的辨证、治法和预防。虚损生成者,《不居集·上集·例言》在论具体辨治时,虚损以嗽、热、痰、血为四大证,虚损之人没有不兼此数证者;其次则七情郁结、遗精白浊、自汗盗汗、泄泻,都能令人精血暴损,肌肉顿脱,不可不慎;再次则怔忡惊悸、喉痛声哑、嗌干喉癣、左右不得眠、饮食不甘、诸痛等证,均为虚损之危候,不可不察;又次则妇人胎产失调、室女经闭、童子疳痨,以上均属内损。可见其病证的选录,是以虚损为主线来安排的。

虚损做成者,吴澄发现"近日虚损之症,百无一活",其撰写《不居集》的起因,就是"治虚损者少,做虚损者多,死于病者寡,死于药者众","不虚而做成虚,不损而做成损"。他将外感病证纳入虚损考察范围,并以防止误判误治做成虚损为辨治要点,体现了百病以虚损为纲的观点。

在他看来,除瘟疫流行的非常情况,虚损与否是疾病预后走向一个风向标,既是判断生命生死存亡的一个坐标,也是衡量医者辨治水平高低的一杆标尺,在生命生老病死进程中十分关键。只要未成虚损均可救,真成虚损则预后不良,难有作为。尽管虚损所涉及的病证范围很广,病因病机不居于虚损,治法用药亦非滋补论治一端,但全书始终聚焦虚损要义分析百病病因病机,围绕虚损这条主线索来辨治百病,始终从是否虚损角度去审视一切外感、内伤及杂证。

"百病皆足以致虚损",吴澄以真虚损为核心,假虚损为外围,内伤外损为经纬,聚焦虚损论百病之辨治,形成了以内外真假来囊括各种疾病的虚损之圈,一切疾病从来没有像吴澄这样以虚损的名义被关注。

3. 外损新说

外损前医虽亦有涉及,但均没有系统地加以说明,所以吴澄说世医所谓虚损,去其外证,所见有偏。他首次将虚损分为内损、外损,外损既有外感起因,又有虚损因素,治疗当以解散祛邪为急为先,切不可一味误用滋补,亦不可屡用发散祛邪,人为做成虚损,外感似损非损之证当解散祛邪与托补并举并重,由此发明解托、补托及理脾阴治法,全面系统地形成了外损特色理论。

（1）外感有类内伤虚损

外感内伤两者并非泾渭分明，二者多有相似之处，李东垣《内外伤辨惑论》详辨外感内伤，条分缕析，发明"内伤类外感"之论，吴澄从中得到启发，反其道而行之，认为"有内伤之类外感，即有外感之类内伤"，"凡似损非损之症，惟外感客邪者有之"，并自豪地说此系其一家之言，以补前贤之未备。

《吴师朗治虚损法》专门列举了六种"外感类内伤"的常见情况。

一是外感邪在少阳，有时寒热往来，有时热多寒少，有时日重夜轻，有时日轻夜重，与虚劳寒热、阴虚发热相类似，最容易迷惑人，"但察其有无表证相兼，或移早移晏不同，不似阴亏者印定时刻也"。

二是营卫本虚，最易感冒，恶寒发热、头疼、痰嗽、失血，诸证与内伤相似，以为内伤而实因六淫之气所致，认为外感则见症又类似虚损。

三是中气不足，营卫必不充盈，肌肤腠理必不致密，邪气得以乘虚而入，因禀赋体质强弱不同，有变外损亦有不变外损者。

四是身心俱疲、气血俱伤之人，偶感微邪，潜伏经络，事先并未觉察，虽身感不适，但绝不见有外感表证，等到有所察觉之后，其中气已受伤，又纯类内伤之形景。有因气虚困乏而误拟为怯证，有因精神疲乏而误拟为劳倦，有因内有郁热而误拟为阴虚，有因倦怠疲懒而误拟为气郁。

五是思虑伤神、劳倦伤阴之人，卫气不固，里亏不充，六气来袭，外不能御，内不能拒，表有阳虚发热，里有饮食内滞，表里均受其伤，外邪盘踞于营卫，阳气郁闭于中宫，外感不似外感，内伤不似内伤。世医有因其气虚困乏而拟怯证者，有因其精神疲乏拟之劳倦者，因其内有郁热拟之阴虚者，因其倦怠疲懒拟之气郁者，"殊不知此本外邪，非滋补所能治也"。

六是先因劳倦所伤，外邪乘虚直伤中气，只是觉得困乏疲惫，饮食虽无味，但亦无大碍，面带阴惨，肌肤萧索，类似阴亏，又有类气血两虚。出现内动蒸热，又有类痨瘵；见其寒热往来，又有类虚疟；见其骨胫酸痿，又有类劳倦；观其神思不安，又有类心血不足、怔忡惊悸等。实则邪遏使然，非真虚不足之证。

以上除第三种外，其余五种均强调病因病根系外邪使然，与内伤虚损截然不同，为医者自当明察，切不可误判误治。不难发现，这是吴澄临证切身体会，应当是外感类内伤区别于内伤真虚损证的重点要点，弥足珍贵。

（2）外损以祛邪为先

外感防损防变，表邪的存在是主要矛盾之一。李东垣"内伤类外感"侧重点在于防止"内伤之证误作外感"，吴澄"外感类内伤"侧重点在于防止外感之证误作内伤。

外损病因在外感，吴澄认为："寒则伤营，由表入里；风则伤卫，由皮毛入肺。外损之证，惟此为甚。"风伤卫，寒伤营，风寒两伤营卫，一个"伤"字就潜伏了外损的因子，已经道明了外感病证内含有导致虚损的因素。吴宏格归纳总结其父治虚损法时说："频感外邪，消耗气血，是外损之机。与其治于已成之后，孰若留意于未成之先。"吴澄本人也明确指出："概见外损之症十皆八九，而真阴真阳亏损者十中二三，皆外邪未清做成者多"，认为"凡用补药必兼祛邪，邪去则补亦得力"，故《不居集·下集·外损》总以祛邪为急，治法中总以解散为先。

《吴师朗虚损治法》明确指出："外感日久，而余邪仍有未尽者，凡用补药必兼祛邪，邪去则补亦得力。况余邪未清，不开一面之网，则贼无可出之路，必反戈相向，伤人多矣。""外感失血受伤已深,外证虽减,而吐血之根已伏于此,若不及时驱逐余邪,调补真阴,培其真元,固其血络,有竟成吐血之症,终身不愈者。"

"外感为邪气有余",外感类内伤虚损,似是而非,似损非损,吴澄认为其虚损从病因角度来说是假象,主要矛盾仍然是外感,并非真虚损不足之证,不当作内伤虚损治,明确指出:"内伤者补之,外感者散之","外损之症,皆由客邪所伤",当行解散,外损似损非损当"求其故而治之,思过半矣"。

针对世人治疗诸般热证类虚损同样专尚滋补,多做成虚损的弊端,吴澄还特别推崇刘完素、张从正之法来纠偏。他指出:"世之治虚损者,不曰滋阴降火,则曰温补脾肾,所以有偏于黄柏、知母者,有偏于桂、附、河车者,是皆以彼之病,合我之药,而不知察病立方之法也。其次则平平淡淡,不寒不热,不补不泻,与症绝不相干,以为神奇稳妥。若犀角、黄连、石膏之属,守真、戴人之法,则皆摇首惊畏,骇异非常,反云弄险,不敢不敢。殊不知有种积热类虚损之症,非此不除,病终不愈,有病则病当之,须知有故无殒也。盖药与病当,则巴霜、砒石,亦能奏功;药不当病,则生姜、甘草,亦能杀人,是在用者之何如耳。"

外损解表为开手之治法,以杜绝外损之源。吴澄《不居集·下集·外损》指出:"故治之之法,欲补其虚,必先去其外邪;欲治其真,必先求其假;欲治其内,必先察其外;凡用疏用散者,将欲为补计也。"全面深刻地阐述了外感类虚损表散祛邪的价值和意义,既体现了"不居"之道,又贯彻了虚损之纲。

(3)外损成损人为做成

外损成因,《吴师朗治虚损法》认为:"六淫为病,实因于天;外损为言,实因于人。"《不居集·统治大法》分析说,无论四时之正气,还是触冒非时之气,体虚元气不足之人,妄用错用攻散之剂而成损,或时行疫病拖延成外损。在吴澄看来,外感属"天灾",外损则"属于人祸",外损主要是人为因素做成,外损之情各有不同,多有误判误治的环节,也有病家调理失当的因素,后又在《不居集·下集·病后调理》中明确指出:"疾病误治,及病后失于调理者,多成虚损",在分析积热成劳致死的原因时说"死于病者半,死于医者半",重申了外损人为做成的观点。

吴澄所谓"不居",其实重点是不居于滋阴降火一法。从其《不居集·自序》到《不居集·下集·外损》,全书自始至终都在反复地强调一点——世人"印定滋阴降火","惟滋补之是务""以苦寒清火为务","不虚而做成虚,不损而做成损",针砭时弊,鞭辟入里。

"古人著书立言,原为补偏救弊而作",正如吴澄自己所言,其外损说也一是为纠正时弊而提出的。《不居集》全书中,"今时之弊,皆喜滋补","世人治虚损,专尚滋补","其治虚损之法,不主于滋则主于补,不主于补则主于滋","印定滋阴降火","一味滋阴""误用滋补""妄用过用苦寒","治之不善,则成虚损","病无一定,而概以补之;治非一法,而概以滋之,奈之何其病不危且殆也?"滋补壅遏、苦寒凉折、滋阴降火成损,全书类似的表达比比皆是,难以计数。

吴澄在《不居集·下集·外损》大发感慨:"今用滋降者曰:咳嗽可除也,喉痒可止也,蒸热可退也,痰可逐也,瘀可消也,火可降也,虚可补也。求其脾胃之气相生相养之道,则有清净寂灭者矣。呜呼!其幸而遇阳有余阴不足者,则滋阴也,降火也,皆药症相合也。其不幸而遇脾薄胃弱者,则滋阴也,降火也,适足以益其病也。""今之医者,一见咳嗽失血、吐痰潮热等症,即曰曷不用滋阴降火之法。是亦责身之寒者,曰曷不为葛之之易也;责饥之食者,曰不为饮之之易也。"恣用滋降的医家,眼中只有滋降一法,虽然侥幸有对证者,但不幸时足以加重病情,并引用韩愈的经典名言,嘲讽其"曷不用滋阴降火之法"之反问,犹如反问"身寒为什么不穿薄葛之衣""饥饿为什么不喝水"一样不明事理。

吴澄在《风劳论》中明确说:伤风有成劳有不成劳,从哪一路来仍当从哪一路原路出,"昧者误用滋阴敛肺,降火清痰,止嗽退热,寒凉之品,阻其风邪外出之路,则必由浅及深,痰血泄泻,其不成虚损者几希矣。"在《伤风论》中分析风劳初起原因时,更明确指出:"古时虚损,或三年,或五载,或数十年。何今人之虚损,轻则一年,重则不过数十日而殒,其故何耶? 盖古时之症,真虚损也;今人之病,假虚损也。真则难医,而药饵犹可调摄。假则易治,而药多误施。"所谓药误,他形象地用梨枣之类水果来比喻,为了保鲜过度用水浸渍,往往会由内而外一层一层烂出来,表面上看好像是内伤;如果保存在密闭的容器里,不过一夜之间,自外及内皮肉俱腐。"时医不明,而又专以滋阴降火治之,是何异于梨果而郁闭于器中耶? 病者甚多,愈者甚少,死者甚众,今日之大弊也,不得不辨。"后又在《不居集·下集·风劳》进一步补充说:"故内损有三年五载,而外损不过数十日,究其传变,亦有三经,何如是之速? 盖时医不察,识症不明,妄以内损之法治之,如油入面,如闭贼在家,如落井下石,虽欲不速,其可得乎? "

所以,吴澄在《不居集·下集·外损》明确说道:"不敢以滋降之法,而加于外损之上也"。

另外,专从表散,屡散不休,一味祛邪,一味蛮攻,耗损真元;患者调理失宜,"小孔"变成"大孔",也是人为做成虚损的重要原因。

吴澄认为,"外损"之证为邪未尽而虚劳已成,虚实夹杂之时,需分清邪正孰多孰少,先疏为补,补散兼施,防损防变。治疗不居于一法,非居于寒、居于热、居于补、居于散者可疗,因病而施治。若内伤重而外感轻者,则宜用补托之法;若内伤轻而外感重者,则宜用解托之法,并据此创立了13首治"外损"方剂。吴澄的外损说同样始终贯穿了"不居"之魂。

4. 解托补托法

外感解表为先,但外感出现似损非损的情景时,毕竟也要考虑其虚的一面。吴澄从李东垣补中益气汤,以参、芪、甘草益气泻邪火,辅以升麻、柴胡引胃气上行中得到很大启发。他反对刘完素、朱丹溪学派一味寒凉滋降做成虚损,但并不反其解表祛邪,而能熔祛邪解表与明代温补固本于一炉,将看似矛盾的刘完素、张从正、朱丹溪一派治法与李东垣及其明代温补说统一起来,发明了解托、补托二法。

(1)托法

吴氏认为,对疾病的治疗必须考虑扶正与祛邪的关系,提出外邪当解,祛邪不可伤正;内虚当补,扶正不可恋邪。然当外实与内虚并存时,则须时时顾护正气,祛邪与扶正并用,即"托法",要求在祛邪时应"回护元气"。祛邪为主佐以扶正为解托,扶正为主佐以祛邪为补托,并制定了解托六方及补托七方,解托六方用于内伤轻而外感重者,补托七方用于内伤重而外感轻者。"凡邪在表,表可托也;凡邪在里,里可托也;邪在中焦,中可托也;邪在三阴,阴可托也;邪在三阳,阳可托也。"

吴澄指出,解托、补托二法可以治疗虚劳而兼外感,或外感而兼虚劳,是专为感受外邪而设,对于纯虚劳而导致的发热,不可使用。因为柴胡、葛根性能升能散、走肌达表,虽然可以使邪气外脱,但同时也会大泄营气,走散真阴。虽然可以与人参、黄芪、当归、熟地黄同用,但是阴虚水亏、孤阳劳热者,并不适合。吴氏认为,对于患有虚劳病而没有感受外邪,与感受外邪而兼有虚劳病患者的治法是不相同的。倘若兼有外邪,必须要加上一两味提托之品,才可以使邪气透达。吴澄在《不居集·下集》中归纳为："阳虚者,助卫内托散。阴虚者,益营内托散。阴阳两虚者,双补内托散。用心太过,宁神内托散。房劳太过,补真内托散。七情内伤,宁志内托散。劳力太过,理劳神功散。以上补托之法。寒重热轻,柴陈和解汤。热重寒轻,柴苓和解汤。日轻夜重,升柴拔陷汤。表实里虚,葛根解托汤。余邪不尽,宁神内托散。以上解托之法。"

(2)解托法

解托之法乃吴澄为"本体素虚""内伤轻而外感重"者而设。他认为:"元气一旺,则轻轻和解,外邪必渐渐托出,不争而自退矣。"因此外邪不重于解,而重于托,由此创制了解托六方,分别为柴陈解托汤、柴苓解托汤、和中解托汤、清里解托汤、葛根解托汤、升柴拔陷汤,均用于内伤轻而外感重者。柴陈解托汤治寒热往来,寒重热轻,有似虚劳寒热者;柴苓解托汤治寒热往来,热重寒轻,有似虚劳寒热者;和中解托汤治手足厥冷,恶寒淅沥,肢节酸疼,有似阳微者及口渴欲饮,舌上微苔,有似阴弱者;清里解托汤治蒸蒸烦热,躁闷喘渴,有似阳虚内热者;葛根解托汤治正气内虚,客邪外逼,有似虚劳各症;升柴拔陷汤治外感客邪,日轻夜重,有似阴虚者。

解托法主要使用的是柴胡和葛根两味药,解托六方每方必配,是解托法的一大特点。对此二味药吴氏有独到的见解,他认为:"葛根以治阳明,倘二经伏有余邪,亦无不托出矣。"其子吴宏格也认为:"重用柴、葛之升,取其凉润而解托入内之邪……若体虚之人,过于清凉,邪愈不解,只用柴胡提清,葛根托里。此二味者,一则味甘性寒,一则气清味辛,清辛而不肃杀,甘寒而不壅遏,能使表气浃洽……柴、葛一提一托,使客邪之热迅达肌表……解托之妙,妙用葛根。葛根味辛性凉,诸凉药皆滞,能遏表寒,惟葛根之凉,凉而能解;诸辛药皆燥,能发内热,惟葛根之辛,辛而能润。其用与柴胡互有短长,柴胡妙于升,能拔陷……柴胡为辛清升举之品,能引阳气于至阴之下,故邪之未陷,能拔而正之,此柴胡之超于诸药也;葛根清肌肉,为托邪外出之圣药。"纵观六方,皆以柴胡、葛根升散解托为主,兼以二陈祛痰、山楂导滞、泽泻渗利、黄芩苦降,加生姜、大枣调和营卫,前胡、防风托邪外出,再根据不同症状加味化裁之,则"解托之妙,尽于此矣"。

在解表药的基础上,吴氏配合使用泽泻等利水渗湿化湿药,可起到"外有柴、前、防风以托出,内有泽泻以分消解托"的效果,使邪从小便解。外邪入侵可引起气机不畅,津液分布不均匀,停滞为痰,故吴氏使用陈皮、半夏,取二陈汤之方意,以燥湿化汤、理气和中。外邪侵袭肌表,可引起营卫不和,吴氏在方中加入甘草、大枣等药,大枣与解表药中生姜配合,意在"甘草以调表里之和,姜枣以平营卫之逆"。外邪伤中,使水谷精微运化受阻,故吴氏在方中加入山楂等消食药以"清导中宫,使邪不得缓引,无由内据"。

(3)补托法

补托法与疮疡不能肿起、难以溃脓、托法推动其由里转表,也有同理之处。吴澄认为,邪实正虚之人,在病证后期,余邪留恋难去,病邪深陷,此时以补益为主,托邪为辅,所谓"正旺则邪退。惟是坚我墙垣,固我城郭,戢我人民,攻彼贼寇,或纵或擒,由我操柄,庶乎国泰民安,而邦宁本固矣。"因此,补则正气旺,坚固元气才能托邪外出。由此创制了补托七方,分别为益营内托散、助卫内托散、双补内托散、宁志内托散、补真内托散、宁神内托散、理劳神功散。

补托七方还是以葛根、柴胡为主,但是增加了补益之品。益营内托散主治阴虚不足,不能托邪外出。吴宏格认为,营气不能发挥作用,导致邪气入侵,不能解表散邪,治疗法则应为补血使邪气外托,因此选用人参、熟地黄滋阴补营,配合当归、秦艽活血,续断理营中之伤,茯苓解营中之热,柴胡、葛根一提一托,迅达肌表,生姜、大枣,一辛一甘,调和营卫,同时用人参、熟地黄与柴胡、葛根通用,可以驱散诸经之邪,托者自托,提者自提,两不相碍,使清浊攸分,表里融洽,才能解表散邪。

助卫内托散主治阳虚不足,不能托邪外出者。吴宏格认为:卫气不能起到防御的作用,邪气就会乘虚而入,欲达外而不能,欲内迫而益炽,表散则不为汗解,清里则凝滞更深,因此,补托一法最为适用,补则正气旺,托则邪气散。方中人参、黄芪扶正祛邪,正气旺则邪气散,柴胡、葛根为祛邪之品,邪气退的同时又不伤正气,当归气轻味辛,可以解营中之表邪,白术补土和中,壮脾胃之虚,茯神通心,甘草托里,邪气内陷,柴胡、葛根可以提升邪气。营卫不调,可用生姜、大枣调理营卫。

双补内托散治阴阳两虚,不能托邪外出者。吴宏格认为:阴阳两虚之人,气血亏虚,无力抗邪,所以选用人参、白术以补其气之亏虚。熟地黄、当归、川芎以补其血。柴胡、干葛、秦艽以托其外邪。佐以茯苓、甘草通调营卫,体虚之人服之,邪立疏散。

宁志内托散治外感客邪,内伤情志,忧思抑郁,矜持恐怖,神情不畅,意兴不扬,恶寒发热,头胀身疼者。吴宏格认为:补真内托散主治房劳过度,耗散真元,外夹客邪者;宁神内托散主治食少事烦,劳心过度,兼感外邪,寒热交作。理劳神功散主治伤筋动骨,劳苦太过,损气耗血,而邪有不能外出者。

补托法的基本药物组成是解表药、补虚药、滋养安神药。在此基础上,如有气机不畅则加入理气开郁药,贝母在吴澄看来也具有开郁作用。补托法中,解表药的使用与解托法相同,也是以柴胡、干葛两药为主。补虚药中,吴氏主要用补血、补气、补肾三类药。补血药以四物汤加减使用,以达补血活水的效果,使用四物汤去芍药的原因是"恐其酸寒"。补气药中,以四君子汤加减使用,以达扶助正气、驱邪外出的效果。吴氏考虑到虚劳多有筋骨劳伤,故使用续断、杜仲等补肾药。意在养血舒筋、宣通脉络,使正气充而邪不易入。加入远志、酸枣仁等滋养安神药,以交通心肾、培养精神。

解托药用内伤轻外感重者,对于病机中虚的部分,所用补虚药不多,主要是调和营卫,以托为主,以补为辅;补托用于外损中内伤重外感轻者,故针对体虚使用补虚药,主要以补气血药为主,辅以滋养安神,而对于病机中邪的部分,所用的祛邪药相对不多,仅用了解表药,以补为主,以托为辅。

5. 理脾阴法

吴澄针对虚损病提出了两大治法,即"托法"与"理脾阴法",就外损而言,根据病情轻重提出解托、补托、理脾阴之三大法则,解托法用于早期,补托法用于中期,理脾阴法用于晚期;解托六方用于内伤轻而外感重者,补托七方用于内伤重而外感轻者,理脾阴九方用于虚劳脾薄胃弱者。

(1)健脾胃为医中王道

吴澄《不居集·下集·外损》指出"人之所赖以生者,脾胃也。脾胃虚衰,不能以升发药饵也,不能以饮食生气血也,不能温皮肤、充腠理以御外邪也。""虚劳日久,诸药不效,而所赖以无恐者,胃气也。""虚损之赖以可治者,亦脾胃也。脾胃旺则饮食自甘,脾胃亏则饮食无味。故凡察病者,必先察脾胃强弱;治病者,必先顾脾胃勇怯。脾胃无损,诸可无虑。若见饮食不甘,此必脾胃渐败,此将不食之机,岂但不甘而已哉。"他强调,虚损以调理脾胃为主,人之一身,脾胃为主。胃阳主气,脾阴主血。胃司受纳,脾司运化。一纳一运,化生精气,津液上升,糟粕下降,斯无病也。人惟饮食不节,起居不时,损伤脾胃。胃损则不能纳,脾损则不能化,脾胃俱损,纳化皆难。元气斯弱,百邪易侵,而饱闷痞积,关格吐逆,腹痛泻利等症作矣。故张元素制枳术丸,李东垣阐发《脾胃论》,使人知以调理脾胃为主,后人所谓医中王道。

(2)理脾阴为重中之重

自金元李东垣著《脾胃论》,详于脾阳而略于脾阴,其脾胃学说偏重脾胃气虚,独重脾胃阳气,认为"脾为死阴",中气不足之脾胃病,应当重视胃中之阳而从胃治疗,擅于应用补中益气、益胃升阳等法,这也造成了后世一些不善于学习的医家只重视脾胃之阳而忽略了脾胃之阴,用药只重视升而不重视降,温补升阳之法逐渐统治脾胃病,而滥用温补会造成伤阴化燥的弊病。

鉴于此,吴澄呼吁"脾虚有阴阳之分",临证应当细加辨析,分别治之。《不居集·脾经虚分阴阳》中,对脾阳虚与脾阴虚的辨证要点及治疗原则进行了明确的阐述:"脾胃之元气者,多因思虑伤脾,或因劳倦伤脾。脾虚胃弱,中宫营气不和,肢体困倦,饮食日减……此营气虚消之阳虚也,以温补为先。如六脉数而不清,滑而无力,大便闭结,嘈杂,中消多食易饥,此脾阴虚,本经血虚胃热,以清补为主。"不仅肯定了脾阴虚的存在,同时提出脾阳虚、脾阴虚的不同治疗大法,弥补了李东垣重脾阳而略脾阴的缺憾。

历代医家治疗脾胃之虚盲从前人,滥用滋补之法,势必会伤脾败胃,最终导致中土失和,百病丛生,而吴澄的理脾阴大法则有效地避免了这些弊端。脾作为后天之本,作为身体的一个器官,其自身的阴液也赖于脾脏自身所化生的精微物质的生成与补充,从而才能与脾阳协同完成输布水谷精微于周身的功能。他指出:"古方理脾健胃,多偏补胃中之阴,而不及脾中之阴",因此他主张不仅要健胃,还应当健脾,这才是治疗虚损之第一步。

吴澄以"补土生金,燥润相宜,两不相碍"为原则,倡导"芳香甘淡之品,补中宫而不燥津液"。他指出理脾以健胃,补阴以扶阳是既注意补胃中之阳,又顾及脾中之阴。他鉴于虚劳之人日久脾胃阴弱,而古人偏以参苓术草补中宫,不能耐受,且四物汤、四君子汤滋腻碍胃,提出了"理脾阴"诸法。以滋养心脾、补脾健胃为治疗原则。在用药方面主要选用芳香甘淡的人参、山药、玉竹、扁豆、莲子肉、茯苓、甘草、荷叶、白芍、紫河车、陈米等。

李东垣创立"脾胃内伤论"以来,诸多医家因循成例,盲从前贤,以温补之法笼统治脾,由于滥施温补而致伤阴化燥之弊。"不主于滋则主于补。不主于补则主于滋……不求其端,不讯其末,惟滋补是务",无论偏补偏滋,不唯脾胃之禀性,势必脾胃失和,百弊丛生。世人多仿李东垣之法,脾胃之气不足,偏从胃阳论治,以甘温升阳补中,"东垣之法重升不重降,重阳而略阴",对素体脾胃津液不足,胃气失和者,就会化燥伤阴。

吴氏首倡"脾虚当有阴阳之分",脾阴脾阳应"细加辨析,分而治之"。他指出:"脾虚有阴阳之分,温运者属脾阳,融化者属脾阴。"因虚损病,常阴分偏弱,津液不足,如偏补脾阳则温补,易伤津化燥,灼伤阴液;但虚损之人,"阴火所灼,津液不足,筋脉皮骨无所养,精神亦渐羸弱,百症丛生",这句话是对脾阴虚临床表现的一个代表性总结。

吴氏倡"脾阴"唯有"清补"之法,他在《不居集·脾经虚分阴阳》中对脾阴虚及脾阳虚的病理要点做了详细的阐释:"脾胃之元气者,多因思虑伤脾,或因劳倦伤脾。脾虚胃弱,中宫营气不和,肢体困倦,饮食日减……此营气虚消之阳虚也,以温补为先。如六脉数而不清,滑而无力,大便闭结,嘈杂,中消多食易饥,此脾阴虚,本经血虚胃热,以清补为主"。不仅肯定了"脾阴"的存在,而且指明"清补"为治脾阴之法,革除了"只重胃中之阳,不重脾中之阴"的积弊。正如吴氏所言:"脾为胃之刚,胃乃脾之柔,脾病必及胃,胃病必及脾,一脏一腑,恒相因而为表里也"。

吴氏在治疗"虚劳"的长期实践中,针对"日久诸药不效"的困局,根据虚损诸人多为"阴火所灼,津液不足,筋脉皮肉皆无所养"的病理特征,遵"形不足者,温之以气;精不足者,补之以味"之经旨,并鉴于虚劳之人日久脾胃阴弱,古人偏以参、苓、术、草补中宫,不能耐受,以及四物汤、四君子汤滋腻碍胃,提出了"理脾阴"诸法。"理脾阴"法,以"培土生金,燥润相宜,两不相碍"为原则,以倡导"芳香甘淡之品,补中宫而不燥津液"为其特点,理脾以健胃,补阴以扶阳,既注意补胃中之阳,又顾及脾中之阴。

在临床实践中,吴氏认为,单纯的脾阴虚较为少见,常表现为脾的气阴两虚或其他脏腑相兼为病,所以当脾阴亏损时,既有阴虚之象,又有运化、升清的功能失常;脾阴具有濡养脏腑的功能,当脾阴虚累及他脏时,又会产生兼夹之证,根据"证候各异",创立了一系列的"理脾阴法"及诸方药。

吴澄认为,外损病感寒则伤阳,从上而下,从肺损渐至胃损;感热则伤阴,从下而上,从肾损渐至脾损,故脾胃是外损病的中轴。对于外损病,常常出现阴分不足,津液亏虚,必须培补中宫,不可燥伤津液。因而吴氏制订了理脾阴九方。同时认为"理脾阴法"有其深刻含义,"虽曰理脾,其实健胃;虽曰补阴,其实扶阳",关键在于使得"中土安和"。主张扶正祛邪,开辟了脾阴学说一片新天地。

吴澄"脾经虚分阴阳"的观念,从病因病机证治等方面,阐述了脾阴阳虚的证治,拟出"脾胃虚损主方",针对阴阳虚的不同证候进行加减,"如脾胃之精血不足者,谓之阴虚",在此基础上加丹参、酸枣仁、芍药,去黄芪、白术、陈皮等温补之品,再减人参剂量,更有利于滋补脾阴。

吴澄理脾阴法,可谓在李东垣《脾胃论》甘温补土法及朱丹溪《格致余论》甘寒养阴法基础上,所提出的取两端以用中、合三部以平调之培补中宫法,与《理虚元鉴》之立论颇有近似,可视为对汪绮石理虚法的发挥,与叶桂养胃阴法互为补充。如果说张景岳是从先天"肾"着眼,对真阴真阳进行了详尽论述,有力地指导着临床实践,那么,吴澄则是从后天"脾"着力,发前贤未尽之余蕴,使阴阳学说更臻完善。

(3)创制理脾阴九法

《不居集·吴澄治虚损法》曰:"古方理脾健胃,多偏补胃中之阴,而不及脾中之阴。然虚损之人多为阴火所烁,津液不足,筋脉皮骨无所养,而精神亦渐羸弱,百症丛生焉。"他认为,临床单纯的脾阴虚较为少见,常常表现为脾的气阴两虚或与其他脏腑相兼为病,症情复杂。若养阴过于滋腻,则又碍于脾,健脾过于温燥,则又助虚热,故用"忠厚和平之品,补土生金,燥润合宜,两不相碍","中土安和",则虚损易愈。故自制理脾阴的九张方剂,因证施治,形成脾阴虚证候的系统治疗体系。

①治中虚气弱,脾胃大亏,痰咳失血,食少泄泻,不任黄芪、白术、当归、熟地者,用中和理阴汤(人参、燕窝、山药、扁豆、莲子肉、老米)。

②治痰嗽失血,食少泄泻,遗精,不任人参、黄芪者,用理脾阴正方(人参、紫河车、白芍、山药、扁豆、茯苓、橘红、甘草、莲子肉、荷叶、老米)。

③治遗精、盗汗、自汗、血不归经、怔忡、惊悸者,用资成汤(人参、白芍、扁豆、山药、茯神、

丹参、橘红、甘草、莲子肉、檀香、猪肚)。

④治寒热泄泻、食少,清阳不升,气虚下陷而力不胜升麻、柴胡者,用升补和中汤(人参、谷芽、山药、茯神、甘草、陈皮、扁豆、钩藤、荷叶蒂、老米、红枣)。

⑤治食少痰多,阴分不足,自汗盗汗,遗精,而不胜熟地者,用培土养阴汤(制何首乌、丹参、扁豆、谷芽、白芍、车前子、莲子肉、猪肾)。

⑥肝脾血少,血虚有火,不能用当归、白术、柴胡者,用畅郁汤(丹参、谷芽、白芍、茯苓、扁豆、钩藤、菊花、连翘、甘草、荷叶)。

⑦治脾虚血少,阴虚发热,不任当归、熟地者,用理脾益营汤(制首乌、海参、莲子肉、黑料豆、山药、扁豆)。

⑧治虚劳之人,痰嗽喘急,不宜予麦冬、五味子者,用参脉保金汤(人参、玉竹、百合,猪肺清汤煎服)。

⑨治虚劳日久,脾胃薄弱者,用味补汤(燕窝、海参、淡火腿肉、鲤鱼,上四味煮汁饮,或用鲜紫河车一具,同入煮极烂,饮其汁更妙)。

吴澄理脾阴用药物特点:一是擅用忠厚和平之品,补土生金润燥合一;二是倡用芳香甘淡之品,理脾健胃、补阴扶阳,气阴双补,补中宫不燥津液;三是喜用善用血肉有情之品,填精补髓;四是擅用芳香轻清之品,升发脾阳,补益脾阴;五是倡导药补不如食补,药食同源滋补脾阴。

《不居集》提出"补托""解托"和"理脾阴"之法,以濡润滋补之品创立了22首平正中和的效验方,其益气健脾不用白术等相对燥烈之品,而善用山药、扁豆、莲子肉、薏苡仁、太子参等品甘淡平补、理脾健胃;滋阴补血不用当归、川芎等相对甘温辛窜之品,而用白芍、石斛、玉竹、制何首乌、黑料豆等药甘润养脾、补阴扶阳;芳香醒脾喜用味轻气淡的莲类药,如莲子肉、莲须、荷叶、荷蒂、藕节,而不用气浓味烈的芳香辛燥之品;补精益阴常配燕窝、紫河车、海参、猪肚、猪腰、淡火腿肉、鲤鱼等血肉有情之品。其中扁豆、山药、人参、莲子肉出现的频率最高,"唯选忠厚和平之品,补土生金,燥润合宜,两不相碍",刚柔互济,补而不燥、滋而不腻、行而不滞。

吴澄创造性地将"脾阴虚"引入虚劳论治之中,新定补脾阴一法,补前人未尽之余蕴,理、法、方、药自成体系,推动了脾阴学说理论实践两个维度的发展,既充实了中医基础理论,亦提高了虚劳相关疾病的辨治水平。其倡导的芳香甘平法,与明代胡慎柔所倡甘淡实脾法、缪仲淳所倡甘寒滋润法,被认为是脾阴虚的三大治法,为后世医家沿用。追溯中医脾胃学说之源流,大约经历了三次高峰,《黄帝内经》为渊薮,《脾胃论》为第二次,吴澄的理脾阴治法与叶桂养胃阴说,共同托起了脾胃学说的第三次高峰。

三、临证经验

吴澄认为,百病皆可致虚损痨瘵,然虚损之证,病起之初,未曾传变,脏腑未伤,元气未惫,治之不难。但病者、医家均忽略轻视,日久则肌肉削瘦,元气大残,成虚损痨瘵之证,再行急治,为时已晚。

1. 风劳辨治

风、寒、暑、温、燥、火六气,皆可致病,以风独为百病长,故吴澄首重风劳,立此以为外损之枢纽。他强调从邪所来之路而出,从太阳一路而来,则当仍从太阳旧路表散而出;从太阴皮毛一路而来,则当仍从皮毛旧路解托而出。勿用滋阴敛肺,降火清痰,止嗽退热,寒凉之品,阻遏风邪外出之路,则必由浅及深,终成虚损。

(1)论风邪变虚损

吴澄认为,风本不成劳,然其人素体亏虚,腠理不固,感受风邪则见咳嗽潮热之症,风邪初感,药用解疏则邪散,补托则易出,若医者内外不辨,以清凉则冰伏,滋降则入内,闭邪入里,郁蒸不散,传入经络,而见咳嗽、失血、潮热之症,误治则变风劳。

(2)辨风劳脉法

吴澄指出,平人脉大为虚,浮大表虚,虚细微弱者为盗汗。大而无力阳虚,数而无力阴虚。寸弱而软为上虚,尺弱而涩为下虚,尺涩而疾为血虚,两关沉细为虚。此皆为内损之脉因,其元气虚损,脉道不实故也。若脉细而弦,似数非数,硬小而碍指,此必夹外邪,不可作虚损治。

(3)辨风劳与伤寒

吴澄分析,伤寒之邪,由表传里,客于肺则咳嗽屡作。而风劳之证,病位在肺下,在第五、六椎之间。风邪客于皮毛,则恶风而振寒,风为阳邪,善行数变,熏蒸肺络,则使人强上而不能俯仰,风热内盛,则使人瞑视而羞明,津液暗灼,使人唾出稠黏而若涕。

(4)论劳热分阴阳

吴澄认为,劳热有阴虚、阳虚之分。虚劳之人感寒则损阳,为釜下无火,误施寒凉之药,是添水也,火愈难生,治以辛甘淡之品;感热则损阴,为釜中无水,误施燥热之品,是益火也,治以甘苦酸咸之类,总以脾胃为主。

(5)论虚劳夹外感邪热

吴澄首先言明此为虚劳而夹外感邪热,非因外感邪热而致虚劳。其次论张仲景治虚劳之法,总以行阳固阴、补中安肾二大法,而不用滋阴之药。以此叮咛告诫,恐后人妄用滋降,害人良多。

(6)论风劳治则

吴澄谓治虚损,虽以脾胃为主,犹必以祛邪为先,若邪未祛而行滋补,则有害无益。因此治疗应注意顾护脾胃强弱,脾胃充盛之人,固当以祛邪为急;脾胃有伤之人,又当以脾胃为急,待元气稍复,再行托邪或补益之法。

(7)论风劳用药

吴澄认为,初起病在皮毛,以疏散解托之法,则病邪自去。若误用温补、寒凉、酸敛、滋阴、降火之剂,则不虚做成虚,不损做成损矣。禀赋不足,身体虚弱之人,风邪初入,浅在经络时,以解托六方则祛之甚易。如寒重热轻,则柴陈解托汤;热重寒轻,则用柴芩解托汤;邪郁内热,则用和中解托汤;内邪蒸热,则用清里解托汤;客邪寒热,则用葛根解托汤;外邪内陷,则用升柴拔陷汤。若其人平日劳伤太过,肾精不充,以致外邪内伏,而不肯外出。可以补托七方,以治正虚之人,徒然解表无益者。如血分不足,益荣内托散;气分不足,助卫内托散;气血俱虚者,双补内托散;七情过伤者,宁志内托散;房劳大甚者,补真内托散;劳心太过,宁神内托散;劳力太过,理劳神功散。

2. 风热辨治

吴澄指出,风邪常兼夹他邪为病,夹寒则寒,夹热则热,兼暑则为暑风,兼湿则为风湿,兼时令之暖气则为风热。

（1）论风热之因

吴澄指出，若伤风日久不治则入肺，为咳嗽、咽喉痛、蒸热，风热郁里化热，则咳吐稠痰，热灼津血，则令人消瘦，症似虚损。又有因天禀性热，阴虚血少之人，贪酒好色，心肾不交，水火不济，外邪乘之，复壅虚热。新邪引出旧邪，内火相并，外火熏蒸肺金，故见咳嗽，有似劳损；风能煽火，故见烦热，有似阴虚；伤风畏风，有似阳微；热逼血络，有似内伤不足；呕吐稠痰，有似肾虚水泛。虽症状相似，但其实是由于风热所致，应于清补解托之剂。

（2）辨风热之证

吴澄认为，风邪伤人，多及肩后颈根，大杼、风门、肺俞之穴，由此达肺。初起病情轻浅，咳嗽清痰，鼻流清涕，若兼夹风热，则咳嗽稠痰，舌有红点，鼻流浊涕。风邪在皮肤之间，能煽火，令人寒热，兼热则令人津液顿消，肌肉暴脱，若伤肺，则咳嗽失血，痰涎潮热，有似虚劳之证。风热证之脉象为浮数相兼，浮脉主表，数则为热。

（3）论风热之治

吴澄指出，若脾虚而肌肉不充，肺虚而玄府不闭者，则风邪易乘之。实者宜芎苏散、金沸草散之类，一服而解。内外之因相合而为虚证者，当细辨之。外感风寒、风热，咳嗽痰多，火铄肺金，喘急气促者，益营内托散，或金水六君煎；房劳过度，风热内炽，咳嗽痰多者，补真内托散；气弱之人，风热上攻者，宜清里解托汤；时行风热，喘急多痰，邪不易解者，宜金沸草散；肺气实，或素有痰为风热所壅者，宜泻白散，或加天花粉、前胡。

3. 风寒辨治

吴澄认为，虚劳之证，人皆以阴亏火泛，而喜用滋阴降火之剂。而不知六气之中，亦有寒邪外束，壅遏里热，以致寒热咳嗽失血，有似虚劳内损之证。当以麻黄桂枝汤之类辛温发表，解其外束，而内火顿熄，血自归经。风寒初起，传变未深，兼解兼托，从原路拔邪而出，此为吴澄所创治外损致虚之解托、补托之法。凡察体质薄弱之人，感伤寒之证，有气虚不能托邪外出者，宜再造散；有血虚不能托邪外出者，宜大温中饮。前者以参、芪发表，邪甚阳虚者，加参、芪于发表药中，不固肌表，反而有托邪外出之功；后者用归、地发汗，阳根于阴，汗出于液，有归、地在发表药中，则不滋补，反而托邪外出。此为吴澄托补大法之理。

4. 暑证辨治

吴澄指出，暑热之证，咳嗽潮热，吐血衄血，盗汗自汗，神气倦怠，饮食减少，呕吐痰涎，令人肌肉渐消，暑病脉浮虚，无力，脉形有似虚损之证，而与虚损之弦细数者不同。暑疗必先治其暑，如青蒿煎之类。暑邪犯肺，则宜生脉散、人参汤之类；气虚甚者，加人参、黄芪；热甚烦渴者，宜人参白虎汤、竹叶石膏汤；气不甚虚者，宜犀角地黄汤，或枇杷叶散。吴澄指出，炎暑酷热，禀质瘦弱之人，不任外邪，故偶感而即病，致伤心脾，宛与虚劳相类，需细细辨别，勿妄用补益之剂。

5. 湿劳辨治

吴澄指出，湿为阴邪，于不知不觉中侵入人体，常兼夹他邪，初仍为外感，若治之不善，病邪停留日久，有似虚损，实为湿劳之证矣。有因暑湿，而渐至内伤者；有原内伤，而再受暑湿者。吴澄立有"神芎导水丸论"一文，引用刘完素、张从正以神芎丸、禹功散、舟车丸之类治湿劳，阐明其治疗此类疾病的观点，其药虽峻猛，似非虚者所宜，然火热怫郁，津液凝滞，大便燥结，经络闭塞，非此不通。

6. 积热辨治

吴澄认为，虚劳积热初起，元气未伤，可以攻之导之，用舟车丸、禹功散、神芎导水丸之类;若日久气血亏虚,身体羸弱,则用四物送消积丸。时人偶感邪气,本非虚劳咳嗽,而以天冬、百合、紫菀、马兜铃之类做之,则劳嗽成矣;本无蒸热也,而做成蒸热;本不失血也,而做成失血;本不泄泻,而做成泄泻成矣。以此警示后世之人,临床辨证论治宜慎重。

7. 屡散成劳辨治

吴澄分析,外损误治有二,一偏用滋补,则郁邪于内,闭门留寇,致成虚损;二为屡散不休,不知解托、补托之法,走泄其真元,亦成虚损。吴澄"论散法",认为一切阳虚皆宜补中发散,一切阴虚皆宜补阴发散,夹热皆宜清凉发散,夹寒皆宜温经发散,伤食宜消导发散,感重而体实宜麻黄汤之类,感轻而体虚宜参苏饮之属。当散而不散则失汗,不当散而散则误汗,当散而屡散不休则过汗,当散而散之太峻则亡阳。若体虚之人,元气不足,外感风寒,虽有表证,但不可屡散、峻散,以伤其元,只宜和解,或兼补兼托,达邪外出。

8. 积痰成劳辨治

吴澄指出,积痰之证日久,则发为热,邪热煎灼津液,则结为痰,壅塞三焦,闭塞经脉,津液干枯,终致瘵瘵。引葛真人治瘵瘵积痰之法,以峻猛之剂,祛尽积痰,谓积痰除尽,则饮食水谷精微皆可化生气血,气血自复。然元气已伤,胃气虚弱者,宜攻补兼施,仍需禁用滋降补益之品。

9. 食积辨治

吴澄分析,食积有日久致虚损者,有妄用攻下峻猛做成者,宜观病者体质强弱,病情虚实,选择适宜方药,必以充其脾胃为先,勿妄用消克之品伤胃。

10. 酒伤辨治

吴澄指出,酒伤成劳者,因其终日饮酒无度,脾胃为湿热之邪所困,运化失司,痰涎积聚,为咳嗽发热,乏力,口吐痰涎,虚弱羸瘦之象,然其人仍不自知,饮酒度日,至死不歇,则为酒瘵。酒风之证,用苍术、泽泻、麋衔,健脾利湿,专治脾而不治肺。若酒伤已变虚劳,病者当痛戒不饮,以杜其源,缓缓调理,病可痊。

11. 肺痿肺痈辨治

吴澄指出,风寒久咳,则成肺痈,浊吐腥臭;病先为肺痈,而后因津液重亡,火铄金伤,变成肺痿。肺痈者当以清金甘桔汤主之,麦冬清肺饮调之。日久转为肺痿者,宜知母茯苓汤主之,人参五味子汤调之。

12. 瘵疬辨治

吴澄指出,瘵疬为虚损之外候,由外因所致则易治,体虚之人则宜益气养营,长期调养,若以暴悍之剂、误用刀针药线、溃烂取子等法,则鲜有生者。瘵疬与疮疡痈毒之红肿暴起不同,为真阴亏耗之虚证。初起之时,气血未伤,应以降火消痰,调气散结之法,辅以益气养荣调补自愈。若延误救治时机,以致病情迅速发展,瘵疬遍溃,形体消瘦,潮汗蒸热,咳嗽失血,诸症蜂起,阴虚已极,当以清金益水为君,益阳敛阴为佐,开结降火为使,则津液复通,五脏气和。

四、医论医话选录

1. 虚损总旨

吴澄曰:尝稽虚损之法,《内经》曰:阴虚生内热。又曰:劳则喘且汗出,内外皆越,故气耗矣。又曰:有所劳倦,形气衰少,谷气不盛,上焦不行,下脘不通而胃气热,热气熏胸中,故内热。但言虚而无劳怯之名。至秦越人《难经》,始发明虚损之旨,虽无方可考,而其治法,盖昭昭然也。迨汉张仲景《金匮要略》,始立虚劳一门,以行阳固阴二大法,立为标准。非以仲景生知之圣,其能垂训若此乎?惜其立法,只治虚劳于将成未成之际,而不及乎阴虚脉数之人。盖阴虚脉数,是已成也,是坏症也。若症已坏,而复用《金匮》之法,则热极者不益燥甚乎?至葛真人出,而以《神书十方》普渡世人。虚劳之极,各症迭出,而只十方中出入加减,无不神奇。昧者畏用药峻猛,品味咸多,不能悟其幽深元远之旨,则又弃而不讲矣。刘氏守真出,以感寒则损阳,感热则损阴,自下传上不过脾,自上传下不过胃,与《难经》《金匮》相为表里也。越人、仲景发明于前,河间补遗于后,可谓无漏义矣。独内伤之症,类外感者多不有,东垣老人起而明辨之,则内外不分、下陷不举,可谓有功于千古矣。若非清阳下陷,而误用升补之剂,则翻天覆地,为患岂小也哉!丹溪有见于此,而用滋阴降火之法,以救一时之弊,与东垣天生配合。一阴一阳,一升一降,是东垣主以春夏,而丹溪主于秋冬,合而成四时者也。何滋阴之论,独盛行于世?盖后人不知而误学之。惟是虚火上泛,而阴中阳不虚者,赖以泽枯润燥,其功诚不可泯。若阴虚而肾中其阳又虚者,恣用苦寒,宁不寂灭耶!所以薛氏新甫主以温补,导龙入海,引火归原,又与丹溪天生配偶。一补阴中之阴,一补阴中之阳,一而二,二而一者也,然皆一偏之极。合而观之,则得其全。分而用之,独得其偏。故张景岳以真阴真阳立论,兼擅诸家之长,而不拘一家之法,尽美矣,又尽善也。然犹有不慊于心者何哉?盖内伤之类外感者,东垣既以宣发于前,而外感之类内伤,岂可无法以续其后乎?澄生也晚,不获亲炙于诸贤之门,而数十年历治甚多,不得不仿东垣之法,撰为外感类内伤之辨,以为虚损门中之大成。至于传尸痨瘵,为鬼为虫,别是一种,非为虚痨,即指之为尸疰也。共计十种,庶几治虚损之法略大备焉。至于历代名贤,皆有宗派,是彼非此,各有所长,采其精要,另为一册,以备参考。

(《不居集·上集·总旨》)

2. 血证八法总论

吴澄曰:夫血者,水火合德而生,其形象天一之水,其色法地二之火,取水之精以为体,合火之神以为用,人赖以有生。其出入升降,濡润宣通者,由气使然也。故气即无形之血,血即有形之气。经曰:血之与气,异名同类是也。然人之一身气血,不能相离,气中有血,血中有气,气血相依,循环不息。凡血之越出上窍者,皆气为之也。先贤立论,治法不一,或主温补,或主寒凉,或以活血行气,或以滋阴降火,或以心肾为主,或以脾胃为急,或主润肺,或主疏肝。有是病用是法,非漫然也。无如时师不察,不明夫寒热虚实之旨。欲用温补,畏其助火添邪。欲用寒凉,畏其血凝不散。活血行气,又恐伤其真元。滋阴降火,又恐伤其脾胃。心阳肾阴不分,脾胃勇怯罔顾。润肺难痊,疏肝恐误,药饵妄投,希图侥幸,未有能毅然独断于中者也。余历练数十年,见症甚多,务求其要,昼夜苦思,深知根底,立为八法。以气为主,贯通寒热虚实,经纬其间,条分缕析,开卷了然。以见气虚者宜补气,陷者宜升气,逆者宜降气,滞者宜行,外寒者宜散,内寒者宜温,虚火者宜滋,实火者宜清。当用寒凉者,竟用寒凉,而无伤脾败胃之虞。当用温补者,竟用温补,而无添邪助火之弊。活血行气,非活血行气则血不痊。滋阴降火,非滋阴降火则血不止。以心阳为主者,必当行阳固阴。以脾胃为急者,必当调和中土。当润肺则润肺,当疏肝则疏肝。确然可据,不致临证茫然,妄执臆见,歧中又歧也。

(《不居集·上集·血证八法扼要》)

3. 医易会参

吴澄曰:《易》之为道,至广至大,其于事事物物之理,大无不包,细无不入。虽非为医而设,而医之玄妙精微,实莫能外乎此也。古人有言,不知《易》者,不足以言医。《易》理明,则可以范围天地,曲成民物,通乎昼夜。医理明,则可以宣节化机,调燮阴阳,拯理民瘼。如失血一症,既立八法以扼其要,而又以八卦统之何也?盖《易》之变化无穷,犹病之变化亦无穷也。《易》无定体,病亦无定体。乾、兑、离、震、巽、坎、艮、坤,此八卦也,其参伍互换,八卦变而为六十四卦矣。气虚、气陷、气逆、气滞、虚火、实火、内寒、外寒,此扼要八法也。其标本虚实,万有不齐,或一症而相兼,或数症而合并,则当以主卦为本,变卦为标,再相兼相杂者,为神明变化,亦可一而二,二而四,四而八,八八而六十四矣。推而广之,病情变迁,反复难测,亦如三百八十四爻,不外乎此矣。倘气虚而兼实火,则乾卦而变为天水讼;若兼虚火,则变为天火同人。倘气逆而兼外寒,则震卦而变为雷风恒;若兼内寒,则震卦而变为雷泽归妹矣。圣人作《易》,不过模写象数,顺其自然,而非有心要安排如此也。如先贤著书,亦不过标示法则,而非有心执定某症必用某药也。《易》曰:变而通之,存乎其人。

(《不居集·上集·血证八法扼要》)

4. 咳嗽总论

吴澄曰:咳嗽一症,为治甚难。非吾知之为治之难也,能明咳嗽之难也。凡辨咳嗽者,欲知所咳之因,撮其大要而辨之,有三纲领焉,八条目焉。三纲领者:外感咳嗽,内伤咳嗽,虚中挟邪咳嗽也。八条目者:外感病多不离寒热二症;内伤不一,总属金水二家;其虚中挟邪,则有轻重虚实之各别也。所见出于外感者,而治之以内伤,则外邪不解,而咳嗽弥深。所见出于内伤者,而治之以外感,则正气渐耗,而咳嗽愈炽。外感之嗽为邪有余,若虚中挟邪,难作有余看。内伤之嗽多属不足,若虚中挟实,难作不足论。或禀体素虚,而又挟外感,则当分其轻重,或补三而散二。尚赋质原强,而又挟内伤,则当察其虚实,或补少而散多。此其轻重权衡,在人会意,最易差谬,此真为治之难也。

(《不居集·上集·咳嗽纲目》)

5. 痰证三法

虚损之人,未有无痰者也。然五痰五饮,症各不同,治亦迥别。至于虚损之痰,有虚无实,有补无攻。论其脏,不出脾、肺、肾三经。论其治,不出理脾、保肺、滋阴三法。故各症虽多,而三法实统其要焉。盖痰之生也,多由于脾,而虚损之人,未有脾气不虚者也,脾气虚则不能致精微于肺,以化其津液也。故宜先健脾,脾健则复其运化之常,而痰自不生矣。痰之来也,多由于肺,而虚损之人,肺气未有不虚者也。肺气虚则不能水精四布,而浊瘀凝聚也。故宜先利肺,肺利则气化,出行而复为津液也。痰之本也,多在于肾,而虚损之人,肾水未有不亏者也。肾亏则真阳不足而泛溢,真阴不足而沸腾,一则痰色清稀,一则痰色稠浊,而皆本于先天之真阴、真阳不足也。故宜先补肾,肾足则水无泛溢之虞,而端本澄源矣。

肺者皮毛之合也。风寒外入,肺先受邪。肺气不清,必兼咳嗽,吊动脾涎,挟火则为燥痰,挟寒则为冷痰。此外感之痰,原非内伤,其本在肺,其末在脾,而与肾绝不相干。如华盖散,温肺汤,以散寒利肺,而不及于肾也。若虚损之痰,其本在肾,其次在脾。盖肾气一伤,脾湿不化,津液凝聚,积贮为痰。金不生水,不能灌溉五脏,子病及母,金体日枯,喉干咽痒,是外感之痰,不关及于肾。而内伤之痰,无不及于肺也。所以今之虚损咳嗽生痰者甚多,考之方书,润肺化痰者甚少。盖其痰原非自肺而生,故其治不专责在肺也明矣。如利金汤、润肺汤,治肺经之邪,而不治肺经之痰。如二母散、阿胶散、天门冬丸，清火止嗽；百合固金汤、宁肺汤，定喘止嗽，而亦不治肺经之痰。其有治痰者，必兼金水二脏，生脉合六味汤；或脾肺两家，则生脉合异功散者是也。故虚损之痰，初起专在脾、肾二经，而未及于肺者为治易，则崇土壮水，而无反顾之忧。若水涸金伤，喉干咽痒者为治难，则畏尾畏首，而难奏十全之效。是故无嗽者治其痰也，治痰而不治其肺也。有嗽者治其嗽也，治嗽而亦不治其痰也。故曰痰之本在肾，其末在肺也。

（《不居集·上集·治痰三法》）

6. 外损总旨

元气不足者，谓之虚；不能任劳者，谓之怯；由是而五脏内伤，谓之损；传尸蛊疰谓之瘵。虚与怯非一因，损与瘵亦各别。故病有真有假，而用药有补有散。世之专用滋阴降火者，非故欲杀人也，其所见者偏也。所见偏则其所谓虚，虚其所虚，非吾所谓虚也。其所谓损，损其所损，非吾所谓损也。凡吾之所谓虚损者，合内外真假而言之也，不居之论也。世之所谓虚损者，去其外症而言之也，胶柱鼓瑟也。近日医不师古，相习成风，流毒斯世。其治虚损之法，不主于滋则主于补，不主于补则主于滋，出于彼必入于此。前医者倡之，后医者和之，病者喜之，旁人附之。噫！其欲持内外真假之说，其孰从而听之？老医者曰：丹溪诸公，云云若此也。新医者亦曰：丹溪诸公，云云若此也。病者习闻其说，乐其诞而不察，亦曰：各名家诸公，俱云云若此。不惟举之于口，而又证之于书。虽有内外真假之说，其孰从而求之且甚矣？人之不智也，不求其端，不讯其末，惟滋补之是务。古之死于虚损者寡，今之死于虚损者多。古之治虚损也得宜，今之治虚损也非法。病无一定，而概以补之；治非一法，而概以滋之，奈之何其病不危且殆也？且治之之法，其端亦甚多矣。阴虚者补阴，阳虚者补阳，有外邪焉而为之疏，有风邪焉而为之解，有寒邪焉而为之温，有暑邪焉而为之清，有湿邪焉而为之利，有火邪焉而为之凉，浊痰积瘀为之消，劳伤积损为之理，脾胃薄弱也而兼补之，龙雷上泛也而兼导之，将欲传经也而为之备，将欲变症也而为之防。今时之法，病者不死，滋降不止，食少泄泻犹不关心，呜呼！其亦不思而已矣。盖滋降之剂，久必伤脾。人之所赖以生者，脾胃也。脾胃虚衰，不能以升发药饵也，不能以饮食生气血也，不能温皮肤、充腠理以御外邪也。何也？心者君主之官也，肺者相傅之臣也，脾者输纳之职也。饮食入胃，流溢精气，上归于脾，脾气散精，上归于肺，通调水道，下输膀胱。生气生血，贯五脏，充百骸，调六腑，皆脾胃为之也。今用滋降者曰：咳嗽可除也，喉痒可止也，蒸热可退也，痰可逐也，瘀可消也，火可降也，虚可补也。求其脾胃之气相生相养之道，则有清净寂灭者矣。呜呼！其幸而遇阳有余阴不足者，则滋阴也，降火也，皆药症相合也。其不幸而遇脾薄胃弱者，则滋阴也，降火也，适足以益其病也。非予之专以滋阴为仇也。内伤者补之，外感者散之，其治虽不同，其理则一也。夏葛而冬裘，渴饮而饮食，其事虽殊，其智则一也。今之医者，一见咳嗽失血、吐痰潮热等症，即曰曷不用滋阴降火之法。是亦责身之寒者，曰曷不为葛之之易也；责饥之食者，曷不为饮之之易也。《灵枢经》曰：百病之始生也，皆生于风。又曰：病之始期也，生于风寒暑湿，实发其端。故治之之法，欲补其虚，必先去其外邪；欲治其真，必先求其假；欲治其内，必先察其外；凡用疏用散者，将欲为补计也。今则不然，不辨其外，不辨其内，不辨其风，不辨其寒，不辨其暑，不辨其湿，不辨其燥，不辨其火，不辨其痰，不辨其积。此吾所以著《不居集》之意也。遇内伤则内伤治之，遇外感则外感治之，遇滋则滋之，遇降则降之，温则温之，补则补之，消则消之，散则散之。斯法也，何法也？此吾所治虚怯痨瘵也，不敢以滋降之法，而加于外损之上也。

（《不居集·下集外损》）

7. 论伤风有成劳有不成劳

经曰：巨阳者，诸阳之属也，其脉连于风府。凡风邪之伤人也，太阳必先受之。邪入太阳，传入于里，善行数变，或为寒热，或为寒中，或为热中，或为偏枯，或中五脏六腑，变化无方，乃为他病而不成风劳，其变风劳何也？经曰：肺者，皮毛之合也。皮毛先受邪气，邪气以从其合也，故不循他经而传变别症，则见气喘咳嗽，寒热痰壅，有似虚劳之症。盖风为阳邪，从太阳一路而来，则当仍从太阳旧路表散而出；从太阴皮毛一路而来，则当仍从皮毛旧路解托而出。昧者误用滋阴敛肺，降火清痰，止嗽退热，寒凉之品，阻其风邪外出之路，则必由浅及深，痰血泄泻，其不成虚损者几希矣。

（《不居集·下集·外损》）

8. 外损误作内损则如油入面

外感之损，自上而下，自下而上，总不能过于脾胃。虚劳之损，自一至五，五复犯一，日久乃深。所以外损与内损，所伤不同，所传亦异。故内损有三年五载，而外损不过数十日，究其传变，亦有三经，何如是之速？盖时医不察，识症不明，妄以内损之法治之，如油入面，如闭贼在家，如落井下石，虽欲不速，其可得乎？

（《不居集·下集·风劳》）

9. 伤风余论

伤风，细小之疾，似乎无恙，而其中竟有成虚劳不治者，是岂一朝一夕之故哉？虽云治之不善而亦病者，有以自致之也。盖物必先腐也，而后虫生之；土必先溃也，而后水决之；木必先枯也，而后风摧之。夫物且然，而况于人乎？经曰：邪之所凑，其气必虚。伤风小疾，岂能成虚损？亦人之自有虚损，而借风热以成之耳。使其真元充足，精神完固，营卫调和，肤腠缜密，虽有微邪，将安入乎？惟其不戒暴怒，不节房劳，饥不辄食，寒不辄衣，嗜酒而好色，勤劳而忘身，争名夺利，罔惜性命，以致真元耗亡，气血消尽，大经细络，积虚已久。遇风则成风劳，遇寒则成寒劳，遇暑则成暑劳，遇湿则成湿劳，如此之类，难以枚举。皆因外邪陷入，元气不能托送，故成外损之症也。其有不被六淫所伤，而亦气血渐弱，非遇他症暴亡，亦必渐至虚损耳。

（《不居集·下集·风热》）

10. 攻补托论

吴澄曰：古今言治外感者，不出汗、吐、下三法，三者之中，总为攻之一法，曰补，曰和，共为五法矣。余于五法之中，改和为托，则又约为攻、补、托三法矣。盖邪气炽盛，非攻不除，在表宜汗，在上宜吐，在下宜下，随其所在而攻之，此攻之妙也。然禀质素弱，元气不充，不能攻者而攻之则殆矣。邪退宜补，补者补其不足也。阳虚者补阳，阴虚者补阴，气虚者补气，血虚者补血，此治邪于未萌，或治邪于将退，此补之善也。然倘外邪未清，而概补之，宁不助纣为虐乎？邪居半表半里宜和，和者，和其半表里也。邪在表则汗，邪在里则下，半表半里不可汗、下，宜从中治，法当和之。然和之而有不能和者，则惟托之一法为最。凡邪在表，表可托也；凡邪在里，里可托也；邪在中焦，中可托也；邪在三阴，阴可托也；邪在三阳，阳可托也。托者，回护元气也，必不以病之强弱为强弱，而总视人身之元气强弱为强弱也。故攻补之中，总寓托之一法焉。人身元气之盛衰异质，邪正之强弱异势，病机之寒热异情，脏腑之虚实异症，岂可执一？故体强利用攻，体虚利用补，虚中挟实利用托。斯法也，虽卢扁复起，不易吾言矣。盖病有病之虚实，元气亦有元气之虚实。能知元气之虚实，足以制病之虚实，则料病观变，操纵由我。且六淫之气，何地不有，四时更变，何岁不然，只顾冲和之元气以为主宰，不必以外邪之所感为重轻。苟吾身之壮旺，即所感虽重，重亦轻也；苟吾身之衰弱，即所感虽轻，轻亦重也。气煦血濡，精神完固，随其所感而应之，则用攻，攻可也；用补，补亦可也；用托，托亦可也。不然，倘元气空虚，气血亏竭，而欲用攻，攻可克乎？精神不足，真元无存，而欲用补，补可起乎？邪实正虚，真元枯槁，而欲用托，托可出乎？大抵攻、补、托三法，而托常居攻、补之中，能托则可以补，可以无补；能托则可以攻，可以无攻，权衡在我，是三法总归之于托之一法也。而托之一法，亦兼二法焉，兼攻而托，是为解托；兼补而托，是为补托，是二法仍归之一法也。此所谓审元气之盛衰，察病情之虚实，而施攻、补、托之三法也。其二法十三方，见上集治法。

（《不居集·下集·屡散》）

11. 肠胃本无血

吴澄曰：肠胃多气多血之经也。孙真人云本无血者，盖自咽喉至胃，及大小肠而抵直肠，其中细腻光滑，总无半点血也。其有血者何？阴阳二络溢出也。其阴阳二络若何？盖经脉十有二，络脉十有五，凡共二十七，气相随上下。经者径也，经脉流行，气血疏通，径路往来，以荣华一身者也。络者血络也，经之支派旁出者也。人有十二经，以拘制十二络，余三络者，阴络、阳络、脾之大络也。阴络者，阴跷之路也；阳络者，阳跷之路也。此三络者，在奇经八脉之中，不伏十二经拘束也。其不伏拘束若何？圣人计设沟渠，通利水道，以防不测，忽然天降猛雨，沟渠满溢，圣人不能复设，仍从滂沛横流，譬络脉满溢，诸经不能复拘也。其溢出若何？盖邪之伤人也，因其阴伤则入阴，因其阳伤则入阳，先舍于络脉，留而不去，乃入于经。阳络者，主血脉之阳；阴络者，主血脉之阴。阳主上则吐衄，阴主下则便血。阳主腑，则凡血之出于六腑者，阳主之。阴主脏，则凡血之出于五脏者，阴主之。是阴亦吐衄，而阳亦便血也。络通乎经，经通乎脏腑。是以五脏六腑之中，肠胃四围，皮里膜外之处，有经有络，条理贯通，中含气血，循环不息，而并无血溢出者，何也？其络在三焦之中，于膈膜脂膏之内，五脏六腑之隙，水谷流化之关，同气融会于其间，熏蒸膈膜，发达皮肤肉分，运行上下四旁，各随其所属部分，而注其中。膈膜细衣，如纸之薄，间隔肠胃之中，只通其气，而运行其血，不可损伤也。一有所伤，则震动其衣，而鼓破其纸，中无间隔，气不运行，血无所附，而洋溢乎肠胃矣。既溢于肠胃，若有窠臼焉，盈满而后出，出而又溢，溢而又出，撮一身之血，皆聚于此，如水之泛涨，朝宗于大海也。其吐有甚不甚者，由络之伤有多有寡也。其色之有鲜黯者，由血之出有寒有热，有新有瘀也。其有喷成升斗者，此乃血随气出，无有统摄也。然此数者，皆出于肠胃，伤在六腑，犹易治也。若夫咯血、唾血、咳血、呛血，痰涎带血丝、血点者，所吐虽不多，而伤则在脏也，在五脏则难治矣。其外损吐血者，邪气深入，攻通血络也。其内损吐血者，经脉空虚，络血透进也。惟血脱者，非益气不救。其余各症，不补塞其攻通之窍不止也。其补塞之法若何？血溢出膜外，在肠胃之间，得温则平，宜甘温补塞之剂，非寒凉收涩之谓也。虽然亦不可执焉，寒则温之，热则清之，瘀则消之，坚则削之，有外邪则去之，有壅滞则开之，虚则补之，实则泄之，有余者损之，不足者益之。如此则调和其气血，气煦血濡，肠胃完固，二络不伤，则光滑细腻，周密如故，自无失血之症矣。

或问胃中之血，溢出主吐衄，则肠中当主便血，岂亦溢出上窍乎？此说亦近似有理。若如此分辨，则阳络专主胃，阴络专主肠矣。殊不知阴跷之脉，起于然骨，至内踝直上阴股，入阴间，上循胸，入缺盆，过出人迎，入颃颡，合于太阳。阳跷如此，《灵枢·脉度》如此也。观其上循胸,出人迎,与胃经相会。惟脉络有以相通,故血得从斯而至。

（《不居集·下集·失血》）

12. 论神芎禹功舟车有故无殒

世人治虚损,专尚滋补,一见神芎、禹功、舟车之论,必大骇惊呆。医家病家,不能悟其玄妙,以为此种峻厉猛悍之剂,决非病症相宜,宁死不悟。岂知前贤著方立言,必不杜撰好奇而为此也。河间、戴人主此以治湿劳,盖病根不除,病必不去,宣通气血,非此不能。药虽峻猛,似非虚者所宜,然火热怫郁,津液凝滞,大便燥结,经络闭塞,非此不通。而用之之法,亦有斟酌,看人虚实强弱,于丸数增减,或初服三五丸,再服加二三丸,是急药缓攻,病久亦不碍。经曰有故无殒,此之谓也。

（《不居集·下集·湿劳》）

五、医案选录

1. 风劳案

予治房侄,感冒风邪,未经解散,名医遍治之不愈,遂变劳损,咳嗽吐红,下午潮热,痰涎壅甚,咽喉痛痒,梦遗泄泻,肌肉尽消。名家或滋或补,或寒或热,反加左胁胀痛,不能侧卧,声音渐哑,饮食渐微。余归诊视,六脉弦细而数。检其所服之方,有用麻黄峻散者,有用桂、附温补者,有用滋阴降火者,有用理脾保肺者,种种不效,哀哀求救。先以柴前梅连散不应,急以蒸脐之法,温补下元,透邪外出。然后用药饵调治,再以双补内托散止汗退热,用鳗鱼霜清痰止嗽,甘露丸起其大肉,山药丸理脾,益营煎收其全功。是疾也,人皆以为必死,而余幸治偶中,此亦百中之一也。

（《不居集·下集·风劳·治案》）

按:风为百病之长,外损以风劳最为典型,但风伤卫,寒伤营,六经传变皆有规律。感冒初起,原非重证,延绵日久,便非轻证。吴澄认为,外感风邪,有似内伤,似损非损,似劳非劳,既有外感病因又有虚损因素,治当补散兼施,当解散、补托并举;尤其外感风邪的存在是主要矛盾,当解除外证、解散风邪为先,这是防止外损的关键。如误作内伤虚损、误以滋补,反敛邪外出,往往人为导致虚损。为此吴澄创有解托补托法、理脾阴法及其22首系列得效方。本案系人为误治导致的外损(尚未真损),患者患风邪感冒日久,医家各按自己的成见,或用麻黄发散,或肉桂、附子温补,或滋阴降火,或理脾保肺,随意用药,不安其法,汤药妄施,日久竟成风劳之证。柴前梅连散治风劳骨蒸,久而不愈,咳嗽吐血,盗汗遗精,脉来弦数,吴澄用之却无效果。之所以无效,是因患者久病体虚,下元空虚。故先采用蒸脐法,以乳香、没药、丁香、麝香、盐等药研末敷于脐眼,隔物艾灸神阙穴,温补下元,使邪气外透后,然后再服食药膳药饵调养。患者阴阳两虚,不能托邪外出,当用补托系列方之双补内托散止汗退热,补其阴阳两虚;鲤鱼霜(鲤鱼肚中填塞砒霜后从鱼身上阴出来的霜)清痰止咳,实寓有解托之意;用甘露丸(一种用多种名贵佛药炼制而成、被认为能够"成佛成仙"的法药)补益身体,山药丸(山药、菟丝子、五味子、杜仲、肉苁蓉、牛膝、熟地黄、山茱萸、巴戟天、泽泻、茯苓、赤石脂等药制成的大蜜丸)益肾壮筋骨,实寓有补托之意。脾胃是外损病的关键,而虚损多阴虚津亏,故以理脾益营煎(制首乌、海参、莲子肉、黑料豆、山药、扁豆)善后,而收全功。

2. 风热案

隆阜戴约文兄,风热壅塞,郁结不通,咳嗽吐痰,发热面赤声哑,昏不知人。诸医有认为中风者、中痰者、中气者,有认为时行者、痨瘵者,攻之补之,消之散之,病日转增,诸云不治。后迎予治,诊其脉浮之若无,重按搏指;察其症口燥舌焦,声哑昏厥,壮热不休,大便不行有七八日。余曰:此风热郁闭,壅塞三焦,津液凝聚为痰,气道不通,殊是实症,非虚候也。有老医黄松麓者曰:病已羸悴,至此补之不遽,何敢弄险? 予曰:无伤也。脉实症实,看予治之。先以双解散,一进热退神情,大便解下结黑粪数枚,人事清,始能言。继以连翘饮子,去大黄、芒硝,加麦冬、瓜蒌、贝母、生地,诸症悉解,后以调理之剂遂瘥。

（《不居集·下集·风热·治案》）

按:本案属外感风热重证,闭塞郁结,被误诊为卒中、时行瘟病、痨瘵,或攻或补或散,反复误治,病情加重,成损非损,竟有不治之征象。吴澄诊时,脉象搏指、口干舌焦、声哑昏厥、高热不退、大便闭结,显为阳明热结,壅塞三焦,太阴亏损,津液凝聚。其判为风热郁闭实证,当务之急当祛其实邪,故采用刘完素清解实热、解表调和之法,兼以清热利痰,用双解散表里双解,一剂即解下热结之硬便,伏痰也随之逐出,热退神清而能言。

3. 风寒案

予治厚村一妇人,病咳嗽吐痰,或时带红,恶寒发热,月事不至。诸医皆认为瘵,投以滋阴止嗽之剂,其病益甚。予细察其脉,浮弦而紧。究其因,乃因梦泄之后而起。予曰:此寒劳症也。先以建中汤去饴糖,加阿胶、附子。数剂小腹痛减,寒热亦除,月事亦至。再以神珠丹,调治而瘥。

（《不居集·下集·风寒·治案》）

按:本案因于梦交而泄引起,遇寒即发,脉浮弦而紧,显系外有寒邪表证,内有气虚阳虚、脾胃不和,前医均误诊为痨瘵,误以滋阴止嗽之剂,人为导致外损。吴澄诊为寒劳证,以建中汤加阿胶、附子理脾阴,温肾阳,和里缓急,以治虚劳脾胃薄弱、气虚不和。数剂药后,寒热腹痛诸症悉除,月事亦至。再以神珠丹治下焦元气虚弱,调理而愈。

4. 暑证案

予在梅林时,余家桥有一妇人,暑月患咳嗽,身热痰血,众医皆以为瘵。予诊其脉浮弦,重按而虚,见其每咳嗽必连数十声,痰不易出,甚至作吐。先以香薷饮加干葛一剂,再以人参平肺散加减,后以嗽门风火刑肺方,服之而瘥。

（《不居集·下集·暑证·治案》）

按:暑热为患,暑伤心,热伤气,热毒刑肺,多令人吐衄,风热上冲而咳嗽不断,其人必脉虚气怯,体倦息微,呈现一派虚劳之象。然吴澄认为,外损之证,暑邪致虚,仍当以祛邪为急,乃先以香薷饮加干葛根疏风解表,再以人参平肺散补其真元,最后服补肺养阴润燥而愈。

5. 湿劳案

予治一人,五月间湿令大行,因食过宿之饮食,腹胀痛。医以平胃、保和、香砂治之益甚,夜不能卧。一医以为虚损,用桂、附温补下元之药,腹痛更剧,小便短涩,淋浊不清,食减,七昼夜不合眼。予诊之,左脉浮而虚,右寸濡细,右关滑,两尺微弱。天时闷热,连旬晴雨,湿邪直入太阴,合谷饪之邪,从口而入,久则中土重困,腹痛转剧,食减淋浊,脾肾失职,而又频用削伐中气之剂,不益困乎? 因制佩兰散与服,不二剂痛顿止,人称神奇。

（《不居集·下集·湿劳·治案》）

按:六气皆能伤人,皆有相似之处,唯湿邪伤人,令人难测。湿多生水肿,脾湿泄泻,腹痛胀满,成外损湿劳证。吴澄认为,湿邪外感,祛湿为先。而前医或行气消食导滞之剂削伐中气或误用温补助邪为虐,湿邪内蕴,湿困脾土,与过宿之食会合,故腹痛加剧,脘痞食减,淋浊涩痛。其以佩兰为君,茯苓、半夏、白蔻仁、杜仲、鲜莲子、鲜荷叶、鲜稻叶各等分,制成佩兰散,芳香化湿,清暑辟秽,二剂未用完,中焦脾胃之困迎刃而解。

6. 积热案

予治休邑孟街富来桥吴左之女,年二十七岁,偶因感冒发热,诸医作骨蒸治,不瘥。予诊之,见其痰嗽,身如火燎,而以重手取之则不热,知其热在皮肤也。先以清骨散与之,热稍减。忆时珍先生有此一案吻合,照法用之,次日尽减。因叹如应桴鼓之语,非谬欺人也。

(《不居集·下集·积热·治案》)

按:患者偶然感冒发热,显然当祛外感热邪,前医误判为阴虚骨蒸,自然无效。虽然热者皆壮火为病,壮火食气,无物不耗,故见痰嗽,身如火燎,但吴澄手诊发现热在皮肤,当退热为要,故以退热作用较强的清骨散清虚热、退骨蒸。热稍退后,吴澄忆起《本草纲目》载有李时珍本人少年感冒发热一案,并录于本案之前:"李时珍少时,因感冒咳嗽既久且犯戒,遂病骨蒸发热,肤如火燎,每日吐痰碗许,暑月烦渴,寝方用黄芩一两,水二钟,煎一钟,炖服。次日身热尽退,而痰嗽皆愈。药中肯綮,如应桴鼓,医之妙有如此哉。"遂仿用之,单用黄芩一味药,果然药到病除。吴澄认为,外感外损当祛邪为先,外感热证退热为当务之急,黄芩退热力强,擅退温病热证,用之与其观点甚为合拍。

7. 发散至虚案

予在武林江干,陈尔迪因病目,医为发散太过,至春末吐血碗余,咳嗽潮热,胁痛,饮食减,肌肉消。武林诸医尽以为瘵,俱辞不治。予诊之,见其气倦神疲,脉浮弦而不细,微带数,知其表邪未清,乃以理阴煎,间以益营内托散,数剂服之,贴焉而卧。饮食仍未进,以资成汤加减,又以参苓白术散,调理而痊。

(《不居集·下集·屡散·治案》)

按:吴澄认为,外损之证,皆有客邪所伤,不行解散,偏用滋补,畏忌发表,致成虚损;但也有屡散不休,不知解托、补托之法,走泄真元,亦成虚损。本案发散太过,以致气血虚损,食少消瘦,当补中益气,然可能经不住黄芪、白术温燥之性,故吴澄予理脾阴正方理阴扶阳,再加以益营内托散托邪外出,后加资成汤、参苓白术散,皆为甘淡育阴、充化源而补不足之剂,一滋心阴,一补脾元,壮子益母,共奏补益心脾、交通心肾之功效。过散致损得其补救而成功,体现了吴澄灵活变通之用。

8. 食积案

予治江阴塘市一妇人,体弱血虚,咳嗽潮热,近又为饮食所伤,不知饥饿。市医皆作阴虚治,而胸膈作胀。迎予诊治,右滑大,左软弱,先以一消一补之剂治之,然后治嗽。若为滋阴降火,不独咳嗽无功,恐脾胃转伤,变或不测。盖脾胃喜温而恶凉,喜燥而恶湿。以二陈汤加白术、山楂、麦芽与之,一剂而胸膈宽,再剂而饮食进。继用桑白皮、地骨皮、甘草、陈皮、贝母、瓜蒌、马兜铃、桔梗、紫菀,十帖而咳嗽脱然矣。

(《不居集·下集·食积·治案》)

按:本案患者血虚之体,伴有咳嗽、潮热、纳呆之症,诸医都以为阴虚为患,似无不妥,但关键点在"胸膈作胀",吴澄根据其脉象并无细数,认定实为脾虚湿盛、胃气不降、消导失司之证;若以滋阴寒凉之品,必脾胃衰败,后天失养,病热深入。"食积消食,自然之理",吴澄采用消补兼施之法,二陈汤理气和中化痰,加白术、山楂、麦芽健脾燥湿、降胃消食,恢复中焦气机;二剂气机畅通、饮食如故,继用桑白皮、地骨皮等一派泻肺止咳化痰之药,积痰自除,诸恙得安。

9. 吐血案

予治百家冲陈嘉生者,其人冒暑,中途劳力太过,血如涌泉,二便俱流血不止。里医以清凉止血之剂投之,弗应,求救于予。俾至未及其门,闻哭声甚哀,亟问其故,其母拭泪出而答曰:我儿无福,不能待救矣。问死去几时?曰片刻。予细思之,此必失血太多,气随血脱,非真死耳,盍往视之。其母曰:纸已盖面,欲掀之耶?人已无气,将就木,即活佛活神仙亦难救疗,视之何益?不过好索药金耳。旁人叱其母退,引入视之。予以手探其胸,乳下微动;再折其纸视其面,见口鼻血水似有流动之状;再诊其脉,两尺若有若无;诊其足脉,太冲、冲阳仍可按。乃启其牙关,挑以茶水,视之缓缓能咽下。予馈以人参数钱,乃令为末,用飞罗面、陈京墨调童便灌下。至子时始知人事,能翻身索粥饮。次日予往视之,其母捧香一把,迎跪道旁,叩头谢罪,曰:此真活佛活神仙下降也,吾儿已死而活之,吾家无人参而送之,吾何以报?惟念佛颂长生功德耳。乃改用六味加生脉数剂,再以理脾和平之药,调理而瘥。后嘉生起,感激倍加,恒德于予,予亦为之喜。

(《不居集·下集·失血·治案》)

按:本案患者失血太多,气随血脱,不知人事,吴澄凭多年的临床经验,料定人未真死,仔细观察其胸乳下微动,口鼻血水似有流动,尺脉若有若无,足部太冲、冲阳脉诊仍可按及,开启牙关能缓缓咽下茶水,即赠以人参灌下,大补元气、回阳救逆,起死回生,真可谓是扁鹊救活虢国太子事迹的再版。地址、人物明确,治疗经过记述翔实,当确切属实。

六、代表方剂选录

(一) 解托系列方

1. 柴陈解托汤

组成:柴胡、干葛根、半夏、厚朴、泽泻各六分,甘草三分,秦艽、藿香各六分,陈皮五分,生姜、大枣、山楂八分。

主治:外感之证,寒热往来,寒重热轻,有似虚劳者。

加减:如外邪盛者,加防风、荆芥七分;营虚者,加当归八分;气陷,加升麻五分;脾胃热或泻,加白术八分;腹中痛,加芍药八分,甘草五分;有汗,加桂枝五分;气滞,加香附子六分。

2. 柴芩解托汤

组成:柴胡、黄芩、干葛根各一钱,陈皮八分,山楂、泽泻各一钱,甘草五分,赤苓一钱。

主治:寒热往来,热重寒轻,有似虚劳寒热者。

加减:如内热甚者,加连翘七分;外邪盛者,加防风一钱;痰甚者,加贝母、橘红六分;兼风热者,加玉竹一钱;小便不利者,加车前子一钱。

3. 和中解托汤

组成:柴胡、干葛根、山楂、泽泻各一钱,陈皮八分,甘草三分,生姜、大枣。

主治:外感之证,手足厥冷,恶寒淅沥,肢节酸疼,有似阳微者;口渴欲饮,舌上微苔,有似阴弱者。

加减:如头痛者,加川芎八分;如呕恶者,加半夏五分;如兼寒滞不散者,加桂枝、防风;如胸腹有微滞者,加厚朴八分。

4. 清里解托汤

组成:桔梗、麦冬、干葛根、柴胡、瓜蒌仁、泽泻、车前各一钱,黄芩一钱五分,生甘草三分。

主治:外感之邪,蒸蒸烦热,躁闷喘渴,有似阳虚内热者。

加减:如阴不足而邪不解者,加生地一钱;如外邪甚者,加防风、秦艽各一钱;热甚者,加连翘六分;虚热有痰,加玉竹、贝母各七分。

5. 葛根解托汤

组成:干葛根、柴胡、前胡各八分,防风六分,陈皮、半夏、泽泻各一钱,生甘草三分,生姜、大枣适量。

主治:正气内虚,客邪外逼,有似虚劳各证。

加减:如寒气胜者,加当归七分,肉桂五分;阴气不足者,加熟地一钱;若元气大虚,正不胜邪,兼用补托之法;如头痛者,加川芎、白芷各七分;气逆多嗽者,加杏仁一钱;痞满气滞者,加白芥子五至七分。

6. 升柴拔陷汤

组成:升麻,柴胡,前胡,葛根,陈皮,半夏,枳壳,山楂,泽泻,车前子,生姜,大枣。

主治:外感客邪,日轻夜重,有似阴虚者。

加减:若阳虚内陷者,用补中益气汤,或举元煎;若阴虚内陷者,补阴益气煎、理阴煎;若初起而邪有内陷不出者,照方随症加减;若虚甚者,宜用补托之法。

(二) 补托系统方

1. 益营内托散

组成:柴胡七分,干葛根一钱,熟地一钱,当归八分,人参五分,甘草三分,秦艽八分,续断八分,生姜,大枣。

主治:阴虚不足,不能托邪外出者。

加减:若阴胜之时,外感寒邪者,去秦艽、续断,加细辛、附子各五至六分;若火盛阴虚,而邪有不能解者,加人参五分;若脾肾两虚而痰多者,加茯苓八分,白芥子五分;若泄泻者,加山药、扁豆一钱;若腰腹痛者,加杜仲、枸杞一钱。

2. 助卫内托散

组成:柴胡八分,干葛根二钱,黄芪一钱,白术一钱,人参五分,甘草三分,茯神八分,当归六分,生姜,大枣。

主治:阳虚不足,不能托邪外出者。

加减:若气滞者,加藿香、砂仁六分;外邪盛者,加羌活、防风各七分;咳嗽者,加佛耳草、款冬花八分;兼痰者,贝母、橘红八分;腹痛或泻者,加炮姜、木香五分;气虚甚者,人参、黄芪加至一至二钱为主。

3. 双补内托散

组成:人参五分,黄芪一钱,熟地一钱,当归八分,柴胡八分,干葛根八分,白术八分,秦艽七分,川芎六分,甘草三分,生姜,大枣。

主治:阴阳两虚,不能托邪外出者。

加减:若寒盛阳虚者,加制附子七至八分;表邪盛者,加羌活、防风各七至八分;头痛者,加蔓荆子八分;阳气虚陷者,加升麻三至五分。阴阳两虚之人,气血亏衰,无力以拒邪也,故用人参、黄芪、白术以补其气,熟地、当归、川芎以补其血,柴胡、干葛根、秦艽以托其外邪。如四君而不用茯苓者,恐其渗泄;如四物而不用芍药者,恐其酸寒。或加肉桂有十全之功,佐姜枣有调营卫之美。虚人服之,邪可立散矣。

4. 宁志内托散

组成:柴胡八分,茯神六分,葛根一钱,人参五分,当归八分,酸枣仁六分,远志六分,橘红六分,益智仁五分,贝母八分,加生姜、大枣同煎。

主治:外感客邪,内伤情志,忧思抑郁,矜持恐怖,神情不畅,意兴不扬,恶寒发热,身胀头疼者。

加减:若阳分虚者,加黄芪、白术各一钱;若阴分虚者,加熟地、白芍各一钱;若气滞者,加木香三至五分;若虚火,加丹皮、栀子各七分;若肝脾虚者,加何首乌、圆龙眼肉。

5. 补真内托散

组成:柴胡八分,干葛根八分,人参五分,黄芪一钱,熟地一钱,当归八分,茯神八分,酸枣仁六分,麦冬七分。

主治:房劳过度,耗散真元,外夹客邪者。

加减:如虚火上泛,或吐衄血者,加泽泻六分,茜根八分,丹皮八分;如血不止者,加牛膝、丹参各一钱;如咳嗽痰多,加贝母、阿胶、天冬各七至八分;如脾胃弱,加山药、扁豆各一钱。

6. 宁神内托散

组成:丹参一钱,茯神八分,酸枣仁六分,人参五分,甘草三分,当归八分,续断一钱,柴胡八分,干葛根八分,远志六分,生姜,大枣。

主治:食少事烦,劳心过度,兼感外邪,寒热交作者。

加减:若用心太过者,加丹参一钱,柏子仁一钱;若兼用力太过者,加秦艽、续断各一钱;若食少心烦者,加莲子肉、扁豆、谷芽各一钱;若心虚不眠多汗者,加五味子三分;若邪甚不能解散,加秦艽、羌活各五至七分。

7. 理劳神功散

组成:秦艽一钱,续断一钱,杜仲一钱,香附七分,当归八分,骨碎补一钱,陈皮七分,甘草三分,五加皮八分,金毛狗脊八分,柴胡八分,葛根八分,生姜,大枣。

主治:伤筋动骨,劳苦太过,损气耗血,而邪有不能外出者。

加减:若发热,加柴胡七分,干葛根八分;若咳嗽,加白前、桔梗六分;若久嗽,加紫菀、百部八分;若腰痛,加破故纸(补骨脂)一钱;若骨蒸夜热,加地骨皮、青蒿、鳖甲八分;若胸满,加砂仁、木香六分。

(三)理脾阴系列方

1. 中和理阴汤

组成:人参一钱,燕窝五钱,山药、扁豆各一钱,莲子肉二钱,老米三钱。

主治:中气虚弱,脾胃大亏,饮食短少,痰嗽失血,泄泻腹胀,不任黄芪、白术、当归、熟地者。

加减:凡肺有火者,以沙参易人参,或二者并用,后数方准此;阴虚火泛者,加海参三至五钱;痰多者,加橘红、半夏曲五至七分;泄泻者,加脐带;嗽不止者,加枇杷叶、款冬花八分;失血者,加丹参、荷叶一钱;热盛者,加丹皮、地骨皮;汗者,加桑叶、荷叶一钱。

2. 理脾阴正方

组成:人参一钱,紫河车二钱,白芍、山药、扁豆、茯苓各一钱,橘红六分,甘草五分,莲子肉一钱五分,荷叶一钱,老米三钱。

主治:食少泄泻,痰嗽失血、遗精等症,虚劳不任黄芪、白术者。

加减:食少泄泻者,加冬瓜仁一至二钱;汗多者,浮小麦、牡蛎一钱;咳嗽甚者,加枇杷叶一钱;痰多,加贝母八分;失血者,加血余炭一钱,藕节三至五个;遗精者,加芡实、鱼鳔二至三钱。

3. 资成汤

组成:人参、白芍、扁豆、山药、茯神各一钱,丹参八分,橘红六分,甘草五分,莲子肉一钱五分,檀香三分,雄健无病猪肚一具(酒洗磨净,取清汤煎药,或为丸亦可)。

主治:虚劳遗精盗汗,食少泄泻,血不归经,女子崩漏不止,虚劳不任黄芪、白术、当归、地黄者。

加减:虚热者,加丹皮、地骨皮;惊恐怔忡,不眠多汗者,加酸枣仁;火铄肺金,干枯多嗽者,加百合;便血失血者,加地榆、续断;小水不利,加车前子;痰多者,加贝母。

4. 升补中和汤

组成:人参五分,谷芽、山药各一钱,茯神八分,甘草三分,陈皮七分,扁豆一钱,钩藤八分,荷鼻一个,老米三钱,红枣二个。

主治:虚劳寒热,食少泄泻,不任升麻、柴胡者。

加减:气血弱而似疟者,加制何首乌三钱;筋骨不利者,加秦艽、续断一钱;微有火者,加玉竹八分;泄泻者,冬瓜仁二至三钱;大便下血者,地榆八分;食少者,加莲子肉三钱;失血者,加茅根、藕节三至五钱。

5. 畅郁汤

组成:丹参、谷芽各一钱,白芍、茯苓、扁豆、钩藤、菊花、连翘各八分,甘草五分,荷叶一钱。

主治:肝脾血少,血虚有火,不能用当归、白术、柴胡者。

加减:胁痛者,加女贞子、鳖甲八分;气逆者,加降香一钱;火盛者,加丹皮、地骨皮八分;咳嗽者,加橘红、贝母五至六分;兼外感者,加苏梗三至五分;痰多眩晕者,加天麻八分;泄泻者,加莲子肉、老米三钱。

6. 理脾益营汤

组成:制首乌三钱,海参、莲子肉、黑豆各二钱,山药、扁豆各一钱。

主治:脾虚血少,阴虚发热,不任当归、地黄者。

加减:阴阳两虚者,加中和理阴汤;血分热者,加丹皮、地骨皮各八分;痰多者,加橘红、贝母六分;咳嗽者,加紫菀、枇杷叶一钱;汗多者,加浮小麦一钱;失血者,加金墨、藕节;食少者,加谷芽、薏苡仁各一至二钱。

7. 培土养阴汤

组成:制首乌三钱,丹参、扁豆、谷芽各一钱,白芍、车前各八分,莲肉一钱五分,猪腰一具。

主治:虚劳食少痰多,阴分不足,自汗盗汗,遗精,不任熟地、山茱萸等药者。

加减:阳经火甚,痰嗽喘急者,加保金汤;心脾气虚失血者,加薏苡仁、藕节各二至三钱;积瘀胸膈胀满者,加白茅根一钱;血中气滞者,加降香八分;气血大虚弱者,加人参、燕窝三钱;尾闾骨痛者,加鹿角霜一钱;泄泻不止者,加脐带;汗多者,加桑叶一钱;咳嗽不止者,加枇杷叶、佛耳草七至八分;遗精者,加芡实、莲须一钱。

8. 保金汤

组成:人参,玉竹,百合,猪肺,清汤煎服。

主治:痰嗽喘急,虚劳不宜于麦冬、五味子者。

加减:咳嗽者,加枇杷叶、款冬花;食少泄泻者,加薏苡仁、扁豆;虚汗者,加桑叶、浮小麦;见血者,加丹参、紫菀;便血者,加地榆、扁豆、白芍。

9. 味补汤

组成:燕窝,海参,淡火肉,鳗鱼。上四味药煮汁饮,或用鲜紫河车一具,同入煮极烂,饮其汁。

主治:虚劳日久,脾胃薄弱者更妙。

加减:遗精,加鱼鳔;泄泻,加莲子肉、山药。

参考文献

[1] 吴澄.不居集[M].达美君,王荣根,孙炜华,等校点.北京:中国中医药出版社,2002.

[2] 王士荣.吴澄理脾阴小议[J].中医药信息,1986,(2):23-24,27.

[3] 汤一新,安浚,龙治平.中医脾阴学说研究[M].北京:科学技术文献出版社,1992.

[4] 王乐匋.新安医籍考[M].合肥:安徽科学技术出版社,1999.

[5] 徐雯洁,徐世杰.基于护阴理论的汪机、吴澄、叶天士三家脾胃思想研究[J].中华中医药杂志,2017,32(3):1206-1208.

[6] 黄辉.新安医学研究集成·学术研究[M].合肥:安徽科学技术出版社,2018.

(黄 辉)

吴 谦

一、生平与著作

1. 生平简介

吴谦,字六吉,清雍正、乾隆年间徽州府歙县(安徽省黄山市歙县)人。生卒年不详。《清史稿·列传二百八十九·吴谦传》载:乾隆四年(1739年),吴谦与太医院使刘裕铎为总修官,奉敕主持编纂医书,集清内府藏书、天下家藏秘籍和世传经验良方,历经3年完稿,后赐名《御纂医宗金鉴》。民国时期许承尧编纂的《歙县志》,皆录于此。

据《医宗金鉴·奏疏》表述,在乾隆四年十二月太医院使钱斗保及大学士鄂尔泰奏请修书的奏折中,吴谦和刘裕铎均列为御医。而书成之时,即乾隆七年(1742年),吴谦已是太医院右院判。据考证,此事当是《医宗金鉴》书成之日,乾隆帝特别褒奖编纂人员,晋级奖励的结果。由此可见,吴谦以诸生肄业于太医院,因编纂《医宗金鉴》等事,官至太医院院判,供奉内廷,屡受赏赐。

《医宗金鉴》刊行后,清廷为表彰编撰此书的有功人员,除了加官晋爵以外,还每人奖励《医宗金鉴》一部,特铸小型针灸铜人若干作为奖品。上海中医药大学医史博物馆保存了其中一座铜人,其盒盖内面印有关于清廷嘉奖《医宗金鉴》编撰人员的说明:"各按原职加一级外,特赏铜人像一个,是书一部,以资鼓励,而期将来医学日新月异,诸员更宜力加策勉也钦。"

2. 著作简介

《御纂医宗金鉴》(下称《医宗金鉴》),荟萃历代重要中医著作,经选排、校订、删补、完善编辑而成,论述了医经、伤寒、四诊、运气、方论、杂病、妇科、幼科、外科、眼科、正骨、痘疹与种痘、刺灸等,包括中医经典理论、诊法、方药、临证各科施治诸多内容,全面系统,充实丰富,上自春秋战国,下至明清历代名著之精义,分门别类,删其驳杂,采其精粹,发其余蕴,补其未备,贯穿辨证论治,形成一整套理论与实践方法体系。

《医宗金鉴》共90卷,含子书15部,分别是:

(1)《伤寒论注》

为全书1至17卷,共23篇,各篇下又涉及170余论。六经病脉证并治、合病脉证并治为主体,还涉及差后劳复阴阳易、坏病、温病、痉湿暍病、霍乱等脉证并治的内容,和可汗、不可汗,可吐、不可吐,可下、不可下的内容,对于临床脉证鉴别多有利益。之后另有平脉法、辨脉法、正误存疑篇。

（2）《金匮要略注》

为全书 18 至 25 卷，共 8 卷。基本按照《金匮要略》原文顺序，将有关方证条文的各家注解集合于条文之下，并对方论以必要解释和按语。亦同《伤寒论注》，专列正误存疑篇于分册最后。

（3）《删补名医方论》

为全书 26 至 33 卷，共 8 卷，计 190 余方。本册内容以名方为纲，讨论立方选药的意义，说理精当严密，集各家之长。认为遣方用药为临床之最终环节，对前人方书中能透发精意的古方萃而集之，不当者删而去之，未备者补之而成。认为《医方考》《医方集解》等书，均未能畅发前人之精意，故整理了历代各方书能透发古方精意者，"萃而集之，不当者删之，未备者补之"。

（4）《四诊心法要诀》

为全书第 34 卷。其上共有要诀 67 首，除第一首为四诊总论，其余 66 首涵盖了望、闻、问三个范畴诊断内容。歌诀简单明了，切中要旨，歌诀之下皆有详细注释，注释多结合经典阐述理论，使其尽可能完备精准。其下共有要诀 84 首，另附订正《素问·脉要精微论》一则备考，有详细的注释和订正《素问》脉位图。

（5）《运气要诀》

为全书第 35 卷，共 1 卷。本册汇集经文五运六气之说。内容涉及太虚理气天地阴阳、五行生克制化、运气合脏腑十二经络、主运、主气、客运、客气、五音、五行、五运和六气的关系、五运六气分述、灾变相关、五行地化虫畜谷果、运气为病、五运客运太过为病、六气客气主病、运气当审常变等运气的基础理论和运用方法，最后并附冲阳诸脉穴位。

（6）《伤寒心法要诀》

为全书 36 至 38 卷，共 3 卷。主要是配合《订正仲景全书》的内容，编写的歌诀部分。作者根据个人体悟和临床应用将《订正仲景全书》的内容进行了重新编排。36 卷先从"伤寒传经从阳化热从阴化寒"入手，其后是六经病各脉证、变病以及并病、同病、两感等内容，并对表证、里证、阴证、阳证和阴阳毒进行了论述。37 卷包括辨表里、阴阳、寒热，辨舌苔，辨恶风、头痛、项强、身痛以及辨汗等 49 个病和证的诊断内容。38 卷主要是类伤寒五证和同伤寒十二证，以及易愈生证、难治死证的内容。最后还有汇方和伤寒附法两方面内容的介绍。

（7）《杂病心法要诀》

为全书 39 至 43 卷，共 5 卷。内容涉及内科杂病的中风、类中风、伤风、痉病、破伤风、痹病、痿病、脚气、内伤、虚劳、汗证、失血、消渴、神病、癫痫、气病、遗精、浊带、痰饮、咳喘、肿满、疟疾、霍乱、噎膈、呕吐、诸泄、痢疾、疸病、积聚、病证、头痛、眩晕、心腹诸痛、腰痛、癃闭、便秘等近 40 种内科杂病，除此还有眼目、牙齿口舌、咽喉、肩背、胸胁等部位病证内容。对各个病证的病因、病理、诊断、治疗都进行了较为详细的介绍。

（8）《妇科心法要诀》

为全书 44 至 49 卷，共 5 卷。妇科诸证与方脉无异，唯经、带、胎、产不同。本册以此数证详加探讨，集数十种女科专著之精华，以经、带、胎、产为序，各类妇科疾病均得以纲举目张。

（9）《幼科杂病心法要诀》

为全书 50 至 55 卷，共 6 卷。内容分为小儿四诊概括、出生上下、惊风、病证、疮证、吐证、泻证、感冒、瘟疫、暑证、霍乱、痢疾、疟疾、咳嗽、喘证、痰证、病证、淋证、头痛、腹痛、黄疸、水肿、腹胀、发热、积滞、癖疾、汗证、失血、杂证等，共 29 门。各门下又有 202 个分论。本册详述小儿出生至发育过程中养护各法以及病患诊疗内容。小儿气血未充，形神怯弱，脏腑柔脆，且易生惊疮及变证，其病难于把握，而《医宗金鉴》的幼科内容，则集中了清以前幼科相关疾病诊疗护理的精华。

（10）《外科心法要诀》

为全书 61 至 76 卷，共 16 卷。内容涉及十二经循行部位、十二经气血多少、痈疽、肿疡内外主方、溃疡主治类方、外用类方等总论，并分述头、面、项、背、腰、眼、鼻、耳、口、唇、齿、舌、喉、胸乳、腹、腋、肋、内痈部、肩、臑、臂、手、下、臀、股、膝、胫、足各部外科病证，以及发无定处 3 篇，并对杂证部、婴儿部的辨证诊疗等予以详细论述。

（11）《眼科心法要诀》

为全书 77、78 两卷。内容涉及五轮八廓、内外因、内障、外障、补遗等部分。据《灵枢》《备急千金要方》《外台秘要》《银海精微》等详论五轮八廓、内障、外障七十二证。

（12）《刺灸心法要诀》

为全书 79 至 86 卷，共 8 卷。内容涉及骨度、十二经文、奇经八脉、各部针灸要穴、灸疗、刺灸禁忌等，近 200 个分论。

（13）《正骨心法要旨》

为全书 87 至 90 卷，共 4 卷。全书分外治法、经义、骨度、补遗、各部骨骼、内治杂证法等部分，内容涉及手法、器具、头面四肢各部骨骼、伤损内治等 80 余分论。本册详论经络、骨度、部位、名目、手法等，并对部位、名目、手法绘图立说。

（14）《痘疹心法要诀》

为全书 56 至 59 卷，共 4 卷。内容分为痘疹诊断（书中无明确标识）、痘形并治门、痘中杂证上、痘中杂证下、男妇年长出痘门、疹门共六个部分。各门下涉及近 200 分论。全面记述了痘疹的病原、形证、辨病、顺逆、治疗等内容。

（15）《幼科种痘心法要旨》

为全书第 60 卷。于卷首将痘之病理、发病、病证、愈后进行了详细地分析，并将种痘法的起源、效果、注意事项、理论基础进行了总述。还介绍了成书之时，种痘技术未能普及以惠泽百姓的背景，继而引出成书目的和必要性。是书内容包括种痘要旨、选苗、蓄苗、调摄、禁忌、可种、不可种、信苗、补种等 18 篇，提倡水苗法为最优。此书在当时誉为种痘之津梁。

《医宗金鉴》自刊行以来，广为流传，仅《中国中医古籍总目》就记载有 53 种版本。现存清乾隆七年壬戌（1742 年）武英殿珍版以及清道光、同治、光绪、宣统年间多种刻本，又有 1912 年商务印书馆铅印本，通行本为 1957 年人民卫生出版社据清乾隆武英殿聚珍版影印本。

二、学术思想与特色

（一）编纂《医宗金鉴》的贡献

中医教育史上，并无集体编纂教科书的先例。早期曾作为教科书使用的编集性著作有宋代的《圣济总录》和《太平圣惠方》，但原书编纂主旨不是作为教材，而且内容博杂，不便教学。清乾隆年间，国力鼎盛，乾隆下谕太医院"尔等衙门该修医书，以正医学"。吴谦等人奉谕着手准备，由朝廷发大内医书，并广搜民间验方。但在初期实施过程中，各项工作进展十分缓慢。自大学士鄂尔泰在乾隆四年(1739年)十二月十二日奏请设医馆，选人才以撰医书，直至乾隆五年(1740年)二月初七仍未开馆。和亲王奉旨即速查清未开馆的原因："纂修事宜、工食、什物等项，咨查各馆尚未移复，及行取各省医书之处，亦未咨部通行，其需用人员且未选定，是以至今未曾开馆。"这说明纂修医书工作艰苦，工程浩大。然而，吴谦并未因未开馆而耽误编纂，吴谦先行编纂《订正伤寒论注》和《订正金匮要略注》做样本。"于余暇时已删订《伤寒论》《金匮要略》，书成八九，稍加增减，即可告竣。"和亲王得知后，甚是高兴，即奏请乾隆曰："窃思吴谦既称删订已成八九，兼之大内颁发医书，详加参考。诚如圣谕，纵天下之书，亦未必有过于此者也。请将大内所有医书，及吴谦删订未成之书，一并发与太医院，选择吉期，即行开馆纂修。"可见，吴谦知难而进，先行编纂，在信心上、进度上、内容体例上，都促进了清廷及早开馆纂书，促成这部著作的编纂工作顺利继续，确为此书的最终编成立下了不可磨灭的功绩。

吴谦等人奉谕编撰一套供太医院诊疗与教学用的医学丛书，以正医学，使医有所宗。原计划"成书两部，其小而约者，以便初学颂读。其大而博者，以便学成考究"。但后因诸多因素，只完成了小的一部，即适合初学者诵读的教材本《医宗金鉴》，皆有图有说，有方有论，并有歌诀，便于记诵。《清史稿·吴谦传》"书成，赐名《医宗金鉴》。虽出手编定，而订正《伤寒》《金匮》，本吴谦所自撰"。"是书为……太医院诸人，合各省医家共同编辑……实则吴谦一人之原稿所扩充修正者。"(《历代史志书目著录医籍汇考·广录篇》)可见尽管《医宗金鉴》的编纂有多人参与，但为其付出最多者当是吴谦。

《御纂医宗金鉴》为全书名。"御纂"源于《医宗金鉴》为乾隆皇帝钦定。"医宗"意为此书为医学之属，且有"宗"可依。"金鉴"，于此处即指铜镜。此书名寓意该医书可供医者遵从，以此对照审查自己的医学行为。《医宗金鉴》的各个子书较多地运用了"心法"和"要诀"。《医宗金鉴》总书名和子书名的命名充分体现了编修者的宗旨及其撰述内容要则。1749年起《医宗金鉴》被清太医院推定为医学生教科书。200多年来深受推崇，至今仍为中医临证、教学的常用参考书。作为中医古代教育史上最大型的一次教材编修活动，吴谦《医宗金鉴》的教材编辑经验值得总结学习。

(二)《医宗金鉴》编纂特色

1. 分科编写，层次清晰

谢观《中国医学大辞典》介绍《医宗金鉴》时说："首为订正伤寒论注十七卷，次为订正金匮要略注八卷，次为删补名医方论八卷，次为四诊要诀一卷，次为运气要诀一卷，次为诸科心法要诀三十五卷，次为正骨心法要旨四卷……改编之后，条例益清。"《医宗金鉴》全书分为临床基础和临证各科两大部分，论述了医经、伤寒、四诊、运气、方论、杂病、妇科、幼科、外科、眼科、正骨、刺灸、痘疹与种痘等，包括中医经典理论、诊法、方药、临证各科等诸多内容，全面系统、充实丰富，通篇贯穿辨证论治，形成一整套理论与实践方法体系。如《订正仲景伤寒论注》采取方法是："首经文，次注释，次集注，次方药，次方解集解，其经文有缺误者，则加辨论于经文之下，以按字冒之，其于本条互相发明，而非专论本条者，加辨论于本注之后，亦以按字冒之，此逐条之次第也。俾后学了然心目，易于融会贯通。"

2. 歌诀体裁，便于记诵

《医宗金鉴》采用韵文歌诀形式，歌诀之下均有注释，以歌诀为经，注解为纬，歌诀适于背诵，简明精要，篇幅适度，便于教者讲解和学者记忆，特别符合中医学记忆内容多的特点。如卷五十三《幼科心法要诀·感冒门》中："小儿肌肤最柔脆，偶触风寒病荣卫，轻为感冒病易瘥，重为伤寒证难退，夹食夹热或夹惊，疏散和解宜体会。"一首短歌诀就将小儿外感病的特征、转归及治疗原则表达得十分到位。又如卷四十七《妇科心法要诀·产后门》中："产后阴虚阳气盛，微微自汗却无妨，头汗阴虚阳上越，周身大汗是亡阳。"说清了产后自汗头汗的病因病机和预后。

3. 图文并茂，生动形象

在医学书籍中，图解是十分重要的内容。有些内容文字叙述无法使读者了解其具体的形状和方法，可以用更为直观的图解来说明。《医宗金鉴》图解不仅能准确地表达内容，而且绘制十分精美。在《订正仲景全书伤寒论注》《四诊心法要诀》《运气要诀》《外科心法要诀》《眼科心法要诀》《刺灸心法要诀》《正骨心法要旨》中，均有图有说，十分形象。《痘疹心法要诀》《外科心法要诀》《刺灸心法要诀》《正骨心法要旨》，图示占有很大比例，配上文字论述，使学习变得直观生动，易于理解掌握和加深印象。如卷五十七《痘疹心法要诀·痘形并证治门》共 44 幅插图，描述痘疹在小儿身体各部位的形态，40 多个儿童形态各异，活泼可爱，比例准确，线条流畅。

4. 综合经典，继承创新

吴谦主持《医宗金鉴》编纂，主张全书内容避免崇尚新奇，以中医经典理论为其编纂之指导思想，广采历代众多医家之长，不拘泥于一家一派之说，方论严谨不离经典，紧密结合临床，重实用，不求新出奇。

《医宗金鉴》在历代医书中精选内容，集名家之精华，由编著者集体裁剪而成。如《杂病心法要诀》以诸病作为纲目，将历代学说和证治精华收于其中，如李东垣治内伤、朱丹溪治郁等均有体现，但略去诸家学术争议，便于初学者把握。吴谦认为张仲景《伤寒论》《金匮要略》为"诚医宗之正派，启万世之法程，实医门之圣书也"，故首先以订正注释二书冠首。在其他各科中，也不同程度上各有所本，反映了《脉经》《针灸大成》《妇人良方大成》等各科名著的主要内容。如对《伤寒论》第 54 条"病人藏无他病，时发热自汗出而不愈者，此卫气不和也。先其时发汗则愈，宜桂枝汤"中的"藏无他病"，解释为："藏，里也。无他病，谓里无他病。"又如对《伤寒论》第 277 条"自利不渴者，属太阴，以其脏有寒故也，当温之，宜服四逆辈"中"四逆辈"，解释为"四逆辈者，指四逆、理中、附子等汤而言也。"均体现了在继承的基础上发扬创新。在个别学科的编纂中还起到了新的总结提高作用。最突出的如《正骨心法要旨》"正骨科向无成书，各家著述，惟《准绳》稍备，然亦只言其证药，而于经络、部位、骨度、名目、手法俱未尝详言之"，而本书图文并茂，对发展到清代的中医骨伤科学总结得最为深入恰当，更把骨伤科的临床实践提升到了一个新的理论高度。《医宗金鉴》开官修统编教材之先河，教学目的定位明确，编写形式便于理解记忆，使医学教材编纂有了依据和准绳。

(三)《伤寒论》研究

吴谦生于古徽州，吸取方有执、汪昂、吴崐等新安名医学术主张，但不偏不倚，以众家之长，平易实用为旨，不断丰富个人学术渊源。

吴谦以赵开美《仲景全书》为准，参照方有执《伤寒论条辨》，对原文按照方证进行了重新编排。《订正仲景全书·凡例》明确提出，此等注释各有精义，经文如添羽翼，然众多医家，难免有浮泛、隐晦之偏,使后学者难以适从。基于此,是书舍弃历代诸家重复冗沓之解,将其中中肯有据之说集注于本册。

《伤寒论注》所涉及医家论述及著作达60余家。医家有陶弘景、娄全善、成无己、许叔微、常器之、郭雍、李东垣、张元素、罗天益、朱丹溪、滑寿、赵良、戴原礼、方有执、王三阳、唐不岩、沈亮宸、王肯堂、吴绶、李中梓,清初的喻昌、张璐、程应旄、林澜、周扬俊、沈明宗、程知、郑重光、张锡驹、魏荔彤、赵嗣真、张兼善、赵羽皇、柯琴、张志聪、徐彬、张令韶、吴人驹、闵芝庆、刘宏璧、高士宗等。著作有《尚书·洪范》《黄帝内经》《难经》《脉经》《名医别录》《本草图经》《类证活人书》《伤寒明理论》《内台方议》《外台方议》《尚论篇》等。

吴谦认为张仲景《伤寒论》"启万世之法程,诚医门之圣书,但世远残阙,多编次传写之误。今博集诸家注释,采其精粹,正其错讹,删其驳杂,补其阙漏,发其余蕴,于以行之天下,则大法微言,益昭诸万世矣。"故以赵开美版《仲景全书》为准,参照方有执《伤寒论条辨》,对原文进行重新编排和注释。《医宗金鉴》中《订正仲景全书》占三分之一,外加《伤寒心法要诀》,集合了诸家阐发之精微,将错讹者加以订正,并详加注释,以利后学。

1. 重订《伤寒论》条文

吴谦认为《伤寒论》"系千载遗书,错误颇多,虽经历代注家编次诠释,然各执己见,位置无常,难以为法",参照方有执删削"伤寒例",合并"平脉法""辨脉法"置于篇后,分太阳病为中风、伤寒、风寒两伤三篇编次张仲景条文,在此基础上还在若干处进行修正,使其条文次序更为顺畅。

吴谦订正《伤寒论》依据"是集《伤寒》,则首六经,次合病、并病,次差后劳复、食复、阴阳易,次坏病、温病、痉、湿、暍、霍乱,次可汗不可汗、可吐不可吐、可下不可下,次平脉、辨脉法,次一书之次第也。首纲领,次具证,次出方,次因误致变,次因逆成坏,此一篇之次第也。首经文,次注释,次集注,次方药,次方解集解,其经文有缺误者,则加辩论于经文之下,以按字冒之,其于本条互相发明,而非专论本条者,加辩论于本注之后,亦以按字冒之,次逐条之次第也。俾后学了然心目,易于融会贯通。"

可见,吴谦订正各篇条文按首纲领、次脉证、次方药、次变证、次坏病的次序排列,使后学"了然心目,易于融会贯通"。并将各篇中合病、并病、坏病、温病等条文摘出独立成篇,又附入"三阳三阴经脉各图"和"伤寒刺灸等穴图",利用临床辨证施治。总之,吴谦删订《伤寒论》不求恢复原貌,而是致力于切合临床是用,使有法可依。

订正条文的具体方法有补、删、移、改、合、存疑正误等。

（1）补

如92条:"病发热头痛,脉反沉,若不差,身体疼痛,当救其里,宜四逆汤方。"《医宗金鉴》按曰:"身体疼痛之下,当有下利清谷四字。若无此四字,则当温里之文竟无着落矣,未有表病而温里之理也。阅后太阴篇中云:伤寒医下之,续得下利清谷不止,身痛者,急当救之,四逆汤。其义益明,遵经补之。"

（2）删

如68条:"发汗病不解,反恶寒者,虚故也,芍药甘草附子汤主之。"《医宗金鉴》按云:"发汗病不解之不字,衍文也,发汗病不解,则当恶寒,何谓反恶寒? 病解恶寒,始可谓虚。当删之。"

（3）移

以六经为纲,重新归类条文。宋版《伤寒论》共有条文398条,按六经病依次排列。但每章节主题与条文内容并不完全相符,其中最为典型的当是太阳病篇,共有条文178条,内容不仅涉及太阳病,还有阳明病、少阳病,甚至三阴病。如此多的内容与条文,共存于一篇之中,难免冲淡主题,不便于学习。吴谦则依据条文内涵,重新合理归类。最为成功的典范当属太阳病篇及《医宗金鉴》卷五《辨少阳病脉证并治全篇》。宋版《伤寒论·辨少阳病脉证并治》篇收录第263~272条共10条条文,这10条条文的内容根本不能反映少阳病的全貌。《医宗金鉴》将宋版《伤寒论》太阳病、阳明病及厥阴病篇中有关小柴胡汤证内容的条文,还有少阳兼太阳、兼里实、兼水饮的条文,以及热入血室证治的内容,全都移入"辨少阳病脉证并治全篇"中,完整地反映出少阳病本证和兼,以及和解的正治法和权变法,使少阳病篇内容充实,主次分明。后世中医院校多种版本《伤寒论》教材的编写,也都参照这种归类法。

(4)按条文内容,合理拆合条文

《医宗金鉴》依据《伤寒论》条文的内容,对一些方证相同者合而论之。如第18条"喘家作,桂枝汤加厚朴杏子佳。"第43条"太阳病,下之微喘者,表未解故也,桂枝加厚朴杏子汤主之。"这两条条文所论,除病因不同外,证治相同,《医宗金鉴》中合而论之:"太阳病,下之微喘者,表未解故也,桂枝加厚朴杏子汤主之。喘家,作桂枝汤加厚朴杏子,佳。"对一些条文内容,前后不可分割者,在《医宗金鉴》中亦合而论之。如第21条"太阳病,下之后,脉促胸满者,桂枝去芍药汤主之。"与第22条"若微寒者,桂枝去芍药加附子汤主之。"第22条若脱离第21条,单独论之,则无从谈起。《医宗金鉴》中合而论之:"太阳病,下之后,脉促胸满者,桂枝去芍药汤主之。若微寒者,桂枝去芍药加附子汤主之。"这样则前后连贯,独成体系。

还有一些条文,一条中论述多个问题,若不分开,则使人茫然。如第131条"病发于阳,而反下之,热入因作结胸;病发于阴,而反下之,因作痞也。所以成结胸者,以下之太早故也。结胸者,项亦强,如柔痉状,下之则和,宜大陷胸丸。"条文前部分论述痞证的成因,后部分论述热实结胸,邪气偏甚于上的证治。《医宗金鉴》分而论之:"病发于阳,而反下之,热入因作结胸;病发于阴,而反下之,因作痞也。所以成结胸者,以下之太早故也。"与"结胸者,项亦强,如柔痉状,下之则和,宜大陷胸丸。"两部分来分述。

(5)改

如《伤寒论》第165条"伤寒发热,汗出不解,心中痞鞕,呕吐而下利者,大柴胡汤主之。"《医宗金鉴》认为"下利"应改为"不利"。按曰:"下利之下字,当是不字,岂有上吐下利,而以大柴胡下之是乎?"注曰:"伤寒发热汗出不解,表尚未已也;心中痞硬大便不利,里病又急矣。呕吐,少阳、阳明兼有之证也。少阳、阳明两急,心中热结成痞,故以大柴胡汤,外解少阳发热未尽之表,内攻阳明成实痞硬之里也。"又如《伤寒论》第176条"伤寒脉浮滑,此以表有热,里有寒,白虎汤主之。"《医宗金鉴》中将"里有寒"改为"里有热"。按曰:"王三阳云:经文寒字,当邪字解,亦热也,其说甚是。若是寒字,非白虎汤证矣。"注曰:"此言伤寒太阳证罢,邪传阳明,表里俱热,而未成胃实之病也。脉浮滑者,浮为表有热之脉,阳明表有热,当发热汗出;滑为里有热之脉,阳明里有热,当烦渴引饮。故曰:表有热里有热也,此为阳明表里俱热之证,白虎乃解阳明表里俱热之药,故主之也。"

(6)存疑正误

吴谦治学严谨,鉴于《伤寒论》代远年湮,"传写多讹",甚至"其有全节义不相符合,绝难意解者",特设立"正误存疑篇"附于卷末,以备参考。篇中对"承讹袭谬"之71段条文,予以"正误"。对"证不与脉符,药不与证合"之35段条文,予以"存疑",充分显示了作者深入严谨的治学态度。

2. 自注、集注《伤寒论》条文

吴谦在阐释《伤寒论》经文时,采用了自注和集注加批注的方法。在自注中,逐条诠释精解。如注"厥阴之为病,消渴,气上撞心,心中疼热,饥而不欲食,食则吐蛔,下之利不止"说:"此条总言厥阴病之大纲也……厥阴之脉,起足大指,循股内,入阴中,环阴器,抵少腹,贯心膈,其注肺热邪循经上逆膈中,故气上撞心,心中疼热也。饥而不欲食者,非不食也,因食则动蛔而吐,故虽饥而不欲食,食则吐蛔也。夫消渴多饥,饥不能食,则胃中所有者,但水与热耳。若更以厥阴热气夹胃撞疼,误认为转属阳明之实痛而下之,则胃愈虚,必下利不止矣。"其议论详明,不乏个人见解。

在集注中,吴谦博采60多家论述及著作,除重点采用了方有执、喻昌等错简重订派之言,也引录了成无己、柯琴等非错简重订派的见解,采用原则是"取其精确,实有发明者"。如注"伤寒脉浮滑,此以表有热,里有寒,白虎汤主之。"此条历代医家注释众说纷纭,但吴谦独引王三阳的注语:"经文寒字作邪解,亦热也。"并加按语:"此言伤寒太阳证罢,邪传阳明,表里俱热,而未成胃实之病也。脉浮滑者,浮为表有热之脉,阳明表有热,当发热汗出,滑为里有热之脉,阳明里有热,当烦渴引饮,故曰表有热,里有热也。此为表里俱热之证,白虎汤乃解阳明表里俱热之药,故主之。"其引文精确,按语公允,二者相得益彰。

《伤寒论》中内容与条文最多的是太阳病篇。吴谦承方有执的三纲鼎立学说,以此来分类太阳病篇。"卫分受邪,则有汗为虚邪,桂枝证也。荣分受邪,则无汗为实邪,麻黄证也。荣卫俱受邪,均无汗,皆为实邪,大青龙证也。大纲三法,用之得当,其邪立解,用违其法,变病百出。缘风为百病之长,故以风中卫为上篇,寒伤荣与风寒两伤,列为中下二篇。其条目俱详于本篇之下,俾读者开卷了然,有所遵循也。"同时,吴谦还用三纲学说来解释相关条文。如《伤寒论》第7条:"病有发热恶寒者,发于阳也;无热恶寒者,发于阴也。"《医宗金鉴》注曰:"病谓中风、伤寒也。有初病即发热而恶寒者,是谓中风之病,发于卫阳也。有初病不发热而恶寒者,是谓伤寒之病,发于荣阴者也。"

《伤寒论》中有些条文,论述了病证,但无具体的方药治疗。如《伤寒论》第89条"病人有寒,复发汗,胃中冷,必吐蛔。"《医宗金鉴》注:"病人有寒,谓胃中寒也。复发汗,谓汗而复汗也。胃寒复汗,阳气愈微,胃中冷甚,蛔不能安,故必吐蛔也,宜理中汤送乌梅丸可也。"这些有代表性的见解与注解,说明《医宗金鉴》对《伤寒论》的校正,与一味随文顺释、唯原文是从者相比,无疑更能积极地推动《伤寒论》的研究深度。

3. 以表里、寒热分析三阳、三阴

吴谦在《订正伤寒论注》没有专门论述六经理论的篇章,但从六经病篇分析得出,他是从各经的不同位置,用表里、寒热来解析三阳、三阴经的。他认为,三阳的实质是:太阳经主表,阳明经主里,少阳经主半表半里。"太阳主表,为一身之外藩,总六经而统营卫"。故"太阳之为病,脉浮,头项强痛而恶寒"为提纲,以示表证、表脉,治宜解肌发汗。

"阳明主里,内候胃中,外候肌肉,故有病经、病腑之分。"吴谦认为阳明经证有身热烦渴、不恶寒、反恶热、脉大之证,病变于胃、外候于肌肉,较之太开、营卫表证为深,故亦为里也。对明其腑证,吴谦按其病因不同,认为有太阳经失治,或治不得法,转入阳明的脾约证,又有阳气素盛,或胃有宿食,大阳之邪入里与阳明之邪互结,而成胃家实证。再有少阳经失于和解,或其人津液素亏,汗下失宜,转入阳明的大便难之证。论其证候轻重,吴谦认为胃家实最

重,脾约证次之,大便难再次之。阳明腑证虽来路不同,但均以里实为病机。

"少阳主春,其气半出地外,半在地中,人身之气亦如之,故主半表半里也"。吴谦指出,半表为在外之太阳经,半里者实则以阳明为里,虚则以太阴为里。故《医宗金鉴·伤寒论注》认为,96 条"伤寒五六日,中风,往来寒热,胸胁苦满,嘿嘿不欲饮食,心烦喜呕"与 263 条"口苦,咽干,目眩"是少阳经半表半里之范例。

吴谦对三阴经均用寒热来辨析其实质。太阴经从脏腑属性而论,《医宗金鉴》曰:"太阴湿土,纯阴之脏也,故病一入太阴,则邪从阴化者多,从阳化者少。"若有腹满而吐、食不下、自利益甚、时腹自痛之证,"此太阴里虚,邪从寒化之证也……故腹满嗌干、不大便、大实痛,始为太阴里实,邪从热化之证也。"

而"少阴肾经,水火之脏,邪伤其经,随人虚实,或从水化以为寒,或从火化以为热"。吴谦认为,从水化为寒,有无热恶寒、身蜷、呕吐、下利清谷、四肢厥逆、精神萎靡、小便清白、脉沉微、舌淡苔白等症;从火化为热,有心烦不得眠、口燥咽痛、脉细数、舌红少苔等症。

至于厥阴经,吴谦认为系从患者寒热体质而论。"厥阴者,阴尽阳生之脏……若其人素偏于热则邪从阳化……若其人素偏于寒则邪从阴化"。从阳(热)化则有消渴、气上撞心、心中疼热、口烂、咽痛、喉痹、痈脓、便血之证,从阴(寒)化便成肢厥肤冷、下利、除中、脉微欲绝之证。还对三阴不同寒热病机揭示其特点:太阴经寒化病机为主,热化病机为次。少阴经寒化病机为本,热化病机为标。厥阴经热化病机为顺,寒化病机为逆。

可见,吴谦以证候立论,按阴阳不同的属性,用不同的理论进行研究六经。有效地揭示张仲景辨证心法,对指导临床实践大有裨益。

4. 重视内因,强调邪从脏化

《订正伤寒论注》强调,机体的内在因素是外感热病发病与传变的先决条件,吴谦提出了"邪从脏化"的观点:"六气之邪,感人虽同,人受之而生病各异者,何也? 盖人之形有厚薄,气有盛衰,脏有寒热,所受之邪每从其人之脏气而化,故生病各异也,是以或从虚化,或从实化,或从寒化,或从热化。"这种联系人体形、气、脏之厚薄、盛衰及寒热属性的差异,阐发六经发病阴阳、传变虚实、证候寒热的观点,是十分可贵的,体现了中医的辨证思维特点,符合外感热病的发病规律。

六经证候的产生是外感病邪与人体脏腑经络、气血津液相互作用的结果,正如《伤寒论》云:"病有发热恶寒者,发于阳也。无热恶寒者,发于阴也"。以素体阴阳之偏盛偏衰来决定病发阴阳的认识,《订正伤寒论注》提出"邪从脏化"的理论给予了进一步发挥。

5. 阴可相传,驳斥千古定论

寒传经为热,直中为寒,可谓伤寒传经理论的千古定论,为众多伤寒注家所沿袭。《订正伤寒论注》对此则提出质疑:"自后汉迄今,千载以来,皆谓三阴寒邪不传,且以伤寒传经阴邪谓为直中,抑知直中乃中寒之证,非传经之邪耶。是皆未曾熟读仲景之书,故有此说耳。"吴谦打破旧论,反对"三阴寒邪不传",主张寒热皆可传经,提出"阴可相传""阴证相传变,阳邪可阴化"的观点,并指出合病、并病不仅可以出现在阳经,阴经亦可出现。

吴谦强调,传寒传热,重在见症,岂有热传寒不传之理? 他指出,《伤寒论》270 条"伤寒三日,三阳为尽,三阴当受邪",358 条"伤寒四五日,腹中痛,若转气下趋少腹者,此欲自利也",384 条"伤寒……却四五日,至阴经上,转入阴必利"等,均是阴可相传、传经为寒之明证。至于由于失治误治而阳从阴化、寒邪内传、病入阴经者,更是屡屡可见。

6. 厥阴必厥,揭示厥阴本质

关于厥阴病之实质,历代医家争鸣较多。吴谦认为,厥虽阴经具有,但归属厥阴,若无厥证则非厥阴病。

《订正伤寒论注》指出:"厥阴一病,不问寒热皆有厥,若无厥则非厥阴也。"并阐述其理:"厥阴者,阴尽阳生之脏","厥阴阴极阳生,故寒厥热厥均有之也,凡厥者,谓阴阳寒热之厥也"。吴谦抓住厥阴"阴极生阳"之特点,又进一步指出:"其为病,阴阳错杂,寒热混淆,邪至其经,从化各异。若其人素偏于热,则邪从阳化,故消渴,气上撞心,心中疼热,蛔厥,口烂,咽痛,喉痹,痈脓,便血等阳证见矣。若其人素偏于寒,则邪从阴化,故手足厥冷,脉微欲绝,肤冷,脏厥,下利,除中等阴证见矣。"同时揭示厥阴与少阳表里关系,指出:"少阴不解,传变厥阴而病危。厥阴病衰,转属少阳为欲愈"。申明厥阴病之预后,认为二阴交尽,正虚已极,"阴阳消长,大伏危机"。

可见,《订正伤寒论注》对厥阴病的病理本质、阴阳转化、寒热见证以及脏腑相合、预后转机等,都进行了系统而精辟的论述,作为一家之说,对后学不无启迪。

(四)《金匮要略》研究

《金匮要略》为东汉张仲景《伤寒杂病论》的杂病部分,也是我国现存最早的一部诊治杂病的专书。成书之秋,适逢战乱,虽然史籍上有记载,但多未亲见。直至北宋翰林学士王洙于馆阁蠹简中发现《金匮玉函要略方》,也仅为全书之节略本。后经林亿等去伤寒部分加校,方得《金匮要略方论》。王洙所见本已无传,后之邓珍本也少见,可见者多为赵开美本与徐镕本。由于《金匮要略》"文义古奥,系千载残编错简,颇多疑义,阙文亦复不少,承讹袭谬,随文蔓衍",以致使后人虽欲登堂入室,却视之迂远,不免有束诸高阁之憾。

吴谦注《金匮要略》以林亿校本为底本,重订《金匮要略》条文,重理校,采用补、删、移、改等方法,对原文重加订正,使失次者序之,残缺者补之,并博采群书,详加注释,并对"全节文义不相符合,绝难意解者,虽勉强加注释,终属牵强,然其中不无可采之句"的条文,于卷末专汇"正误存疑篇"共28条。

1. 补

凡认为属漏字、文义不达、脉理不合治法、有此药但缺用此药之证、或有斯证而无治疗斯证之方药者,吴谦则补充以使完整。如"消渴病篇"第2条:"趺阳脉浮而数,浮即为气,数即消谷而大坚。"此乃以脉论"中消",症见消谷善饥,大便坚硬的病机。《医宗金鉴》认为:"而大坚,句不成文,大字下当有便字,必是传写之遗,当补之。"又如"腹满病篇"第12条:"按之心下满痛者,此为实也,当下之,宜大柴胡汤。"《医宗金鉴》认为,仅据"按之心下满痛者",未必宜大柴胡汤,既言"当下之",则必具"当下"之证,故加按曰:"按之心下满痛之下,当有'有潮热'三字,若无此三字,则不当与大柴胡汤,是必传写之遗,当补之。"

2. 删

即删衍文。凡认为属衍字、衍句者,吴谦一并删去。亦有据《伤寒论》条文互勘而删者。如"痉湿暍病篇"第1条:"太阳病,发热无汗,反恶寒者,名曰刚痉。"《针灸甲乙经》无"反"字,古本"反"作"及"。《医宗金鉴》认为刚痉既属太阳风寒表实发痉,则恶寒必有,无需言"反",故"反"字属衍文,云:"当删之。""痉湿暍病篇"第8条有"暴腹胀大者为欲解,脉如故,反伏弦者痉"之文,《医宗金鉴》认为该条末句之"发其汗已,其脉如蛇"与"脉如故,反伏弦者痉"当合为一句,句首之"暴腹胀大者为欲解",整句属衍文,当删之。"腹满病篇"第20条:

"其脉数而紧,乃弦,状如弓弦,按之不移。脉弦数者,当下其寒。脉紧大而迟者,必心下坚。脉大而紧者,阳中有阴,可下之。"吴谦将其与《伤寒论·辨脉法》对校,其原文"按之不移"以上与此基本相同,仅个别字有出入。《医宗金鉴》认为《伤寒论·辨脉法》为王叔和所加,不属张仲景之文,且与下文医理不通,故云:"自其脉数而紧……脉弦数者之十九字当删。阅《伤寒论·辨脉法》自知。"

3. 移

凡认为林亿校正本篇次不序,别篇错至该篇,篇中某条应该作该篇提纲,或某条医理不通,文义不贯,以及本属《伤寒论》误至《金匮要略》者,吴谦皆整篇、整条或部分进行移动。如《金匮要略》之《惊悸吐衄下血胸满瘀血病脉证治》,包括林亿本在内的其他版本,均放置在第 15 篇"黄疸病篇"之后,第 17 篇"呕吐哕下利病篇"之前,作为第 16 篇。而《医宗金鉴》则将全篇移至第 11 篇"五脏风寒积聚病篇"之后,第 12 篇"痰饮咳嗽病篇"之前,把它作为第 12 篇来处理。"消渴病篇"第 2 条前段原文:"寸口脉浮而迟,浮即为虚,迟即为劳,虚则卫气不足,劳则营气竭。"是以脉论述营卫气血不足的虚劳病,故《医宗金鉴》认为是错简于此,当移之"虚劳病篇"中。"妇人产后病篇"第 7 条"产后七八日,无太阳证,少腹坚痛,此恶露不尽,不大便,烦躁发热……宜大承气汤主之。热在里,结在膀胱也。"《医宗金鉴》认为:"热在里,结在膀胱也之八字,当在本条上文恶露不尽之下,未有大承气汤下膀胱血之理,必是传写之讹,当移之。"

4. 改

凡认为是讹字、错句、词义不明、于医理不属、随文推论衍绎而感牵强者,吴谦便作改动。如"肺痿肺痈病篇"第 10 条:"大逆上气,咽喉不利,止逆下气者,麦门冬汤主之。"为论肺阴不足,虚火上逆而致的气上逆证。吴氏认为,句首之"大"字,当是"火"字,因形近而讹。故《医宗金鉴》按:"大逆上气大字当是火字,文义病药始属,必传写之讹。""虚劳病篇"第 10 条:"苦肠鸣,马刀侠瘿者,皆为劳得之。"《医宗金鉴》认为瘰病属虚劳范围,而瘿病不属虚劳,故径改"瘿"为"瘰"。其书云:"每经此证,先劳后瘰,先瘰后劳者有之,从未见劳瘰先后病也,必是传写之讹,当改之。""吐衄下血病篇"第 5 条:"脉沉弦者,衄;浮弱,手按之绝者,下血。"《医宗金鉴》根据脉理,认为"衄吐属阳,当脉见浮弦;下血属阴,脉见沉弱",因云:"脉沉,当是脉浮;脉浮当是脉沉,文义始属。必传写之讹,当改之。"

5. 存疑

吴谦不囿于随文推论衍绎,而以求是实用的态度全面订正《金匮要略》,并有诸多精辟注释,确实给人面目一新之感。同时其校正持审慎态度,对疑难者不舍弃,专设"存疑"一篇。对整理研究《金匮要略》提出了许多不易发现的问题,具有启发意义,是较好的注本之一。

张仲景学术被《医宗金鉴》尊为"医宗之正派"。吴谦十分重视张仲景学术的研究,对《伤寒论》和《金匮要略》原文做了深入研究。他凭借自己深厚的理论基础,收集各家疏注,逐条订释,系统删定补充,撰写了《订正仲景全书伤寒论注》和《订正金匮要略注》,占据《医宗金鉴》1/3 篇幅,外加《伤寒心法要诀》,可见是书对张仲景学术的重视。

(五)伤科学研究

吴谦不仅重视经典理论研究,同时也重视临床实践,强调理论联系实际,对中医内科、妇科、儿科、眼科、外科、针灸有详尽论述,特别在骨伤科上,成就尤其突出。其中《正骨心法要旨》系统总结了清以前有关骨伤科的诊治,对人体各部位的骨度、损伤的内外治法论述详细,既有理论也重实践,图文并茂。

　　吴谦认为:"正骨科向无成书,各家著述,惟《准绳》稍备,然亦只言其证药,而于经络、部位、骨度、名目、手法俱未尝详言之。"故以《证治准绳》为据,并考《灵枢》《素问》之骨度及经络,采辑《黄帝内经》至清代伤科相关诸书,"分门聚类,删其驳杂,采其精粹,发其余蕴,补其未备。"集合前人精华的同时,亦多有创新。详论经络、骨度、部位、名目、手法等,于部位、名目、手法绘图立说,图文并茂,其正骨八法更是将临床实践提升到了新的理论高度,对伤科学的发展起到了承前启后的作用。

　　1. 强调正骨手法的重要性

　　吴谦在《正骨心法要旨》的手法总论中,首先论述了手法的定义和重要性,认为"夫手法者,谓以两手安置所伤之筋骨,使仍复于旧也",但应该根据损伤的轻重辨证施法,严格选择手法适应证,以确定是否适宜手法治疗,"但伤有轻重,而手法各有所宜,其痊可之迟速,及遗留残疾与否,皆关乎手法之所施得宜,或失其宜,或未尽其法也。"并强调医者当熟悉人体经筋骨骼的解剖和损伤的特点,才能正确地施行手法。"盖一身之骨体,既非一致,而十二经筋之罗列序属,又各不同,故必素知其体相,识其部位,一旦临证,机触于外,巧生于内,手随心转,法从手出,或拽之离而复合,或推之就而复位,或正其斜,或完其阙,则骨之截断、碎断、斜断、筋之弛、纵、卷、转、离、合,虽在肉里,以手扪之,自悉其情,法之所施,使患者不知其苦,方称为手法也。"

　　但手法也有禁忌,"况所伤之处,多有关于性命者,如七窍上通脑髓,膈近心君,四末受伤,痛苦入心者,即或其人元气素壮,败血易于流散,可以克期而愈,手法亦不可乱施。若元气素弱,一旦被伤,势已难支,设手法再误,则万难挽回矣。此所以尤当审慎者也。"所以"正骨者,须心明手巧,既知其病情,复善用夫手法,然后治自多效。"

　　2. 明立正骨八法

　　《正骨心法要旨》将正骨手法分为摸、接、端、提、按、摩、推、拿八种整复手法,并对其方法及作用加以详细解释。如接法:"接者,谓使已断之骨,合拢一处,复归于旧也。凡骨之跌伤错落,或断而两分,或折而陷下,或碎而散乱,或歧而傍突,相其形势,徐徐接之,使断者复续,陷者复起,碎者复完,突者复平。或用手法,或用器具,或手法、器具分先后而兼用之,是在医者之通达也。"接法、端法、提法是骨折闭合复位的重要手法,现代临床仍广泛应用。

　　3. 创造改革多种固定器具

　　吴谦认为"跌仆损伤,虽用手法调治,恐未能尽其所宜",尚需视具体病情以必要的器械,"用辅手法之所不逮",故创制不少整复固定器具,计有裹帛、振挺、披肩、攀索、叠砖、通木、腰柱、杉篱、抱膝、竹帘等10种,对这些器具的选料、制作、适应证、使用方法都有详尽表述,且图文并茂,实施方便。

　　后世医家在以下三方面,广泛采用了《医宗金鉴·正骨心法要旨》的方法:

　　一是夹敷固定。这是书中所列器具较为多用的功用,即为患者骨折、脱位后的固定而设。如"披肩"用于肩关节损伤的固定;"通木""腰柱"分别适用于脊柱中段及下腰部损伤的固定;"竹帘""杉篱"适用于四肢长骨骨干的固定;"抱膝"用于髌骨骨折的固定。尽管其中一些器具随着时代的进步逐步在革新和完善中被淘汰,但仍有不少器具因其卓著的临床疗效被继续延用,而改进后的新器械亦是根据上述器具的制作原理和方法乃至实施要领等方面得到启迪,从其中吸取了颇多具有科学价值的经验。

二是骨折复位。如以"攀索""叠砖"为器具的攀索叠砖法,系一种过伸脊柱骨折复位法,可用于屈曲型单纯性胸腰椎压缩性骨折患者。由于这一方法操作简单,效果可靠,现行全国中医院校骨伤教材仍将此法作为胸腰椎骨折牵引复位的主要方法之一。

三是疏理气血。如"振挺"对头部外伤、骨未碎筋未断而瘀聚肿痛等病症,依法施用于患者,可"令五脏之气上下宣通,瘀血开散。"损伤多从气血论治且内外兼治。吴谦在强调手法复位和固定外,同时重视内外用药。外伤在伤及筋骨的同时,多伤及气血,或为气滞血瘀,或为气虚血瘀,选方如正骨紫金丹主治跌打仆坠闪挫损伤,并一切疼痛、瘀血凝结;人参紫金丹主治跌仆闪撞而气虚者;万灵膏外用主治跌打损伤、消瘀散毒、舒筋活血、止痛接骨,兼去麻木风痰、寒湿疼痛等证。并对人体损伤按部位分别论述,一般的骨关节损伤均可内服正骨紫金丹或散瘀和伤汤、外用万灵膏;对跌打损伤,气血虚衰,下部腰、胯、膝、腿疼痛,酸软无力,步履艰难者,可内服加味健步虎潜丸;对损伤后肢体疼痛、活动不利者,可外用海桐皮汤、八仙逍遥汤熏洗以舒筋活血、定痛消瘀。全书共介绍伤科常用内外用药方剂计 89 首,其中内服方 63 首、外敷方 17 首、熏洗方 5 首,漱口、塞鼻、塞耳、揩搽牙齿方各 1 首,许多方剂在现代中医骨伤临床仍广泛使用。

三、代表方剂选录

1. 清热泻脾散
组成:山栀(炒),石膏(煅),黄连(姜炒),生地,黄芩,赤苓,灯心草为引。
主治:鹅口疮。
服法:水煎服。

2. 鳖甲青蒿饮
组成:银柴胡,鳖甲(炙),青蒿,生甘草,生地黄,赤芍,胡黄连,知母(炒),地骨皮,引子用灯心草。
主治:小儿疳疾,初起多实者。
服法:水煎服。

3. 苏葶丸
组成:南苏子(炒),苦葶苈子(微炒),各等分。
主治:小儿痰饮作喘证。
制法:上为细末,蒸枣肉为丸,如麻子大。
服法:每服五至七丸,淡姜汤下。

4. 十味导赤散
组成:生地,山栀子,木通,瞿麦,滑石,淡竹叶,茵陈蒿,黄芩,甘草(生),猪苓。
主治:热淋证。
服法:水煎服。

5. 加味茶调散
组成:荆芥穗,薄荷,黄芩,青茶叶,石膏(生),白芷,川芎,生姜为引。
主治:胃热头痛,病在阳明。
服法:水煎服。
加减:便秘者加川大黄。

6. 麦灵丹

组成：鲜蟾酥二钱，活蜘蛛（黑色大者佳）二十一个，定心草（即两头尖，鼠粪）一钱，飞罗面六两。

主治：痈疽恶毒，无名诸疡及疔疮回里，令人烦闷神昏。或妇人初发乳证，小儿痘疹余毒，或腰腿暴痛等证。

制法：上四味，共研一处，用菊花熬成稀膏，和好捻为麦子形，如麦子大。

服法：每服七丸，重证、大人者九丸，小儿轻证五丸。病在上用滚白水服，在下用淡黄酒送服。

贮藏：每一料加麦子一合，收磁罐内。

参考文献

［1］ 吴谦 . 医宗金鉴（清乾隆武英殿聚珍版影印）［M］. 北京：人民卫生出版社，1957.
［2］ 马红治 . 清代"第一医官"刘裕铎［J］. 中华医史杂志，2004，34（4）：205-209.
［3］ 张蕾，刘更生 . 喻昌《寓意草》对张仲景思想的运用［J］. 辽宁中医杂志，2007，34（7）：899-900.
［4］ 傅维康 .《医宗金鉴》之编撰与清廷颁奖［J］. 医古文知识，1997，14（5）：32.
［5］ 英华，郑学宝，郑洪 .《医宗金鉴》与中医教材编纂［J］. 中医教育，2001，20（4）：5-7，9.
［6］ 黄海 .《医宗金鉴》中的伤寒内容特色［J］. 中华医史杂志，2003，33（1）：8-11.
［7］ 沈敏南 . 试评《医宗金鉴·订正伤寒论注》的学术思想［J］. 安徽中医学院学报，1984，（1）：9-11.
［8］ 姜建国 .《医宗金鉴·订正伤寒论注》学术思想述评［J］. 国医论坛，1987，（3）：45-46.
［9］ 黄海 .《医宗金鉴》伤寒部分教学心悟［J］. 福建中医学院学报，2003，13（3）：37-38.
［10］ 张存悌 . 名人与中医（19）［J］. 辽宁中医药大学学报，2009，11（7）：164-165.

（万四妹）

郑 宏 纲

一、生平与著作

1. 生平简介

郑宏纲,字纪原,号梅涧,别号雪萼山人,清雍正、乾隆年间徽州府歙县(今安徽省黄山市歙县)人。生于清雍正五年(1727年),殁于清乾隆五十二年(1787年)。古代著名医家,为"新安医学郑氏喉科学术流派"代表性医家。

郑宏纲出身于新安医学郑氏喉科世家,为清代最高学府国子监的太学生,受到最高级别的正统儒家思想教育。其学医源自家传,幼承庭训,秉承家学、精心研究、继承黄明生先生所传喉科秘术,为郑氏医学第7代、郑氏南园喉科第2代传人。郑宏纲医学实践涉及的临床学科,主要为中医喉科、内科、小儿科,旁及外科、妇科疾病。其诊治病种多为危急重证,诊务繁忙,救危起死不可胜数,而未尝受人丝粟之报。主要学术成就涵盖中医命门学说、脉学、辨证方法学、治疗学以及喉科学、儿科学等领域。医学著作有《重楼玉钥》《箴余医语》《痘疹正传》《授医秘录·序》《精选喉科秘要良方》等。还有处方真迹、手写本《灵药秘方》等存世。

2. 著作简介

(1)《重楼玉钥》

《重楼玉钥》成书于清乾隆三十三年(1768年)以前。全书凡2卷。上卷内容17篇,分别阐述咽喉的解剖部位、生理、病机、诊断和预后,阐述危急重证、不治之症,阐述喉科疾病的病名、病位、症状和治疗用药。列喉科36种喉风名称、发病部位、症状演变、施治用药。本书最早记载白喉,并创立治疗白喉的基本法则和有效方药养阴清肺汤。下卷内容39篇,论述针刺的手法、要领和补泻秘诀的针灸诸则,详述治喉病常用73个腧穴的部位、取穴、进针、出针等操作方法及功用和主治等。郑宏纲提出了针灸治疗咽喉口齿唇舌疾病的"开风路针""破皮针""气针"三针学说。《重楼玉钥》为我国首部中医喉科针灸专著。

《重楼玉钥》学术上原创性贡献主要有:治疫病白喉创"养阴清肺学说",治喉风创"辛凉养阴学说","内服外治,洗敷吹噙,刀针灸熏"多种疗法相辅并用治喉风,针灸"三针学说"等四个方面。郑宏纲认为,当外感热病属风阻咽喉,汤水不进时,治疗的顺序依次是:吹药→针→放血→内服。其针法为"开风路针",由于经络为"气"循行的通道,风邪壅阻经络之路,需用"开风路针"疏通风邪壅阻经络之路。

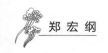

现存最早版本为清道光十九年己亥(1839年)姑苏城喜墨斋刻本谦吉堂藏版,另有咸丰五年乙卯(1855年)天津同文仁南纸书局刻本、光绪四年戊寅(1878年)盛京南彩盛刻本等多种清光绪年间刻本及抄本,1956年人民卫生出版社铅印本。

(2)《箑余医语》

《箑余医语》约6 000字,在中医基础理论、脉诊、辨证施治、中药药性、法与方的关系,临证"病不执方"及"托散"法治外感等方面,有许多学术创新点和诊疗特色。如命门学说方面,提出命门位置形态的"肾间孔窍命门说";命门具有"属肾""水火发源地"和"气火通道"功能,临床治疗重视"命水",注重养阴。在脉学方面,创寸口脉诊法"三法参伍学说"、脉诊指力"菽权八级诊脉法",发微脉部候配的"候脏腑经络说",倡导并阐微寸口脉位"腑浅脏深说"。在辨证施治方面,辨证创"十二字审证学说";论治从谙熟药性、依法立方、病不执方三方面,创"药贵中病学说"。《箑余医语》还倡"托散"法治外感。在中医儿科学术思想与临证经验方面,所论及的生殖孕育学说、阴阳学说、补阴扶阳准则、"易感儿"外感的因机证治,以及儿科四大病证的惊风、痘疹等,均识独见卓,立论精辟。

现郑氏喉科世家存有郑宏纲手稿,《安徽医学》1959年第5期标点横排刊出。

郑宏纲"生殖孕育学说""命门学说""阴阳学说""补阴扶阳准则""托散治外感"等学术思想,为其子郑枢扶、郑既均创制"养阴清肺汤"奠定了理论基础。

二、学术思想与特色

郑宏纲创新和发微有命门学说的"水火贵阴说",脉诊的寸口脉位"腑浅脏深说"、诊脉指力"菽权八级诊脉法"、诊脉方法的"三法参伍学说",辨证方法的"十二字审证学说",治疗咽喉口齿温热病的"辛凉养阴学说",治疗疫病白喉的"养阴清肺学说",针灸学的"三针学说"等一系列学术观点,在中医学术发展史上具有重要影响。

(一)命门水火贵阴说

郑宏纲基于中医理论整体体系和临床实践体会,科学理解《难经》"左肾右命门"的主旨,阐发命门学说:以"肾间孔窍命门说"阐明命门的位置和形态;以"命门属肾说"论肾命关系;在命门功能方面,认为命门是"水火发源地"和"祖宗二气、君相二火的通道"。郑宏纲阐发"命水"功能以指导临床,突出表现为"贵阴"的治疗学思想,如注重养阴治疗"本原不足"的补阴扶阳治则,注重养阴治疗疫病白喉的"养阴清肺学说"和治疗咽喉热病的"辛凉养阴学说",理论和临床实践相结合,丰富和完善了中医药学理论。

辨证方面,父母的禀赋(元阴元阳)、后天水火的盛衰与"本质厚薄"密切相关,郑宏纲将"本质厚薄"作为其临床辨证的基本纲领之一。

临床治疗方面,郑宏纲重视"命火"的作用,认为"元阳为后天生生之柄"。对于命门水火的生扶,更重视"命水"的功能,治疗更强调养阴。具体体现在真阳的生扶方面,提出"真阴存养真阳说";根据真阳的微弱程度,仅用"扶真阴法"即可以使真阳自生,"先养阴、再扶阳"的"水火渐培"法以渐培真阳;治疗白喉的"养阴清肺学说"、治喉风的"辛凉养阴学说",均强调养阴。

郑宏纲在前贤的基础上,全面理解命门水火功能,并从其医疗实践出发,据这些疾病中人体阴阳失调的病机特征,临床治疗重视"命水",建立了以养阴为特色的系列方法。"养阴"治则、"贵阴"思想,特色鲜明,是新安医学郑氏喉科学术流派的代表。

（二）脉诊学术思想

郑宏纲基于脉诊典籍、结合临床实践，在寸口脉诊的"诊脉法""诊脉指力分级""脉部候配脏腑"和"脉位候配脏腑"四个学术领域，均有所创新或发微。诊脉方法创"三法参伍说"；诊脉指力创"菽权八级诊脉法"；提出脉部分候脏腑的理论基础为"候脏腑经络说"，倡导大小肠候寸；倡导并阐微寸口脉位"腑浅脏深说"。

1. 寸口脉位"腑浅脏深说"阐微

寸、关、尺各部的浮候和沉候的不同，分别反映腑与脏的情况。郑宏纲基于中医脏腑表里理论和《黄帝内经》整体理论体系，指出了寸口脉位"腑深脏浅说"的理论错误；按照诊脉"浮外候腑""沉内候脏"的经验，在《箧余医语》中倡导脉位"腑浅脏深说"，并在理论上予以阐微。

2. 诊脉指力"菽权八级诊脉法"

郑宏纲的脉诊学术思想中，诊脉指力"菽权八级诊脉法"颇有特色，系在《难经·五难》的菽权五级分类法的基础上，更为精细地分为八级：脉之浅位候腑部，分2级，郑宏纲描述为"轻手轻""轻手"，以了解小肠、胆、膀胱、大肠、胃、三焦的脉象；脉之深位候脏部，诊脉指力分6个等级，"三菽""六菽""九菽""十二菽""十五菽""十六菽"，在诊察心、心包络、肺、肝、脾、肾、命门的脉象时，寸、关、尺三部切脉指力不是沉取，而是有6个等级的不同差别。同等力度诊脉，易误诊为尺部脉弱，进而会滥用补肾法。

郑宏纲在寸口脉诊法所用指力，肾脉为"十五菽"，命门脉为"十六菽"，提示命门脉要重于肾脉的指力。临床选方遣药时，肾虚与命门虚衰，中医用药的品种与剂量均有差异。故区分肾脉与命门脉，是有其临床应用价值的。

3. 诊脉法"三法参伍学说"

古代不同流派的医家有三种诊脉方法为：①寸、关、尺三部候人体"上、中、下"三部；②寸、关、尺三部候"五脏六腑"；③寸口脉位的深浅候"五脏"。郑宏纲提出脉诊"三法参伍学说"。认为"三法参伍，百不失一"，可以提高临床诊断准确率。

（三）十二字审证学说

郑宏纲基于经典，证之临床，创临床辨证的"十二字审证学说"。十二字分为"阴阳""寒热""虚实""经络脏腑""本质"5组。郑宏纲《箧余医语》论及其辨证方法云："必审其人之寒热虚实，本质厚薄，然后定以君臣佐使而立方。""只要阴阳寒热认得真，审得确，再从中辨明虚实二字，详病在何经、何络、何腑、何脏，然后举笔立方，细心酌药。如此业医，未有不操胜券而中窍者也。""十二字审证学说"与现今通行的"八纲辨证"比较，其差异有四方面的内容：①"审证"与"辨证"的差异；②增设"本质厚薄辨证"；③"阴阳辨证"的内涵不同；④定位诊断以"经络脏腑辨证"替代"表里辨证"。郑宏纲的辨证思维缜密，辨证理论框架构建合理，具有"辨证辨人合一""疾病定位精确""审证严于辨证"三方面的特色，全面准确地反映了中医辨证的精髓，值得进一步研究。

（四）辛凉养阴学说

郑宏纲在《重楼玉钥》创"辛凉养阴"法治疗咽喉口齿温热病，其子郑枢扶在《重楼玉钥续编》中有进一步的阐微。"辛凉养阴"治疗咽喉温热病，较公知公用的"卫气营血"治疗方法更具先进性和实用性。

1.《重楼玉钥》喉风内涵

《重楼玉钥》病名组构的独特性：《重楼玉钥》病名组构的咽喉口齿唇舌36种病证名，均

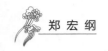

有"风"字参与组构。郑宏纲以"风"组构咽喉口齿温热病病名,提示其治疗方法不宜采用"苦寒清热"和"辛温发表"法治疗,而是需要遵从中医经典理论,从"风"论治。郑宏纲以辛凉法取代"苦寒清热"和"辛温发表"治疗喉风的"种种热毒",其理论基础源自《黄帝内经》关于风邪的治则。《素问·至真要大论》指出:"风淫于内,治以辛凉,佐以苦,以甘缓之,以辛凉散之。热淫于内,治以咸寒,佐以甘苦,以酸收之,以苦发之。"郑宏纲遵"治以辛凉""以辛凉散之"经旨,以之为原则治疗喉风,创紫正散,喉风治则首用辛凉,改变了历代医家沿袭张仲景辛温发表治疗方法,其治则具有创新性。

2. 养阴法的创新性

郑宏纲的"辛凉养阴学说"是基于中医经典著作理论,根据喉风的病因病机、疾病传变趋势具有共性的特征所创立,其核心理念是先证而治,对当今咽喉口齿热病乃至温病的治疗,均有着重大的启迪作用。

(五) 养阴清肺学说

疫病白喉曾在世界各地大流行,联合国世界卫生组织报告的欧洲的病亡率达到50%。郑宏纲在医疗实践基础上,创治疗白喉的"养阴清肺学说"。认为白喉的病因病机为"热邪伏少阴,盗其母气",确立"养阴清肺"为基本治疗法则,初定"养阴清肺"方药,为其子创制"养阴清肺汤"奠定了重要基础。

约在1775—1787年,郑宏纲首先用中医药方法成功治疗白喉,是我国首位治愈白喉的医家。他在《重楼玉钥·梅涧医语》云:"喉间发白之症,予经历十余,俱已收功。"说明郑宏纲用中医中药的方法治疗十余例白喉,均取得了良好的效果,无一例死亡。

其后,郑枢扶、郑既均继承父亲郑宏纲的医术,遵从白喉病因病机为"热邪伏少阴,盗其母气"的观点,立"养阴清肺,兼辛凉而散"治则,进一步筛选优化处方,约于1794年前后,创"养阴清肺汤"治疗白喉,亦达到"未尝误及一人,生者甚众"的水平。

在养阴清肺汤发明后的200年间,白喉曾经在我国数度大流行,"养阴清肺"这一原则始终被后世医家奉为圭臬,养阴清肺汤曾挽救了无数白喉患者的生命。

回眸养阴清肺汤的发明过程可知,郑宏纲立"热邪伏少阴,盗其母气"病因病机说,确立养阴清肺治则,初定养阴清肺方药,为其子郑枢扶、郑既均筛选优化处方,创制"养阴清肺汤"奠定重要基础。"养阴清肺汤"的发明,是新安医学郑氏喉科两代三位医家共同实践的成果,是学术经验积累叠加的效应,是我国中医药工作者防治疫病的科技智慧结晶。

(六) 三针学说

郑宏纲是一位针灸学大家,其学术传人方成培在《重楼玉钥·原叙》中有云:"郑梅涧……救危起死,不可胜数。余尝见有垂毙者,先生刺其颈,出血如墨,豁然大愈。其妙如此。"文献说明郑宏纲用针刀治疗"危""死"及"垂毙者",取效迅捷,痊愈率高。

我国著名针灸学家魏稼教授于1985年将郑宏纲治疗咽喉急性热病的针灸论述总结为"三针学说"。1987年,"郑宏纲的针灸学说"(三针学说)入选高等中医院校针灸专业试用教材《各家针灸学说》。2005年,"郑宏纲的针灸学说"入选新世纪全国高等中医药院校针灸推拿专业试用教材《各家针灸学说》。2010年,"郑宏纲的针灸学说"入选高等中医药院校针灸研究生试用教材《针灸流派概论》。

1. 开风路针法

"开风路针法"阐述了针刺治疗喉风的方法与机理。"风路"指风邪壅滞经脉之路,"开风路针"指开通风邪壅滞经脉之路的针法。"开风路针法"的主要内容包括病因病机、适应病证、治疗方法、治疗机理四个方面。开风路针要根据病情轻重分三期"按穴针刺",即按疾病初起期、加重期、极重期选用不同的穴位进行治疗。疾病初起期:从少商、少冲、合谷,以男左女右,各根据针法刺之。疾病加重期:在少商、少冲、合谷三穴的基础上,加囟会、前顶、百会、后顶、风府、颊车、风池诸穴针之。留肩井、尺泽、曲泽、小海、少海、商阳、中冲、照海、足三里、隐白诸穴,看病势轻重用之,不可一时针尽。疾病极重期:在疾病初起期和疾病加重期选穴的基础上,周身用针。

郑宏纲的"开风路针法"必用少商、少冲、合谷三穴,盖少商属手太阴肺经,少冲属手少阴心经,二穴相配,能清泄心肺邪热;合谷与少商为手阳明大肠经表里配穴,能使肺胃之热从大肠而泄。在疾病加重期精选督脉诸穴。督脉有统领制约和影响全身的阳脉及阴脉的功能,《素问·骨空论》王冰注谓:"督脉者,以其督领经脉之海也。"魏稼解释选穴机理谓:"乃因风为阳邪,督脉督于阳之故。"

2. 破皮针法

"破皮针法"是用针刀刺破患部以治疗喉证的针法。"破皮针法"的主要内容包括破皮针具、治疗部位、操作方法、治疗机理四个方面。

3. 气针法

"气针法"是针刺十四经穴的一种针法。《针灸聚英》云:"气针者,有浅有深,有补有泻,候气候邪之难,不可误行,恐虚者反泻,实者不宣,又以为害。""气针法"的主要内容包括有气针针具、治疗部位、操作方法、适应病证、治疗机理五个方面。

郑宏纲除以上"三针"学说之外,还有治疗喉风的三张针灸经验处方,灸火治疗"落架风""火刺仙方""治一切喉痹……命在顷刻者",均具有独到之处。

三、临证经验

郑宏纲在长期的医疗实践中积累了丰富的临床经验。以下总结其临证特色如下。

(一)喉科临证经验

1. 喉风忌发表

郑宏纲对表证治疗有所创新,提出"喉症忌表"说。

郑宏纲基于表证治疗法则的沿革和对阴阳学说的理解,并从咽喉的生理特性和临床实践中体会到,治疗咽喉表证不宜使用辛温药物发散表邪。如《重楼玉钥·咽喉诸症禁忌》曰:"凡咽喉诸症,切不可发表。"创治喉痹等外感热病的"喉症忌表"治疗法则。随着中医学术的发展和外感热病治疗法则的不断进步,不断创新,咽喉急症的治则治法也渐趋完善,后世医家用"辛凉解表"法取代"发表不远热""辛温宣散"治疗外感热病表证。

郑氏喉科治疗咽喉诸症执养阴,忌发表。《重楼玉钥》创新性指出"咽喉诸症,切不可发表"。1804年,继承父亲衣钵的郑枢扶在《咽喉辨证》中总结其临床经验指出:"喉症最忌发表,无论初起恶寒发热与否,只须辛凉而散,兼养阴以制之,不必祛热而热自除,喉患亦渐松减。"郑枢扶解释说:"六气之中,感发喉患,不独风寒与火,而暑、湿、燥亦然。唯暑、湿成咽痛者特稀,每感燥而发者多,盖因肾水不足故也。若临证不辨明,一见发热,便施表散,凡属风者,虽得其宜,或由寒者,则非辛温不可。其属火者,固宜清降,亦当辨其虚实与郁,唯实火宜清降,虚火则当壮水,郁火则宜升发,至湿与燥,又岂可表散耶。"郑枢扶基于"阅历"和"验

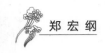

效",进一步发微父亲郑宏纲"喉症忌表散"学说,他指出:"(喉痹等咽喉病症)初起似疟,怯寒发热者,乃喉患之本象也,并非外感风寒,切勿妄用羌、独活、秦艽、苏叶、桂枝等味,盖喉患本发于脏腑,非太阳膀胱表证也。若谓开首必须表散,以为层治次法,此依稀影响之医,从事俗见,究无根柢之学。殊不知火被升散而愈炽热,得辛温更致阳盛则闭,必轻则致重,重则致危,莫可挽救。"

探析"喉症忌表"说的成因有二。其一,咽喉的生理特点致"喉症忌表":中医咽喉生理特点为"咽需津濡,喉需液养",治疗喉痹要注意时时刻刻顾护津液,所谓"存得一分津液,便得一分生机";发表药多属于辛温之品,易劫阴伤津,故治疗喉痹当慎用辛温发表。其二,治疗法则创新与进步:随着中医学术的发展,治疗法则在不断创新与进步,喉痹等咽喉病证的治则治法也更趋完善。早前治喉痹等咽喉病证初起,用"发表不远热""辛温宣散"的发表方法,已被后世医家的"辛凉解表"法取代。郑氏喉科在大量的临床实践中,于此深有失败的教训和成功的经验,乃提出"喉症忌表"、忌辛温发散,只需辛凉而散兼养阴,即可祛邪热的治疗法则,攻补兼施,亦医学进步使然。

2. 喉风忌寒凉

喉风是中医喉科咽喉口齿温热病的总称。郑宏纲鉴于治疗喉风滥用寒凉,导致许多患者死于非命的流弊,提出喉风"忌用寒凉"学说。《重楼玉钥·诸风秘论》是对喉风病因病机、传变趋势和治疗法则的总论。其中指出:"有人云喉风无非热症,便乱投凉剂……夭枉人命者众矣";对于喉风,"要症候认真,随轻重治之,不可误投凉药"。此处的"凉药",指大苦大寒之品。

3. 拦定风热

"拦定风热"治则是郑宏纲辛凉养阴学说的核心理念之一。喉风诸症多属于急性热病范畴,在喉风诸症的内治方面,郑宏纲首创"拦定风热"的治疗思路。《重楼玉钥》指出:"大凡用药,自内攻出为上策,取痰攻上为中策,沉为下策。热重者,令去内热,用药取病归上,拦定风热。"

拦定风热,意即将喉风实热证的病邪阻止、固定在原发病位,并使疾病转危为安。拦定风热思路的理论基础,源于郑宏纲对喉风传变趋势的认识。咽喉外感风热证病位在"上"在"表",其疾病发展的趋势多为向"下"入"里"。郑宏纲在《重楼玉钥·诸风秘论》中阐述咽喉口齿诸风治疗不当的传变途径:"不如是,则病入胃鬲,因传于心肺中,辄变他症。"

阻拦病邪于原发病位,注重病势的"截断扭转",防止疾病的传变的治疗思想,是郑宏纲在感染性疾病治疗领域的发明创造,具有理论创新和应用创新的特点。

4. 气血并治

"气血并治"是辛凉养阴学说的核心理念之一。《重楼玉钥》云:"喉风诸症初起,必作寒发热,头痛,大便秘结,小便赤涩,以紫正散、地黄散,合服勿离,其药乃气血并治。"以上文献的要点有四:①喉风疾病病邪为风热实证,疾病病程为"初起"阶段。②"作寒发热,头痛""大便秘结,小便赤涩"提示疾病病位在表在气,尚没有入里入血。③治疗的方药为紫正散、地黄散合服。紫正散为辛凉之剂,疏散喉风风热;地黄散为养阴之剂,制约辛凉疏散太过,并散血中邪热。④治疗喉风风热证,病邪在表在气,就要使用养阴的方药。

郑宏纲治疗喉风的"气血并治"意义有三:其一,早期治疗,轻病防重,即在疾病早期及时予以治疗,防止病情发展;其二,先证而治,既病防变,即在疾病传变过程中,在证候尚未显露或微露端倪之时给予预防性治疗,防止并病或变证的发生;其三,喉风早期治疗用养阴药,是防治疾病传变的关键和创新。

5. 托散治外感

表虚之人外感,是临床常见病。郑宏纲认为,"表虚之人,中气素常必弱"。治疗方法为"托散"。

《箧余医语》云:"表气中气,不可分而为二,其实循环无端,外能令里实,里亦能令外固也。譬之一碗水,碗外之热气,与碗内水之热气,虽有内外之分,而其所以热者,内外合一也。故表虚之人,中气素常必弱。设遇外感,不明托散之法,鲜有不害事者。治此惟补中益气一方最妙,每见粗工遇病,不辨表里虚实,立方尽垂成法,妄指参、芪、芍、草,有补住外邪之说,由其见理不明,是以立方纰缪。如小柴胡汤之妙,全在参、甘两味,养汗以开玄府;犹参苏饮之人参,助肺气以托邪;桂枝汤之甘、芍,和营血以发卫;补中益气之参、芪,助升提以散表,均无补邪之义,亦与补虚之义无涉。因不深明仲景和解之旨,无怪庸手,于仲景诸方,等于隔靴搔痒矣。"

郑宏纲强调,治表气、中气虚弱的外感,遵张仲景和解之旨,用托散之法,其理论基础是"外能令里实,里亦能令外固"。郑宏纲"托散"要点:托法不是补虚;不会补住外邪;"养汗""助肺气""和营血以发卫""助升提"是"托",且托与散两者相辅相成。

"托散"治疗虚人外感的学术思想,也给郑宏纲治疗虚人感邪以启发。如外邪上犯咽喉的病证,如创"喉症忌表"新说,疫病白喉创"养阴清肺法"治疗等。

6. 多种疗法并用

《重楼玉钥》一书所涉及的病证达57种。郑宏纲治疗咽喉疾病,创"刀针灸熏、洗敷吹噙、内服外治"多种疗法相辅并用的治疗方法。

《重楼玉钥·诸风秘论》曰:喉风诸证,"有可吐者,有可下者,有可发散者,有可洗可漱者,苟若识症未真,切勿孟浪……若用针刀,俱要逐一对症,先用药降定,然后下药调理"。指出了"吐法""下法""洗法""漱法""发散法""针法""刀法"等多种方法综合应用治疗疾病。

郑宏纲应用多种疗法时,十分重视辨证论治,认为要根据病情的具体情况,而采取不同的治法。正如《重楼玉钥》所云:"当刺者则刺,不可乱医;宜吐者则吐,不可妄治。须识其标本,辨其虚实而攻导之。"

在具体治疗上,郑宏纲治疗咽喉急性热病强调内服外治,相互为用,其特色是注意治疗先后顺序,层层调治。具体方法多为先外用"吹药"噙含,次用刀针,再用内服中药。如治疗斗底风,主张先用角药加摩风膏调噙,次用开风路针刺穴,再外吹冰硼散,最后内服紫地汤。

(二)喉科吹药疗法

中医喉科的吹药,在中医临床治疗与学术理论上均占有重要地位。由于国内中医喉科世家在吹药的制作与应用方面多珍而秘之,故相关论著甚为鲜见。郑宏纲在《重楼玉钥》中使用了大量的喉科吹药,兹就其制药用药经验分析如下。

1.《重楼玉钥》吹药加工制作

(1)喉科吹药炮制加工的目的

有五点:①去除杂质:使药物清洁纯净,挑选好者入药,以保证质量和用量准确。②矫味:有些药物有特殊的腥臭,作为吹药易使患者恶心呕吐。如《重楼玉钥》吹药加工的"炼人中白法":取大块人中白,"放瓷盆内,置屋上,任其霜压雨淋风吹日炙,如此一二年,或多年更

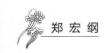

妙。取下放新瓦上,以炭火炼红烟尽为度,再研细收贮候用。愈陈愈妙。"经加工后可除其臭味。③降低药物毒、副作用:有些药物毒性较大,加工后可减除毒性。如《重楼玉钥》雄黄解毒丸用"巴豆十四粒,去壳,并去尽油",就是巴豆去油取霜的加工方法。④增加品种:取两种以上药物的特殊复合加工,以扩大药效范围,如西瓜霜、甘中黄。⑤减小药物的颗粒度,增加药物体表面积,以利药物的局部吸收。

(2)喉科吹药的加工制作

喉科吹药的加工制作可分为初步加工和粉碎加工两个过程。

2. 喉科吹药施药方法与频度

喉科吹药的实质是中药散剂外用,通过某种施药工具,使药末直达患处,经吸收而产生药效。

(1)施药方法

施药方法有两种。其一,药勺给药。挑药给患处时,遇病位较深,药勺不必过于内伸,只需将药勺之吹药倾于患侧尽牙根处,并向患侧卧位含噙,药末自会浸及患处。其二,喷筒或吹管施药。吹或喷的力度要适当,不可过猛,以防药末形成气雾引起呛咳。吹管或喷筒不要正对喉口,以免药末呛入气管,引起呛咳恶心。病位在"喉底"(解剖学"咽后壁")也只需向两侧吹喷。

喉科吹药的噙含时间,历代文献及各版高校教材中均未做交代。郑氏喉科经验认为,噙含的时间至少要 20 分钟,才能吐去药末,然后漱口。晚上睡前给药,最好能噙含一夜,这样,药物作用于局部的时间长,药效更佳。理论上说,白天用药亦应与晚上一样,长时间噙含,因噙含药物影响语言、进食等,白天有诸多不便,但每次噙药不应少于 20 分钟。

(2)给药频度

当今中医药高等院校《中医耳鼻喉科学》教材的吹药给药频度为每日 8 次。郑宏纲所用吹药的给药频度,与病情相关:轻证患者或药证合拍,可减少用药次数,往往用"数次即愈"(《重楼玉钥》圣功丹),"立止如神";对一般急证患者,如"牙疳"之"神功丹",《重楼玉钥》示"日用七八次";重证患者要增加给药次数,《重楼玉钥》用"再应丹"治咽喉肿闭,要"日夜徐徐吹之",对"极险难治"的"鱼鳞风"要"吹噙勿断",即为 24 小时使患处保持药物。

3. 喉科吹药常用治法与方剂

郑氏喉科认为"中医十三科一理,专科与大小方脉一理"。清代外治学专家吴尚先亦在《理瀹骈文》中指出:"外治之理即内治之理,外治之药亦即内治之药,所异者法耳。医理药性无二。"说明中医喉科和其他临床学科在基础理论和临床治疗上的医理是一致的、统一的。研讨喉科吹药的外治法与方剂,不能离开中医药学体系来孤立地看待。

基于以上观点,兹就郑宏纲常用的喉科吹药的外治法则与方药组成做一阐述。

(1)解毒消肿法

咽喉口齿唇舌热毒壅滞,患处红肿疼痛,苔黄脉数,治当解毒消肿定痛。常用方:①回生丹:大梅片、麝香、硼砂、马牙硝。本方具清热解毒、消肿定痛的功效,对咽喉口齿因热毒所致的红肿热病疗效肯定;马牙硝可改用西瓜霜,更好。②真功丹:大冰片、熊胆、炉甘石、硼砂、瓜硝(西瓜霜)。此方功效与适应证与上方基本相同。

(2)涤痰开关法

咽喉口腔因痰涎壅盛至肿胀,喉关闭塞不见,或牙关紧闭,张口受限,治当急用涤痰开关法。常用方：①碧玉丹：胆矾、白僵蚕、麝香。本方对急喉风咽喉闭塞因痰涎壅盛者，疗效颇佳。②辛乌散：赤芍梢、草乌、细辛、紫荆皮、皂角、桔梗、连翘等。此方功效与适应证与上方基本相同。

（3）去腐化毒法

咽喉口腔因邪毒积聚至腐肉败血留滞患处，治当去腐化毒。常用方：①芦荟散：芦荟、黄柏、白人言。此方去腐肉化邪毒，对牙疳特别是走马牙疳有奇效。②圣功丹：硼砂、蒲黄、人中白、马勃、儿茶、甘草节、僵蚕、冰片、麝香。本方治牙疳、腐肉败血积聚，疗效颇佳。

（4）生肌长肉法

咽喉口腔因邪毒所致腐肉溃烂已止，新肉未长，可用生肌长肉之品，利患处溃烂速愈。常用方如生肌散：赤石脂、乳香、没药、轻粉、硼砂、龙骨、儿茶、大梅片。

（5）安络止血法

凡误用刀针，至咽喉口齿患处血流不止，急须安络止血时，可用此。常用方如万益丹：乳香、没药、真血竭、明硼砂。

（三）儿科临证经验

1. 补阴扶阳治则

郑宏纲"真阴存养真阳"说，是对中医儿科基础理论的发展和完善，在此基础上，他又创新性地提出了"婴童补阴扶阳"的治则。

对婴童体质的认识：

婴童的体质是有差异的。《灵枢·寿夭刚柔》云："人之生也，有刚有柔，有弱有强，有短有长，有阴有阳。"这种个体的差异形成儿童不同的体质，体质差异与先天因素和后天因素有关。

后天因素中，郑宏纲重视后天阳气的作用，谓"元阳为后天生生之柄"。先天因素完全取决于父母的禀赋，《灵枢·天年》说："人之始生……以母为基，以父为楯。"先天因素所形成的体质是婴童体质的基础，后天因素可以促使婴童虚弱体质的改变。故《景岳全书·杂证谟·脾胃》指出："人之自生至老，凡先天之有不足者，但得后天培养之力，则补天之功，亦可居其强半。"

郑宏纲重视婴童的先天因素，他称体质正常的患儿为"禀赋厚者"，体弱的患儿，以其程度的不同分为"稍厚者""禀赋不足""禀赋甚薄者"，在临证中予以不同的治疗方案。

他提出补阴扶阳治法：婴童体质的强弱，导致对疾病致病因素的易感性，及疾病发生过程中不同的倾向性。临证辨识小儿体质状况，对于指导辨证、权衡用药，具有提示作用。

郑宏纲以"禀赋"为纲，辨治先天不足之儿，他说："人身之真阳真阴，一而二，二而一者也。必扶真阴，方能葆裕真阳，又必滋育真阴，乃能活蓄真阴。真阴如水，真阳如水中生气，生气非水不留，水非生气不活也。"他依据患儿先天不足的程度制定治则、选方遣药，提出"扶真阴""水火渐培"及"培补"的补阴扶阳三个治法，体现了郑宏纲辨证重视"禀赋"，治疗体现"贵阴"的学术思想。

（1）"扶真阴"法

"扶真阴"法用于婴童之禀赋"厚者"和"稍厚者"。郑宏纲指出："婴童之禀赋厚者，真阳原不必培，惟扶真阴，而真阳自生。"而"禀于父母阴精阳气之本原不足"的"患儿稍厚者，只宜六味"。

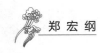

郑宏纲认为,根据"真阴存养真阳"的理论,婴童先天禀赋厚者,仅需"扶真阴",真阳则自生;婴童禀赋稍厚者,亦仅需"扶真阴","若骤服八味,转恐有妨于真阴"。

(2)"水火渐培"法

《箪余医语》指出:"水火渐培"法用于"禀赋甚薄""命门真火微弱"患儿。

"水火渐培"法的辨证指征为"面色青而兼淡白""大便或溏,小便短小"。病机为"命门之真火微弱"所致的"后天脾土弗能胜变化之权"。

命门真火微弱的治疗本应力扶微阳,治用扶火法,盖"元阳为后天生生之柄",扶火可以增强"生水"的功能,郑宏纲谓之为"扶火以生水之源"。但小儿其水无根,不胜桂、附等辛烈峻猛的扶阳之品,故郑宏纲用渐扶的"水火渐培"法治之。具体方法为:"先须六味壮水,培其真阴,使真水渐生有根,然后以八味、鹿茸等药,扶起真阳。"这种先滋阴、后扶火的"水火渐培"法,体现了郑宏纲对肾命关系、阴阳关系的理解,体现了重视"命水"的贵阴思想,是郑宏纲发微命门学说在临床的具体应用。

对"先天不足之儿"的治疗,郑宏纲经验是:"唯有养金以生水之源,复于水中补火以生土,使将来之六阳健运有常,六阴之生活有基,其理至精,其法至妙……如益元生脉散,养金之正方也;如四君、六君、五味、异功诸方,培土以滋金之化源也;至水中补火,不外八味一方,或先服六味地黄丸合生脉散,以深天一之水,然后以八味滋扶地二之火;相儿之赋质,斟酌用之,能补造化之弗及。"

养金正方"益元生脉散"为益元汤与生脉散的合方。益元汤始出自朱肱之《类证活人书》,后明代医家陶华和清代新安医药学家汪昂均选入自己的著作中。方由炮附子、干姜、麦冬、五味子、知母、黄连、人参、艾叶、炙甘草各一钱,生姜三钱,大枣三枚,葱白三茎组成,同煎,煎成后再加童子尿一匙,冷服。专为元气虚衰,阴寒内盛而设。本方有补益真元,引无根之火下行归原的功用,故名益元汤。生脉散源于《医学启源》,由人参、麦门冬、五味子组成,具益气生津的功效,用于气阴两伤、短气自汗、脉虚者。

(3)"培补"法

"培补"法用于"命门祖气禀受有亏"患儿。

"培补"法的辨证指征为"语迟行迟,腰膝不强,及易感、易停滞",病机为"小儿命门祖气不足,则不能生真阴,即无以吸真阳"。治宜"培补",具体方法为:"或从六味以养真水,或从八味以扶真阳,庶免赢尪之患。"

2. 小儿"护元"学说

郑宏纲擅长治疗反复外感患儿,所谓反复外感患儿,即西医学所称的反复呼吸道感染的"易感儿"。反复的上呼吸道感染不仅影响患儿的生长发育和智力发育,也严重影响患儿的身心健康,甚至引起严重的并发症,给家庭及社会带来了严重的负担。

《箪余医语》总结了反复外感患儿易感外邪的因机证治要点。

(1)病因

郑宏纲强调,"禀赋不足""命门祖气禀受有亏"是易感儿反复呼吸道感染的病因:"婴儿禀赋不足,每日必多喷嚏,此后天脾肺之弱也。肺主皮毛,脾主肌肉,由肌肉皮毛腠理不密,是以易感外邪。外邪乘入膻中,大气隧道,呼吸内外,有所阻滞,是以微则以喷而通,稍重则病矣。""凡小儿命门祖气不足,则不能生真阴,即无以吸真阳。如语迟行迟,腰膝不强,及易感易停滞,率皆命门祖气禀受有亏。"

（2）病机

郑宏纲认为，反复呼吸道感染的病机，和"命门""膻中""中气"有关。他说："盖命门为呼吸之枢纽，膻中为呼吸之道路，膻中有滞，即内外阻隔。凡轻感外邪，可以得喷嚏而通；重则内外不通，而壅入经络，遂有发热、恶寒、头痛、身疼等症。""本元禀受不足，一感外邪，中气先弱，无以驾驭外感"，"元气重伤，而表邪乘虚直入矣。"

（3）治疗

郑宏纲对"体厚"患儿用"表散发汗"法，"禀受不足"患儿用"护元"法，认为护元就是解表。《篆余医语》记载其临床经验："体厚之儿，可以表散发汗而愈。若本元禀受不足，一感外邪，中气先弱，无以驾驭外感，故必消息于补中益气汤及六君加升柴等方，护元以解之。"

3. 手足心热证治

郑宏纲认为，小儿"手足心热"是临床常见病证，表现为仅"手足心热，而无他疾"，"凡赋质先天不足之儿及脾土每受伤食，而为时医过于克伐者，多有之"。

（1）病因

郑宏纲从经络的循行部位认识"小儿手足心热"的病因。他说："手心为厥阴心包络，足心为足少阴肾，手足心热者，明系阴虚阳越之见端。"

（2）治则

养精以化气，培土养金以生水之源。

（3）方药

六君、六味、生脉散诸方。六君、生脉二方或二方合用。

郑宏纲指出："所谓治求其本，《内经》之旨也。纵有内伤外感，亦必照顾阴分用药。缘平居已见手足心热，其阴虚阳越之端倪，业经发现，若再表散、消导，益耗其阴，越伤其阳矣。"小儿"手足心热"，"勿误认为火为热，而妄用清凉，致生他变"。

四、医论医话选录

1. 命门水火说

其原气之动者，偏阳，属右肾，动而阳也，则蕴煜而热，是为生火之原；其原气之静者，偏阴，属左肾，静而阴也，则沉静而冷，是为生水之原。

（《篆余医语·命门水火说》）

2. 诸风秘论

有人云：喉风无非热症，便乱投凉剂，或误用刀针天柱人命者众矣。若识症真，先治而后调理，百发百中。有可吐者，有可下者，有可发散者，有可洗可漱者，苟若识症未真，切勿孟浪。如双鹅风、单鹅风、重舌风、木舌风、重腭风、双缠喉、单缠喉、爆骨搜牙诸症，乃是恶症。善候则易治，双松子、单松子、双燕口、单燕口、鱼鳞、斗底、帝中、落架、鱼口、穿领诸症，此是善候。恶疾则难治。合架、角架、粟房、瘰疬掩颈、双搭颊、单搭颊、双单燕口、内外搜牙、乘枕驴嘴、悬鱼腮、咽疮、牙痛、叉喉、边头痛、夺食、肥株子诸风，此是善症善候。但要症候认真，随轻重治之，不可误投凉药。若用针刀，俱要逐一对症，先用药降定，然后下药调理。如此等症，务须依方进药，未可速于求安，则轻者一七，重者二七，自能取效。即信心诸药，仍须仔细详察，不可轻忽。大凡用药，自内攻出为上策，取痰攻上为中策，沉为下策。热重者，令去内热，用药取病归上，拦定风热。使其攻上不下，诚为善治者。不如是，则病入胃罔，因传于心肺中，

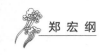

辄变他症,是医之罪也。

(《重楼玉钥·诸风秘论》)

3. 喉风治则

喉风诸症初起,必作寒发热,头痛,大便秘结,小便赤涩,以紫正散、地黄散,合服勿离,其药乃气血并治。

(《重楼玉钥·秘诀》)

4. 十二字审证

必审其人之寒热虚实,本质厚薄,然后定以君臣佐使而立方。

只要阴阳寒热认得真,审得确,再从中辨明虚实二字,详病在何经、何络、何腑、何脏,然后举笔立方,细心酌药。如此业医,未有不操胜券而中窍者也。

(《箧余医语·十二字审证》)

五、代表方剂选录

均选自《重楼玉钥》。

1. 紫正地黄散

组成:紫荆皮、荆芥穗、北防风、北细辛、小生地、京赤芍、苏薄荷、牡丹皮、牙桔梗、生甘草、净茜草、灯心草、红内消。

主治:喉风初起,必恶寒,发热头痛,大便秘结,小便赤涩者。喉风初起,风热壅肺,咽喉红肿疼痛,发热头痛,大便秘结,小便赤涩。

用法:开水泡药蒸服。

附:养阴清肺汤

组成:大生地黄二钱,麦冬一钱二分,生甘草五分,玄参一钱五分,贝母八分(去心),丹皮八分,薄荷五分,炒白芍八分。

主治:白喉之阴虚燥热证。喉间起白如腐,不易拔去,并逐渐扩展,病变甚速,咽喉肿痛,起初发热或不发热,鼻干唇燥,或咳或不咳,呼吸有声,似喘非喘,脉数无力或细数。

服法:水煎服。一般日服一剂,重证可日服二剂。

2. 辛乌散(一名角药)

组成:赤芍梢一两,草乌一两,桔梗五钱,荆芥穗五钱,甘草五钱,柴胡三钱,赤小豆六钱,连翘五钱,细辛五钱,紫荆皮一两,皂角五钱,小生地五钱。

主治:咽喉热病,颈项及口外红肿。

制法:上诸药味不宜见火,置日中晒燥,共为细末,收入瓷瓶,勿令走气。

用法:临用以令水调噙口内,取风痰如神。若痰涎极盛,加摩风膏浓汁四五匙,其力愈速。凡颈项及口外红肿,即以角药敷之,亦可用角药作洗药,以荆芥同煎水频频洗之,洗后仍调角药敷上。

3. 推车散

组成:取羌螂,炙,研极细末,每一钱加入干姜末五分。

主治:牙痈、骨槽风、生多骨者。

用法:同乳细,收固。每用少许,吹入患处孔内。若孔内有骨,次日不痛,而骨自出。凡吹过周时。而无骨出者。则知内无多骨也。

4. 清露饮

组成:天冬一钱(去心),麦冬一钱(去心),生地一钱,熟地二钱,金钗斛八分,桔梗八分,枳壳八分(麸炒),甘草六分。上加枇杷叶一片(蜜炙,刷去毛)。

主治:咽干塞疼,脉虚大者。

用法:水二钟。煎八分。食后服。

5. 芦荟消疳饮

组成:芦荟五分(生),牛蒡子五分(炒研),玄参五分,桔梗六分,川黄连八分,薄荷六分,山栀仁五分,生甘草四分,升麻二分,石膏三钱,羚羊角一钱(另磨),银柴胡五分。加淡竹叶五片为引。症重者分两加一倍。

主治:牙疳。

用法:水二钟,煎至六分。食远服。

参考文献

[1] 郑梅涧.重楼玉钥[M].刻本.苏州:喜墨斋,1838(清道光十八年).

[2] 郑枢扶.重楼玉钥续篇[M].杭州:三三医社,1923.

[3] 洪芳度.郑梅涧父子及其著作考略——兼谈养阴清肺汤的创制者[J].中医杂志.1980,21(12):59-60.

[4] 郑日新.方成培与郑氏喉科[J].中华医史杂志.1994,24(3):175-177.

[5] 郑日新.郑梅涧手抄本《灵药秘方》初步研究[J].中医文献杂志.2003,21(3):9-11.

[6] 郑日新.新安郑氏喉科医学述略[J].安徽中医学院学报.2003,22(5):13-16.

[7] 魏稼,高希言.新世纪全国高等中医药院校教材·各家针灸学说[M].北京:中国中医药出版社,2005.

[8] 王真行,陈敏.WHO关于白喉疫苗意见书[J].国际生物制品学杂志.2006,29(6):258-259.

(郑日新)

许 豫 和

一、生平与著作

1. 生平简介

许豫和,字宣治,号橡村,清雍正、乾隆、嘉庆年间徽州府歙县(今安徽省黄山市歙县)邑城人,生于雍正二年(1724年),卒于嘉庆十年(1805年)或略晚。"年十五因病弃举业医",尝从邑名医程嘉予习医7年,又受业于黄席有、方博九。许氏精研《灵枢》《素问》,博览诸家医书,"自汉以下无不研究,以穷其精微","平时闻之师说,证之古书,参之治症"。其临证"因症施治,不拘一辙,揆之古人之成法,不为苟同,不为立异,要以中乎病机而止","诚求之心,即古称三折肱者殆有过之"。故许氏医术高明,"杏林橘叶,到处流芳","临证数十年,就医者覆满户外","终日应酬不暇"。正如《新安医籍丛刊》所述"其遍考诸家,精于审证,详推方药,诊病投剂,应手辄效,名震郡邑"。许氏长于儿科,兼通内妇科,繁忙诊务之余,研习诸家,节录名言,忆其治验,思其原委,著成《许氏幼科七种》,为后世留下了丰富而珍贵的儿科医药理论知识与诊治经验。

2. 著作简介

《许氏幼科七种》,又名《幼科七种大全》,成书并刊行于清乾隆五十年(1785年)。全书共11卷,《重订幼科痘疹金镜录》3卷,《橡村痘诀》2卷,《痘诀余义》1卷,《怡堂散记》2卷,《散记续编》1卷,《小儿诸热辨》1卷,《橡村治验》(又名《小儿治验》)1卷,其中《重订幼科痘疹金镜录》为明翁仲仁所作,许豫和为其注释,其余6种为许氏原著。

(1)《橡村痘诀》

分上下2卷,上卷列出痘程序、百日内痘、大人痘、用药杂说、立方6则,并节录出痘十八症等;下卷论痘顺变、痘后、治验及麻疹要略、治法等,又录翟良解毒化毒论、寒暑异治论、暑月生浆饮3篇。

(2)《痘诀余义》

为《橡村痘诀》之续篇。全书列论治2条、论疫9条、论闭症4条、论伏症5条、论气血毒三字当分当合7条、火字解6条,又论气血毒5条、用药法28条、蓄药20条(附方8则)、放痘(鼻苗)须知20条、放痘总论1篇、治案13则,后有麻诀余议9条、丙辰夏令麻症大行因时论治10条。所论"痘症多心脾热,麻多肺热",甚为精辟。

(3)《怡堂散记》

分上下 2 卷,上卷为医案医话,记录作者平时临证治验与见闻实录,如作者自序曰"此诊治之散记也";下卷乃评论名医各家之说,驳斥门户之见,极言不可"执守一方",及至方论本草,详述其理。徽籍当朝重臣曹文埴在序言中评价该书:"列病证,详医方,以己所临治有验者,悉书其原委曲折,各家论辩,以与古相发明。"

(4)《散记续编》

为《怡堂散记》之续篇。全书共 21 论,其中既有对中医理论的阐发,如读经、再论秋伤于湿、生气、论五行等,亦有对于临床用药证治的思考,如用药有法、用药相机、保赤续言、痘诀续言等,对于中医理论研究和临床指导均有启悟。

(5)《小儿诸热辨》

为医论著作,列有医论 20 篇,除结胸论、先天不足论、小儿无七情辨等 10 篇杂论外,主要论述两大专题,一为小儿外感或内伤发热诸证,一为小儿惊风发搐。其辨证治疗小儿发热证的经验,颇具特色。

(6)《橡村治验》

记载了许氏治疗的疑难病案 55 则,较有心得者往往随案附论。如惊风发搐录 10 症附论 7 条,暑风发搐附论 10 条,或问 5 条,又有丙申长夏附论暑风,顿嗽附论 1 条,肿胀附论 2 条,痢疾附论 1 条,丹痧瘰疮附论 1 条,并记有儿科三难二险、用药须知及小儿初生病,均为儿科难症经验之谈。

现存版本有清乾隆五十年乙巳(1785 年)刻本、清乾隆嘉庆间顾行堂刻本、清同治十年辛未(1871 年)刻本、上海受古书局石印本、上海中一书局石印本。

二、学术思想与特色

许豫和,博于群书,精于临证,善于思悟,堪称学验俱丰的中医大家。其对于儿科病证的诊治最具心得,其中"麻痘丹疹,莫不由热而生""善补肾者,当于脾胃求之""药有次第""用药当见机而作""时行之病用药,当从岁气"等学术观点,对后世产生了重要影响。

1. 麻痘丹疹,莫不由热而生

新安医家多以擅长温补著称,然亦不乏注重寒凉者,许豫和尤为突出。许氏有感于"保幼以来,日所临症,少则十数,多则近百,虽四时气运不齐,大约病热者,十居其八",认为:"外而风寒暑湿燥火之乘,内而乳食生冷甘肥之滞,以及惊恐跌仆,麻痘丹疹,莫不由热而生","小儿纯阳之体,宜乎其病热之多"。其论著《小儿诸热辨》中对热症之辨甚详尽,罗列病种近 40 种。

许豫和指出,由于火热之症居多,所以"清凉剂,活幼者多用之而不疑",凡"壮热、面赤、不恶风、无涕泪,即是火症",即当用清。如果此时"视苦寒若砒鸩",将致"火甚之儿气血枯焦,顷成不救"。针对时医温补过滥的情况,他认为:"调养之药从体,受温补者有之;时行之病从症,去病为急;虚寒之体而感热邪,亦宜清解,但分剂轻耳";"壮热无补法,辨证的确,泻邪以存元气,便是补;在表者汗之,体若燔炭,汗出而散是矣;在里者下之,急下以存阴是矣;如谵语、汗、渴之有赖于白虎,斑、狂、失血之有赖于犀角地黄,皆刻不容缓者"。例如程氏子周岁患暑风,壮热搐甚,不省人事,置之凉地一夜,复能呲乳,身发紫斑,许豫和用暑风饮子加犀角,患儿斑渐退而愈。

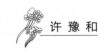

2. 善补肾者,当于脾胃求之

自李东垣以降,注重脾胃者多,而许豫和之顾护脾胃自具特色。他认为:"精藏于肾,非生于肾,肾气虽强,可挫而败;脾胃一亏,生化之源绝,精何由生? 善补肾者,当于脾胃求之。"临床亦以胃气为本,如儿科用药,"遂其长养者,轻清之汤剂也,金石丸散入肠胃,是以斧斤伐之也";其自制黄土稻花汤之构思在于"养胃之法,非寒非热,必得生机活泼,方转灵轴"。

针对用药之误,许豫和指出,其转机在于脾胃:如果寒邪未解,误投凉药,热邪未发,误投热药,此时不应急于救误,而应当先选用冲和之剂以养胃气,等到胃气稍复,再审证用药,如果胃气不回,药即使对症,也很难被人体吸收而发挥作用。如治疗张孝占兄女暑风发搐,因前医曾经大下,人事昏倦,不敢更用峻剂。先以粥汤调其胃,清心安神之剂养其心。候其胃气少回,然后用清心之药。三日后,热退,神安,惊搐乃定。

许氏还在《散记续编》中专论《药误思救》,提出:"寒热虚实,倒行逆施,病势加重,视其所误,为之把正,犹有门路可寻。若茫然无知,杂乱无论之方,致伤胃气者,但与和胃而已。"例如:"误下欲脱者,五味异功加粳米同煎,徐徐以服,以救胃气,再视其病之所在,依法治之。误服白虎、芩、连,亦以五味异功加粳米和其胃气,胃气回,再依法治,不可急投辛热药,冷热交攻,胃中必不能受。"

3. 药有次第,当见机而作

在儿科病之诊治上,许豫和提出了"药有次第"与"用药当见机而作"之原则。凡病各有一定的演变与转归规律,因此治疗有相应的程序,这即是"药有次第"之意义所在,此与《黄帝内经》所述"其未满三日者,可汗而已;其满三日者,可泄而已"等阶段论治思想一脉相承。如许氏认为"暑邪初感,病气方盛,虽体质素虚,亦宜劈头一服,盖清急于补也;病经多日,目陷肢冷,虽有热症未除,亦宜六君扶正,盖补重于清也"。又如麻疹之治疗,疹点隐隐未透宜升散,疹出而壮热宜降火,疹出数日后则宜养阴,而且还要"升散之中,即寓清凉之意;养阴之剂,不离生发之机"。

以病之常规言用药有次第,但病是常中有变,所以又必须是"见机而作,不俟终日",方无胶柱鼓瑟之嫌。譬如儿体本不虚,忽而神困者,是正气为热邪所困,这时"人参只用一剂后,即除之",转方泻热,"若再用人参,必助邪为患矣"。再如"汗后热不退,阴气先绝,邪热独留,不急养阴,即成惊搐",当仿六味地黄丸加减,顾护津液,壮水之主以制阳光。由此可知,用药或循常而从"次第",或随变而主"见机",总要慎思明辨以求"认症的确"。

4. 时行之病用药,当从岁气

天时气候之变化,直接影响于疾病,故以运气学说指导临床,每能提高疗效。许豫和认为,"(时行)病之所生必于岁气者,犹枝叶之不离根本",因之"凡时行之病用药,当从岁气,故曰必先岁气,治寒以热,治热以寒,湿者燥之,燥者润之,正治也;若应暖反寒,应寒反温,气之变,当从变气用药,故曰勿伐天和"。

许豫和强调,因为"岁气之病,各有所主",所以用药必须依从之。譬如春令天行之婴幼发搐,在己亥之岁,上见厥阴,厥阴司天,其化为风,当以清痰热、平肝风为治;若子午之岁,上见少阴,少阴司天,其化为火,则钱氏泻心汤、导赤散为对症之方;若丑未之岁,上见太阴,太阴司天,其化为湿,胃苓汤、羌活胜湿汤又为对症之药。许氏自拟暑风饮子治暑风发搐(黄连是该方主药之一),全活甚众,而丙申之岁率多不效,改用黄柏等则又效。分析其因,他认为在于岁气:此因黄连泻心脾之火,子午丑未之岁用之有效;而丙申为少阳相火司天,当用黄柏之属。

许豫和指出,历年之中,依岁气用药,一年之中,依时节论治。如《怡堂散记》治疗小儿风痰一条,提出此证四时皆有,以二陈为治痰总剂,疏解应分四时论治:"大概冬春之交,宜温散,荆、防、甘、桔、半、生姜、杏仁、苏子之类;夏令宜清散,杏仁、牛蒡、栀子之类;秋令宜清润,枳壳、瓜蒌之类;冬令严寒,有用麻黄汤而解。"又谓:"肺喜润,润之中亦有分辨,如杏仁、苏子温而润,宜于冬春;杏仁、牛蒡散而润,宜于夏;杏仁、瓜蒌清而润,宜于秋燥。""当知此等界限,用药则贴切而不杂"。在惊风发搐六条中,也阐述该病多发于辛亥首春,原因为"小儿纯阳之体,冬月伏阳在内,生痰生热,乘春风而病发,惊风作矣。"提出不可用荆芥、防风、柴胡、葛根类药,缘"病逢春旺,若再达之,是助纣为虐矣,故一概疏肝之品,皆叱不用。"

三、临证经验

1. 儿科诊疗特色

（1）小儿热病,审机论治

小儿的生理有别于成人,其特点主要表现在脏腑娇嫩,形气未充,五脏六腑的形与气相对不足,所以小儿发病容易,传变迅速。同时,小儿为纯阳之体,在病理上表现为易出现高热惊风,甚至内陷心包。许豫和认为,"小儿之病,惟热为多",因此凡遇火证,当其在何脏、经络、气分、血分,参以兼症及小儿体质之虚实而用甘寒、苦寒之味以降之,只要辨认准确,黄芩、黄连、知母、黄柏在所不吝,效应颇佳,十中犹可救五六。

许氏之用药法度为:热在气分,用白虎汤泻火以保元气;热在血分,用犀角地黄汤,泻火以保阴血;黄连泻心火,龙胆泻肝火,白芍泻脾火,石膏泻胃火,知母泻肾火,黄柏泻膀胱火,木通泻小肠火。黄芩泻肺火,栀子佐之;泻大肠火,黄连佐之;柴胡泻肝胆火,黄连佐之;泻三焦火,黄芩佐之,更有生地、丹皮、羚羊角、犀角（现用适量水牛角代）清血分之火,黄芩、栀子清气分之火。

许豫和认为,六气外感皆可从而化火,治疗当求其本而治之,"风化为火,火静则风熄;暑化为火,火退则暑平,若专事疏解则火势愈甚而惊作矣"。因于风者,宜疏散;因于寒者,宜温散;因于暑者,从暑治;因于湿者,主平胃;因于燥者,或清燥解肌,或甘寒滋润;并认为丹疹麻痘疮疥之类乃一类特殊湿热之邪,其往往郁滞于营卫之间,故发热久久不去。治宜疏托之中,加以和营利湿之品。

许氏认为,内伤发热多由乳食积滞或卒受惊恐,致胃气或神气浮越而发热,或积滞郁久而发热,当详诊致病之源,于其中推而求之,治疗方能应手。因于伤乳过饱而作吐,吐则胃气浮,浮则生热,故禁用发散,当予节乳消导;因于伤乳而泄泻发热者,当辨有无火热郁积,有者消乳之中佐以清热解毒,无者但行和中。因于伤食发热者,当辨新久,新者消导,久而渐伤积久,生寒生热,时困时好,肌瘦肤枯,痞结腹大或渴或利,或雀目生翳,或颈项生核,或吐利蛔虫,或吃泥土生米、布炭盐花等物,以致午后潮热,清晨指冷,最为难治。许氏指出,此等发热当先益其气而后磨其积。因于惊恐而发热者,惊则气散,气散则神浮,其热必夜甚,且无外感内伤形症,治当分辨虚实,虚者济养,实者定镇。

在分析诊断小儿热证时,许豫和提倡察看唇舌法,认为小儿唇舌的状况是诊断热证的重要一环。唇干燥者,为脾热;舌干者,为胃热;舌苔白者,是舌干而乳裹之也,亦为胃热;黄者热甚,黑则热之极也;苔湿者为湿热,皆宜清里,不得用表药。舌起刺如杨梅,心经有热且甚,

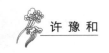

以泻心火或导赤散为主。咋嘴为胃热，津液缺乏，伸舌出口，是脾脏热，令舌络牵紧，时时舒舌，泻黄散可用。以手弄舌，心役之也，宜导赤散；舌紧而伸不及唇，不能舐乳者，为肾热，肾脉系舌本，热则水亏而舌为之短也；舌疮为心热、口疮为脾热。以上诸证，当视何脏所受而急清之，泻心汤、导赤散、竹叶石膏汤酌用之。

(2)小儿惊风，急慢分治

惊风，宋前混淆于痫，至《小儿药证直诀》署名而类分急惊风、慢惊风。许豫和有感于后世因其名"惊"，每用雄黄、朱砂、金箔、琥珀等镇坠之品以治惊，在《小热诸热辨》中撰《发搐》《风搐》《虚风》三论析之。

许氏首先指出惊风之名实不符：概非因大惊卒恐以致病，故若疗惊，则无惊可疗。而后循名责实，指出惊风的含义应作如是观：非指病者而言，实指视者而言：外邪致搐，其来也急而惊人，故曰急惊，所谓"急惊惊爹娘"；内虚致搐，其来也缓而难治，医家为之心惊，故曰慢惊，所谓"慢惊惊药王"。随后指出正名的必要性是由于"急惊每不重在驱邪，而重在治惊；慢惊又不重在温补，而重在治惊。是皆名之不正，有以误也。"为杜歧义误解起见，依"取实予名"之准则，许氏改惊风之名为发搐，急惊改为风搐，慢惊易名为虚风。治疗原则亦各有不同：风搐重在疏邪，虽不治搐，邪去而搐自定；虚风重在温补脾土，平肝之药且不必，何况镇惊。

许氏在《橡村治验》中，因于肝经有风，心包有热，风热生痰，固结不解，则用清心柔肝，化痰息风。如治一暑月发搐，搐甚无汗，壮热强直者，用羌活、防风、山栀、枳壳、木通、钩藤、石膏，一服而表解搐定，续予调治而痊。因于久热发搐，现症全是虚脱之象，用人参、黄芪、当归、生地、茯苓、五味子、酸枣仁、龙齿等。因于暑风酿痰、痰阻心包，则用牛黄、胆南星、辰砂、琥珀、竹沥、姜汤等透窍之药。因久热伤阴，则重用养阴。有因久泻脾虚而成慢惊，用自制白术散(人参、白术、茯苓、炙甘草、煨诃子、木香)加减，吐泻之慢惊，责在脾胃；杂病久热之慢惊，责在肝肾。小儿诸般热病皆能致搐，搐虽同而所以致搐者不同，许氏以治病求本之义，详加审辨，掌握症状特点，采取相应措施而显效，这对陷于通套之法，一见惊搐便投金石镇坠者，不能说不是一个很大的启发。

小儿惊后发热并非少见，不可一见发热即行表散或清热，必须首先辨明发热之因。许豫和根据自己的实践体会到，惊则气散，气散则神浮，其热必甚，外无表证，内无停滞，但见额上及眉宇间有赤色，印堂青色，睡中惊烦吵而不宁。问诊在此时亦相当重要，受惊必有其由，故当问曾见异物否，或跌仆否，或闻大声否，如有明显的原因，则从惊治。治惊有散惊、定惊与镇惊之别，然而在散惊与定惊之间，医者往往混同一类，不加细究。许氏认为散惊与定惊原是二义，散者疏其邪，定者安其神。天麻、钩藤所以散惊，势从外解，与柴胡、荆芥、防风同为疏散之用，肝主惊风是也；辰砂、琥珀所以定惊，质从内镇，与丹参、茯神同为镇静之用，心藏神是也，须要分辨。小儿受惊而热，当用镇惊。质实者，抱龙丸、镇惊丸之类；质虚者，补心丹皆可。

(3)痘疹诸病，用药轻灵

儿科发病，易虚易实，易寒易热，本属轻浅，只以轻清之药令其疏达，不可乱投丸散伐其生气，尤其对于痘疹诸症。

如许豫和所述，痘科发病，循出、长、起、灌之序，血热者多，重在气血流行，推清凉之剂，如《金镜录》十神解毒汤。提出庸工治痘三误："清早则毒滞，清过则毒陷，清闷则不得宣通"，不可一味选用黄连、石膏、地黄之属，全在气机之轻灵。并介绍放痘之法，纳苗于鼻，随呼吸相引而去。

在麻疹证治上，许氏认为麻疹之出不离肺胃两家。肺家症为喘闭，冬月发者予麻黄；夏月发者，四肢冷，予荆芥、防风、甘草、桔梗，从轻用药；火甚喘者，予升麻石膏汤。胃家症为烦渴，多为里热，予升麻石膏汤，对症入药，合之甘草、桔梗，则肺胃两家之热解矣。然而肺家病传变较胃家病传变迅速，至麻症毒解之后，必伤阴液，总以养阴为主，宜润肺清里。对麻症之未透表者，须谨慎处理，防止生变；若表一透，则无变症。

2. 独到用药经验

(1) 止泻妙品，当属乌梅

《橡村治验》记载：邻家子，脾土素弱，受暑，泄泻、发热、烦渴。初以四苓散加葛根、扁豆、厚朴。泻不止，渐加甚，改予用六君加乌梅肉，二剂而愈。一时患此者皆用此法，竟不作惊。

许豫和曰："俗以乌梅酸收，多不肯服。不知乌梅解暑妙品，生津和胃，泻热除烦，约束六君，归功脾土。又能平肝木，使不侵脾。安蛔虫，使不妄动。止泄，其余事耳。一药之功而具众妙，世不知用，惜哉。"

(2) 清利润燥，当归大黄

《散记续编·治案》记载："上里殷茂三翁，年近六旬，体素怯，大便难，腹胀不得出者旬日，脉细沉。余用当归、熟地、枸杞、苁蓉二剂，不应。加枳壳、麻仁又二剂，胀愈甚。情急之至，不得已用大黄二钱，当归三钱……病遂愈。"许氏认为，此病素有湿热，且蕴蓄肠道已久，其所致脉息沉细，非阴结也，从症而不从脉。指出治老人便燥，"急胀不可耐者，每用生归、熟军利之，熟军不应，亦有加生军、枳壳而利者。当归、大黄名二顺饮，加枳壳名三顺饮，与四顺情况不同，四顺清凉，当归、大黄合之芍药、甘草，是热郁腹痛之剂，通则不痛之用，非治便燥之方也。"该病案提示，清湿热，润肠道，可选当归伍大黄，一清利，一润燥，两者相得益彰，若伴气滞者，佐以枳壳，则导滞通便，效力又加。

(3) 消除痞积，平剂取效

《散记续编·治案》载："亲家汪老官患痞气，胃脘如覆盘，按之痛，能软食不能硬食，人渐瘦，此脾积也。东垣五积方峻不能受，酌以平剂治之。广陈皮、厚朴、神曲、香附各八钱，白术、茯苓、白芍、锅巴各一两，砂仁三钱，枳实、荷叶各五钱，淡姜汤叠为丸……开水送下。一月稍平，二月愈。"许氏治疗此案痞积，选用平剂，其中广陈皮、厚朴、香附理气和中，白术、茯苓健脾，砂仁、荷叶芳香醒脾，以消散脾积。许氏在此案后，还指出五积之辨。曰："辨五积：脾积名痞气，如覆盘，居中；肝积名肥气，居左；肺积名息贲，居右；心积名伏梁，横居胃脘之下；肾积名奔豚，从少腹左右侧冲心下。此五积之定位也。肥气，除厚朴加柴胡、青皮、川芎……此年老体弱之治法也，效者多矣！"

(4) 风痹痰湿，选药桑枝

风痹之病，在临床常选用当归、桂枝、芍药、附子等温阳通经之品，但亦有痰湿为患，服之反致经络阻塞更甚。《散记续编·治案》载："雄村洪式如兄内人，病风痹，卧床五年……予曰：肥人脉本沉细，卧床已久，气血不运，肌体麻痹，故脉不见。命人扶起坐定再诊，乃得如丝，头旋眼黑，周身不能运动。此由病初作时，过服熟地、归、芍、参、芪、桂、附等药，阻塞经络，致令卧床。用二陈加茅术、抚芎、竹沥、姜汁服之十日，身体略能转侧，脉微起。又十日知痛痒，一月能起坐。据言竹沥已服五株矣。或欲加当归，或欲加参须。予曰：俱不可，但加桑枝一味，竹沥如前。一月而起。"此医案运用化痰湿、治风痹、理经络之法，在临床上具有独到之处，有

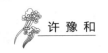

一定启示意义。

3. 急重症内外并施

许氏临床遇到急重症,难于进药,常先用外治法,俟能进药再予内服。如治张孝占之婴儿,抽搐头温足冷、面赤如妆、类乎虚阳上泛之状,不能进药,乃用肉桂、附为末,生姜捣烂唾津和成饼,微焙热贴脐下并两足心,软帛扎定,逾时惊搐渐定,能吮乳,再予内服药转危为安。又一儿,十三岁,目瞪鼻煽,声如曳锯,药已难进,命煮葱、姜、艾叶装于布囊熨背,冷则易之,一时辰,喘渐松,进三拗汤汗出而愈。再如曹氏子案,发热呕吐而惊作,舌如杨梅,出口不能收,诊为燥火上冲,视舌为热甚之确据,用梨汁以润其舌,又用牛黄生蜜调涂舌上,舌收后,投以大剂清心泻火之品而愈。又如贺氏子案,暑月作搐,目直且赤,舌出不收,身热如火,磨犀角(现用适量水牛角代)以涂其舌,并重用黄连、石膏、知母、天花粉、钩藤等清解定搐之剂,续予养阴扶正而瘳。以上内外兼施法,对抢救急重病症,克服服药困难大有裨益,且简便易行,堪以学习选用。

四、医论医话选录

1. 论地黄

《本经》干地黄,取生地黄百斤,择肥大者六十斤,洗净,晒令微皱,以四十斤洗净,木臼中捣汁,投酒再捣,绞取汁,尽拌地黄,日中晒,或火干,此古之干地黄也。生地黄,掘取鲜者捣汁,只入犀角地黄汤,及小儿痘症大热,斑狂失血之症。余皆用干者。

熟地黄,仲景八味丸始用之,蒸晒九次,为滋补肝肾血液之第一药。后世始与干地黄分用。妇人四物汤中所用者,干地黄也。肆中制作不精,凡用亦宜淡酒洗净,晒干,咀断用。

地黄纯阴之品。火与日,阳也。蒸晒九次,阳之极也。从阳引阴,从阴引阳,成交泰之象,其色纯黑,其液尽透,大有阳生阴长之义。仲景八味丸用作阴中补阳之药,盖阴之体,阳之用也。桂、附之力依熟地之力以为功,故无灭裂之患,是用药相制之法也。

(《怡堂散记·地黄》)

2. 论逍遥散

古方逍遥散,为疏肝解郁第一方。木喜条达,郁则脾土受克,病生于内,故见寒热往来,头旋胸胀,口苦舌干,目暗耳鸣,咳嗽便涩,月候不调等症,治宜调理肝脾,当归、白芍补肝血之药也,陈皮、白术、茯苓、甘草,补脾土之药也。其中柴胡、煨姜、薄荷三味最妙。论云:东方先生木,木者生生之气,即火气也,火伏木中,木郁则火郁,火郁则土郁,土郁则金郁,金郁则水郁,以一方治木郁而诸郁皆解,逍遥散是也。盖胆为甲木,少阳之气,其气柔嫩,象草穿地而未伸,惟得温风一吹,郁气始得条达。柴胡、煨姜、薄荷之妙,真化工肖物之妙,有难以言语形容者。妇人多郁,郁则生热,薛氏加丹皮、栀子,名黑逍遥,亦善于用古矣!

(《怡堂散记·逍遥散》)

3. 用药相机论

凡用药,疑而勿用,忌而勿用,药非自备不用,与议不合不用。疑者审症未决,药宜从轻,峻利之剂不用。忌者病人自言某药素不合,不敢服,可易者易之,可去者去之。药非自制,恐有陈腐不真之弊。与议不合者有一是必有一非,高者请辞,下者偏执,未有行伍不和而能克敌者。

(《散记续编·用药相机》)

4. 用药须知

用药之机，在乎辨症。辨症不明，药于何有？能知辨症，在乎明理，不读诗书，理安得明？

文人广看医书，临症茫然不知用，虽多何益？庸医日习医药而不明书理，动辄杀人。医家必先读六经，然后从师临症，庶知用药。

六经而下，张、刘、朱、李都要会通，临症自有感触，用药自无偏颇。常见有专事温补者，有习用寒凉者，只读得一家书耳。

作文要中题，射箭要中的，用药要中病。八面风，栏杆网，习以为常。而不知愧医云乎哉！

欲知用药先须识药，不识形色气味，何由知所使？

识得形色气味，并须识药之真伪及收采之时、修治之法，而药之性始与吾心相感，乃能用之而不疑。

形色，药之体也，气味，药之用也，药之取效，气味为重。羌、独、藁本、荆芥、薄荷，以气用者也；芩连之苦、乌梅之酸、食盐之咸、国老之甘，以味用者也；椒、桂、大黄，气味俱厚，惟善用者取诸。

六淫外侵，以仲景法治之，仲景之用参、附，所以驱邪也。七情内结，以东垣法治之，东垣之用升、柴，所以辅正也。举此推之可也。

药为我用，则参、附可使驱邪，升、柴可使辅正；我为药用，则参、芪益气，归、芍养血而已。

（《橡村治验·用药须知》）

5. 辨小儿无七情之谬

或问："人之生也，与忧俱生，何处见得？"予曰："落地一声，但闻哭不闻笑，非忧而何？"则忧之一字，在婴幼已先得之，然忧之小者不为患。其有丧父失母，悲哀忧虑而成病者，有忽然断乳，思乳不得而成病者。恹恹忽忽，心烦啼吵，不思食而内热作者是也。至于惊恐一症，小儿最多，在胎时已先有之，睡中惊踢，内热心烦者是也。小儿喜则笑，怒则啼，惟喜怒无常，不能为病耳。谓"小儿无七情"，世俗之谬谈也。

叶时可先生治一儿丧母忧啼，心烦不宁，服秘旨安神丸，命以其母所着未浣里衣覆其身，是夕神安而愈。予治一小儿堕池惊骇，发热啼吵，用清心安神之剂，命汲池中水煎药服之而愈。难曰：以意治病，亦取其气相感耳。

（《小儿诸热辨·辨小儿无七情之谬》）

6. 论顿嗽

顿嗽之发，数年一见，时行传染甚多，医家未得病情，杂治不效，缠绵日久，竟有累成坏症者。十年前曾定桂枝一法，迩来复多不效，因更思之，非不效也，时势异也。盖桂枝汤治风之方，初起时甚宜。嗽之既久，风变成热。桂枝辛温之剂，宜于冬春，夏月火旺克金，难任辛温，故有服之而反甚者。古人四时咳嗽，原分治法，又当因时制宜，未敢以桂枝汤遂为定论。夏月火旺克金，主治之药宜泻火以保金，乃以钱氏泻白散加杏仁、枳壳、桔梗、山栀、茯苓数味，又多取效。解曰：桑皮、地骨，泻白散也，泻肺中之火邪。肺喜润，故加杏仁；肺气结，故加枳壳；甘、桔以升肺之清气，栀、芩以降肺之浊气。肺气焉有不宁之理。

嗽而吐痰涎乳食者，加半夏、麦芽。或壮热，或潮热，或气促，或烦渴，皆宜本方主治。有鼻衄者，有咯血者，皆肺火盛也，倍山栀，加黄芩。有白珠血障者，有眼眶如拳伤者，加蒺藜、赤芍。秋燥时加瓜蒌，瓜蒌必秋燥时可用，春夏不可用，有涕泪而大便溏者，亦不可用。

若嗽之既久，面觥白而浮，或指冷咳无力，人倦食少，汗大泄者，又宜急用六君，不可

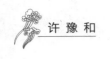

更泻。

治顿嗽血眼，《百问》用生地黄、黑豆，湿研成膏，掩眼上，其血皆自眼泪而出，效。

（《橡村治验·复论顿嗽》）

五、医案选录

1. 疳积案

贺氏子，四岁，潮热两月，腹膨人瘦，颈生瘰疬，烦躁咬牙，类乎疳症。医用消痞药，杂治不效。予曰：此儿性躁多怒，盖禀母气而然，又食多郁之乳，宜以逍遥散治之。服四剂，左半手足掣动，其家大恐，以为惊作。予曰：神气清爽，食粥一盂，非作惊之象，此肝气渐舒也。仍服逍遥散，二十剂而愈。

（《橡村治验·疳》）

按：疳，又称疳证、疳疾、疳积，是儿科四大症（麻痘惊疳）之一，是一种慢性营养障碍性疾病，临床上以面黄肌瘦、毛发焦枯、肚大青筋、精神萎靡为特征。本案中患儿出现"腹膨人瘦"之象，与"疳"相似，然而前医用消痞之法，杂治不效。许氏以此为鉴，综合诊查，以"木郁"论治，"木郁则火郁，火郁则土郁，土郁则金郁，金郁则水郁"，遂有潮热烦躁、消瘦瘰疬诸症。选用《太平惠民和剂局方》逍遥散，由当归、白芍、柴胡、茯苓、白术、甘草、煨姜、薄荷等组成。"一方治木郁，而诸郁皆解"，药证相应，疾病当除。

2. 水肿案

族孙，患水肿已经一月。头面、四肢、腹背、阴囊，无处不肿，腹现青紫筋，肤如熟李子，脉沉细。服利水健脾药，小便不利。予曰：利之不应，此风水也。经曰：肾汗出，逢于风，内不得入于脏腑，外不得越于皮肤，客于玄府，传为胕肿，名曰风水。水无有不下，水之不利，实由于风，风去则水自行矣。为制加味葱豉汤。二剂，松。又二剂，汗出，水行，病遂愈。

（《橡村治验·肿胀》）

按：人体水液的代谢，是多个脏腑相互协调配合的结果，尤其与肺之宣降、脾之转输、肾之气化关系密切。因于外感、内伤而致脏腑功能失调，发为水肿，病情复杂。鉴于利水健脾之法不效，许氏判定此为风水。由于风邪外袭，内舍于肺，上则不能宣发外达，下则不能通调水道，以致风遏水阻，风水相搏，水液潴留体内，泛滥肌肤。病由风起，治当祛风，兼以行水。自制加味葱豉汤，药用淡豆豉三钱，葱白二寸，桂枝六分，橘红、半夏各五分，赤芍一钱半，甘草三分，长流水煎服。"淡豉，肾之谷也；葱白，肺之菜也；桂枝和卫去风；二陈，宣布痰水，不专于利而水自利，所谓治病必求其本也。"

3. 惊风案

汪赤厓亲翁孙，素患惊风发搐，质颇旺，多痰。每发服清散利痰之药即定。戊子春，忽发如前，始以常法治之不应，壮热痰响，头仰目直。此风盛挟痰，因用羌活、防风、胆星、半夏、枳壳、僵蚕等药，三日不定。热甚多汗，啼叫不宁，外见唇如朱，舌生刺，神昏目窜，的系邪热在心，乃以黄连加入导赤散中，一剂而热退。以为再剂则心热除，病当愈。再剂之后，人事不省，汗大泄，四肢冷，势将危矣，再三审视，全是虚脱之象，乃以养心毓神之剂救之，人参、黄芪、当归、熟地、茯神、五味、枣仁、龙齿，为一剂，徐徐呷之，神气渐回，人事渐醒。

（《橡村治验·惊风发搐》）

按：惊风之病，又称"惊厥"，俗名"抽风"，以抽搐、昏迷为主要临床症状，是一种儿科急重病证。《东医宝鉴·小儿》曰:"小儿疾之最危者,无越惊风之证"。惊风有急、慢之别,急者多实,常以外感六淫、疫毒之邪而致,慢者多虚,常见于素体亏虚或大病久病之后。然而小儿发病易虚易实,变化多端,稍有谬误,恐生坏证。本案患儿,素有痰扰惊风之证,许氏遂依前法治之,不效,缘此症不同于前,"始于内有痰热,兼受惊风而作,惊则神气散,神散则心虚,心虚则邪热乘之,故热甚神昏,病日加甚",后"重与泻心,热虽去而神不复,故败症叠见",思"宜用秘旨安神丸,一面泻心经邪热,一面养心毓神,则热去而神不伤",方能除病。许氏感叹:"此儿幸亏其父又苏兄自明医理,与予见相符,亦主峻补,故得转危为安,愈后回思,始治之不善,几致误人性命,记之以警将来。"由此可见,小儿疾病辨治之难,而更加难能可贵的是,许氏自我审视、剖析,并著书以警后世,拳拳之心可以明鉴。

六、代表方剂选录

1. 解肌汤

组成:羌活、柴胡、葛根、防风、荆芥,分两视小儿大小斟酌。

主治:外感风邪。发热啼吵,咳嗽吐乳,或喷嚏呵欠,指冷面青;或两太阳浮掣,即时头痛;或手搦头仰,即同项强。

用法:水煎服。

2. 黄土稻花汤

组成:黄土(纯黄无杂色者)一两,稻花一合(捣熟入药),人参五分,乌梅肉五分,广陈皮四分,半夏(姜汁拌)五分,茯苓七分,甘草二分。

主治:暑月或吐或泻,欲作慢惊。

用法:新汲水搅黄土澄清煎药,汤熟入稻花再煎数沸,温服。

许析:吐、泻二者,易成慢惊,然吐更甚于泻。止泻之法,可用温补,能受补则生。吐则胃气伤,胃气伤则不能宣布津液,是以诸药杂投,多无应验。予思养胃之法,非寒非热,必得生机活泼,方转灵轴,因制黄土稻花汤,取效甚多,时人未之识也。黄土、稻花养胃之神品也。人参佐之以益胃中元气,吐甚则胃中元气大耗,乌梅之酸以收之,橘红、半夏助之以宣布也。此症多发于暑月,稻花暑月多有之。三时用此方,生谷芽、秧针皆可代之,然不及稻花之妙耳。

3. 新定黄连香薷饮

组成:香薷、黄连、厚朴、麦芽、生扁豆、木瓜、陈皮、半夏、茯苓、甘草。剂量视患儿大小拟定。

主治:暑月吐泻初期。

许析:暑伤脾胃,解暑为急。故用香薷从外一升,黄连从里一降,药之担力,二味为主,剂之偶者也;厚朴、麦芽以平胃气,扁豆、木瓜以和脾气,二陈和胃以行痰,水湿伤脾之症,何患不除?临证虽有加减,亦宜斟酌,不可轻易变乱,万万!

4. 五疳保童丸

组成:使君子肉一两,广陈皮五钱,峡曲(炒焦)一两,胡黄连五钱,夜明砂(淘净)六钱,芦荟二钱,人参五钱,茯苓一两,五谷虫(炒)八钱,京三棱(醋炒)四钱,虾蟆二只(酒洗,炙黄)。

主治:潮热人瘦,肤错发稀,雀目生膜,项生核,或渴或泻,或吃泥土、生米等物。

用法:共制为末,荷叶水趺为丸,如黍米大。如无人参,土炒白术代之。研碎冲服亦可。

许析:洁古云:壮人无积,虚人则有之。诚哉是言!壮实之人,胃气强,何物不可消磨,而

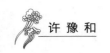

使成积？惟胃气弱者，甘肥生冷，消磨不尽，宿食未除，新食续进，胃气应接不暇，安得不病？故俚有"惜儿不如惜食"之说。医家不顾其虚，恣行消伐，胃气渐尽，积何由推？盖缘不知"胃弱难消"之说。倘积滞新停，能如洁古之言，壮其胃气，节其饮食，又何致有腹大青筋，肌肉消铄之患耶？

参考文献

［1］ 许豫和.新安医籍丛刊:综合类:热辨[M].合肥:安徽科学技术出版社,1990.

［2］ 许豫和.新安医籍丛刊:综合卷:治验[M].合肥:安徽科学技术出版社,1990.

［3］ 许豫和.新安医籍丛刊:综合卷:怡堂散记[M].合肥:安徽科学技术出版社,1990.

［4］ 许豫和.新安医籍丛刊:综合卷:散记续编[M].合肥:安徽科学技术出版社,1990.

［5］ 张颂山.试探许豫和《小儿诸热辨》证治特色[J].安徽中医学院学报,1986,5(3):25-26.

［6］ 洪必良.许豫和儿科学术思想窥略[J].安徽中医学院学报,1987,6(4):23-25.

［7］ 王润.许豫和诊治小儿时感病经验[J].安徽中医学院学报,2003,(6):11-12.

［8］ 李济仁.大医精要——新安医学研究[M].北京:华夏出版社,1999.

［9］ 徐重明,许良生,汪自源,等.许豫和临证医案点评[J].安徽中医临床杂志,2000,(5):443.

［10］ 徐重明,汪自源.新安医家许豫和方论举隅[J].国医论坛,2001,(3):22.

［11］ 章健.新安医学精华丛书:新安医学方药精华[M].北京:中国中医药出版社,2009.

［12］ 唐力行.江南社会历史评论(第一期)[M].北京:商务印书馆,2009.

［13］ 赵黎.《怡堂散记》学术特点浅析[J].江西中医学院学报,2010,(1):28-30.

［14］ 高云霞,李鸿涛.许豫和《小儿诸热辨》论治小儿发热思路探析[J].中国中医药图书情报杂志,2016,40(2):46-47.

［15］ 许豫和.橡村治验小儿诸热辨合刻[M].北京:中医古籍出版社,2015.

（罗梦曦）

程 正 通

一、生平与著作

1. 生平简介

程正通,清代徽州府歙县(今安徽省黄山市歙县)槐塘人。清乾隆、嘉庆至咸丰、同治年间人。在歙县方言中"正"与"敬"同音,因此 1977 年歙县卫生局在根据手抄本翻印其医案著作时,误将程正通当成明末清初之程敬通。而 1981 年版《中医大辞典》"程衍道"(又名程敬通)条目中也照此收录,影响甚广。

据 2016 年版《新安医学流派研究》一书考证,程正通与程敬通并非一人,程正通是新安医学中另一位有学术创见的医家:

从现存的新安医籍史料来看,清道光二十三年癸卯(1843 年)木刻本《眼科秘方》徽州江鼎臣撰序云"松崖程正通先生,徽州府歙县人也……今先生下世后,已数十寒暑矣",光绪十七年辛卯(1891 年)木刻本徽州黟县李宗熠序云"先生盖乾嘉年间人",且查明清以来《徽州府志》《歙县志》及其他史料,都没发现有称程敬通又名程正通者。因此,程正通当为生活于乾隆、嘉庆年间(1736—1820 年)的另一位医家,既不可能是明末清初程敬通(约 1573—1662 年),也不可能是明代程松崖(又名程玠,明朝成化甲辰进士),仅因明清以来歙县槐塘"程松崖眼科"闻名世代才沿用程松崖之名号。

从程曦(程正通之族裔,约咸丰、光绪年间人)对医案所作序言来看,序中有言程正通"治病无暇晷,未克著书传世",显然不是诊余奋力著书,笔耕不辍,校勘《外台秘要》的程敬通。序中又言"自先生往,吾徽竟无一人及其术者",全徽州地区竟然从程正通以来没有一个能与之相比的医家,但事实上自程敬通到程曦 200 多年来,新安名家辈起,仅歙县就有吴谦、程国彭、郑宏纲、程文囿等卓越医家,即使程曦所言绝无夸张,程正通也不可能在 200 多年间都无人和其相比。通篇序言中程曦称"正通先生"而非"敬通",身为后人似乎不可能将先人名讳写错。

除此之外,从医案的用药源流来看,医案中使用较多的药物如党参始载于《本草从新》(1757 年),东洋参、大洞果、千年健及参叶始载于《本草纲目拾遗》(1765 年),但较程敬通稍晚的汪昂《本草备要》(1694 年)中均无记载。从医案的文笔与学术观点来看,医案言简意赅,非程敬通整理《外台秘要》的思路写法。且医案与程敬通《心法歌诀》等著作相比,其文辞与学术观点都迥然不同。这些都从侧面佐证了程正通不是程敬通。

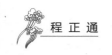
程正通先生医术高明,常有起死回生之功,术妙轩岐,可通神明;悬壶一方,德高望重,令人钦佩,堪称新安医家中另一颗熠熠生辉之明星。

2. 著作简介

《程正通医案》是清末槐塘医家程曦于光绪九年(1883年)春得先祖程正通遗方57则,自觉古奥难明,呈之于其师雷少逸先生,得雷少逸之高度赞赏,谓其为"丰城剑,卞和玉",并加以指点,后加以钩摹、注释、编辑而成。李瑞钟作序云:"皖歙程正通先生,高尚不仕,间以其方术活人……所遗仙方五十有七,批郤导窾,变化神明,虽书阙有间,亦足以窥见一斑矣。"当时此书名为《程正通先生仙方注释》,于民国十六年(1927年),由浙江衢县龚采圃(号六一子)编入《六一子医学丛书》第一集,刊行于世,医界皆辗转传抄。观其遗方,书法刚劲,当是程正通晚年之笔。先生虽仅有此医案传世,但其产生了重要的影响。本书最早版本为清光绪九年癸未(1883年)稿本,现存于中国中医科学院图书馆。除此版本外,现存其他主要版本有歙县卫生局(1977年)铅印本和现存于上海中医学院图书馆抄本等。

二、学术思想与特色

程正通深得李东垣"补土"之学与朱丹溪"滋阴"之学的精髓,善于调和气血,固本培元。对于外感热病的治疗,程正通多取法于叶桂,提出"温邪袭肺"之说,治疗温病,处方即效。在几十年的临床过程中,程正通对于眼科疾病的治疗多有心得,并自创眼科方剂,效果显著。

1. 注重脾胃气血,固本培元

程正通57例医案中,有37例都注意正气的调养,如:阳浮阴弱补心肾、久嗽体虚补脾肾、体弱临盆补气血、目涩无光补精血、烦劳煎厥养阴法、神倦尺虚温肾法、腹肿脉瘦消补并疗等。在治疗上多讲究扶正祛邪,多推崇李东垣的补土学说与朱丹溪的养阴学说,处方用药,圆机活法,注意固本培元,重视调气血和脾胃,培补先天之肾气,匡扶后天之胃气。"元气"是人体最根本、最重要的气。《难经·十四难》曰:"人之有尺,譬如树之有根……脉有根本,人有元气,故曰不死。"强调元气是人体活动的原始动力。程正通在治疗疾病中,无论抢救病危者或调治各科杂病,皆重视人体元气,在临证中,善用参、芪培补元气。如案三十七:"栉沐成病,知养胜药。勿治可愈,更属诊附方,老山东参五钱,头棉芪四钱,熟黄精三钱,柏子仁二钱,加龙眼肉十个,井华水煎。"程曦曰:"所以用参、芪以补气,兼龙眼肉以补血,黄精壮精,柏子仁安神,四者俱备,则庶几弱者转复,弱者转强,又不但有益于体,亦可以耐劳却病耳。"

固本培元的思想也体现在程正通治疗咳喘证中。《素问·咳论》云:"五脏六腑皆令人咳,非独肺也"。程正通认为肺主气,久咳必损其气,土能生金,补气扶土同样能止咳。如案六"形瘠餐废,右关脉如鸡举足之咳嗽"一案,他认为脾胃气虚,脾虚则肉消,胃虚则餐废。而肺为娇脏,赖脾土以资生,脾气虚又可致咳。故组方时用高丽参三钱,党参六钱,益气补脾,培土以生金;另加枸杞根皮二钱,清其余热;加款冬花、百合各二钱,理其余咳。一旦土旺金盛,则虚咳自缓,突破了前人"咳不离肺"之窠臼。

历代医家有将咳与嗽分开而论者,如金代刘完素在《素问病机气宜保命集·咳嗽论》中有云:"咳谓无痰而有声,肺气伤而不清也;嗽谓无声而有痰,脾湿动而为痰也;咳嗽谓有痰而有声,盖因伤于肺气,动于脾湿,咳而为嗽也。"在案三十五久嗽补脾肾病案中,程正通更是提出"勿理肺,补脾肾可治。"因久咳易致脾肾两虚,单治肺无功,应从脾肾着手,脾虚失运,湿滞则生痰,肾虚失纳水泛亦成痰,脾肾之痰互贮于肺,故嗽应生焉。欲涤其器,首清其源。方用潞党参八钱,薯蓣三钱,莲子肉十粒,补其脾土;熟地黄一两,怀牛膝三钱,益其肾水;焙九香虫七个,脾肾兼补。处方遣药中无一味清肺、止咳、化痰之品,仅以益脾肾之剂收功。故脾健运,肾制水清泛,无生痰之源,上不袭肺,久嗽得愈。

以上两例,充分体现了"治病必求其本"的经旨和程正通"补其脾胃,固本培元"的思想。

2. 阐发温邪袭肺,效法叶桂

自宋以来各代医家在医治外感病时,首推张仲景《伤寒论》为圭臬。细读《程正通医案》,见其用张仲景法治内伤杂病有之,而用经方治外感则甚少。这与当时程正通已认识到外邪袭人,不独风寒之邪,还有风温之邪、暑邪、湿邪、燥邪等有关,未落"伤寒"之窠臼。程正通辨治外感病,善于抓住几个主证辨证施治,阐发了风温初期的发病机理。肺居上焦,主气司呼吸,为诸脏之华盖,开窍于鼻,外合皮毛,且朝百脉而通他脏,一旦外邪侵犯,无论从肌表袭入,还是从口鼻吸入,肺必首当其冲。

程正通以藏象为基础,以临床主症为依据进行辨证,如案三"风温袭肺入胃"中,故意称胃为脏,从咳嗽、口渴着手,阐述了"温邪袭肺,咳甚;入胃脏,渴甚"的见解。抓住"咳甚"主证,判断其病机为"温邪袭肺",治疗温邪袭肺的方药多为轻宣凉透之品,遂用淡豆豉、桔梗、前胡、牛蒡子宣肺透热,芦根、甘草清热生津。肺得宣,胃得清,则温邪自解。叶桂在《外感温热篇》中有"温邪上受,首先犯肺"等论述,程正通观点与其大同小异,取法用药颇有叶桂之风格。可见程正通对"温邪上受,首先犯肺"之机理有了充分认识,并能灵活运用于临床。

3. 自创眼科方药,尤擅眼疾

对于眼疾的治疗,程正通亦有其独到经验。如案八自创明珠仙露方,药用冬桑叶四两,甘菊二两,天门冬三两,蝉蜕一两,夏枯草二两,石决明三两,胖大海一两,以上诸药取露,用食指洗眼,此外用法使得明目之力更强,能治目障之疾。又如案十一治一眼疾案曰:"痰阻肺,精华不上,当消则眸瞭。"大凡眼部之疾,中医每责之于风热、肝火、阴虚诸者,治以祛风热、退翳障、清肝火,或滋养、潜降为法。程正通治该例却责之痰阻于肺,华盖壅塞不利,致五脏之精华不能上注于目,采用消痰法。用润燥利膈、清金宣肺之杏仁、瓜蒌皮;加苦桔梗升其清气,又取燥湿豁痰之制半夏、象贝母,使降气化痰之玉苏子,未用一味眼科套药而眼疾竟愈,独特之见耐人寻味。

除此之外,案二十四"肾虚目不明"从肾论治,采用滋补肾水之法治疗眸子不明之症;案四十七"目涩无光"从肝血肾精论治,以补血养肝、补气生精的思路治疗目涩无光之疾。这两案同样不落"治眼疾而用眼药"之常规,充分体现了程正通"治病必求于本"的论治态度。

三、临证经验

程正通不仅在理论方面颇有心得,在临床诊治及用药煎服方面亦有独到贡献,尤其善于使用补气药和药对治疗杂病,并重视脉诊对于临床辨证论治的指导作用,同时对于药物的煎服方法发挥甚多,大大提高了临床疗效。

1. 善用人参,喜用药对

纵观《程正通医案》,笔者发现程正通善用补气药,且辨证贴切,用药精当,切中病机。主要有固脱补气、补气行血、补气健脾、补气滋阴等。程正通在用药时尤注重人参的应用,以增强益气之效。在程正通57例病案中,用到人参的病案有10例之多,对证施治。用参之娴熟,也反映了程正通注重"补气血、调脾胃、固正气"的学术思想。

程正通认为,临床上出现大量失血者,易致气随血脱。他以大补元气为重,即"血脱补

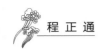

气"。其治此类脱证,善用人参,疗效显著。如案七中,用高丽参补其无形之气,从而化生有形之血;用丹参养血祛瘀;用玄参、生地黄凉血滋阴,血得凉则止,又能增液生津。诸药同用,既能补气固脱,摄血止血,又能防止气脱津耗。又如案四十六:"三疟变两朝一隔,寒胜热微,当温补。东洋参三钱,当归二钱,淡附片一钱,制首乌二钱,鹿角仁霜二钱,炙鳖甲二钱,加姜三片,南枣三枚。""间二日而发之三阴疟者,变为连发两朝而隔一日,其邪变为由深转浅,由阴而阳者可知。寒胜热微者,阴亏累及阳,故宜用温补之剂,补其正气,正气转旺则疟邪自无容身之地。"针对此案,程正通将人参、附子合用,可固气复阳,力挽其危。

程正通尤注重药对的应用,医案有很多案例的处方配合人参使用药对。书中案七之方有两对对药,即人参与生地黄之气血相配对,功能大补气血,阴血大亏者投之必效,古称此为两仪膏;丹参与玄参之对,取其水升火降,水火相济、相得益彰之意。案三十五用党参与熟地黄之对,一阳一阴,一气一形,为气血亏损或阴血不足,精不化气等证必选之药。案三十七,用参、芪与龙眼肉之对,既能补气又能补血。还有枸杞与菊花之对、当归与黄芪之对、熟地黄与牛膝之对均善用之。观其组方原则大致不外寒热并用,阴阳相配,气血相伍,脏腑相应,简洁精当,效用颇著。

2. 重视脉象,脉案崇简

程正通重视脉诊,程曦在《程正通医案》序言中言原书"案极稀、言极简、药极寡",提及脉象者竟高达20次。其中春季7案、夏季5案、秋季1案、冬季7案。由此可见程正通侧重"脉诊"之至。

全部医案中见脉知证,或见脉知预后的情形屡见不鲜。程正通脉案大都在十几字左右,叙证说理却较明晰。如第一方曰:"脉弦,中虚寒。因怒忽心痛厥。"寥寥数语,主症、病因、病机均阐述清楚。用药大都五六味,用量也为常量,但方方药力专宏,考虑周全。再如第七方治血大涌,投人参大补元气,摄血生血,生地黄、玄参清热滋阴宁血,丹参养血活血祛瘀,加龙眼肉养血使之归经。五味配合,寓气血相生,动静配合,存温清攻补兼施之深意,从而使血止而不滞,气旺血速生。程正通脉案崇简,却不因简而忽略关键字词。第二方"阳浮阴弱,当补心肾",若删去后四字,则有与《伤寒论》阳浮阴弱之桂枝汤证混淆之虞,而此则是汗出精遗之症,两者治法、用药大相径庭。

由此,雷少逸将此书喻为"丰城剑""卞和玉"亦不为过。

3. 讲究煎药,注重服法

中医学对于煎药用水、服药方法颇为讲究,历代医家对此均十分重视,但应用最具体而又能继先哲之已知、发前贤之未悟者,莫过于程正通先生。选用煎药用水不尽相同,如急流水、井华水、河水、甘澜水、太和汤等。尚有汤浆,如米汤、猪腰汤、河水打黄土浆等。虽然今天看来,某些使用意义并不大,但其处方讲阴阳动静和合,以至用水也用心选择,这种深意仍有可取之处。如第七方煎以井水,就是取其静谧之性。根据所宜,适当选用井水、自来水、河水,含某些矿物质之水都具现实意义,这在目前临床是较忽略的一个问题。至于用浆汤煎药,的确是个好方法,更可供我们研究实践。笔者对《程正通医案》做了统计,全书57个病案中,注明煎法的有41案,写明服法的有14案,这是历代名医所不及之处。

程正通在煎药用水上非常讲究,经统计全书57案中煎药用水多达13种。有急流水、逆流水、东流水、长流水、井水、新汲水、井华水、第一汲井水、清水、米汤水、甘澜水,还有河井水合煎,河水打黄土浆煎等不同用法,真是别具匠心。程正通认为:急流水湍上峻急,其性急速而下达,以此水煎药治疗恼怒伤肝而心痛厥证,湿邪壅脾之中满证,或治痛未熟,即临盆之产科病证,是取其流行迅速、畅通气机之意。明代医家虞抟所著《医学正传》云:"逆流水,洄澜之水,其性逆而倒上。"程正通以逆流水煎药来治疗眼部疾病,是取其"逆而倒上"之性;取东流水煎药治疗临盆腹痛,是取其性顺疾速、能通膈下关之意,以促使胎胞下降,婴儿顺产;井华水甘寒而能解闷热烦渴,故用以煎药治疗火热炽盛,灼熬真阴,阳气上冒之煎厥,体虚咯血,气随血脱之重证。

"虚质血涌,急挽气免脱",案四十中程正通"用井水煎,以其守而不走,俾得血海安怡,再无滔滔之涌耳"。用新汲水煎药,以清热除烦;第一汲井水煎药,以甘可助阴,凉能清热;甘澜水味甘,性平,用于羸虚之病,河井合水,动静结合,河水流动,以荡涤外邪,井水静谧能内守中宫,以此合用治疗邪居中精之疾。

程正通根据"脾胃为后天之本,气血生化之源"和"有胃气则生,无胃气则死"的原则,治疗疾病时注重对脾胃的保养。他从实践中认识到稻米具有益气温中、健脾养胃之功,在治疗脾胃病时往往以养胃和中的米汤作煎药用水,来加强药物的养胃补虚作用。在治疗一反胃证时,还别出心裁地取河水打黄土浆作为煎药用水。脾胃属黄土,同居中焦,程正通认为,此证是痰食阻滞,胃失降和所致,故以"取类比象"的原则,以达同气相求,所以用河水打入燥湿泻热解毒之黄土浆煎药提高药物效能。大凡安胃之品,前贤多用守而不走之井水入煎,先生为何用走而不守之河水?此乃取河水下流之性,导引诸药下行。《素问·五脏别论》云:"六腑者,传化物而不藏,故实而不能满也。"即"六腑以通为用,以降为顺"之意。盖幽门畅通,胃气得降而呕逆自平矣。

如何正确、合理地服药,对提高药物疗效有着一定影响,故程正通在这方面非常注重。案中有浓煎温服、轻煎温服、太和汤煎服、米汤煎服、加饴糖冲服、入白酒冲服、空心温服、浓煎暖服、不宜热服、浓煎饭后服、浓煎烫服、头服轻煎、次服浓煎等服药方法。如补益、温养药宜浓煎温服以温补其内,辛凉宣散药宜轻煎以存其气,温服以助其力;脾胃虚寒之证以浓煎烫服;扶阳益阴之品不宜热服;肝血不足,目涩无光案用浓煎饭后服,乃取留药在上之意,祛风胜湿药加入白酒冲服,以增加温通经脉的作用,盖血行则风湿自除。对扶正祛邪之药强调"头服轻煎,次浓煎"。其头服轻煎取其气,次服浓煎乃取其味。

此外,程正通治一临床产晕厥患者,给药以一苇管插入患者鼻孔,缓缓吹药渗入,这种昏迷患者的鼻腔给药法在某种场合下,也可借鉴使用。

总而言之,程正通治疗各类疾病思路灵活,用药深切病机。对于药对的使用得心应手,经验独到。将多种多样的药物煎服法用于临床之中,这体现出了程正通对于药物性质与疾病特点的深刻理解。

四、医案选录

1. 风温袭肺入胃案

左,二月初四日方。

温邪袭肺腑咳甚,入胃脏,渴甚。

前胡二钱,淡豆豉四钱,生甘草一钱,鼠黏子二钱,芦竹根六钱,苦桔梗一钱五分。

轻煎温服。

(《程正通医案·案三·风温袭肺入胃》)

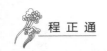

按：根据案中所述症状和所用方药可知，此患者为新感风温，并非伏气风温或春温或温病。因为若是伏气风温，一病即渴，不待入胃而后渴。若是春温之邪，初入于胃则必兼有温解之药。若是温病，应当发于君相行令之时，不发于厥阴行令之候，二月初四恰能印证此理。故为新感风温，入肺所以咳甚，入胃所以渴甚。因上焦之邪甫抵于胃，故方中宣解之药颇多。淡豆豉、苦桔梗、前胡、鼠黏子宣肺透热，芦根、甘草清热生津。肺得宣，胃得清，则温邪可解。此案中程先生将肺称作腑、胃称作脏，乍一看令人不解，其实未尝不可。宋代有庞安时与苏东坡，来往书中有"君患肺腑之病，予进肺腑之言"之句。庞安时为当时之名医，称肺为腑，程氏称之，认为未尝不可。此外，《周礼》云："参之以九脏之功，九脏者，胃居其一焉"，由此程正通称胃为脏，亦可也。

2. 脾胃因咳累虚案

工祖大人二月十九日方。

昨法效，热咳减，但形瘠餐废，关右如鸡举足，仓廪必累虚矣，当培卑监，仍有益于清虚，并灸膏肓可挽。

潞安党六钱，高丽参三钱，炒谷芽三钱，白百合二钱，款冬花二钱，枸杞根皮二钱。

加饴糖一调羹冲服。

（《程正通医案·案六·脾胃因咳累虚，用药兼灸》）

按：此为复诊之案，由案中所述可知，昨法奏效必因养阴清肺之药，故服之热咳减。而刻下形瘠餐废，必因脾胃累虚，脾虚不主肌肉，胃虚不司消纳。《素问·平人气象论》云："病脾脉来，实而盈数，如鸡举足，曰脾病。"《素问·灵兰秘典论》云："脾胃者，仓廪之官，五味出焉。"今右关脾胃之脉如鸡举足，其为仓廪累虚，正为此论。柯琴在评注《古今名医方论》中又云："《内经》以土运太过曰敦阜，其病腹满；不及曰卑监，其病留满痞塞。"今当培"卑监"，欲使土运不足转为有余，使其土旺生金而有益于清虚。程正通解释说："清虚者，肺脏也。肺为金脏，必赖脾土以资生耳。"

程氏认为，膏肓之穴，在四椎骨下两旁，各开一寸五分处。既服其药而兼艾灸，其疾可挽回是必然的。方中首用潞安党参、高丽参，扶其脾土而生肺金，谷芽、饴糖，调其中州而醒胃口。案中谓热咳减，减则未除，必有些微灼手之热，亦必有数声之咳，故加枸杞根皮清其余热，百合、款冬花理其余咳，况二味为济生百花膏，主治咳嗽不已之要方。先生用药，信手拈来，头头是道，诚仙医也。

3. 久嗽案

右，九月初五日方。

久嗽虚，勿理肺，补脾肾可治。

潞党参八钱，薯蓣三钱，焙九香虫七个，熟地一两，怀牛膝三钱，莲子肉十粒

（《程正通医案·案三十五·久嗽补脾肾》）

按：程正通认为，脾为土，肾属水，人赖脾土之气、肾水之精以养之。脾虚湿盛而酿痰，肾虚水泛而为痰。肺脏清虚，孔窍居多，二脏之痰，上袭于肺，故成嗽病。中医有"脾肾为生痰之源，而肺为贮痰之器"一说，欲涤其器，必清其源。故不理肺而补脾肾，正是《黄帝内经》所谓"治病必求其本"也。方中兼补肾者，其阴素亏必矣。以潞党参、薯蓣、莲子肉补其脾土；熟地黄、怀牛膝益其肾水；焙九香虫脾肾兼补有功。孙真人曰："补脾不如补肾。"许叔微云："补肾莫若补脾。"二人皆认为脾肾为生人之根本也。先生谓补脾肾可治，正是该法的灵活

运用。

4. 肾虚目不明案

左,六月初九日方。

神门细濇,法当补,此宜合目养阴。

大熟地一两,枸杞子一钱五分,龟板五钱,女贞子三钱,茯神四钱,柏子仁三钱

井水浓煎。

(《程正通医案·案二十四·肾虚目不明》)

按:程曦曰:"此方必治肾水不足,眸子不明之症,神门,尺脉也,细涩,不足也。尺脉不足,必因肾水之亏,所以补北方之癸水。令合目以养阴,盖目合则行阴,目动则行阳,此即太极动而生阳,静而生阴之理。故庄子谓:水静则明,可以烛须眉,平中准,即此义也。"方中熟地黄、枸杞以补肾水,水之体本寒,故以甘温滋润之品为君,阴中之阳药也。龟板至阴之物,女贞隆冬不凋,得阴气之最厚,此二药属沉静补水之品,为臣,阴中之阴药也。佐茯神、柏子养其心神,程氏曰:"心神犹焰也,肾水犹膏也,水足则眸瞭而无瞽目之虞,犹之膏足则焰长明而无息灭之患。"以井水煎药者,亦取其静以养阴之意耳。

参考文献

[1] 吕中.试探《程敬通医案》制方用药特色[J].中医杂志,1983,(8):11-13.

[2] 黄兆强,刘家华,黄孝周.杰出的新安医家——程衍道[J].安徽中医学院学报,1984,(4):21-25.

[3] 方林祥.《程敬通医案》煎药用水述要[J].陕西中医,1987,8(8):32-33.

[4] 李济仁,李彝生.颇值一读的《程敬通医案》[J].皖南医学院学报,1989,8(2):115-116.

[5] 李济仁.新安名医考·程衍道[M].合肥:安徽科学技术出版社,1990.

[6] 胡为俭.《程敬通医案》探微[J].黑龙江中医药,1990,(3):53-54.

[7] 汪寿鹏.略论程敬通的学术思想与贡献[J].江苏中医,1991,(12):38-40.

[8] 韩瑞卿,邢昭雪,韩雷.新安医家程敬通学术思想浅述[J].中医药临床杂志,2010,22(2):100-101.

[9] 朱杨春,李泽庚.程敬通咳喘证治浅析[J].中医药临床杂志,2012,24(12):1227-1228.

[10] 段雷.《程敬通医案》中四季分类脉象[J].包头医学院学报,2014,30(6):109-110.

[11] 方群英,王鹏.《程敬通医案》益气思想探析[J].甘肃中医药大学学报,2016,33(3):37-39.

[12] 王键.新安医学流派研究[M].北京:人民卫生出版社,2016.

(赵建根)

汪 必 昌

一、生平与著作

1. 生平简介

汪必昌,字燕亭,号聊复,清朝乾隆、嘉庆、道光年间徽州府歙县城中人(今安徽省黄山市歙县徽城镇人)。生卒年有争议,有考证为乾隆十九年(1754年)至嘉庆二十一年(1816年),也有考证为乾隆三十年(1765年)至嘉庆二十二年(1817年)。汪必昌一生历览群书,崇礼复古,精于汇纂,躬耕实践,嘉庆年间被选入太医院,任职9年,并曾受嘉庆皇帝封赏,是新安医家中少有的"御前太医"。

汪必昌出生书香门第,其父兄皆以研究诗古文词为业,且各有著述,及至汪必昌出生后,渐渐没落。其母多病,汪必昌从小对医学有浓厚的兴趣,且徽城汪氏家族"习岐黄广而且著",在这一家族背景影响下,汪必昌卸儒而业医,以谋求生计。汪必昌在平日阅读前人医籍文献时,发现魏晋之后,各类医籍文献繁杂,甚或有抄袭、伪托之嫌,痛惜医道不正,又有感于见闻有限,遂游医吴越(今江苏浙江一带)、齐鲁(今山东一带)和燕赵(今河北一带),边游学边治病救人,名扬一时。

漫游行医多年之后,汪必昌进入京师,因医术卓然,未至数年即名满京师。于嘉庆六年(1801年)被选入太医院。他为人处世谨遵礼数,处方施药志在求精,供奉皇室内庭9年,步步稳升,官至清嘉庆皇帝的"御前太医"。其间历览古代名家诸书,被古代医家之智慧所折服。赞叹之余,汪氏认为各书犹未能尽善,遂萌发纂辑成书之念。汪必昌认为医学之途,必须"先通经史""次穷易数","再读《难经》《素问》,方识病机",然后仍需"熟仲景之法""辨本草""熟诊视""熟治疗",如此方为学医正途。嘉庆十四年(1809年),嘉庆皇帝五旬万寿庆典,汪必昌及其先父都受到封赏。嘉庆十五年(1810年),汪必昌辞官返乡,南归之前将其所著部分著述交付由京都琉璃厂韫宝斋刊刻而广为流传。

2. 著作简介

汪必昌勤于躬耕实践,著述浅显简明,使学者察而精之,则临疑似之证,即有下手处,一定不可移,以此为平生最大之乐趣,其立言广,发前贤之未备,足开后人之学术。主要著作有《医阶诊脉》1卷,《医阶辨证》1卷,《医阶辨药》1卷,《眼科心法》1卷,《咽喉口齿玉钥》1卷,上5种于嘉庆十五年(1810年)以《聊复集》5卷刊刻问世。《聊复集》1995年被《新安医籍丛刊》收录。此外还有《伤寒三说辨》《聊复集·怪症汇纂》(存疑待考)。

汪氏著述重视分门别类,以利医家择选习读,从《聊复集》五书书名可知,各书内容互不音杂,又浑然一体。辨证、辨药、诊脉等各有范围,眼科、口齿咽喉等分科叙述,其间又互相联系,所辑诸书还重视疑似证的分析比较。著述中绝少空乏浮辞,诚如汪氏凡例中所言,"是集无浮文,无余白,一字一句,惟求实学。上保太和,下济民世,非好名泛泛而作也。"对疑似之证辨认后,"再用前贤诸方,虚则补之,实者泻之,寒者温之,热者清之,不致疑误,而病者不致含冤于地下。"汪必昌著书意在为业医者铺一阶梯,以登济世救人之堂。

(1)《医阶诊脉》

为《聊复集》第1卷,分为诊脉大体和诊脉体用两部分,其中诊脉大体分为23法。虽然简单但蕴含深意,是学习诊脉的捷径,被汪氏称之为"龙之眼睛",故列为第1卷。汪氏强调必须参合张仲景之平脉准绳一起学习,方能有体有用,了然心目,故附于卷末,以相参合。现存版本见《聊复集》。

(2)《医阶辨证》

为《聊复集》第2卷,汪氏认为用药之难,难在辨证。首先要确定辨证,用药效果就会效如桴鼓;若临证辨证模糊,游移不定,则难以望愈,因此汇归一帙,列为第2卷,使后学者如得枢纽,用药不疑,故曰《医阶辨证》。书中列139辨,以内科杂病为主,兼及外科、五官科、妇科病证,有中风、厥证、偏枯、外感伤寒、温疫、虚损劳伤、潮热汗证、噎膈、嘈杂、水肿、痰饮、郁痞、哮喘、痉证、痹证、积聚、头痛、腹痛、腰痛、眩晕、便秘、下血、溲血、淋血、鼻衄血、疝症、目疾、耳疾、妇科病等。凡属症状相同而病因或异者,分类辨析,阐明鉴别要点,简而明、浅而易,使学者察而精之,则临疑似之症,即有下手处,一定不可移。除主要病证外,多要言不烦,简而明确。汪必昌历览名医诸书,其立言广发前贤之未备,足开后人之学,对于临证有一定的参考价值。《医阶辨证》早在民国时期,便被裘庆元(字吉生)收入《三三医书》医学丛书,属于明清两代有影响和有代表性的医学著作;又于1990年被选入《历代中医珍本集成》(上海三联书店出版)丛书,堪为医学经典。现存版本见《三三医书》和《聊复集》。

(3)《医阶辨药》

为《聊复集》第3卷。汪氏提出,用药最忌讳求其速成。"欲速则寒、热、温、凉、行、散、补、泻未能过当,功未获奏,害已随之。夫药无次序,如兵无纪律,虽有勇将,适以勇而偾事。又如理丝,缓则可清其绪,急则愈坚其结矣!"辑此卷将作用相似的药物放到一起进行解读,以临床应用实践为出发点;上举诸多学术观点、临床经验,且对其临床应用的区别进行详细的鉴别,尽显独到。收载药物620余种,分补、泄、宣、通、润、燥、滑、涩、轻、重、汤、丸12剂。每剂药物均以功效类似者合论,并指出不同之处。如补剂中将山药、茯苓合论,指出同是脾胃品,但山药其功在固,茯苓其功在渗等。末附炮制药物应用不同辅料之意义。现存版本见《聊复集》。

(4)《眼科心法》

为《聊复集》第4卷,首列总论,强调"病目者,非外障即内障;非火有余则阴不足。辨以虚实二字可尽之矣"为辨证施治准则。继以"诸名家治目要诀辨",集前贤各家之说,有龙木禅师、张从正、王纶等有关眼病论治;辑录《原机启微》中18类眼病为"原机十八论",并载五轮八廓定位图附之。汪氏擅用丹药治疗眼病,以九宫八卦为修合制药之法,配合诸丹,并列洗眼诸方及吹鼻诸散。卷末附眼科常用方剂汤头歌括90余首。现存版本见于《聊复集》、清抄本和1990年安徽科学技术出版社《新安医籍丛刊》本。

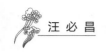

（5）《咽喉口齿玉钥》

又称为《喉齿科玉钥全函》或《咽喉口齿玉钥全函》。内容所出为汪必昌的同乡前辈郑宏纲《重楼玉钥》一书。全书分论、证、方、针四部分，另附白喉、走马牙疳各1篇。总论述咽喉病成因、辨证、治疗总则及易治、难治、不治之证；咽喉口齿三十六症(附耳防风)，每证设图、论、诀，对各证的起因、症状、体征、用药、预后均进行详细阐述；载内服、外用方16种；针诀篇举常用穴位。书末论述白喉、走马牙疳，各详证因施治及用药禁忌。书中提出喉口三十六症之所以皆以"风"命名，乃"风为百家之长，善行而数变"，以强调喉证之危急；诊断除辨证、辨病、辨阴阳虚实，还要辨面部五色；治疗先散风热为主，推崇针刺，强调针有先后，先以开风路针，风邪热毒不退再取风府、阳陵、肩井等穴；收录"紫地汤"，即紫正散合地黄散，治疗喉风诸疾初起，为不少医家所重视。另外，如辛乌散、摩风膏、开关散、冰硼散等外用方，亦被广泛应用。是书论述尤为重视临床治疗，实用性较强，对后世有一定影响，如清光绪十一年(1885年)杨友仁著《秘传喉科要诀》，即在本书基础上加以发挥。

（6）《伤寒三说辨》

刊于清嘉庆二十一年(1816年)。全书三个部分，即王履《医经溯洄集》中之"张仲景伤寒立法考""伤寒温病热病说""伤寒三阴病火寒或热辨"等三篇详论性文章，是对元代王履所著《医经溯洄集》一书中有关三说内容的评论。如对王履称"仲景《伤寒论》专为冬令伤寒设，不单为夏令温暑设；今人以伤寒法治温暑，不过借用耳，非仲景立法之本意"，"麻桂发表，宜于冬而不宜于夏"等论点提出异议。又认为《伤寒论》乃治病之纲目，凡13种之病莫不包括。古病称伤寒，而伤寒中有六气，伤风、伤寒、伤暑、伤湿之不同。并举麻黄、桂枝二汤而言："考麻黄汤，世人惟知表汗，独不察其功，风寒湿痹，非此莫能去。桂枝汤治伤寒营卫之风药，世人惟知解肌，独不察其功养营之妙，凡心悸、身疼痛、肾气奔豚，阴虚腹痛、血虚。因其功大，故圣方有四十之多也。"汪必昌将《伤寒论》397法分别隶属内伤外伤、中风、中暑等，详其辨证论治，并宗刘完素主火论，强调治疗温病当以除热为主。注文参酌河间温热分类及喻昌之热病论、吴有性之《温疫论》程应旄之热病论内容，并参以己见。

其次，汪氏还将《伤寒杂病论》中有关妇科内容汇辑成《伤寒女科》，既有益于伤寒研究者，也利于从事妇科临床医家参考。此在新安医家中如此专题研究《伤寒论》尚属少见。惜该书目前未发现见存。汪氏在《聊复集》凡例中解释："缘南旋之心切，不暇琢磨，俟归田之后，从容续刊，公诸同好。"

二、学术思想与特色

汪必昌通经史、穷易数，精通医理，详于诊脉、辨证、辨药，涉猎广泛，爱其简而不厌其繁，遵循《黄帝内经》之旨，理念独特，临证经验颇丰。以下总结汪氏临证特色如下。

1. 从《医阶诊脉》看汪氏辨脉特色

（1）倡《黄帝内经》三部分配脏腑法

汪必昌细列诊脉之三部，认为诊脉之法，先要定得三部位明白，及知三部分配五脏六腑、十二经之法。三部之取，已有定论，然三部分配脏腑十二经各家有言。汪氏认为，宜一以《素问·脉要精微论》为法，左寸当主心与心包络；左外以候肝，内以候鬲，举一鬲而中焦之鬲膜胆腑皆在其中，则左关当主肝与胆；右外以候肺，内以候胸中，则右寸当主肺与胸；右外以候胃，内以候脾，则右关当主脾与胃；尺外以候肾，内以候腹，所谓腹者，大、小肠、膀胱，皆在其中;中上俱言左右,而尺部独不分者,以两尺皆主肾。同时汪氏认同滑伯仁"左尺主小肠、膀胱、前阴之病,右尺主大肠、后阴之病"的观点,认为左尺当主肾与小肠、膀胱,右尺当主肾与大肠。

(2)重《黄帝内经》七诊、九候之道

汪必昌临证中重视诊法,尤其是脉诊,强调诊脉者,既要明白三部之位及三部分配脏腑之法,又当知道七诊、九候之道。七诊,指的是浮、中、沉、上、下、左、右也。"浮者,轻下指于皮毛之间,探其腑脉也,表也;中者,重下指于肌肉之间,候其胃气也,半表半里也;沉者,重下指于筋骨之间,察其脏脉也,里也。上者,即于寸内前一分取之,《内经》所谓上竟上者,胸喉中事也;下者,即于尺内后一分取之,《内经》所谓下竟下者,少腹、腰股、膝、胫、足中事也;左右者,即左右手也。凡此七法,名为七诊也。"九候指的是寸、关、尺三部,每部各有浮、中、沉三候,合三部算之,共得九候。此三部九候之法,与后世三部九候之法不同。汪必昌不但在临证中依从七诊、九候详察病机,而且在此卷中应用大篇幅进行介绍,以细列历代九候所不同,以提掖后学,引起重视。

(3)明男女之脉各有所顺

汪必昌对于性别与脉象有一定的研究,善于求证。他对朱丹溪"左脉主血,右脉主气。男以气为胎,故气为之主;女以血为胎,故血为之主"之说持疑。汪氏认为朱丹溪之说支离牵强,不符合实际。汪氏根据其临证经验,提出男女之脉,各有所顺,但男子以左手脉大,女子以右手脉大。因男子以阳为主,女子以阴为主。左为阳,故男子之脉宜于左大;右为阴,故女子之脉宜于右大。此亦为不易之理。其次,男子尺脉常弱,寸脉常盛,是其常,反此则病;女子尺脉常盛,寸脉常弱,是其常,反此则病。寸为阳,故男寸脉常盛;尺为阴,故女子尺脉常盛,此为不易之理。

(4)以五行生克为脉之大要

五脏生克是五脏间的基本关系。以五脏而言,肝生心、心生脾、脾生肺、肺生肾、肾生肝,循而相生也。肝克脾、脾克肾、肾克心、心克肺、肺克肝,间脏而相克也。汪必昌认为"以脉位言之,则天一生水,故先从左尺肾水,生左关肝木,左关肝木,生左寸心火"。心为君主之官,其位致高,不可下,乃分权于相火,相火寓于右肾,肾本水也,而火寓焉。故右尺相火,生右关脾土,右关脾土,生右寸肺金,右寸肺金,复生左尺肾水,更相生养,循环无端,有子母之亲也。

因此,"以脉之所见者言之,遇相生者吉,相克者凶。凡得我所生者之脉,是子之扶母也,为实邪,虽病自愈;得生我者之脉,是母之归子也,为虚邪,虽病易治;得我所克者之脉,为微邪,虽病即瘥;得克我者之脉,为贼邪,死不治也。"故汪氏认为,肝见短涩、心见沉细、脾见弦长、肺见洪大、肾见迟缓,皆遇克也,谓之"鬼贼相侵"也。春得秋脉、夏得冬脉、长夏得春脉、秋得夏脉,皆遇克也,谓之"五邪所见"也。汪氏从五脏生克的角度,细察脉象的微妙变化,以此预测疾病病势方向,是为脉学之大要。

2. 从《医阶辨证》看汪氏辨证特色

(1)首次详辨中风八大证

中风之辨汪氏最为精详,开卷即列"猝中暴厥辨""暴厥五证辨""中风类中辨""口噤涎潮同异辨""诸喑证辨""半身不遂手足不随麻木不仁痿躄弹曳辨""偏枯三证辨""㖞僻五证辨"八类,类似于现代医学中猝然昏倒、晕厥、昏仆不省人事、牙关紧闭、言语謇涩、半身不遂、麻木不仁、手足拘挛、口目牵引等中风症状。

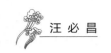

卒中一证,描述患者忽然昏倒,如被射中,故曰中。汪必昌认为有风中、寒中、暑中、湿中、恶中五种,皆因外来邪气所致。猝然倒后,见有瘖痱偏枯,喝僻之证,即为风,或曰火、曰气、曰湿,必夹有风始为诸证。汪氏提出此五种初时昏倒,其状皆同,但中风随显面赤身热、自汗之风证;中寒者随显厥逆强直之寒证;中暑者随显面垢、冷汗之暑证;中湿者随显重痛、浮肿之湿证;中恶者随显头面青黑、肌肤粟起之恶证。迥然不同,可辨而知道。另汪氏认为偏枯的辨证有三:手足拳挛,动摇而痛者为风偏枯;筋急不能伸,肌肉枯燥者为火偏枯;手足拳曲肉附痿约者为湿偏枯。喝僻的辨证有五种不同的类型:口目牵引而蠕动,筋脉弛长,不喝过为病的属风中喝僻;口目牵引而不急,筋脉弛长属湿中喝僻;口目牵引而紧急,厥逆,筋脉短缩为病者属寒中喝僻;口目牵引,喝过如故者属风痫喝僻;无猝仆风湿证而喝僻,属风痰上壅,不治将为痰厥。

(2)首次提出四时外伤七证辨

汪必昌首次提出四时外伤的辨证,外伤指的是外感的概念,指的是四时外感病的辨证。对冬令外伤、夏令外伤、春令外伤、秋令外伤的辨证详列七证辨别,在中医诊断学的发展过程中尚属于首创。

如汪氏认为冬令外伤,分太阳伤寒、两感伤寒、夹食伤寒、劳力伤寒、三阴中寒、猝中寒、冬温之状七证辨。其中太阳外伤为两间阴凝之气,正伤寒也。两感伤寒,阴阳并伤,不必治,不治症也。夹食伤寒,或外感寒而后内伤食,或内伤食而后外伤寒,先者为本,后者为标。劳力伤寒,因劳伤而受寒,劳为本,寒为标,皆重证也。而寒邪猝中昏仆,寒邪直入三阴之脏,脉多沉微。而冬温之状,多见于冬应寒而反热,不时病也。四时此类,文中皆有详参。

(3)阴分潮热三证的区分

汪必昌将阴分之潮热分辨为三证:阴虚潮热、血虚潮热、大肠有宿食潮热。其中阴虚潮热,午后潮热,夜半止,其热下体甚;血虚潮热,遇夜身微热、早起如常,其热胸胁甚;大肠有宿食潮热,人暮作,平旦止,其热大腹甚。汪氏从潮热的发作与歇止时间,热的程度及热甚的部位将三种不同原因所致潮热的临床特点,简明扼要地点出,此对临床辨析不同原因的潮热是有助益的,可指导正确用方选药。

(4)痰生百病八证辨

汪必昌将痰的产生归于八种病因,分别是因风而生、因热而生、因湿而生、因气而生、因寒而生、因惊而生、因酒食而生、因脾虚而生。将八种辨证详细分列,明证辨析,痰因邪气而生,从而衍生诸病的对应关系一一罗列,为临床的诊断和辨证提供了有益参考,补充了中医诊断学中关于痰证的辨证内容。

如痰因风而生者,汪氏认为此类多属于病在肝,症状为面青,四肢满闷。便溺秘涩,心多躁怒。变生病为瘫痪,喝僻不遂,为掉眩呕吐,为暗风闷乱,为风痫搐搦。有痰因热而生者,多属于病在心,症状为面赤,烦热心痛,唇口干燥,多喜笑。变生病为头风,为烦躁,烂眼,怔忡、懊憹、惊悸、癫厥,喉痹咽肿,口疮舌糜,重舌木舌,耳作鼓声,牙痛腐烂。有痰因湿而生者,多属于病在脾,症状为面黄,肢体沉重,嗜卧,四肢不收,腹胀而食不消。变生病胁下注痛,四肢不举,恶心呕吐。有痰因气而生者,多属于病在肺,症状为面白,气上喘促,悲愁不乐,洒淅寒热。变生病头痛眩晕,身疼走注攻刺,咳嗽哮喘。痰因寒而生者,多属于病在肾,症状为面黑,小便急痛,足冷,心下多恐怖。变生病为骨痹,四肢不举,气凝刺痛,心头冷痛,背冷一块痛。痰因惊而生者,多属于病在心胆,症状为时惊骇,心包络痛。变生病为惊痫,惊狂,癫厥。

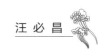

痰因酒食而生者,多属于病在脾胃,症状为饮酒即吐,腹满不食,口出臭气。痰因脾虚而生者,症状为食不美,反胃呕吐。

(5)咳嗽分证合证兼证辨

汪必昌认为咳嗽多为肺病,内伤、外伤皆令人咳嗽,内为虚,外为实。主要病机分为肺生燥,干咳,有声无痰;肺中寒,咳频多,痰唾少;肺旺喘咳,上气胸膈壅满。辨证有以下几种类型,其中咳为气病,咳而声微无力为虚;声高有力为实;身热口燥为热;身凉口不燥为寒。嗽而不咳有痰无声;饮气喘嗽,胸膈满,痰唾多,喉中作水鸡声;嗽因痰饮,出于脾胃,而不动肺,故不咳。其中不同证素之间常有兼夹,在此类病机认识上,汪氏较早地提出了咳嗽有分证、合证、兼证的概念。如肺伏寒热咳嗽,特点为唾涎沫,遇乍寒乍热皆作;房劳阴火咳嗽,特点为逆气里急;肾气上逆咳嗽,特点为烦冤,自觉气从下上,动引百骸等。

本书出专列辨证要点,明确病与病、证与证及病与证的区分要点,清晰明了,读之有助临证之剖因析治。

3. 从《医阶辨药》看汪氏辨药特色

(1)以功效类似合论

汪必昌在此卷中,以补、泄、宣、通、润、燥、滑、涩、轻、重12剂顺序,分列所属药物,以功效类似者合论,辨析侧重于邪气性质与正气盛衰,以虚实为纲,以气血阴阳为目,纲举目张,各得其所宜,以“同是平肝药有辨”为基本体例,于药物对比中述其功效,显其异同。每一类剂后附“论曰”以作总结。此种体例,有助于初学者对于药性的把握和比较中记忆,对于学医者堪为捷径。

(2)重视用药部位、炮制法、产地不同造成的疗效差异

《医阶辨药》中,功效类似者以合论,先明辨性、味、归经,详列功效主治,辨析异同,以功效为主,以脏腑辨证为辅,对统一药物的不同用药部位、不同炮制方法、不同产地所致功效差异,均做详细说明。

一辨用药部位不同疗效有差异。如补剂中当归、川芎,同是血中之气药,功效大有不同。当归,味辛甘而气温,辛温入肝而滋血,甘温入脾而和血,以补阴血之不足。而当归身则养血,血不足以用之;当归头则破瘀血,血妄行则用之;当归尾则行滞血,血之闭塞者用之。同是当归,用药部位不同功效有悬殊。

二辨产地不同疗效有差异。川芎辛温,浮升,能行血中之气上下行,以助当归生血。而不同产地,如川产、南产之品功效亦有辨。川产者辛温,同白芷,火能去头痛,以其气清而能上入脑去脑虚,散风冷;南产者苦、辛,同苍术。能开郁行气,以其气散能通三焦、越鞠郁也。

三辨炮制法不同导致的疗效差异。如同是地黄一种而生干熟用之有辨:熟地黄,甘、微苦、温,入肾滋真阴,补肾中真气及精血之不足。肝虚用之,补气母也。干地黄,甘平,入心安血退火。生地黄,甘、苦、寒,解诸热,平诸血出。不同炮制方法,改变药材本身的性味,有寒热之异,功效见泻补之分。

如此之类,汪氏在此卷中多有名列。汪氏对于药物的性味归经辨属、功效异同辨析、用药部位、炮制方法、产地等均有论及。

(3)重视炮制药物应用不同辅料的意义

汪必昌认为,应用不同的辅料炮制药物对于药效有重要的影响。因此,其细列汤剂中的用水辨别,认为水质的差别对药效有一定的影响。如顺流水性顺下,用以烹治行下体及通利

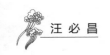
三焦药;急流水性急速,下达,用以烹通二便及风痹药;逆流水性逆而倒上,用以烹吐痰饮药;井花水取天一真水,上浮之义,用以烹治痰饮、血气、补阴药;甘澜泉甘温性柔,用以烹治阴虚、脾弱病药。同为一水而生熟有辨。如冷水性寒,可以内外用之以劫热;百沸汤性热,益阳气,以助药力出汗,治风寒,通经络,行饮食之冷滞;生熟汤甘咸,和阴阳,治霍乱之不得吐泄。同是水类用之有辨,如地浆水甘寒纯阴,可治纯阳中暍,酸浆水性凉善走,解烦渴,化滞食,以为一切制药之用。

其次,同是汤剂中的导引药有辨,如生姜上入肺,为发散药及补肝药中用之,葱白辛甘,发散药中用之,葱青辛甘,上入肺,通阳气药中用之。枣在补土药及养荣药中用之,酒宜在行经药中用之。蜜润燥药中用之,粳米补脾药中用之,寒凉药中用之,以保安胃气;米醋治肝药中用之。盐咸入肾,补肾药及行血药中用之。

汪氏除对不同汤剂研究以外,对丸剂的总结较为全面。比如炼蜜为丸者,可以入肝肾,半炼蜜,口嚼服,可以入心脾。山药为丸者,可以入脾肾;仓米糊为丸,可以入脾胃;荷叶烧饭,可以如脾胃,升阳气;清米饮,可以入脾;粥糊,可以入胃;蒸饼糊,使入脾消导;面糊,使入肝。枣汤能够补心脾,红枣肉入下焦,固肠胃;姜汁糊可以入脾而化痰饮。醋汤入肝,热汤入上焦,酒糊入经络及上焦。猪脊髓入骨补髓,猪肚糊入胃壮胃,猪大肠入大肠而实脏,羊肉汁入肝而补肝,羊肝糊入肝而明目。由此可见,清朝时期是汤剂、丸剂发展的重要时期,汪氏的总结及研究于对后世的食疗药膳亦具有一定的影响。

4. 从《眼科心法》看眼病专治

(1)以虚实为眼病辨治纲领

汪必昌尤善察眼目之证,四诊中强调"五轮八廓"之诊,辨证中强调以虚实辨证为主,认为"凡病目者,非外障即内障;非火有余则阴不足。辨以虚实二字可尽之矣"。凡红肿、赤痛者,及少壮暂得者,或因积热而发者,皆属实证。而无红肿,又无热痛,或昏或涩、或眩晕或无光、或年及中衰、或酒色过度,以致羞明、黑暗瞪视无力、珠痛如抠等症,均属于虚证。其中,实证之中亦有兼虚者,虚证之中亦有兼实者。虚实殊途,而从形色、脉色均可辨之。以虚实为眼科诸病的辨证纲领,删繁就简,以从其变。

(2)强调风热邪气治法有升降之异

汪必昌提出风热邪气,有外感和内生两类,其中外感者,因风而生热,风去热自息,宜以散法;而风从内生者,皆因肝木生风,因热极而生风,热去风自息,不宜以散法,宜以清法。临证需诊察阴阳升降之道,宜升者不宜降,宜降者不宜升,否则用药不精,自相掣肘,反致不利。此种暗合张景岳:"有风则从散而治之。若因热极而生风者,热去风自息"之论。治法亦与张景岳之论有似,如从太阳经之风热,宜温之散,风散则痛止;从阳明经之湿热,宜寒之则愈;从少阳经之热者,宜清之和之自退,散之犹可。

此外,汪氏提出通过红肿的分辨判断风热邪气由来。对于日久红肿不分者,眼内纯赤,而头脑痛不休者,此为风痛,散而清之;上下睑红而肿,风热毒也,宜散而兼下;上下睑肿而不红,虚痛也,宜调其脾而清其毒。汪氏详察阳气升降之道,发前人之所未发,对后世诊治目系疾病的风热证候方面有重要的指导意义。

(3)治疗上以药味按合九宫八卦,配合诸丹

汪必昌擅用九宫八卦之理,修合制药,药味按合九宫八卦,分为天宫、水宫、山宫、雷宫、风宫、火宫、地宫、泽宫等,例如天宫所用为五汁甘石(乙两,有法),辰砒(飞过,二钱),麝香(五

厘),白丁香(净为末,五分),海螵蛸(五分),六和甘石(四钱),枯矾(乙钱),松花甘石(火煅淬,水飞过),僵蚕(隔纸焙研,一分)。其后附制炼药的特殊方法,如制六和甘石法、煎药水方、制灵药法、制白硃砂法、制磁石法、制莽丹法、制五汁甘石法、制开丹法、制保神丹。同时配合诸丹,诸丹药皆"纯是取气而不用质",并无砒硇劫霸之药,以免伤气伤血。汪氏创造卦象所用,凡卦象之中,各加一竖,合为水宫-米一坎、天宫-王六乾、泽宫-半七兑、地宫-非二坤、火宫-平九离、风宫-元四巽、雷宫-斗三震、山宫-求八艮。诸丹皆以九宫八卦为基,配合诸丹所用,如配八宝丹组成为米五、求四、米九、斗六、元七、斗一、求五、求七、米二、平三、米七、非七、半三、平五、非二,共研细用。以此类法,配保眩丹、摩风膏、三白丹、清凉散、拨云丹、开源丹、退云丹、止泪丹、补漏丹、起睫膏、一仙丹、蕤仁膏、调汁膏、墨壁丹等诸丹。汪氏擅以易之理,炼丹药疗眼病,强调九宫八卦乃眼科丹方的理论基础,临床治疗之心得,配而用之,无不得心应手,而以八卦为方阵,在精而不在多,皆取实学,而知音者自能得之。

(4)以汤头歌括汇眼科常用诸方

汪必昌言治病若必定以一证一方,则使人无所适从,临床中"凡遇目患,必先认定经络,经络既明,宜温宜凉,宜泻宜补,随手拈来,无不合法。左之右之,千变万化,无不应手矣"。以其所采诸方,删繁就简,汇成90余首(其中10首方下无诀)。歌诀以证分类,释以病种,下列诸方,分以淫热反克之症、风热不制之症、七情五贼饥饱劳役之症、血为邪盛凝而不行之症、气为怒伤散而不聚之症、血气不分混而遂结之症、热积必溃之症、阳衰不能抗阴之症、阴弱不能配阳之症、心火乘金水衰反制之症等,歌诀形式多样,言简意明,易于记忆,为后学者提供裨益。

三、医论医话选录

1. 痰生百病八证辨

痰因风而生者:病在肝,其面青,四肢满闷,便溺秘涩,心多躁怒。变生病为瘫痪,为喎僻,为掉眩呕吐,为暗风闷乱,为风痛搐搦。

痰因热而生者:病在心,其面赤,烦热心痛,唇口干燥,多喜笑。变生病为头风,为烦躁,烂眼、怔忡、懊憹、惊悸、癫厥、喉痹咽肿、口疮舌糜,重舌木舌,耳作鼓声,牙痛腐烂。

痰因湿而生者:病在脾,其面黄,肢体沉重,嗜卧,四肢不收,腹胀而食不消。变生病胁下注痛,四肢不举,恶心呕吐。

痰因气而生者:病在肺,其面白,气上喘促,悲愁不乐,洒淅寒热。变生病头痛眩晕,身疼走注攻刺,咳嗽哮喘。

痰因寒而生者:病在肾,其面黑,小便急痛,足冷,心下多恐怖。变生病为骨痹,四肢不举,气凝刺痛,心头冷痛,背冷一块痛。

痰因惊而生者:病在心胆,时惊骇,心包络痛。变生病为惊痫,惊狂,癫厥。

痰因酒食而生者:病在脾胃,饮酒即吐,腹满不食,口出臭气。

痰因脾虚而生者:食不美,反胃呕吐。

(《医阶辨证·痰生百病八证辨》)

2. 用药之忌

然用药之忌,在乎欲速,欲速则寒、热、温、凉、行、散、补、泻未能过当,功未获奏,害已随之。夫药无次序,如兵无纪律,虽有勇将,适以勇而偾事;又如理丝,缓则可清其绪,急则愈坚

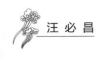

其结矣!

(《医阶辨药·序》)

3. 白茯苓、赤茯苓、茯神、茯神木之辨

同是一种而分用之有辨:

白茯苓,甘而淡,色白主补。上能降金气以生水液,下能伐肾邪以定心气,中能渗脾湿以强脾土,补益药也。

赤茯苓,色赤,主泻降金气,利膀胱,专以渗泄为能。

茯神,抱木而生。入心开心益智,亦能渗泄。茯苓皮,外能开腠理,内能渗津液,有治水之功。

茯神木,甘缓,能舒筋之急。

五物种同而属不同。白茯苓,参术之属也;赤茯苓,猪、泽之属也;茯神,菖、远之属也;茯苓皮,腹皮之属也;神木,木瓜之属也。

(《医阶辨药·补剂》)

4. 辨用方药

夫医犹防将,药犹兵卒,《难经》《素问》犹韬略,岐伯、仲景之方犹阵势也,人身之六经犹地利也,天之风、寒、暑、湿犹盗寇也,人事之七情犹悖民也。凡为将者,先习韬略,次演阵图,再察地利。三阳经犹边关之道路也,三阴经犹内境人民所居之地也。太阳经是大路,少阳经是僻路,阳明经是直路,太阴经近路也,少阴经后路也,厥阴经斜路也。客邪多由三阳经而来,风寒暑湿犯边关也;正邪多由三阴经而起,乱民是内地而生也。人身血气如粮草,五脏六腑乃居民。粮草充实,居民自安;粮草不敷,则居民自乱;如内境不宁,五贼易干。外扰则邪犯太阳,即汗而散之,犹陈利兵,乘其未定而击之。乃邪轻者在卫,是寇在关外,用麻黄汤可解。邪之重者在营,是寇在关上,用桂枝汤可解。如邪在胸膈,是寇在关内,须用青龙汤则解。如设外寇不靖,而内境盗贼必起而应之,当用两解法,故有大小青龙、桂枝、麻黄加减也。如前军无纪律,致内乱蜂起,当重内轻外,因立五苓、十枣、陷胸、泻心、抵当等法治内,内平则外患自息。须体古人立方之意,虽云发表,而发表中即兼治里,种种不同:如麻黄汤之发表,必兼降气;桂枝汤之发表,必先滋阴;葛根汤之发表,即便生津;大青龙汤、麻杏甘石汤、麻翘赤豆汤,发表中能清火;小青龙汤、五苓散,发表中利水。然清火中各有轻重,利水中复有浅深。如白虎之清火,十枣之利水,又解表后之证治。其余陷胸、泻心、抵当、调胃、四逆、真武等剂,又随证救逆之法。

(《医阶辨药·跋》)

参考文献

[1] 汪必昌.新安医籍丛刊:聊复集[M].合肥:安徽科学技术出版社,1995.

[2] 李济仁.新安名医及学术源流考[M].北京:中国医药科技出版社,2014.

[3] 彭令,陈建国,杜宇鑫.清嘉庆御医汪必昌考略[J].中华中医药杂志,2018,33(4):1264-1266,1681.

(陈玉状)

程 文 囿

一、生平与著作

1. 生平简介

程文囿,字观泉,号杏轩,清代徽州府歙县(今安徽省黄山市歙县)东溪人,生于1761年,卒年不详,是新安医学代表医家之一。程文囿出生于中医世家,少业儒,工于诗文,有诗抄2卷。20岁始究医术,约24岁时,至歙县岩镇行医,第一例患者即为产后感邪,高热不退的危重患者,程文囿据证施治而不囿于"产后宜温"之说,大胆重用白虎汤、玉烛散清下,终使病愈。新硎初试,即告成功,因此医名渐噪。到了嘉庆、道光年间,他学验俱丰,医名更著,加之其为人和蔼、赤诚,医德高尚,求诊者络绎不绝,其医术精湛,救人无数,名声威望甚高,民间称谓:"有杏轩则活,无杏轩则殆矣"。程文囿主要在岩镇及其周围行医,亦常被旌德、庐江等地患者请去疗疾。他以内、儿、妇科见长,对急危重证的抢救,经验丰富。其弟文苑、文荃均精医,其子光墀、光台及弟子倪榜、许朴、许俊、汪鼎彝、汪有容、叶光煦、郑立传等人相继随其学医,并参与《杏轩医案》的编辑。著作有《医述》16卷,《杏轩医案》3卷。

2. 著作简介

(1)《医述》

初刊于道光十三年(1833年),全书共16卷。书名取"述而不作"之意,是程文囿平日阅书,参考《黄帝内经》《难经》、张仲景以及金元四家刘完素、李东垣、朱丹溪等历朝先哲之书,反覆披阅,每遇精辟之语,辄随札记,耗费数十年心力,重为编次,分门别类而成,将前贤的理论做了系统的整理。是书综贯众说,参合心得,分类比附,采先贤医书之菁华,遗其糟粕,向为医家所重,为我国中医大型类书之一。

现存道光十三年癸巳(1833年)刻本等。

(2)《杏轩医案》

全书共分初集、续录、辑录3卷,初集约刊于清嘉庆十年(1805年)。是书为程氏一生临床经验之总结,辑录其历来所治疑难病证验案,医案不分门类,案语精严,记录翔实,言简意赅,不仅记录成功案例,也收录无效、失误案例。全书载医案共192例,其中初集77案,续录50案,辑录65案。包括内、外、妇、儿诸科,尤以内科医案最多,尤其是医案中所载对各种危重急证的抢救,包括脱证、大出血、伤暑昏厥、小儿惊厥、麻痹、子痛等,达35例之多,为中医治疗急证提供了范例。同时在患者信息方面,大部分医案都记录了男女姓氏年龄等,与早期

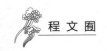

其他医案相比,使医案进一步规范化。其案语夹叙夹议,或揭示病机,或指明治法,或议论风生,或寥寥数语,简要而不烦琐,贵能指点迷津,启发心思。案中处方用药之法,均卓有见地,并有成法可循,如所患何病,病属何因,应用何方,方何所本,无不逐案切实述明。且医案文笔精彩,刻画传神,病家之危势,患者亲友之焦急,医家临危不乱、成竹在胸之风范跃然纸上。

现存清嘉庆十年己丑(1805年)刻本,中华人民共和国成立后曾多次刊行。

二、学术思想与特色

1. 治病之本,调脾养肾

程文囿认为,脾为土脏,气血生化之源;肾为水脏,精之处也。脾主运化水谷精微,须肾中阳气的温煦;肾主水藏精,为阴阳之宅,是人体一身阴阳的根本,而肾精亦有赖于水谷精微的不断补充与化生。脾与肾相互资生,互相促进。病理上亦相互影响,共同致病。

受到李东垣护卫脾胃学说的影响,程文囿特别强调脾胃为水谷之海,得后天之气,且能补先天之不足;程氏是继张景岳之后又一个重视脾肾的医学大家,认为肾与命门为先天之本,脾肾失济,多为虚损,从而产生各种虚实夹杂或虚损疾病,因此治疗上主张多用温补之法,脾肾同治。

(1)重视脾胃,顾护中气

《素问·至真要大论》云"劳者温之,损者益之"。程文囿认为,温乃温养之谓,非指热药而言,凡甘补诸品,原取其气之温和,味之甘润也。甘能入脾,脾喜温,故用甘润温养之药补益脾胃。

如"闵某心脾虚脘痛"案:闵某处境艰难,向多忧虑,脘痛经岁,诸治不瘳,望色萎黄,切脉细弱,诊为虚痛。且认为古人痛无补法,此特为强实者言,非概论也。程文囿为其处以归脾汤,用人参、白术、茯神、酸枣仁、枸杞、当归、远志、龙眼肉、甘草、生姜、大枣等甘温之药,温脾补血,以达"荣则不痛"之目的。果服二十剂有效,百剂而获瘥。

又如"某妇胎动下血"案,某妇怀孕三个月,腰腹俱痛,"恶露"行多,势欲下坠,诸药不应,程氏投以补中益气汤,加阿胶即安,后屡用皆验。方中参、芪、归、术培补气血,妙在升、柴二味升举之力,俾胎元不至下陷,然后补药得以奏功。

又如"方耒青制军便泻溲数"案:程氏牢记《黄帝内经》"中气不足,溲便为之变"之旨,人之二便,全藉中气为之转输,故不失其常度。肾气虚则关门不固,脾气虚则仓廪失藏,便泻溲数之病生焉,方定补中益气汤升举脾元,合四神丸固摄肾气。

(2)重温脾阳,擅养胃阴

《素问·太阴阳明论》指出"脾者,土也","土者生万物",脾病则"五脏不安"。程文囿认为,脾胃为后天之本,水谷之海,气血生化之源。脾胃健运,则气血、阴阳俱荣;脾胃衰,化源乏,则机体各部俱衰。脾胃之气的盛衰在疾病的发生、发展及其传变过程中起着关键的作用,所谓"百病皆以胃气为本"。所以平时若饮食不节、起居不慎、寒温失调、过劳过逸,均可致脾胃受损,从而导致纳运失常,脾不升清,胃不降浊,枢纽紊乱,元气由此不充,五脏六腑皆因此失养,百病亦由此而生。

程氏治疗疾病注重从脾胃辨证论治,喜用温补之法,擅长六君子汤加炮姜、桂枝以温健脾阳,多宗《黄帝内经》之言,"五谷为养,五果为助,五畜为益",处以诸多甘淡之品养胃阴。如"汪典扬翁外孙女体弱感邪,证变抽掣"案中:"年三岁,病经旬日,发热便泻,初服疏导药不应,忽作抽掣。"患者为三岁幼儿,素本脾肺不足,便泻多日,脾元受伤,土虚木旺,乃成肝风内动之象,程氏拟以六君子汤加炮姜、桂枝益气健脾温阳,服药热退泻稀。

又如在"张汝功兄乃郎咳久伤阴奇治验"案中,其人秋间咳嗽,入冬不止,前医令其遍尝泻白散、止嗽散、清燥救肺汤等止咳经方无效。程文囿认为,其人秋伤于燥,冬生咳嗽,因咳嗽日久,胃阴已伤,以清润之剂只可缓其肺燥,不能滋养津液之干。故嘱以日食甜雪梨,另将雄猪肉切块煮之,与粳米稀粥同服,数日而效。《素问·生气通天论》云"阴之所生,本在五味",《素问·脏气法时论》云"五谷为养,五果为助,五畜为益",猪肉、雪梨、粳米皆为濡液滋干之品,气味合而服之,补津益气,淡养胃阴,则病去体安。

(3)血肉有情,填精补肾

程文囿治虚损取法叶桂,喜用血肉有情之品。叶氏认为温养有情,栽培生气,因草木无情之物以补益,声气必不相应,而血肉有情,皆充养身中形质。程文囿临证治肾时常用当归、枸杞子、山茱萸、山药等补益精血之品,也常用菟丝子、肉苁蓉、杜仲、巴戟天等药。这些药虽然药性甘温,但都具有养阴填精的作用;同时,他也重视动物类药物,认为所谓血肉有情之品多具柔润填精作用,可用来补肾。

如"洪楚峰孝廉中脏殆证,再生奇验"案:患者寿至耋年,起病即见身僵若尸,神昏不语,目合口张,声鼾痰鸣,遗尿手撒,脉虚大歇至。诊断为"中脏",属高年肾气大衰,脏真已亏所致。程氏以为此病绝候已见,不可为也。勉以大补元煎合地黄饮子,岂意服后痰平鼾定,目开能言,再剂则神清食进,复诊更加血肉有情之鹿茸、紫河车峻补肾阳精血,至此脉证大转,终而化险为夷。在本案的论治过程中,程氏自始至终抓住高年脏真已亏、肾阳精血不足之根本,即便初起已见闭脱之象,若循豁痰开窍之常法,虚以实治,更加重病情,故投以大补肾阳精血为主之地黄饮子、大补元煎和血肉有情之品,使病得救。

(4)脾肾阳虚,重用温补

如"又次郎脾肾阳虚,伏寒凝沍,重用温补而瘳"案:"玉翁次郎,形貌丰腴,向无疾病,丁亥季秋望后,陡作寒热。先请次儿光埤诊治,药投温解,其热即退。嗣后见单寒不热,肢麻指凉,口吐冷涎,脐腹隐痛,便溏畏食。"后程文囿诊曰:"此系伏寒凝沍",遂处以姜附六君子汤,附子初用八分,增至一钱,未见松动;切脉仍见迟细无力,望色面白舌润,认为病重药轻,于是附子加用二钱,更加吴茱萸、肉桂、砂仁、川椒。次日复诊,病状同前。考虑到火为土母,阳虚生寒,温理脾阳不应,非补火生土不可,即王冰所谓"益火之源,以消阴翳"也。仿生生子孙一奎之壮原汤,加吴茱萸、胡芦巴、肉豆蔻、巴戟天,附子增至三钱,以为必效矣。然脉证依然,考虑到药市中人工种植附子力薄,况经制透,其味更淡,于是附子再增四钱,并加鹿茸、枸杞子、菟丝子,峻补真阳。且继守原方,附子加至五钱,加硫黄丸佐之。于是煎丸并进,渐见好机,热药稍减。加入熟地黄、紫河车、杜仲。经两个月诊治,始得痊愈。共计服过附子一斤,硫黄丸二两,干姜六两,鹿茸一架,党参三斤,高丽参十余两,其他肉桂、吴茱萸、川椒等,不可胜计。程氏自叹道:"予生平治阴证,用温药,未有若斯之多,而效验亦无如此之迟也。"

2. 辨证不明,取法试探

中医认识疾病,常采用"视其外应,以知其内脏"的方法。在很多情况下,疾病之表现是内外同步的,但由于疾病的复杂性及其发展变化的阶段性和多样性,其外在表现和内在病变本质并不一致,有时甚至可能以假象或相反形式表现出来。为辨明疾病的本质,中医常常运用试探法,即在某种病证原因一时不明、证情疑似、难以判断的情况下,使用的一种带诊断性

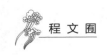

质的治疗方法。《杏轩医案》中就记载了很多运用试探法的医案。

如"李某阴证伤寒见纯红舌"案:该例阴寒脉证悉具,然舌色如朱,脉证不符,阳证阴脉,程文囿决定舍证从脉,凭脉用药,为慎重起见,先予小剂理中汤探之,服后无碍,随用重剂六味回阳饮而愈。此案为舌证不符时取法试探。

又如"汪氏妇热病喜饮沸汤"案:"汪氏妇患热病,壮热不退,目赤唇干,舌黑起刺,便闭溲赤,诊脉弦数有力。应用清剂无疑,试问渴乎,曰不甚渴,惟喜饮沸汤。"上述诸症皆热证表现,但患者却喜饮沸汤;意欲重剂清解,又恐独处藏奸,在寒热未决时程氏取法试探,"先与小白汤,病状仿佛,知其医不胜病",病证已明,于是"乃进大剂白虎汤,石膏重用四两……历十四朝,始得热退神清"。程氏感叹地说:"拘于古法,以喜热从阴治而投温药,不几抱薪救火乎?"诚如是言。该案是程氏在寒热未决时取法试探。

再如"许妪伤寒,疑难证治"案:许妪冬月病伤寒,寒热头痛,他医投疏表和解不应,渐至昏谵口渴,更进黄芩、黄连清之,亦不应,便闭经旬,用大黄亦不下。程文囿初望其面赤烦躁,意属阳证,及切脉细望,又疑阳证阴脉,思维未决,因问其汗。患者言自病起至今未出。程文囿扪之肤槁而枯,且不立方,先与药一剂有验再商。服药之后,面红稍退,烦躁略平,肤腠微润。翌日诊视,疏方付之,乃大青龙汤,又服一剂,更见起色,转为调理而安。此例本为伤寒表证,迭经误治,致病情复杂,程氏问汗及扪肌肤来看,他已考虑到此例类似于《伤寒论》48条所说的太阳病发汗不彻证,但为稳妥起见,先以药试之,然后再用大青龙汤。其试探之药虽未说,其试探之用却能给人以方法上的启示。此为脉证相左,取法试探。

又如"许静亭翁夫人产后感邪重用清下治验"案:程文囿先据舌、脉、症辨为产后感邪,因医药姑息,致使邪无出路,郁而为热。程氏本欲重用清解,恐生疑畏,先与一柴胡饮试之。试后药对病证,但病重药轻,故再用白虎汤加黄芩、黄连,服药后"热渐退",但又"复热烦渴,欲饮冷水"。为判断其热盛的程度,"令取井水一碗与饮",当患者感觉甚快后,知其里热亢盛,此时"扬汤止沸,不若釜底抽薪",故用玉烛散下之,"解黑矢五六枚,热势稍轻",后改用玉女煎调理而愈。

3. 治病详察标本缓急

"治病求本"是中医辨证施治的基本原则。程文囿治病强调从标从本,当观病之标本缓急,未可臆断。

如在治疗危急重证时,于"汪心涤兄夫人半产血晕危证"案中,见患者因小产血崩致脱,程氏料到情况危急,非参、附莫救,不盲从古训"用参恐阻恶露",力排众议,终挽患者性命。又如"汪靖臣兄乃郎冒暑泻甚欲脱,亟挽元气一法"案,患儿"禀质向亏",此异于常也。今"夏冒暑邪,发热便泻",而以常法治之,自难取效。何况清散消导,益伤其体。病势已危,岂平补之方所能胜任。程氏曰:"病有倒悬之危,一缕千钧,焉能有济?考古人制六君子汤,原为平时调养脾胃而设,非为救急拯危而设也。且阅方内并无人参,仅用钱许党参,数分白术,而市中种术,味苦性烈,与苍术等,不能补脾,复有二陈消之,茯苓利之,欲求拨乱反正之功,真蚍蜉之撼大树矣。"力主独参汤治之,以急固其气,果验,可谓深知气之于人不能须臾离之旨。若拘泥于"暑泻"之实,而忽略于素体之虚,则谬矣。

程氏又在"饶厚卿兄幼女因热生风之证,治愈并明其理"一案,详细论述风分内外:因风生热,热为标风为本;因热生风,风为标热为本。前医不分标本内外而坏病,程氏明晰标本,故治疗得法,患儿得痊。

初集"王氏妇痹证"案及辑录"江氏子足痹误治成废"案,以痹证多以疼痛为主诉,医者患者皆喜用风药如桂枝、麻黄、羌活之属,图一时之快,却不知药性峻烈,易耗伤阴血,不见其益,反见其害。据此程氏戒言:"医贵变通,未可见病治病,印定眼目","见病医病,非但病不能医,而命也难保也!"

4. 情志之病,未可全凭药力

常言道:心病要用心药医,情志之病或改善其境遇,或愉快其心身,也有自然痊愈者。程文圃在诸多案中,反复申言无情之草木,难治有情之疾患,情志之病,未可全凭药力,这也是其临床的领悟之言。

如治一少壮,郁伤心脾,程氏嘱咐曰:"内伤日久,原无速效,况病关情志,当内观静养,未可徒恃药力。"在"吴春麓仪曹不寐眩晕"案中,患者旧患眩晕怔忡,不寐遗泄,属心肾两亏,水火失济,曾订煎丸,服经十载,程氏诊之脉候平和,精神矍铄,曰:"此亦颐养之功,非全关草木之力也。"又诊一患者,昔肥今瘦,虚里跳动,种种见证,虚象呈现无疑,于是告诫说:"不知持满御神,日啖草木无益。积精自刚,积气自卫,积神自旺。"

临床所见情志内伤所致的心身疾病,往往较单纯躯体疾病更棘手。在临床上,主要由于情志的原因导致疾病,常常使脏腑气血功能失调,如果能畅达其隐曲,调节其功能,并持之以恒,未必无效。程文圃先生凡遇此类疾病,总是力劝患者"屏烦颐养,或心斋坐忘,或逍遥向禅,而非惟药至上"。

5. 体质之殊,病治不同

中医治病讲究三因制宜,其中"因人制宜"就是指根据患者的年龄、性别、体质等不同特点,来制订适宜的治法与方药。《素问·五常政大论》曰:"能毒者以厚药,不胜毒者以薄药"。说明人有强弱,药有厚薄,以薄治强,则药不胜病,以厚治薄,则人不胜药,因此医者在辨证论治上必须权衡得失,因人制宜,才不致误。

《杏轩医案》多有收录小儿因误治而致肝风内动之急危重证,强调小儿体质稚嫩,易虚易实,治法方药要照顾小儿体质。如强调小儿因热因虚生风,不可用金石之品。因金石之品易锢邪,且预后不良,认为小儿惊证后遗症喑哑"总因多服金石之药"所致。

又如"江氏子足痹误治成废"案,证由右足膝盖痛引腿胂,渐移于左,状类行痹。行痹属风,理当祛风,但程文圃见患儿体质禀赋薄弱,肾元未充,驱逐过猛则血气受亏。古云:"治风先治血,血行风自灭。""小儿所服诸方,非全无治血之品,但桂、麻、羌、独药性太峻烈,故只害无益。且在患儿病初血气未衰,犹可配伍并行,如今患儿因病疲惫如斯,有何风可逐,何络可通?只有培肝肾一法,复有调养脾胃一法。"该案足痹误治成废,皆以治未"因人制宜"。

体质因素在很大程度上决定着疾病的证型以及个体对治疗反应的差异性,它又可影响治疗的效果,对此程文圃深有感悟。如"庄炳南兄素禀火体,病治与众不同"案中,患者痰火素盛,用寒凉之品理所当然,而当患者感暑受凉,身痛寒热,肢冷脉细之阴暑证,程氏依理投用附子理中汤以散寒,却使病情加重,反食馄饨肚肺汤得汗而安。患者为阳盛痰火之体,不耐重温,故而得温剂反使病情加重。程氏始悟得《素问·异法方宜论》为至理真言,不可轻视。再如"洪大登痉病"案中,患者"体虚多劳",初病"夹车紧痛"即服疏风药,以致"卧不能起,口不能张,四肢挛急",程氏根据其体质及病症判其为气血不足证,方定大补元煎以益气养血治其本,终获良效。

因此,临证将辨证与辨质相结合,随证加减,才能切中病机,提高疗效,增强体质,达到预

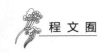

防复发的目的。

三、临证经验

1. 危急重证,治验颇丰

程文囿对于一些病情变化多端的危急重证,临证神闲气定,详辨是非,胆大心细。如"汪心涤兄夫人半产血晕危证"案,见患者因小产血崩而致血脱,他料情况危急非参、附莫救,不盲从古训"用参恐阻恶露",力排众议,终挽患者性命。

至于临证审因不明,意属阳证,又疑阳证阴脉,思维难决之证,程先生往往采用试探法,如"李某阴证伤寒见纯红舌"案中,先探以小剂理中汤;又如"汪氏妇热病喜饮沸汤"案中,先探以小白汤;再如"许妪伤寒,疑难证治"案中,先与一剂药有验再商。试探法灵活又谨慎,给人以启示。

程氏处治巧思佳构,如"次儿光墀单腹胀奇验"案中,因消补两难,忽见梅花蕊放,"会心偶中",选梅花治胀。又治"族兄女痘证并妇感证濒危救回大路"案,前医误将痘作麻治,而出现痘色白、顶陷、痒塌等危候,勉强拟定保元汤,更以糯米、鲫鱼、羊肉煮汁煎药;适时有妇热甚伤津,处以甘露饮而觉药轻,乃加服西瓜汁以增强泻火之力。又如"方玉堂翁孙女暑风惊证,详论病机治法"案中,治暑风急惊,内治以清暑开窍息风,又独出心裁,创外治法,用"黄土一石,捶细摊于凉地,上铺荷叶,再用蒲席与儿垫卧",类似物理降温。在"族弟羲采血涌欲脱"案中,因患者水火失济而致吐血,别出心裁用咸寒之团鱼汤煎药,加强滋阴潜阳之力,吐血旋止。

著名中医学家邹云翔曾在李济仁《杏轩医案并按选粹》序中写道:"今日社会每个人论中医只能治慢性病,不能治急证,这是片面的看法,读程杏轩之医案可以了解先生之治急性病,随机应变,活泼泼地如珠走盘,故能立竿见影,效如桴鼓。"

2. 治疗肝病,详审内外虚实

治疗头痛、眩晕等疾病时,程文囿尤为重视病属内伤或属外感。如其治一翁自病肝郁,寒热胁痛,口苦食少,呻吟不寐,病似外感,患者自以为外感,服药屡不效。程氏诊脉弦急,又知其平日情志抑郁,辨为肝木不舒,与加味逍遥散,一服而效,数服而安。由此可见,内外不辨,是导致病情加重转坏的原因。

在"别驾菽田何公仆妇子痫"案中,一仆妇,重身九月,偶患头痛,前医不辨内外,便作外感治,以致妇头痛益甚,呕吐汗淋,最后忽神迷肢掣,目吊口噤,乍作乍止,坏病致危。又如"饶厚卿兄幼女因热生风之证,治愈并明其理"案,幼女三岁,前医仅凭患儿"发热目赤"而判为外风生热,投用羌活、荆芥、防风等辛散之品,实为草率,以致目肿如李,眵流如胀,热甚搐搦。程氏诊曰:"风热二字,不可概言,须知内外标本之别。因风生热者,乃外入之风,风胜则热遏,散其风而热自解,所谓火郁发之,此风为本,热为标也。因热生风者,乃内出之风,热胜则风旋,清热而风自熄,所谓热者寒之,此热为本风为标也。医家因风热二字,义未解明,模棱施治,是以多误。"它如治疗头痛、眩晕、耳鸣、肢掣等病证,强调"(肝风)此非外来之风,由乎身中阳气变化。故曰:诸风眩掉,皆属于肝。第肝为刚脏,须和柔济之。治用和阳熄风,及养阴甘缓等法。"均体现程氏重视详察肝病之标本内外,以防施治有误。

3. 治疗情志疾病,重视怡情静心、饮食调养

《杏轩医案》强调情志致病的作用,针对此类疾病,在准确把握病因基础上,提倡怡情静

心,以消除致病因素,达到祛疾疗病的效用。如"鲍觉生宫詹,郁伤心脾,证类噎隔,殆而复生"案:"鲍氏数月来通宵不寐,闻声即惊,畏见亲朋,胸膈嘈痛,食粥一盂,且呕其半,粪如羊矢,色绿而坚,平时作文颇敏,今则只字难书,得无已成隔证耶?"程氏认为:鲍氏体质本弱,兼多抑郁,心脾受伤。遂嘱鲍氏,内伤日久,治无速效;因病关情志,当静养而不可徒恃药力。之后鲍氏续得弄璋之喜,喜胜忧,半月后病果渐瘥。

又如"叶习方甥麻疹"案:患儿稚年出麻,麻后见热久不退,干咳无痰,肌瘠食少,粪如羊矢,神形疲困。程氏治以养阴保液,清肺润肠。方定麦易地黄汤,加石斛、沙参、玉竹、芝麻、阿胶、梨汁、白蜜,并令饮人乳,食猪肚汤。遵古人"谷肉果菜,食养尽之"之训,假物类脂膏,以补人身血液。药食并进,热嗽渐减,便润食加,调治一月,诸候均愈,肌肉复生。

4. 治疗妇科疾病,注重调经补气、调理奇经

经带胎产是妇女独特的生理特点,妇科疾病中月经异常尤为多见,而且易导致孕育胎产带下诸病证。月经失常,则交而难孕,孕而不固,易成产病。程氏在诊治妇科病中,特别重视月经异常与否。如"许妇内伤经闭辨明非孕"案,前医多人诊为怀孕,安胎治疗,"愈医愈剧"。程文囿细问而知"停经九月,失红三次",认为"谅非孕征",遂用调经之法,程氏说:"女子二七而天癸至,任脉通,太冲脉盛,月事以时下,故曰月经,经者常也,反常则为病矣。是以妇人首重调经,经调则百病不生,失调则诸证蜂起。"可知其力主调经之一斑。

程氏辨治不孕症,调经为先,认为妇人无子者,每有月经不调,不调则血气乖争,难以怀孕。其治"张观察如夫人经期不调"案即为佐证,病妇多年不孕,"间寝食如常,唯月事失调"。程氏议曰:"即无他患,恐难孕育",于是以加味归脾汤养心脾而调经,并服毓麟珠补冲任而种子,则"阴阳和协,冲任调匀,则合浦珠还,蓝田玉苗,可预必也。"

另外,程氏治疗妇科血崩之证时,竭力强调补气止崩。对经来血崩、胎动血崩、产后血崩、老年血崩等,则投补气重剂,倡用补气固脱的独参汤,补气益心的归脾汤,补气升陷的补中益气汤等。他认为:"气为血之帅,暴崩气随血脱,每见晕汗诸证,故宜甘温以益气。盖有形之血不能速生,无形之气所当急固。"如"洪召亭翁夫人胎动血晕急救保全"案:"血脱益气,舍独参汤别无良药。"急用人参一两煎服而瘥,并曰:"胎产不可服参殊属谬语。"它如"吴妇血崩","朱百春兄令姊半产崩晕寒热似疟","农人某攻痞动血昏晕急证","某妇胎动下血"等案,皆是以重用补气为主。程氏谓补中益气汤为安胎圣药,治疗胎动下血,屡用皆验。

程氏还善于调理奇经治疗妇科病。奇经之冲任督三脉同起子胞中,一源三歧,皆络于带脉。程氏认为月经的行止、孕育与奇经息息相关,"冲为血海,任主胞胎,二脉交通,乃能有子","冲任不足,即无他患,恐难孕育"。其治疗不孕,调补冲任,前述"张观察如夫人经期不调"案即是例证。崩证补益心脾施之归脾无效,为冲脉不固,因"冲为血海,血犹水也,若江河之流行,设有枯涸崩决,其为患也大矣"。故用补肾培冲之法始可收功。经闭则责之"血海干枯"或冲脉瘀阻。

又如"鲍莳春部曹尊堂血枯久伤奇经"一案,程氏辨病因为"产育多胎","冲任受亏",前医用"归、地养阴,参、芪益气,均无灵效",因"冲脉起于气街,任脉起于中极之下,淋痛诸候,必有所关。即寒热一端,亦阳维为病耳,病由血海空虚,损及奇经八脉",故"宗《内经》血枯,治以四乌鲗骨一藘茹丸"。

再如"王明府夫人积聚久痛"案,产后少腹起有痞块作痛,程氏根据"《经》云任脉起于中极之下,循腹里,任之为病,其内若结,男子七疝,女子瘕聚"和"冲为血海",诊为冲任为病,

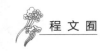

"先商煎剂,调和冲任,使其脉络流通,气机条畅"。

即使是一般妇女杂病,程氏亦从奇经论治,"汪商彝翁夫人风寒袭络之证"案,症见颈脊酸痛,喜暖畏寒,欲人揉打,纠缠两月,"医用羌独防风以驱风,香砂陈皮以理气,屡服不应",程氏从督脉调治,"方定当归、枸杞、杜仲、巴戟天、附子、鹿角胶霜、狗脊、五加皮、秦艽、桑枝等,四剂痊愈"。

总之,程氏精通奇经理论,悉心遣用奇经药物,"间出新意,以济古法之未及"。

5. 治睾丸肿痛,注重邪传厥阴,温经散邪

如"吴礼庭兄时感肿腮消后,睾丸肿痛"案:"礼兄平素体虚,时感寒热,耳旁肿痛。维时此证盛行,俗称猪头瘟。前医与清散药两剂,耳旁肿消,睾丸旋肿,痛不可耐,寒热更甚。"程文圃认为:耳旁部位属少阳,睾丸属厥阴,肝胆相为表里,料由少阳之邪,不从表解,内传厥阴。仿暖肝煎加吴茱萸,一剂而效。其族兄泽瞻病此,程氏诊之曰:"得无耳旁肿消,睾丸肿痛乎?"程泽瞻惊问:"子何神耶!"亦用前法治愈。程文圃后阅及新安前辈医家汪文绮《杂证会心录》,载有肿腮一证云:"医不知治,混投表散,邪乘虚陷,传入厥阴,睾丸肿痛,耳后全消。"该案患者因腮腺炎合并睾丸炎,古代大多数医家从疫、热、毒入手,治疗上取清、散、消等法治之。现在医家亦是如此。而程氏独认为,少阳之邪易传厥阴,治应用温经散邪,以暖肝煎加吴茱萸,一剂消除睾丸肿胀疼痛兼有恶寒发热现象。

6. 治血证擅用气血双补、滋阴降火

如"农人某攻痞动血昏晕急证"案:"久患痞积,腹如抱瓮。偶遇方士,教以外用灸法,内服末药,即可刈根。某信之。数日后忽觉心嘈如饥,吐下紫瘀,成碗成盆,头晕不能起坐,无力延医。舁至镇中戚家,招予往视。病者踡卧榻上,闭目呻吟。方欲诊脉,血又涌出,状如豚肝,遍地皆污,昏晕、手战、咬牙。戚家恐其脱去,急欲扛回。予按脉虽虚细,尚未散乱,戒勿惊扰,姑俟之。少顷晕定,令先灌米饮,以安其胃。续党参汤,以益其气。再予八珍汤一剂,嘱尽今晚服尽,明日再商。诘朝来人请云:昨服药,血幸止,惟心慌气坠,睡卧不安。思血脱之后,心脾必亏,乃易归脾汤加黑姜,令其扛归,多服自效,后果如言。"此农人"久患痞积,腹如抱瓮",虚中夹实,岂可急攻。方士不察,投以峻剂,而致"吐下紫瘀,成碗成盆",患者由于出血较多,以致"昏晕、手战、咬牙"。当此气血将脱之际,程文圃判定"脉虽虚细,尚未散乱","戒勿惊扰",待其眩晕平稳安定之后,"先灌米饮",以固护胃气,续用独参汤益气摄血,继以八珍汤气血双辅,终使出血得止,转危为安。因血出过多,致心脾亏虚,"心慌气坠,睡卧不安"故用归脾汤善后,方中加用黑姜,取其自干姜泡黑后,性味变为苦温,无辛散之弊,而专于温中辍血。

又如"龚西崖兄咳血"案:"向患血证,发将匝月,医用血脱益气之法,未为不是,惟嫌脉数不静,肌热咽干,呛咳莫能正偃,咳甚则血来,咳止血亦止。血去阴阳,阴不恋阳,水不制火,刻值金燥秉权,肺被火刑,金水不相施化。《医贯》云:不投甘寒以降火,骤用参、芪以补阳,此非医误,不知先后也。自述胸脘乍觉烦冤,即咳频血溢。按冲为血海,其经起于气街,挟脐上行至胸中。冲脉动,则诸脉皆动,岂非下焦阴火上逆,血随火升之故耶?火在丹田以下曰少火,出丹田以上曰壮火,少火生气,壮火食气,欲止其血,须止其嗽,欲止其嗽,须熄其火。然非寻常清火止嗽之药所能奏功。务使下焦阴火敛藏,火不上逆,金不受刑,嗽止血自止矣。"本案"向患血证,发将匝月"。程氏认为,病久体虚,虚而复病,可想而知。"刻值金燥秉权",肺受火克,清肃之令不行,故而"脉数不静","呛咳莫能正偃"。治疗应以甘寒滋润的药物为

主,达到"壮水之主,以制阳光"的目的,此时切忌过投温补药物,以免更伤其阴。所谓"血脱益气",乃急救之法也。今血虽出而尚未至脱,骤用此法必气壅而烦冤,咳频而血溢。云非医过,指其功可扶正,但施之非时,难免法乖。故凡血证由阴火上腾所致者,必须滋阴降火,导龙归海,阴火敛藏,自无上逆之机,金不受刑,岂有咳血之变哉?"

四、医论医话选录

1. 咳久医误治用温肺涤邪

岐伯虽言五脏六腑,皆令人咳,然其所重,全在于肺。盖皮毛者,肺之合也。皮毛先受邪气,邪气以从,其合其寒,饮食入胃,从胃脉上至于肺则肺寒。肺寒则内外合,邪因而客之,则为肺咳。是咳之不离乎肺,犹疟之不离乎少阳。据谕病缘夏热,晓起感冒凉风,更兼饮冷,始而微咳,渐至咳甚,服药月余,咳仍不已。经云:形寒饮冷则伤肺。此致病之大端。医者只知天时之气热,不察人身之脏寒,频投滋润,希冀清火止咳,适燕指南,无怪药愈服而咳愈频也。盖肺为娇脏,性虽畏热,然尤畏寒,金被火刑固为咳,金寒水冷亦为咳。五行之理,生中有克,克中有生,金固生水者也。然金寒则水冷,使非火克金,则金不能生水矣。

譬诸水冰地坼,犹以霜雪压之,其能堪乎?诊脉沉细,口不干渴,时当盛暑,背犹怯风,使非温中涤邪,何以春回谷。倘再因循贻误,寒邪不解,久咳肺伤,更难为计,拟温肺汤一法。

(《杏轩医案·辑录·周都宪咳久医误治用温肺涤邪》)

2. 论痢疾辨治

痢疾古名滞下,然此滞字,非单指饮食停滞之谓,言其暑湿内侵,腑气阻遏而为滞耳。长夏感受暑邪,伏于肠胃,新秋患痢,腹痛后重,赤白稠黏,日夜频次。考古贤治痢,不外通涩两法。大都初痢宜通,久痢宜涩。夫暑湿邪热,客于营卫则生疮疖,入于肠胃则为泻痢。痢之红白,如疖之脓血,脓血不净疖不收,红白不净痢不止。证在初起,治贵乎通。经曰:通因通用。然此通字,亦非专指攻下之谓,言其气机流行而无壅滞,乃为通耳。丹溪以河间发明滞下证治,和血则便脓自愈,调气则后重自除二语,实盲者之日月,聋者之雷霆。特其方法,每用芩连槟枳,苦寒攻伐,藜藿汹属合宜,膏粱恐难胜任。敝郡汪氏蕴谷书称,痢疾即时疫,浊邪中下,名曰滞。亦杂气之所乘,故多传染于人。其自定黄金汤一方,药虽平淡无奇,然于逐邪解毒之义,颇为切当。谷食不减,胃气尚强,约期二候,可以奏功。

(《杏轩医案·辑录·曾宾谷中丞痢疾》)

3. 论瘵证辨治

轩岐论五郁,首究乎肝。肝主春生之气,春气不生则长养收藏之令息矣,而欲其无灾害者几希。夫病端虽始于肝,久则滋蔓他脏。肤浅见血投凉,因咳治肺者,固无足论。即知求本而不审诸阴阳消长之理,依然隔膜。所谓补阴补阳,义各有二。芩连知柏,有形之水也。麦味地黄,无形之水也。以无形之水,制无形之火,如盏中加油,其灯自明。干姜桂附,温烈之温也。参、甘草,温存之温也。以温存之温,煦虚无之气,如炉中复灰,其火不熄。日内咳频,痰犹带血,似须先投甘寒以降火,未可骤用参以补阳耳。《医贯》云:凡人肺金之气,夜卧则归藏于肾水之中,肾水干枯,无可容之地,故复上逆而为患矣。病始不得隐曲,渐至不月,风消喘咳息贲,莫能正偃。所以然者,虽云火炽之相煎,实由水亏之莫济。夫火空则发,使非填实其空,炎焰何能敛纳。王太仆云:益心之阳,寒亦通行,强肾之阴,热之犹可,诚见道之论。昨论便溏,多恐脾元下陷,夜来便圊数次,烦热少寐。夫土为物母,心肝肺肾,若四子焉,子虚

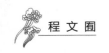

尚可仰给母气,苟土母倾颓,中无砥柱矣。古人论脾肺两亏之证,最难措置,方欲培土强脾,恐燥剂有妨于阴液,方欲濡燥生津,恐润剂有碍于中州,惟上嗽热而下不便溏,下便溏而上不嗽热者,方好施治耳。今日用药,当以扶脾为急。昔士材先生治虚劳,尝云今日肺病,多保肺药中兼佐扶脾。明日脾病,多扶脾药中兼保肺。亦因时制宜法也。但脏真损伤已极,药饵恐难图成。

(《杏轩医案·辑录·龚暗斋观察令媳瘵证》)

4. 论眩晕辨治

经曰:水火者,阴阳之征兆也。肾为坎卦,一阳居二阴之间,故须阴得其平,然后阳藏于密,童年知识已开,阴精早泄,此致病之大端。及壮,血气方刚,尚不觉其所苦,人四十而阴气自半,起居日衰,精神不充,蝉联疾作。诊脉尺虚细涩,寸关大于平时,按尺为肾部,脉见细涩,肾虚奚疑。寸关大于平时,阴弱阳浮之象耳。夫医之治病,不以用补为难,而以分别水火气血为难。冯氏书云:小病治气血,大病治水火。盖气血者,后天有形之阴阳也。水火者,先天无形之阴阳也。太极之理,无形而生有形,是治大病,可不以水火为首重耶。请以不寐言之,人知其为心病,而不知其为肾病也。心虽为神舍,而坎离尤贵交通。越人以阳不入阴,令人不寐,岂非水火未济,坎离失交之故乎,内经又有头痛巅疾,下虚上实,过在足少阴巨阳之语。形容厥晕,病机最切。方书称风、称火、称痰,漫无定见。景岳师其意,以为无虚不作眩,治当上病疗下,滋苗灌根。精矣精矣。暂服煎剂,再订丸方。王道无近功,内观颐养为要。旧患眩晕,忪忡不寐,遗泄,本属心肾两亏,水火失济,曾订煎丸,服经十载。兹诊脉候平和,精神矍铄,此亦颐养之功,非全关草木之力也。惟食多尚难运化,腰膂时痛,遗泄间或有之。药物所需,仍不可缺。考古人用药,有攻病保躯两途,攻病则或凉或热,当取其偏,保躯则适其寒温,宜用其平。盖温多恐助相火,精关不藏,润多虑伤脾阳,坤元失健,如云食蜜,便即溏泻。脾虚不胜润滑之征。青娥丸固能治肾虚腰痛,但故纸胡桃味辛性温,久而增气,恐其助火,且常服丸药,亦须分别气候。夏令炎热,远刚近柔,以防金水之伤。冬令严寒,远柔近刚,以遂就温之意。将交夏至,一阴初变,元精不足之时,商以益阴保金,兼调脾胃,秋季再为斟酌。

(《杏轩医案·辑录·吴春麓仪曹不寐眩晕》)

5. 厥证治法节略

伤寒论厥证,分别阴阳,阴厥属寒,阳厥属热,寒宜温而热宜凉。杂病论厥证,分别虚实。夺厥、煎厥、痿厥为虚,薄厥、尸厥、食厥为实,实可消而虚可补。病由情怀不释,肝失条达,血气日偏,阴阳不相顺接,因而致厥。与全虚全实者有间,理偏就和,宜用其平。偏补偏消,乌能治情志中病。厥证妇人常有之,其为情志郁勃,致病显然。惟昼夜频发,阴阳脏气俱伤,却为可虑。若乍发乍止,疏而且轻,亦无妨碍。所嫌病关情志,难以除根,务须戒怒舒怀,惜劳静养,冬令收藏之际,加意慎持,来春草木萌动,庶可不致复发。厥证有因痰者,有不因痰者,因痰而厥,厥时喉中必有痰声漉漉,此则厥来寂然无闻,且痰厥脉应带滑,今脉细兼弦涩,洵属气厥无疑。持脉之道,须知人之平脉,然后察其病脉,质亏脉细,此其常也。惟细中见涩,右寸关兼带弦象,故主病耳,涩者血虚气滞,弦者胃弱肝强,细小弦涩,主病尚轻,牢大弦长,主病重矣。诸厥属肝,女子以肝为先天,肝主怒,怒则气上。经云:血之与气,并走于上,乃为大厥。其由肝郁为病可知。考古人治郁证,多用越鞠逍遥二方,但越鞠燥而逍遥则润矣,越鞠峻而逍遥则和矣。治肝三法:辛散、酸收、甘缓。逍遥一方,三法俱备。木郁则火生,加丹栀,名加味逍遥。滋水以生木,加熟地,名黑逍遥。《己任编》中一变,疏肝益肾汤,再变滋肾生肝饮。前用逍遥减木者,恐其守中,用丹皮减山栀者,恐其苦泄伤胃也。肝胃二经同病,须分别其肝阴胃液已亏未亏。如阴液未亏,气药可以暂投,若阴液已亏,治惟养阴濡液。所谓胃为阳土,宜凉宜润,肝为刚脏,宜柔宜和。叶氏论治郁证,不重在偏攻偏补,其要在乎用苦泄热而不损胃,用辛理气而不破气,用滑润濡燥涩而不滋腻气机,用宣通而不揠苗助长数语,深得治郁之理。血虚治当补血,四物汤为补血之首方。然其中尚须分别阴阳。若血虚肝燥,木火沸腾,芍药微酸微寒,在所必需,地黄先应用生,凉血生血,继则用熟,补水涵木,川芎辛窜,固属不合,当归亦须蒸去辛温之性。

养血诸药,除四物外,惟丹参为胜。本草言其色赤入心,有去瘀生新之能,功兼四物,乃女科要药,可以备用。木郁生火,火则宜凉,第此火非从外来,良由木失水涵,以致肝阳内炽,芩连知柏,苦寒伤胃,洵非所宜。不若生地丹皮之属,清肝凉血为稳。

五行克制,木必犯土,肝气上逆,胃当其冲。洵其厥来,脘中有块,按之则痛,食下阻滞,此肝犯胃,厥阳顺乘阳明故也。既知气逆为患,治应先理其气,无如气药多燥,肝阴胃液已亏,如何燥得?经言兰除陈气,并能醒胃舒肝,可加为引。桑叶轻清,能泻肝胆之郁热,叶案每与丹皮同用见功。虚则补其母,肝肾同治,乙癸同源乃治肝病第一要诀。然须俟其痞消厥定,以作善后之筹。若用六味汤,可加当归、白芍,或去山萸,恐其温肝故也。如用须陈者乃佳,分两减轻,并用盐水拌炒。肢擎名为肝风,此非外来之风,由乎身中阳气变化。故曰:诸风眩掉,皆属于肝。第肝为刚脏,须和柔济之。治用和阳熄风,及养阴甘缓等法。至于钩藤、菊花、桑寄生,均有平肝熄风之能,发时随宜加入。《内经》有肝苦急,急食甘以缓之之语。《金匮》出甘麦大枣汤,只用甘草、小麦、枣肉三味。盖小麦春生,肝之谷也,最能养肝,合诸甘草、枣肉之甘,以缓其急,后贤治肝风诸病,每参此法。木喜滋而恶燥,阴亏血燥之体,或逢天时阳气泄越,或触情志恚嗔,因而激动肝风,变幻痉厥,纠缠日久,阴液内竭,可以借用《千金》之复脉汤。盖脉乃血派,血脉既亏,藉其药力以通营卫,致津液,叶氏于方内除去姜桂益精。诸厥虽属肝病,然心为君主之官,主安则十二官各得其职,厥发日久,肝风内扇,震动心营,养心安神药品虽多,首推抱木茯神者。盖茯神本治心,而中抱之木,又属肝,以木制木之义。其次柏子霜,既能养心,更可润肾滋肝。用枣仁须猪心血拌蒸晒,用麦冬须辰砂拌染,或加琥珀龙蛎,均有镇静之功。肥人之病,虑虚其阳,瘦人之病,虑虚其阴。阴亏后下,则阳越于上,下虚上实,而为厥巅之疾。是故养阴药中,必佐以潜阳者,如畜鱼千头,须置介类于池中之意。牡蛎、鳖甲、淡菜、龟板,皆介类也。方中只用牡蛎、鳖甲者,取蛎之咸能软坚,鳖之色青入肝,不独潜阳已也。

(《杏轩医案·辑录·鲍禹京翁夫人厥证治法节略》)

五、医案选录

1. 产后感邪案

丹溪云:产后当以大补气血为主,他证从末治之。言固善矣,然事竟有不可执者。乾隆乙巳仲夏,岩镇许静翁夫人病,延诊。据述:产后十二朝,初起洒渐寒热,医投温散不解,即进温补,病渐加重,发热不退,口渴心烦,胸闷便闭。时值溽暑,病患楼居,闭户塞牖。诊脉弦数,视舌苔黄。告静翁曰:夫人病候,乃产后感邪,医药姑息,邪无出路,郁而为热。今日本欲即用重剂清解,恐生疑畏,且与一柴胡饮试之,但病重药轻,不能见效,明早再为进步。并令移榻下楼,免暑气蒸逼。诘朝视之,脉证如故,舌苔转黑。众犹疑是阴证。予曰:不然。阴阳二证,舌苔皆黑。阴证舌黑,黑而润滑,病初即见,肾水凌心也。阳证舌黑,黑而焦干,热久才见,

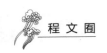

薪化为炭也。前方力薄，不能胜任，议用白虎汤加芩连。饮药周时，家人报曰：热退手足微冷。少顷又曰：周身冷甚。静翁骇然，亦谓恐系阴证，服此药必殆。予曰：无忧，果系阴证，前服温补药效矣，否则昨服柴胡饮死矣，安能延至此刻。此即仲景所谓热深厥亦深也，姑待之。薄暮厥回复热，烦渴欲饮冷水，令取井水一碗，与饮甚快。予曰：扬汤止沸，不若釜底抽薪，竟与玉烛散下之。初服不动，再剂便解黑矢五六枚，热势稍轻，改用玉女煎数剂，诸候悉平，调养经月而愈。众尚虑其产后凉药服多，不能生育。予曰：无伤，经云有故无殒。至今廿载，数生子女矣，壬戌岁，与订朱陈焉。予来岩镇谭医，自静翁始。

（《杏轩医案·初集·许静亭翁夫人产后感邪重用清下治验》）

按：前有朱丹溪云："产后当以大补气血为主，他证从末治之"，医者拘泥于其说，投以温补，而致病渐重，程氏深谙《黄帝内经》"有故无殒"之理，师古而不泥于古，审证求因，循因论治，于众惑之中力挽狂澜，先投以柴胡饮以清其外邪内火，继而加白虎汤加芩、连治之，后以玉烛散下之，釜底抽薪，解除症结。终以玉女煎以清阳明气火之余，同时补少阴阴精之乏，使"经月而愈"。

2. 素禀火体病案

炳兄禀质多火，喜凉恶热，夏月常以冷水灌汗，露卧石地为快，素患痰火，方用生地、丹皮、麦冬、山栀、瓜蒌、黄芩、知母等味，发时服之即安，乃至他病亦服此方，并食肚肺馄饨汤，汗出即解。暇时向予道及，予曰：痰火药应用凉，若凡病守服一方，似无此理。倘属伤寒阴证，恐其误事，后当慎之。一日果患阴暑感证，寒热身痛，脉细肢冷，予投以附子理中汤不应，再强服之，病反加重，坚不服药。索食馄饨肚肺汤，予谓荤油腻邪，戒勿与食，不听。食后得汗反安，欲服常治痰火方，家人劝阻不可，竟服之。病却，后亦无损。予思咫尺间，人病体质之殊若此。则南北地土不同，风气各异，其人其病又何如耶。《素问》异法方宜论，不可不玩索也。

（《杏轩医案·初集·庄炳南兄素禀火体，病治与众不同》）

按：《素问·异法方宜论》指出："一病而治各不同"，不同地域、不同环境，人的体质各有不同，发病特点自然不同，在治疗上更要"得病之情，知治之大体"。程氏原认为，患者痰火素盛，用寒凉之品理所当然，但治病需求本。用药需对证，应慎用治痰火方及肚肺馄饨汤。后患者现阴暑证，其依理投以附子理中汤以散寒，反使病情加重。由此反思，得出结论，盖因阳盛痰火之体，不耐重温，故得温剂反病甚，后食肚肺馄饨汤而病安。可见，在临证遣方用药之时，要遵循"因地制宜，因人制宜"的治疗原则，不仅要辨证论治，还应综合考虑体质、地域等因素对疾病的影响。

3. 暑风惊证案

玉翁孙女年四龄，夏间感受暑风，热发不退，肢搐体僵，目斜口龄。予曰：此暑风急惊也。暑喜伤心，风喜伤肝，心肝为脏，脏者藏，邪难入亦复难出，证虽可治，然非旦晚能愈，且内服煎药，仍须参以外治之法。令挑黄土一石，捶细摊于凉地，上铺荷叶，再用蒲席与儿垫卧，慎勿姑息，俟热退惊定，方可抱起。药用防风、香薷、柴胡、钩藤、连翘、川连、石膏、木通、生甘草，引加鲜菖蒲、扁荚叶，清暑疏风，一切金石之类，概置不用。盖病因暑风生热，热生惊，金石镇坠锢邪，最为害事。依法服药，守至七朝，热退惊定。渠家以为病愈，恐久卧凉地不宜，将儿抱置床上，当晚热复发。予令仍放土上，热即退。尚不之信，次晚复抱起，热又发，乃问所由。予曰：邪未净也。又问：邪何日可净？予曰：伤寒以十二朝为经尽。大概亦需此期。届期上床安卧，不复热矣。药换养阴调和肝胃，诸羔皆平。惟喑哑不能言，其母忧甚。予曰：无伤，将自复。阅三月，果能言。予按此证，小儿夏间患者甚多，治不如法，往往不救，较之寻常惊证特异考诸古训，鲜有发明。惟近时吾郡许宣治先生，叙有十则，辨论颇详。至若卧置土上，垫用荷叶一法，犹未言及治此证，每用此法获验，盖土能吸热，荷叶清暑故耳。特其惊之作，必由热盛而成，然弃之也。再按：惊后喑哑一证，诸书亦未论及，每见证轻者，病后多无此患，重者有之。然有喑至一两月愈者，有三四月愈者，有终身不愈者，予堂侄女，惊后数载始能言。又见保村族人子，惊后喑哑，至今十余年，竟不能愈。其故总因多服金石之药所致，若未服此等药，虽包络暂闭，当自开耳。

（《杏轩医案·初集·方玉堂翁孙女暑风惊证，详论病机治法》）

按：暑风治病，易犯心肝，导致痉厥之变，抽搐神昏。程氏内治以清暑开窍息风，同时别具一格创外治法，用黄土、荷叶置于凉地以导热降温。黄色入脾，土能吸热，荷叶能清暑，颇似现今西医学的物理降温法。程氏凡遇此证，皆用此法获验，后期再用养阴生津之法调理，效起沉疴。

4. 小产血晕危证案

汪心涤兄夫人，体羸多病，怀孕三月，腹痛见血，势欲小产，延余至时，胎已下矣。血来如崩，昏晕汗淋，面白如纸，身冷脉伏。予曰：事急矣，非参附汤莫挽。金谓用参恐阻恶露，予曰：人将死矣，何远虑为？亟煎参附汤灌之。少苏，旋复晕去，随晕随灌，终夕渐定，续用参术草归地枸杞大剂浓煎，与粥饮肉汁间服，旬日始安。再投归脾汤数十剂乃愈。后张效伊芳翁夫人，证同，亦照此法治验。乾隆甲寅秋，予室人叶孕三月，胎堕血晕，日进参十数两乃定。后仍半产数次，势皆危险，均赖补剂挽回。倘惑于浮议，并殆矣。

（《杏轩医案·初集·汪心涤兄夫人半产血晕危证》）

按：产后血崩，而致晕厥，神志昏迷，大汗淋漓，面色苍白，四肢冰冷，脉象伏似无，乃气随血脱之血晕危证。"急则治其标"，半产后，虽有恶露，用人参可能对患者有不利之处，但在气血虚脱亡阳之时，只有参附汤"能瞬息化气于乌有之乡，顷刻生阳于命门之内"，程氏临证不惑，执有定见，力排众议，坚持以本方治之，终力挽狂澜，救患之命。后予"缓则治其本"治之，补脾胃益气血之化源，气血同补缓图收工。

5. 妇人痹证案

王妇周体痹痛，医作风治，卧簧月余，肢挛头晕。予见之曰：此痹证也。躯壳外疾，虽无害命之理，但病久寝食不安，神形困顿，速救根本，犹可支撑。若见病医病，则殆矣。方定十全大补汤，加枸杞、杜仲、鹿角胶，两服未应，众疑之。予曰：缓则疗病，急则顾命。今病势败坏如斯，舍是不救。且补虚与攻实不同，非数十剂莫效。又服十日，周身发肿，众称病变，予曰勿忧。凡风寒客于人，壮者气行则已，怯者着而为病，本由营气不足，邪陷于里，今服补剂，托邪外出，乃佳兆也。仍命照方多服，痛止肿消而愈。识此为治痹恣用风燥药者戒。

（《杏轩医案·初集·王氏妇痹证》）

按：《素问·痹论》曰"风寒湿三气杂至，合而为痹"，《灵枢·五变》说"粗理而肉不坚者，善病痹"。痹证，其一以正虚为主，邪气侵之；其二以邪实为主，乘腠理空虚而入；其三，病久迁延，本虚标虚。张景岳指出："只宜峻补真阴，宣通脉络，使气血得以流行。"程氏在此案中，深谙景岳之意，以十全大补汤加味治疗，以四物汤治血，以四君子汤治气，加杜仲、枸杞、鹿角胶以补虚，黄芪、肉桂以温里，从而应验"治风先治血，血行风自灭"之理。

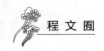

六、代表方选录

(一)《医述》

1. 摩药

组成:豆豉数合。

主治:小儿客忤。

制法:水拌令湿,捣熟,丸如鸡子大。

用法:先摩儿囟顶、足心各五六遍;再摩口及脐。摩之食顷,破视丸中有细毛为验,掷丸道中,痛即止。

2. 黄胖药

组成:红枣,皂矾,锅焦,荷叶,发面。

主治:黄胖,必吐黄水,毛发皆直,或好食生米、茶叶、土、炭。

制法:灰面炒黄,红枣煮熟,去皮核,取肉,锅焦煮烂,皂矾、荷叶煎汁捣丸。

用法:每服三钱。

3. 五方丸

组成:青黛,辰砂,肉桂心,白矾,白芷,巴豆霜,黑附子,麝香,硫黄,雄黄。

功效:截疟。

主治:疟来多发,邪势已衰。

制法:上各为末,棕捣为丸,如梧桐子大,辰砂为衣,日中晒干。

用法:疟发之日,早一二时辰用新绵裹塞鼻内,男左女右。

4. 暑风饮子

组成:防风,柴胡,香薷,连翘,赤苓,半夏,钩藤,石膏,扁荚叶,甘草。

主治:暑风急惊。

加减:风胜,加羌活;热胜,舌如杨梅,加黄连;小便不利,加木通;人事昏迷,加鲜菖蒲。

5. 擦舌吐痰方

组成:酸梅草。

功效:能除胶固之痰,频用不伤胃气。

主治:痰在膈上。

用法:采取苗叶,洗净晒干为末,醋调。用新羊毛笔蘸药擦舌根上。能吐胸膈之痰,如左胁有痰,药擦舌左,右亦如之。倘痰在背,药擦对舌根之上腭,擦时痰随而出。

6. 营卫返魂汤

组成:生首乌,当归,赤芍,小茴香,木通,甘草节,金银花,贝母,枳壳,白芷。

主治:阴证腹痛。

用法:水酒煎服。

7. 参米饮

组成:陈米,人参。

主治:呕吐。

用法:陈米水煎服人参。

(二)《杏轩医案》

1. 十全大补汤加味

组成:当归,川芎,白芍,熟地黄,人参,白术,茯苓,炙甘草,黄芪,肉桂,枸杞,杜仲,鹿角胶。

主治:痹证。

用法:水煎服。

2. 六君子汤加味

组成:人参,白术,茯苓,炙甘草,陈皮,半夏,炮姜,桂枝。

功效:益气健脾,升阳,甘温除热。

主治:脾阳不足。

3. 左归饮合生脉散

组成:熟地黄,山药,枸杞,炙甘草,茯苓,山茱萸,人参,麦冬,五味子。

主治:咳脱音哑。

功效:补肾养阴,补气生津。

4. 大营煎加味

组成:当归,熟地黄,枸杞,炙甘草,杜仲,牛膝,附子,党参,紫河车,鹿角胶。

主治:干脚气。

参考文献

[1] 程杏轩.新安医学名著丛书:杏轩医案[M].北京:中国中医药出版社,2009.

[2] 程杏轩.医述[M].合肥:安徽科学技术出版社,1983.

[3] 李艳,王惟恒.李济仁杏轩医案并按选粹[M].北京:人民军医出版社.2013.

[4] 马维平.程杏轩经典医案赏析[M].北京:中国医药科技出版社.2015.

(赵建根)

吴 亦 鼎

一、生平与著作

1. 生平简介

吴亦鼎,又名步蟾,字定之,号砚丞,清代乾隆至咸丰年间徽州府歙县(今安徽省黄山市歙县)人,生于乾隆五十七年壬子(1792年),卒于咸丰十一年辛酉(1861年)。吴氏始祖原居歙县西溪南,南宋时分出一支,迁至歙南昌溪太湖。他是属此支派的第25代,祖父名广礿,官至五品,做过奉直大夫,医术高明,"施医屡效,远近衔恩",吴亦鼎幼受祖父熏陶,潜移默化。他是太学生,但懒于酬应,独喜岐黄。吴氏精于医理,鉴于历代医家均重药物轻针灸,忽略灸治,故以灸法为线索,对前人经验进行整理,加之己验,编撰了灸法专著《神灸经纶》。又著有《麻疹备要方论》一书。

2. 著作简介

(1)《神灸经纶》

成书于清代咸丰年间,刊刻于咸丰三年(1853年),全书分4卷,总结了清以前灸疗学的成就,是自三国曹操子魏东平王曹翁撰集的《曹氏灸方》7卷(已佚)以后,我国灸学史上比较全面、系统地论述灸法的专书。

《神灸经纶》分别总结了清代中期以前的灸法理论、经脉循行和诸病辨证施灸,其中灸法理论包括蓄艾、灸忌、灸后调养等理论,诸病辨证包括内、外、妇、儿诸病。每一经络均采用歌诀体裁,颇便记忆,并有附图,实用性很强。吴建纲在该书序中说:"以其书平淡无奇,不为金玉锦绣,而为布帛粟菽,通其意足以卫生,用其法足以济世。"对该书做了恰如其当的评价。该书虽专一论灸,但吴氏却认为汤液、针、灸,三者其用不同,而为医则一,应予同样重视。《神灸经纶》舍针言灸,集先贤灸法之精义,汇一生灸法之经验,内容丰富翔实,对灸法理论多有阐发,并把灸法广泛应用于临床各类疾病治疗中,同时阐述了针与灸的内在联系,"由灸而知针,由针而知道",重用灸法补针及汤液之所不及,介绍用灸法治疗各科疾患达400余种。

现存咸丰三年(1853年)古歙吴氏刊本、1992年《新安医籍丛刊》本等。

(2)《麻疹备要方论》

为麻疹专著,刊于咸丰三年(1853年)。书中简要地介绍了麻疹的病原、脉证、各种兼证、禁忌以及备用诸法等。现存咸丰三年(1853年)刊本。

二、学术思想与特色

吴亦鼎的学术思想主要体现在其所著《神灸经纶》中。该书集王焘《外台秘要》及西方子之灸法,较全面地总结整理了清及清以前灸法经验,体系完备,内容翔实,是一部理法并重、切合实用的灸法专著,对灸法的记载为后世研究灸法提供了宝贵的文献。吴氏力倡灸法,用灸强调明证善治;注重审穴,分经论灸;重视施灸的顺序与补泻等,对现代针灸临床具有重要的指导意义。

1. 灸针并重,力倡灸法

灸法是中医学中最古老的疗法之一。《灵枢·官能》曰"针所不为,灸之所宜",为灸法的发展奠定了理论基础。三国魏晋时期出现了大量灸疗专著。而吴亦鼎所处年代,众多医家认为针灸不如汤药,且当时清廷拘于封建礼教等原因,于清道光二年(1822 年)以"针刺火灸,究非奉君所宜"为由,下令太医院废止针灸科,从而造成了重汤药而轻针灸的局面。面对这种情况,吴氏决计补偏救弊,丰富治疗手段,乃悉考王焘所撰《外台秘要》及西方子《西方子明堂灸经》等灸法专著,撰著《神灸经纶》一书,大力倡导灸疗。

灸材主要取用艾,他主张用三年以后的陈艾,"以艾性纯阳,新者气味辛烈,用以灸病,恐伤血脉。"必须"待三年之后,燥气解,性温和,方可取用"。使用时,须"净去尘垢,捣成熟艾","复以手细揉,坚团作炷",方能用于患者。

吴氏重视灸法之效,但并非轻针药之功,主张灸针并用,灸针并重,与唐代王焘不同。王焘重灸废针,认为"针能杀生人,不能起死人",而失之偏颇。吴氏则指出:"病有万变,治亦有万变",目的是中病而已。他强调针灸汤药各有所长,临床应随证选用,或相互配合。如"卒厥宜用针法","洞泻寒中脱肛者,灸水分百壮,内服温补药自愈",小儿惊风"治法多端,无如灸法神妙"。之所以著灸法专著,是由于针法操作较为深奥,难以普及,且针刺手法"未可言传","非神而明之者,莫能窥其奥旨"。相对而言,灸法"尚可度识",易于学习、传授。因此为弘扬针灸,先倡导灸法。

2. 用灸施药,明证善治

吴亦鼎强调,灸疗亦应在辨证明确的基础上施行。他指出:"医有脉证不明而能为人全治者乎? 无有也。人所生病,奇变百出,有一病即有一名,名不正则言不顺,言不顺则事不成,古之人所以见垣一方者,无他焉,明证善治而已矣。"他将灸法治疗比之于医家遣方用药,药不对证,投之枉效,同样,灸治不以临床病情发展而妄投,无异于师出无名,其效果可想而知。他还强调"灸法要在明症审穴,症不明,则无以知其病在阳在阴,穴不审,则多有误于伤气伤血"。施灸时不应刻板执一,脉证不明,岂能施治。如:"阴胜则阳病,阳胜则阴病……取证未确,必至病在阴而反灸其阳,病在阳而反灸其阴。"吴氏举内、外、妇、儿、肛肠等科灸疗之经验,证同病不同者与病同证不同者,施灸治法则不同,同时告诫习医者须明脏腑经络,不离中医经旨。

他指出,"夫症者证也。取证于外,以验其中,必心无疑似,病无遁情,乃可以云治也。"施治者若是取证不明,症为阴而反灸其阳,症为阳而反灸其阴,则病不能愈也。宜多灸者却少灸,则火力不足而病不能愈也。"更有禁灸之穴,灸之伤人。"不可不留心。强调灸法要辨其证候,方能施治,审得其穴,立可起死回生,而不致出现"宜灸多者反与至少,则火力不及,而病不能除,宜灸少者反与之多,则火力太过,而病会反增剧",对灸法的临床运用提供了有

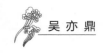

益的启示。

吴氏在灸法治疗疾病时,会根据疾病的不同部位、不同证型采用不同灸法治疗。如治疗反胃证时,根据病位分为中焦病和下焦病,虽同为反胃病,但症状不同,病位不同,治疗时亦不同。再如"中风"篇,将病分为真中和类中,根据其不同的症状表现采用不同的穴位、灸量进行治疗,在《扁鹊心书》也有"半身不遂,语言謇涩,灸关元五百壮"的类似记载,但本书的进步之处在于提出"左患灸右,右患灸左"理论,这与现代医学理论有其相通之处。

3. 注重审穴,分经论灸

吴亦鼎注重灸时取穴,认为取穴的准确与否往往影响治疗效果。他在引言中指出:"用针之要,先重手法,手法不调,不可以言针,灸法亦与针并重,而其要在审穴,审得其穴,立可起死回生。"并言:"凡点穴皆要平正,四体无使歪斜,灸时恐穴不正,徒坏好肉尔。"强调"坐点则坐灸,卧点则卧灸,立点则立灸,反此则不得真穴"。

《神灸经纶》一书中设专篇介绍周身骨度分寸,采用歌赋、图谱的形式便于领会。除运用骨度同身寸、细蜡绳度量等方法外,还较详细地介绍了简便取穴法,对腧穴的正确定位起到很好的指导作用。如人体常用的足三里穴,"从犊鼻下行,骺骨外侧大筋内宛宛中,坐而竖膝低跗取之",在临床中发现在针刺足三里时,若刺到两筋之间效果较好。又如肺俞有三种取穴法:其一,从风门下行三椎下,去脊中各二寸;其二,以手搭背,左取右,右取左,当中指末是穴;其三,肺俞对乳,引绳度之。又如章门穴有四种取穴法:其一,从急脉上行,足太阴脾经之大横穴外,季胁直脐软骨端,脐上二寸,两旁开六寸,侧卧,屈上足伸下足,举臂取之;其二,肘尖尽处是穴;其三,脐上一寸八分两旁各八寸半,季胁端;其四,脐上二寸两旁各六寸。寸法以胸前乳间横折八寸约取之。

吴亦鼎在各部疾病的灸法治疗上,近取本经,远取他经,相互为用,以整体为基础,分经论灸。《神灸经纶》按照病情部位将疾病分为中风证略、厥逆证略、首部证略、中身证略、手足证略等10个证略,详论病因病机。在其灸法治疗上,选取本经穴位进行灸疗,同时兼顾选用他经,相互为用,临床上往往取得显著疗效。对于头部疾患,根据疼痛部位或病变部位的不同,或选督脉之穴,或选膀胱经之穴,兼及他经的穴位,进行灸疗;对于全身诸疾,如胁痛,多选用气海、关元、期门和窍阴;对于手足部疾患,如两足转筋,常选用阳陵泉、承山、丘墟、三阴交、照海穴;对于二阴病之小便失禁,常选用气海、关元、阴陵泉、大敦、行间。诸疾虽各有异同,但吴氏不离"整体审查、辨证取穴、分经论治"之大法。

4. 重视施灸的顺序与补泻

《神灸经纶》在施灸顺序上亦秉承先阳后阴、先上后下的原则,认为"故灸法从阳,必取阳旺之时,以正午下火为最善。正时既得,次第须分,如上下皆灸,先灸上后灸下;阴阳经皆灸,先灸阳后灸阴。若颠倒错乱,则轻者重浅者深,致多变症"。明确记载用灸时不仅要知道最佳施灸时间,还应知道施灸次序,如阴经和阳经部位都需要灸,那么应该先灸阳经后灸阴经。若颠倒错乱,则轻者重浅者深,致多变症。

吴亦鼎又根据历代医家医著,加之己验,提出了灸分补泻。他认为,针法有补泻之异同,灸法亦有补泻,凡是用灸治疗虚病,燃艾炷后勿加干预,切忌将其吹灭,须令其慢慢燃烧,直至熄灭。若用灸法泻实,则燃艾炷后迅速将火吹旺,使艾火快速燃灭。同时在施灸结束后敷膏亦分补泻,灸毕即用贴膏为补,灸疮溃后贴膏为泻,这些是艾灸补泻的施术方法。此外,吴亦鼎还会根据"补虚泻实"的原则进行灸法补泻,达到调和气血、扶正祛邪的功效。

三、临证经验

《神灸经纶》中所用灸法可治疗急证和内、外、妇、儿各科疾病,治疗疾病种类多样。在施灸原则上,吴亦鼎提出灸有宜忌,不能不加判断随意施灸;主张疮疡宜灸和热证可灸;在操作方法中,采用直接灸和间接灸,增加灸法种类的同时,扩大了治疗疾病的范围,同时吴氏自创多种特殊灸法,对部分疑难病证有较好的治疗效果。

1. 擅用隔物灸和特殊灸法

吴亦鼎《神灸经纶》中关于灸法种类记载颇多,其中多涉及隔物灸。隔物灸继承了《肘后备急方》《针灸资生经》中的灸法,如隔姜灸、隔蒜灸、隔附子饼灸和隔矾灸等。其中最常用的就是隔蒜灸,如在"小儿诸病灸治"篇中,治疗小儿撮口脐风时"以艾小炷隔蒜灸脐中,俟口中觉有艾气即效"。又如治疗外科疔疮时,"用大蒜烂捣成膏,涂疗四周,留疮顶,以艾炷灸之,以爆为度,如不爆难愈。宜多灸至百余壮,无不愈者"。在治疗霍乱时,与《针灸资生经》所载相似,均采用隔盐灸,但所灸壮数不同,吴氏灸七壮,王氏则灸二七壮。灸法一致,刺激量不同,这提示我们在临床中需根据患者的身体状况因人而异。

吴氏对灸法的应用不拘泥于前人,在《神灸经纶》中不仅有直接灸、间接灸,还有特殊的灸疗方法,如黄蜡灸法、豆豉饼灸法、蛴螬灸法、神灯照法和桑柴火烘法,多治疗疑难杂证或久病难以痊愈者。豆豉饼灸最早来源于南北朝《范汪方》,详细记载于唐《备急千金要方》,吴氏对其进行改良,将豆豉改为江西淡豆豉和黄酒调敷。因豆豉具有发汗解表之功,合黄酒加大发散走窜之力,治疗已溃未溃的痈疽发背。蛴螬灸法是在诸药不验时采用,治疗疳瘘恶疮等恶性疾病。同时,吴氏自制的神灯照法,将朱砂、雄黄等药物用红绵纸包裹,麻油浸透,用火点燃,离疮半寸徐徐照之,此法与雷火针、太乙针的操作类似。书中还详细记载了骑竹马灸和秦承祖灸鬼法,在临床中对部分疑难杂证有一定的参考价值。

吴氏重视灸法的同时不废针药,提倡灸药并用,在治疗痔漏时提出先用槐柳枝煎汤,乘热熏洗后再用蒜或姜进行灸治;再如治疗外科病发疽时"急以骑竹马法灸之,须服乳香托里散……此表里内外相济,调治大可活人,功效匪浅",很好地体现了"针灸汤液其为用不同,而为医则一也"的治病总纲。这提示我们,在针灸临床中要谨遵先人经验,针药并用、灸药并用。吴氏创新灸疗,在总结前人经验的基础上,拓宽了灸疗方法,除了隔姜灸外,同时还记载了大量的灸法,为临床灸法治疗提供了多种途径,大大扩大了灸疗应用范围。

2. 重视施灸的宜忌

吴亦鼎认为,在临床上如果不在意灸法宜忌就随意施灸,不仅没有积极的治疗效果,反而会对患者造成伤害。在施灸时一定要谨慎小心,多思多辨。吴氏这种观念在书中多处均有体现,如灸材选择,"灸病下火,最宜选慎,若急卒惊惶,取用竹木之火,非徒无益,而反有损。人以为灸无功效,而不知用火之过误也。"灸法所用火源,"宜用阳燧,火珠承日,取太阳之火……金石火伤神多汗,桑火伤肌肉,柘火伤气脉,枣火伤肉吐血",详细论述了灸治用火之宜忌。又如伤寒诸证也有禁灸可灸之分,"微数之脉,慎不可灸……用火灸之,邪无从出,因火而盛。"而"伤寒脉促,手足厥逆者,可灸之。"伤寒发热,烦躁口干,亦可灸曲泽、阴窍二穴。他还认为坐向、点穴分寸、早晚次序、部位、灸炷大小多寡等,也都是施灸时需考量的宜忌因素。

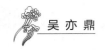
3. 主张疮疡宜灸和热证可灸

吴亦鼎在《灵枢·官能》"针所不为,灸之所宜"思想指导下,继承明代新安医家汪机灸治疮疡思想,认为一切疮疡之毒,痛或不痛,皆可用灸。对于灸治疮疡热证的机理,他从中医"从治"理论来解释:"陷者灸之,灸乃从治之意,凡疮疡初起,七日以前,即用灸法,大能破结化坚,引毒外出,移深就浅,功效胜于药力。"他还从灸的温热特性和艾的辛香特性,进一步解释灸疗机理:"灸取于火,以火性热而至速,体柔而用刚,能消阴翳,走而不守,善入脏腑,取艾之辛香,作炷,能通十二经,入三阴,理气血,以治百病,效如反掌"。外科病"一切疮毒大痛,或不痛,或麻木,如痛者灸至不痛,不痛者灸至痛,其毒随火而散,此从治之法也。"

吴氏虽然在灸法禁忌中提出"面赤火盛""阴虚内热"等证不宜用灸,但在"伤寒宜灸"中,对伤寒发热也用灸法治疗。如"伤寒发热、烦躁口干,灸曲泽、窍阴";伤寒头痛身热,可灸二间、合谷、神道、风池、期门、间使、足三里;伤寒遍身发热可灸百劳;伤寒余热可灸曲池、间使、后溪。背心红肿痛,系真气失调,少有所亏,风气从风府而下,积而化热所致,可取"肩井、肺俞之穴,灸而散之"。痢疾,乃湿热蕴积,胶滞肠胃之中,气不得运,血不得行而致,可灸长强、命门、下脘、天枢、照海等穴,以"灸家取穴,乃引火化气一法,非若乱投热药"。

《黄帝内经》中最早提出了"热证可灸"之说,而张仲景以"寒者热之,热者寒之"为理论依据,提出了"热证不可灸"之论,后世医家亦对"热证是否可灸"这一论点不断探讨。明代新安医家汪机认为热证用灸,可以将郁积人体的火热之邪引发于外,并将灸法用于外科疮疡热证。吴亦鼎继承汪机灸治疮疡思想,认为一切疮疡之毒皆可用灸,在临床诊疗中,他不仅指出疮疡宜灸,还对多种热证采用灸法治疗。但是吴亦鼎虽倡导热证可灸,却又主张症见躁动、脸红热盛、便黄等实热与虚热证不宜灸。如"脉得数实,症见躁烦,口干咽痛,面赤火盛,新得汗后,以及阴虚内热等症俱不宜灸"。血证"若脉浮洪数实有火者,不可艾灸,恐以火济火,而反促其危亡也。"可见,吴氏认为不同类型的热证,其施灸机理亦异,有些是以火济火,加重病情;有些则能引火化气,治疗疾病。要因病而异,依实际情况灵活掌握,慎用灸法。

吴氏在《神灸经纶》中记载灸治病证多达400多种,涵盖了内、外、妇、儿等临床各科,如内科中的伤寒、呕吐等,外科中的腰挫闪痛、各种疔疮痈疽及脱肛、痔漏等,妇科中的阴挺、不孕等,儿科中的泄泻、雀眼等,在历代灸法著作中实不多见。尤为可贵的是吴氏还涉及"乳岩"等疑难杂症的灸法治疗,其经验弥足珍贵。吴氏还认为危证、急证,"危在须臾,用药有所不及,灸得其要,立可回生",为临床治疗急证提供了思路。吴氏的灸治理论与临床经验在新安医家,乃至清代医家中可谓绝无仅有,独树一帜。

四、医论医话选录

1. 灸法说原

夫灸取于火,以火性热而至速,体柔而用刚,能消阴翳,走而不守,善入脏腑,取艾之辛香,作炷,能通十二经,入三阴,理气血,以治百病,效如反掌,学者不可不知也。

(《神灸经纶·说原》)

2. 灸法要在审穴

独是用针之要,先重手法,手法不调,不可以言针;灸法亦与针并重,而其要在审穴,审得其穴,立可起死回生。

(《神灸经纶·引言》)

3. 点穴分寸

《千金》云:人有老少,体有长短,肤有肥瘦,皆须精思度量,准而折之,法以男左手,女右手,以中指第二节屈指两纹尖相来为一寸,童稚亦如之。取稻杆心量或薄蔑量,皆易折而不伸,或以细绳蜡用亦可。凡点穴皆要平正,四体无使歪斜,灸时恐穴不正,徒坏好肉尔。若坐点则坐灸,卧点则卧灸,立点则立灸,反此则不得真穴矣。

(《神灸经纶·点穴分寸》)

4. 早晚次序

天有阴阳,日分昼夜,阳生于子而尽于午,阴生于午而尽于子,人身之阴阳亦与之应。故灸法从阳,必取阳旺之时,以正午下火为最善。正时既得,次第须分,如上下皆灸,先灸上,后灸下;阴阳经皆灸,先灸阳,后灸阴。若颠倒错乱,则轻者重,浅者深,致多变症。

(《神灸经纶·早晚次序》)

5. 证治本义

夫症者证也。取证于外,以验其中,必心无疑似,病无遁情,乃可以云治也。苟证有未明,而漫为施治,其能不误人者寡矣。所以古人立四诊之法,望以证其形色,闻以证其音声,问其起居饮食,而得所因,切其脉象至息,而知所病。如此内外详审,皆有明证,然后从而治之,无不得心应手。

故夫医之治病,必若禹之治水,疏之、瀹之、决之、排之,顺水之性,而无庸私智穿凿为也。

凡人身之经隧,行有常度,一失其平,则阴阳不和,阴胜则阳病,阳胜则阴病,经义昭然,有条不紊。设诊治者,取证未确,必至病在阴而反灸其阳,病在阳而反灸其阴;宜灸多者反与之少,则火力不及而病不能除,宜灸少者反与之多,则火力太过而病反增剧。

医有脉证不明而能为人全治者乎,无有也。人所生病,奇变百出,有一病即有一名,名不正则言不顺,言不顺则事不成,古之人所以见垣一方者,无他焉,明证善治而已矣。

(《神灸经纶·证治本义》)

6. 外科用灸从治之法

一切疮毒大痛,或不痛,或麻木,如痛者灸至不痛,不痛者灸至痛,其毒随火而散,此从治之法也,有回生之功。

(《神灸经纶·外科诸病灸治》)

参考文献

[1] 吴亦鼎.神灸经纶[M].邓宏勇,许吉,校注.北京:中国中医药出版社,2015.
[2] 彭荣琛.吴亦鼎学术思想初探[J].江西中医药.1986,36(5):1-2,57.
[3] 沈晓明,王乐匋,李洪涛.《神灸经纶》学术特点浅析[J].安徽中医学院学报,1996,15(3):6-8.
[4] 胡玲.新安医学精华丛书:新安医学针灸精华[M].北京:中国中医药出版社,2009.
[5] 胡玲,唐巍,吴子建,等.新安医家对针灸理论贡献举隅[J].中国针灸,2012,32(8):753-755.
[6] 邓宏勇,许吉,沈雪勇.《神灸经纶》灸法内容及特色浅析[J].上海针灸杂志,2014,33(8):691-692.
[7] 庞亚铮,罗丹妮,张琼琼,等.吴亦鼎《神灸经纶》灸法学术思想探析[J].四川中医,2017,35(10):20-22.
[8] 王鹏,洪靖,王璐.《神灸经纶》灸法学术思想探析[J].陕西中医药大学学报,2018,41(1):105-107.
[9] 刘聪颖,王茎,曾永蕾,等.试析新安医家灸法学术特点[J].中国针灸,2019,39(2):203-206.

(蔡荣林)

余 国 珮

一、生平与著作

1. 生平简介

余国珮,又作余国佩,字振行,号春山,生卒年不详,据考证为清代嘉庆、道光年间徽州府婺源(今江西省婺源县)沱川人。光绪八年(1882 年)《婺源县志》卷三十五《人物·义行》载,余国珮为人温恭沉静,中年弃儒从医,体悟《参同契》而得医家三昧,名震一时。著有《痘疹辨证》2 卷(刊于 1850 年)、《燥湿论》1 卷、《医案类编》4 卷、《吴余合参》4 卷、《金石医原》4 卷。尚有《医理》1 卷(撰于 1851 年)抄本流传,据其文,《医理》后似有《戒食洋烟论》及附《医案》百种、《本草言体》等,但均未见抄本。

《医理》自序中说其父钦承公禀赋甚弱,其祖父紫峰公擅长医学,常为其治疗,但是其父体弱难以短时间恢复健康,其叔祖曾得隐士传授医学,很喜欢其父质敏心诚,将技艺都传授给他。其父常给他讲医理,而且会参考古书并有所补充,讲一些前人没有认识到的理论。较为详细地讲述了余先生从医的起因及过程,其为家传。余氏青出于蓝而胜于蓝,著书立说,将家传医学发扬光大。

2. 著作简介

(1)《婺源余先生医案》

为余国珮于清咸丰元年(1851 年)编著,该书现存有刘祉纯抄本,珍藏于安徽中医药大学图书馆,1995 年由安徽科学技术出版社出版。本书为余先生临证医案,篇幅不长,共载案 76 则,但颇具启发性。涉及内、外、妇、儿、杂症等各科,书中所列医案,多从燥、湿论治,"燥邪治以润,湿邪治以燥。兼寒者温之,兼热者清之。""燥病之余宜用膏子,以干药熬成汤液,化燥为湿也。湿病宜用丸散调理,又是化湿成燥之意。医家不但善于知病用药,大要善于用意,意之为用大哉。故曰:医者,意也。"刘祉纯说:"其发明方药,亦多有本草所未及者。夫燥论创于西昌喻氏,厥后递沿其流,要未能如是编之详尽。"本书对燥证的论述尤为详尽,虽推崇清初医家喻昌(晚号西昌老人),更是多有创见。余氏自序曰:"予述家传医理,立论传方,不无颇有异于古法。医家病家从来未见未闻,诚虑膜视置之。故择近年共见共闻,某姓某名,凿凿可凭者,各存一二以为式。而案中多燥症之条,此又是补前人未发之法。"可见本书具有极高学术价值。

(2)《医理》

为余国珮于咸丰元年(1851 年)所编撰,今有清代宣统二年(1910 年)蒋希原抄录本藏于安徽中医药大学图书馆。本书系余先生家传医学一验再验的总结，认为"言医必先明理，明其理而后能知治病之法，并可悟却病之方，故曰《医理》云。"书中说本书之"理"，是将"易经"之理和道家之理结合融入医学，进一步阐发医理，指导临床实践。本书共21论，中心内容是论"燥湿"，认为万病之源无非燥湿为本，化阴化阳为变，医者必察其变而治之，内外诸证尽之。本书还涉及六气理论及治法、阴阳五行理论、脉气理论、运气理论、病因病机、辨证、治法、方药、养生等诸多方面。如在《医理·湿气论》中言"因于湿者下先受之"，并详细描述了实证、虚证的舌苔脉象的演化及治法等。

二、学术思想与特色

余国珮在《婺源余先生医案》中反复强调"医贵圆通"，临床善于运用中医辨证思维切中病机，准确辨证治疗；在《医理·自序》中说："内伤则从性命源头立论，外感独揭燥湿为纲。脉法去繁从约，以刚柔二脉辨其燥湿，以圆遄两字探病情之进退，以浮沉缓数大小六脉察病机之转变，以神气之有无验其死生，脉法已无剩义矣。"其学术思想极为明确。

1. 强调"医贵圆通"

余国珮在《婺源余先生医案·自序》中说："大抵证有初、中、末之不同，用药制方，则宜随时应变。或由湿化热，热能耗液，而又化燥，燥极又能化风。如今时之时邪，最多此候。往往燥极生风，而成大人之痉厥，即是小儿之惊风，此种变端最多。又间有寒邪化热，久病久漏，气血两伤，而又化成虚寒者，此亦恒有之。更有燥症得滋润之剂，又能化湿者，如痢变泻，疽变痛，痘疮变湿烂，均属佳兆，切勿又作湿医。如前各症，种种之变态，必当临时制宜。"余先生在临证中审查病机不墨守成规，囿于一隅，而是善于因时因地制宜，根据病证发生发展规律，切中病机，实施诊疗，提高疗效。

《婺源余先生医案》中对"秋燥喘咳"案的治疗，余氏认为湿病宜用丸散调理，又是化湿成燥之意。医家不但要善于辨病用药，还要善于用意，意之为用才是医家王道。所以认为"医者，意也"。提到陈泥丸真人的方药，用水和土为丸，服用仍有效。原因在于真人用土之燥、水之湿纠正病之燥湿二气的偏颇，此为因病制宜。

2. 燥湿为纲，探求病因

（1）外感"燥湿为纲"

余国珮在《医理·自序》中说："外感独揭燥湿为纲"。他认为无论燥病还是湿病不过是阴阳转化的两个方面。人受病，重视燥湿二气为患，就如一年中，天气偏于干旱或者偏于水涝都没有好收成，而气温偏寒或偏热却没有这么明显的影响，人感受病气也是这个道理。燥湿二气各主半年，冬至大自然阳气开始生发，地下湿气也开始蠢蠢欲动，到春季更加旺盛，所以地下多湿润。世间万物富含水分才能萌芽，到夏季，湿气更加旺盛，万物生长繁茂，湿气尤盛。暑季多大雨，天地之气化刚为柔。从夏至开始阴气自天而降，自然界中燥气开始萌动，到秋季更甚。秋季万物开始衰落，枝枯叶落。一到冬季，燥气更烈，水冰地坼，露结为霜，雨化为雪，天地之气柔化为刚，所以冬季雨水少而夏季雨水多，火热之气虽然盛于夏季但藏于冬季。人是大自然的一小部分，余先生以自然之理讲述人感受燥湿二邪的规律，为辨治燥湿之病打下理论基础。

在治疗"燥症·周"案中，患者冬季患病寒热身痛，肌肤痛极，不能触摸。胸满气潬，咳引胸胁作痛。辨为外燥病，治宜辛凉清润。余氏说自道光四年甲申（1824年）后，此证很多，当

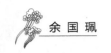

时多数人误以为是冬温时邪,用羌活、防风之类发汗,却常出现口噤不语而死的后果。这种燥证,很似伤寒。全身怯寒,盖厚衣被仍觉很冷。这是阳气被燥邪内郁,最容易贻误治疗。

（2）内伤"燥湿为纲"

"夫外感不外燥湿两端,内伤亦然。血虚生内燥,气虚生内湿。"余国珮在《医理·内伤大要论》中提出,外感病以燥湿为纲,推而广之,内伤杂病、内外妇儿各科均可以燥湿为纲。余氏认为,百病之源皆由内伤,若无内伤,必无外感。由于内伤病,正气亏虚,所以外邪乘虚而入,所谓"邪之所凑,其气必虚"。

余氏认为,人体内的水液就如植物的汁液、油灯的油,有油则油灯长明不会熄灭,有汁液则植物长青不会枯萎。这就是所谓的"欲作长明灯,须识添油法"。内伤病要重视补阴,使用血肉有情之品,阴回阳复,油足自明。余氏认为,如春夏湿升化水之际,龙雷多动,相火岁湿热俱腾,雨势逾盛,电光逾炽热,得燥金之气,故能潜阳盛湿,可以借血肉有情之品补阴。古时以肉桂、附子和滋阴药补阴,阴虚不甚者可用,大亏者不可用。血虚生内燥,气虚生内湿。有内燥容易招外燥,有内湿容易招外湿,燥湿二气互相为病,同气相求。

3. 燥湿为纲,辨证诊治

余国珮认为,医者诊病要意诚心静,用心观察,辨证才能准确,遣方用药才能恰当。

（1）望色辨燥湿

望色诊病自《黄帝内经》即有记载"夫精明五色者,气之华也",讲述辨证时望面色的重要性。余先生认为,望色以神气为要,指出湿病面色晦暗,或者面色发黄,或者面色发黑,由湿热化燥,如果用清润之剂必然有效,用温补之剂则错误;燥病面色干赤,甚至干枯而黑,人多烦渴。以燥湿二字诊察病机,以动静二字辨别寒热。热必烦喜动,寒必倦喜静。

（2）闻声辨燥湿

五音对应五脏,但临床未必然。余先生认为,以燥湿寒热4种证配4种声更加简单贴切。湿病声音低平,像瓮中之声,有的默默无言,有的昏昏倦怠,有的多咳嗽,多痰或者嗳气,周身酸软;燥病声音厉仄,大多有呻吟干哕,如果化火言语会多,或者有谵语狂躁,声音似破锣似暗哑,有的喘,有的咳嗽,但是咳声不扬,有的善太息气短,听闻似有干涩而不相接续之象。

（3）诊脉辨燥湿

《医理·察脉神气论》说:"张景岳、高鼓峰皆由删繁从约之论,颇得脉之大体。以胃、神、根三字为诊家精要,诚千古妙诀。"余氏认为脉分"刚""柔"。刚脉,即古人所说动、涩、紧、搏之脉;柔脉即古人所说濡、软、溢、滑之脉。刚脉按之坚硬弹指,有尖涩括手之感,是阴虚燥病之脉。因为物燥必干涩坚硬,阴虚津液不足,势必干燥,所以刚脉属燥病。而柔脉,按之如棉丝湿泥,软柔,属气虚湿病。因为事物少了气的鼓撑,再经湿水的浸渍,势必软溢不振,所以柔脉属湿。一般柔细少神者属气虚,刚大少神者属血虚,这是内伤病脉象的辨别。外感病,脉象一般沉遏似数似缓,模糊不清,再以模糊中辨刚柔之象,来辨别燥湿之病。

余氏常以刚、柔二脉为大要,以浮、沉、缓、数、大、小六种脉象察病之表、里、虚、实、进、退等具体病情,以神、气二者审其盛衰生死。余先生认为,以"神""气"二字代替胃、神、根更为确切。他认为胃即神也,气即根也,言根不如言气。更是认为"有气则生,无气则死"。

4. 燥湿为纲,选方用药

余国珮认为"湿之为病最多",但是往往被人忽视,只知道避寒避风,却不懂得避湿邪,是因为湿邪伤人最为隐蔽使人难以觉察。对于湿病,实证可用下法,虚者用养阴佐以苦辛之法比较稳妥,不能轻易用下法。六气之中,寒湿邪气偏于阖,燥火邪气偏于开。治病之法要顺从燥湿邪气的开阖之理,选用合适的温凉升降补泻的方剂。

苦辛味药多有开之性,酸咸味多阖之性,甘味属土居于中央,可开可阖;温者多开,凉者多阖,升浮者多开,沉降者多阖,补益者多阖,泻下者多开,味厚者多阖,味淡者多开。但用药之理,用开需佐阖,用升要佐降,用温需佐凉,用补要佐泻,灵活运用。

三、临证经验

余氏家传医理,在长期的临床实践中积累了丰富的诊疗经验,至余国珮更加炉火纯青。

1. 燥邪治以润

余国珮所在时代燥证颇多,究其成因可归纳为时邪、误治、伤阴、湿郁等。如《婺源余先生医案·燥症》外燥为病,治宜辛凉清润,如生石膏、知母、芦根、南沙参、梨皮等。虚者佐生地黄、当归、麦冬、玉竹之类,梨汁、蔗浆、肉汤、鸭汁都可使用。

《婺源余先生医案·痹痛》中汪大使案,系他人误治导致燥证。患者曾用风药获效,反复发作,前法不应,转加温剂,佐雷火针熨之,加重痛甚。余先生诊断湿热伤阴化燥,又加热药伤液升阳,风动,面黄少华,腹痛少谷,吐泻而作。治以北沙参、麦冬、知母、滑石、梨汁、芦根等。

余先生在《婺源余先生医案·噎膈三则》中言:"热极似寒,寒极似热……独燥极似湿,湿极似燥,千古未发,近代郑奠一著《温热明辨》有留饮肠间,唇舌反燥,仍需治湿,湿去津通,其燥立转,此即湿极似燥之一端。液虚生内燥,气虚生内湿,势渐必然,有内燥易招外燥,即同气相求,同声相应也。"阐明湿郁可致燥,重湿则燥。

2. 内伤病分浅深

《医理·内伤大要论》言"百病之源皆由内伤"。余氏将内伤病的程度以三等分浅深,劳力之人其伤较轻,劳心伤神之辈更重,劳色最重。

余国珮指出,劳力之人,负重奔走,易伤气,脉多大或弦,就是张仲景所说:"男子脉大为劳",劳易伤中气。或者胀痛等症,倦怠食少,甚至吐血、咳嗽,都是因为中气不运,热浮于上。这种虚热,用劳者温之诸药,分轻重进行补益,再多加休息即可痊愈。这种内伤伤气的患者,其伤较轻。

劳心伤神之辈,心无片刻宁静,心火内沸,势若燎原,阴精日耗,虚阳诸证百出,如吐血、咳嗽、怔忡、惊悸、盗汗、蒸热、虚烦少寐、遗精白浊等。脉象涩数,或者浮大二搏。劳心不但伤神,还能伤精,所以比劳力之人所伤更重。治疗应当移情易性,静养,寡欲生精,以育阴填补之品培助血液,也可痊愈。

余国珮强调,最危险的是劳色,先动心以伤神,再劳形以伤气,纵情妄泄以伤精,一旦精、气、神三者皆耗,百无一生。症状多颧红、气短、暗哑、羸瘦、形脱等,脉象一般数疾,指下刚劲细涩。自然之物无汁则干,干则硬而坚,脉象也是如此。黄夜大亏,脉象则劲涩弹指。坚硬之脉是燥之刚象,就如湿病脉多濡滞,物见水必软而柔。

3. 女科病随症变通,调摄因时适宜

女科病以调经为要,其次是胎产。女子月经本是水到渠成之事,为何会有诸多病证?余国珮解释说:"奈今先天本薄,后天气血必亏,而应候之经,逐月不能不去,故常血海空虚,阳浮于上。"是女子体质弱血虚导致了诸多疾病。血虚则气虚气滞,所以有胀痛、经枯、闭经等

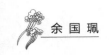

症;可能经前腹痛、甚至经前发寒热;日久可能拖延成咳嗽、骨蒸潮热、肝风、头眩、晕厥等证。诸多,不外乎血虚或兼燥湿之邪所导致。

如痛经一病,当分别燥邪致病还是湿邪致病。血色黑或兼浊者,属于湿热混于营分,用补气方剂佐用苦辛之剂;血色淡,或成块而色鲜,属于燥病,甚至一月来月经数次育阴的同时佐用石膏,多用才可痊愈。痛经日久血虚化燥,筋络肠胃之外常常结块为病,可能有固定不移,也可推揉可散,像癥瘕用行气活血之品无效者,一般为燥病。治疗用养营方剂佐用龟板、鳖甲、牡蛎、石决明等咸寒之品以软之,用辛润之剂以开之,如果兼湿邪为患,再用苦辛之剂宣之。

对于胎产,一般认为胎前宜凉,产后宜温。但余先生认为胎前营血虚寒者,可以用温润,产后热病要用清凉。用药要随症变通,调摄因当时适宜。余氏曾治疗一妇,夏月新产,血虚感暑,出汗不止而成痉厥,家人却仍然关门闭窗,火炉喷醋。余先生令将产妇移至堂前,立时苏醒,又用养营之剂,佐以清热,一副即安。余先生认为凡事必须看季节,盛夏暑热,不会伤寒,伤寒可畏,而暑邪尤烈,热极生风,上壅心包,致昏厥,何况新产妇血虚,元海不足,上盛下虚,最容易得厥证。

4. 北沙参运用经验

《婺源余先生医案》中所选病案病机多主燥证,这是其他医著中罕见的,是余国珮临证一大特色。

余先生治疗燥证,常用清润之沙参,在案中出现 125 次之多,与北沙参相配药对也居药对前列,如北沙参、麦冬出现 85 次,北沙参、梨肉出现 72 次,北沙参、葛根出现 63 次,北沙参、瓜蒌出现 58 次,北沙参、知母出现 57 次,北沙参、薤白出现 57 次,北沙参、炒白芥子出现 55 次,北沙参、当归出现 53 次,皆有益阴润燥之功,这与余氏重视燥证辨治是相符的。组方中以润药为主,再根据兼证的不同加减用药,养阴增液,同时又顾护脾胃使生化有源。

5. 石膏运用经验

余国珮认为,当时燥邪盛行,大地皆成燥域,所以人们感受燥邪最多。燥邪为病会出现诸多干燥之象,比如孔窍干燥无津,面部干燥,唇舌焦燥等。针对此证,应用石膏润之并清热,是最为恰当的用药。石膏体重而润,色白,味甘微辛,像西方白虎,是清燥的君药。古人就用石膏治大热、大渴、多汗之症。临证可以佐用滋阴药以润燥,以润济干,解燥转泽,化汗生津,燥邪随即解除。如果燥已化火,非石膏不足以独当其任,石膏清热则能保肺金又益气,肺热得清则肾水得金荫,又能生津养液。

对于外科症候,人体上部最易得燥病,而石膏也能消肿疡,敛溃破,如发背、对口疮、颈核、乳痈、疔疮等多种疮疡。如果溃后难以收口,或者腐肉不去,臭秽难闻,以熟石膏末加入海浮散内,生肌去腐有奇效。

四、医论医话选录

1. 今时最多燥候

古人立医案者,以详临证用药之变通。大抵证有初、中、末之不同,用药制方,则宜随时应变。或由湿化热,热能耗液,而又化燥,燥极又能化风。如今时之时邪,最多此候。往往燥极生风,而成大人之痉厥,即是小儿之惊风,此种变端最多。又间有寒邪化热,久病久漏,气血两伤,而又化成虚寒者,此亦恒有之。更有燥症得滋润之剂,又能化湿者,如痢变泻,疽变

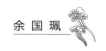

痈,痘疮变湿烂,均属佳兆,切勿又作湿医。如前各症,种种之变态,必当临时制宜。故古人存案以示变通之意。予述家传医理,立论传方,不无颇有异于古法。医家病家从来未见未闻,诚虑膜视置之。故择近年共见共闻,某姓某名,凿凿可凭者,各存一二以为式。而案中多燥症之条,此又是补前人未发之法。实非予之好奇,盖实有此理,而又实有其事,故不得以笔之于案,以赞将来高深之一助云云。

(《婺源余先生医案·自序》)

2. 论燥金为患

痢症多发于秋者,人经夏月蒸炎,汗从外泄,内液受伤,里气已燥,再或不善调摄,加以阴亏,秋来易感燥邪。肺与大肠,均属燥金,同气相求,故专走二经。肺主一身治节,清肃失常,则不能输膀胱,布水精。燥与火同性,迫其津膏直注大肠,剥其脂垢同下,故必先痛,痛后脂膏既出少止,而气机终不利,即直走大肠。而又作胀坠难出者,气因燥滞也。

(《婺源余先生医案·霍乱转痢》)

3. 论化燥致痹

风寒湿三气为痹是指病初而言,先用风药偶效耳。彼时若能知其津液被耗,继进育阴,庶免今番之复发,既未能善后于前,今又误以前法刻液,况再加之火燥于外,几微之液,将欲告竭,固与病情乖背,而仍冀其获效,不亦难乎? 此时不但风寒湿三气均已化热,热又化燥,燥又化风,已与前之三气霄壤之隔矣。客气固已不同,内病之阴液耗极,客邪深陷,由经达腑,不亦危乎! 余之治法,不外清热润燥,育阴息风,故能应如桴鼓。

(《婺源余先生医案·痹痛》)

4. 肿胀燥证极多

肿胀之由,燥症者极多,古人未尝言及,殊属缺典。盖肺少清肃,水精失布常道,泛溢为肿,下注为泻,最易溺少。因膀胱不化,利之反能耗液,温补亦能助热化燥,正是病上加病,至于攻导行水,适以伤阴刻液,更是促死之法。常有导水者,肿胀虽暂消数日,继肿即殂,肿症实邪百中鲜一,虽有肺脾肾三者之分别为病,大都又以肺病为要,古人先肿后喘治在肾,先喘后肿治在肺,不治泥定。

(《婺源余先生医案·腹肿》)

5. 脉辨刚柔

珮趋庭之暇,先严多言医理,每参考古书有所不述,发明前人之未备,法简而理赅。内伤则从性命源头立论,外感独揭燥湿为纲。脉法去繁从约,以刚柔二脉辨其燥湿,以圆遏两字探病情之进退,以浮沉缓数大小六脉察病机之转变,以神气之有无验其死生,脉法已无剩义矣。

(《医理·自序》)

6. 六气独重燥湿论

人之受病,独重燥湿二气者,如一岁之中,偏干偏水禾稼必伤而成歉年,未见多寒多暑而损岁也,人之感气受病亦然。夫燥湿二气各主一岁之半,冬至阳升,地中湿气已动,交春渐升盛,故地多润湿。万物含液萌芽,包浆一交夏令,湿蒸之气更盛,万物繁茂,湿盛水生,故础润溽溽。暑大雨时行,天地之气化刚为柔。夏至阴从天降,燥气已动,交秋渐降。故大火西流,万物始衰,枝枯叶落。一交冬令,燥气更烈,地冻水冰,露结为霜,雨化为雪,天地之气柔化为刚,故水不生于冬而长于夏,火虽盛于夏而实藏于冬。

(《医理·六气独重燥湿论》)

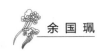

7. 外科燥湿分治论

外症亦燥湿二气为病，或从外感郁于肌肉，或由内积发于筋骨之间，但以上下两截分别施治。脐居人之正中，燥从天将，故多上吸，见症多在脐以上。湿气由地升，多下受，见症多在脐以下。湿症多臃肿，易腐烂，多浊脓秽水。湿善升，易于达表，故湿郁者多成痈。燥症多附骨，坚硬不变，最难穿溃其体干，故难成脓。燥善降，病深沉不易外达，故感燥者易成疽，溃后脓少，肌肉坚硬易生管，甚则坚而成多骨硬弦之类，皆刚象也。

（《医理·外科燥湿分治论》）

8. 药味随运变更论

盖闻天地氤氲万物化醇，是知万物俱从氤氲之气化生，氤氲之气既随天时迁改，万物亦不得不随之而变易。今当大运燥火司天主事，物亦从之而变。燥属金其味辛，火象焦其味苦，故今之药味多变苦辛。如露水古称甘露，今则兼苦而微辛，天地之气酝酿之中已寓燥火之气，故草木亦从之而化多变苦。辛之味如金钗石斛，味本甘淡，今则不然，出自四川者，变苦尚少，出于广西、云南者，味苦尤甚，盖四川居中华之西南，广西、云南又在西南之边远。西属金主燥味辛，南属火味苦，故味之变苦辛者多。麦冬川产者，变辛味颇多，杭州所出辛味较少。如霍山之石斛，味仍淡，地近中州，故未即变。木通本草味称甘淡，今则苦胜黄连。南中园蔬如菘菜，俗称青菜，本甘滑之品，亦变苦辛。虽物类感变之不齐，而两间之气均从燥火变化可徵。

（《医理·药味随运变更论》）

五、医案选录

1. 外燥案

周，冬季寒热身痛，肌肤痛极，手不可近。胸满气憋，咳引胸胁作痛。口干不多饮，饮水即吐，烦躁不宁，脉涩数不利，此属外燥为病。肺气一经邪扰，故致气机内外均闭。清肃不能下布，势必上逆为吐、为咳，引牵为痛，皮毛是肺之合，壅则痹痛。凡痛极不可揉按者，皆属燥病，前人所未发明。治宜辛凉清润。

生石膏，杏仁，薤白，知母，姜根，南沙参，细辛，姜皮，芥子，梨皮。一服遂验，再进出汗而愈。

（《婺源余先生医案·燥症》）

按：本案余国珮辨为燥证，治以辛凉清润方药。此证不是简单的燥证，易被误认为是冬温时邪，如果一旦以羌活、防风等药发汗，往往导致口噤不语而死。此证也极似伤寒，患者可能周身怯寒，虽然盖厚衣被，仍觉冷甚。是阳为燥邪，易误治。

方中首选生石膏，余氏在《医理》中评价其体重而润，色白，味甘微辛，像西方白虎，是清燥的君药。古人就用石膏治大热、大渴、多汗之症。临证可以佐用滋阴药以润燥，以润济干，解燥转泽，化汗生津，燥邪随即解除。如果燥已化火，非石膏不足以独当其任，石膏清热则能保肺金又益气，肺热得清则肾水得金荫，又能生津养液。本案一类，虚者可佐生地、当归、麦冬、玉竹之类，梨汁、蔗浆、肉汤、鸭汁都可使用。

通过本案，余氏谈到对外感病的分类过于复杂，比如温热、温毒、瘟疫、伤寒、风温、湿温、暑风等，使医者难以正确辨证施治。他认为总不过燥湿二气为病，不过化寒、化热之别而已。给我们以深刻启发。

2. 产后痢案

陆妇,产后固已阴虚,燥邪方炽,不得不先解邪,非必佐以扶正。

北沙参,生石膏,小生地,细辛,阿胶,薤白,知母,桔梗,白当归,猪肤,白蜜,芦根。

古法产后忌用寒凉,甚至白芍俱不可投,故有俗语云"产后病,没药医"。盖因产后之痢,不敢进寒凉。惟用温燥,故多败事。然有病者又当随时酌宜。此症二服痛减痢微,脉数而软,溺少头眩,客邪已退,阴液未回,纯以育阴清燥为治矣。

北沙参,玉竹,当归,知母,薤白,梨肉,熟地,麦冬,龟板,阿胶,滑石(炒),猪肤,白蜜。

(《婺源余先生医案·产后痢》)

按:本案是余国珮"医贵圆通"、女科病随症变通,调摄因时适宜的体现。对于胎产,一般认为胎前宜凉,产后宜温。但余先生认为胎前营血虚寒者,可以用温润,产后热病要用清凉。用药要随症变通,调摄因当时适宜,不能墨守成规。一般治疗痢疾多以清热燥湿为主,但是我国习俗是产后宜温。余先生认为古人"妇人产后忌用寒凉"的观点不确切,已有诸多治疗产后痢疾以温燥之品败事的先例,他认为"当随时酌宜"。本案施以育阴清燥之品,是余氏燥湿为纲学术思想的具体体现与运用。

余氏在《医理·调经宝生论》认为,胎前产后诸症,治总以燥湿二字分治,可尽之矣。产后用当归、丹参补血,佐川芎、桃仁导余瘀;血虚甚者佐生地;头眩、多汗、心空、气短,加枣仁、北沙参、玉竹、龟板、熟地之类;若有寒热身痛,亦由血虚不能荣养百骸,不要作为外感治疗,需养营。还提到产后坐一周的陋习,不可取。新产妇气血虚,应安睡养之,服养血之品,自然补虚祛瘀,可以服用鸡、猪肉汤等润补,易于恢复。产后忌服艾汤,防止助热生风。

3. 痹痛案

汪大使,镜符先生如夫人,先年曾患足痹,自用风药获效,今春复发,再用前法不应,而足之冷痛渐次增剧,转加温剂,佐雷火针熨之,遂致手节均肿而痛,渐加腹痛呕吐,昼夜号呼,两月无宁。延余诊视,面黄少泽,脉象沉数而涩,便溏蒸热,少食辄呕,两手拘挛难伸。全是湿热伤阴化燥,再加热药,刻液升阳,内风窃动。足经波及手经,又由经而入腑,胃为热湿蒸迫,故面黄少华,腹痛少谷,吐泻由作也。

北沙参,苡仁,麦冬,木通(姜汁炒),瓜蒌皮,薤白,芥子,知母,滑石,梨汁,芦根。

一服吐泻腹痛均止,痹痛亦较减,连服三剂,诸恙渐安。但发热口干少食,阴液未能骤复,故用育阴息风法。

北沙参,龟板,玉竹,鲜斛,薏苡仁,麦冬,鳖甲,桑叶,芦根,蔗浆,梨汁。

数进诸恙均愈,惟手微肿,屈伸未能自如,津液未复,再以龟胶易龟板,生地易玉竹,方得霍然。

(《婺源余先生医案·痹痛》)

按:本案系他人误治导致燥证。患者曾用风药获效,反复发作,前法不应,转加温剂,佐雷火针熨之,加重痛甚。余国珮诊断湿热伤阴化燥,又加热药伤液升阳,风动,面黄少华,腹痛少谷,吐泻而作。治以北沙参、麦冬、知母、滑石、梨汁、芦根等。

为何往年风药有效,今春却无效? 因病初是风寒湿三气为痹,用风药有效,但是患者津液被耗,如果当时继续以育阴息风之剂,可能后来不会复发。现在不但风寒湿三气均已化热,热又化燥,燥又化风,与最初已完全不同。而且气运与以往也不同,时适下元,燥运主事,治法上也应变化。

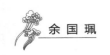

余氏以育阴息风法,北沙参、知母、麦冬养阴清肺、益胃生津;薏苡仁利水渗湿、健脾除痹;姜汁炒木通、滑石清热利湿,通利小便;瓜蒌皮、薤白行气导滞。后以此方加减收效神速。余氏善用甘润之蔗浆、梨汁育阴液,是其用药一大特色。本案易被误治,应给我们以警醒。

4. 胁痛案

黄妇,暑湿疟发胁痛,前医误以肝郁,屡进破削平肝理气,遂致胁痛日甚,左畔不能着枕,引动前后心作痛,面色萎黄,脉象细涩,液伤肝燥为痛。女子常多此症,皆由月经胎产,去血过多,故血海常亏,冲脉不足,况肝为藏血之所,既失荣养,木枯叶燥,横撑两胁,致令升降之机失司,胀痛之症由作。从来均谓女子多肝郁之病,往往用辛香理气,香附、乌药、沉香、郁金、木香、青皮、橘叶之类,其次柴胡、赤芍、元胡,以为舒肝解郁,或引木喜条达之句,率用辛散,实皆未得治肝之义。盖风木善动,治之以缓,以柔,以静,方合正治。况已屡经情志郁怒之伤,行经育孕之耗,化枯化燥极易,断非滋润壮水生木不足遂其畅达之机。人知顺气以行血,不悟养血以运气之理。盖无阴则阳无以施其化,养液以舒肝,即是条达之义,不但女子,即男子亦多肝燥阳亢之症。余皆以柔法治之。

大生地,北沙参,鳖甲,当归,蒌皮,薤白,知母,芥子,蔗浆,梨汁。一服痛缓而安枕矣。面色遂转润泽,脉亦较圆。

(《婺源余先生医案·胁痛》)

按:本案也是他人误治案例。是因暑湿疟而发胁痛,前医以平肝理气之剂,却胁痛加重,脉象细涩。余国珮认为已液伤肝燥,治以滋阴柔肝止痛之品。方用大生地、北沙参、知母、梨汁等清金滋水以生肝阴,鳖甲育阴潜阳以柔肝,当归、芥子辛润以达肝,蔗浆甘缓,蒌皮、薤白润滑流利机关以理诸郁。此方为治肝之法,如果小腹及胁下坚,再加龟板。

肝为刚脏,藏血,体阴而用阳,若耗液伤肝,肝燥则痛,女子常见。因女性有经带胎产的特点,血海常亏,冲脉不足,肝失所养,肝经过两胁,气机升降失司所以胁痛。余氏认为疏肝理气药物,如香附、乌药、沉香、郁金、木香、青皮、橘叶之类,其次柴胡、赤芍、元胡等,多辛散,最化燥,而肝属风木,善动,易用柔肝之法。本案余氏从肝燥立论,治以柔润之品,给我们以启发。

5. 腹肿案

玉书再侄,由足肿及遍身,便泄溺少。前医温中燥湿,继用肾气丸,病更增剧。诊脉沉遏,舌绛无苔。自述远途冒雨起病。病初未尝非因湿而发,渐化热化燥矣。用清金化湿法,口渴,再令服西瓜水,遂得全消,诸恙均愈。继因误食面食遂复肿。南方小麦为湿热之最,极能发病,湿症尤当深戒,医家病家皆当遵守者。用前法清金化湿。

北沙参,苡仁,防己,桂枝,滑石,通草,薤白,蒌皮,细辛,桑叶,芦根。

肿胀大消,溺多泄减,惟腹热口干舌燥,脉转搏数,燥象全现。

北沙参,玉竹,炙鳖甲,麦冬,生地,五味子,扁豆皮,地骨。

两进热退,口干未止,再去扁豆之渗,加生姜与五味同捣,藉辛润行津上偕,渴乃止,泻亦除,溺已清长。

(《婺源余先生医案·腹肿》)

按:《婺源余先生医案》中有较多他人误治的验案,值得我们深入探讨。本案仍是因用温燥之药导致病情加重。患者冒雨后化热化燥,仍以常理治之,病更增剧。是燥邪致肿的典型案例。余氏以清金化湿法结合甘寒生津的西瓜水,使病症均除。后因食面食而复肿,此为食

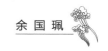

复,余先生认为南方小麦湿热极重,仍用清金化湿法。

余国珮认为,燥邪致肿极多,古人很少提及。肺失于清肃,水精宣发肃降不走常道,可泛溢为肿,或下注为泻,小便就少。此时膀胱气化不利,平常利湿退肿之法容易助热化燥,使病情加重。有的会暂时消肿,继而加重。水肿虽然与肺、脾、肾三者关系最为密切,余氏却认为以肺最为重要,临证不必泥于古人经验先肿后喘治在肾,先喘后肿治在肺。将肺比作天气,世间万物全靠天气布化得以生长壮老已、生长化收藏,肺宣发肃降正常,才能布津液理百骸,人体才能长生。

六、代表方剂选录

1. 清金解燥汤

组成:北沙参,石膏,知母,瓜蒌皮,细辛,薤白,杏仁,桔梗,芦根。

主治:燥邪为患,腹痛下痢,烦渴不食等证。

服法:水煎服。

2. 甘雨汤

组成:生地五钱,龟板四钱,北沙参六钱,鳖甲四钱,麦冬三钱,知母三钱,枸杞三钱,麦穗三钱,梨汁、蔗浆为引。

主治:阴亏肺燥证。

服法:水煎服。

3. 安本解燥汤

组成:南沙参五钱,大生地四钱,生石膏(甘草水蒸)四钱,生牛蒡子三钱,瓜蒌皮三钱,薤白三钱,细辛三分,芥子八分,肥知母三钱,芦根一两,梨汁一杯,杏仁七钱。

主治:烂喉痧、痘疹等属燥邪为患者。

服法:水煎服。

4. 育阴保肺汤

组成:北沙参五钱,大生地四钱,玉竹三钱,麦冬三钱,玄参三钱,生鳖甲四钱,川贝母五钱,生芥子(研)一钱,蔗浆、梨汁、芦根为引。

主治:烂喉痧等体虚阴亏热渴不退者。

服法:水煎服。

5. 吹药方

组成:六一散(人乳拌,晒干)三钱,硼砂二钱,玄明粉五钱,辰砂五钱,细辛二分,冰片一分。

主治:烂喉痧、口疳等。

用法:共取极细末,收贮吹之,口疳搽之亦妙。

6. 甘露饮

组成:北沙参,杏仁,瓜蒌,薤白,桂枝,猪苓,木通,知母,滑石,芦根,梨汁。

主治:膀胱经腑不通证等。

服法:水煎服。

7. 沛然复生汤

组成:大生地七钱,肥玉竹四钱,生黄芪二钱,怀山药三钱,僵蚕五分,粉甘草五分,北沙

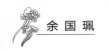

参六钱,大麦冬三钱,当归二钱,山楂肉七粒,白芷五分,蔗浆、梨汁、芦根、晚米为引。

主治:痘。

服法:水煎服。

8. 解燥汤

组成:南沙参三钱,桔梗一钱,瓜蒌皮二钱,知母一钱,薄荷五分,甜杏仁一钱半,甘草五分,牛蒡子一钱半,薤白二钱,梨皮、甘蔗皮为引。

主治:肺燥等。

服法:水煎服。

参考文献

[1] 余国佩.医理[M].边玉麟,夏学传,点校.北京:中医古籍出版社.1987.

[2] 汪沪双.余国佩燥湿思想评介[J].江西中医药,2005,36(7):5-6.

[3] 余国佩.婺源余先生医案[M].李鸿涛,陈东亮,张明锐,点校.北京:学苑出版社,2016.

[4] 郭锦晨,刘健,汪元.从《婺源余先生医案》浅析余国佩治痹思路与特色[J].江西中医药大学学报,2016,28(2):13-14,18.

[5] 李鸿涛,张伟娜,佟琳,等.《婺源余先生医案》燥湿辨治思维浅析[J].中医杂志,2016,57(19):1707-1708.

[6] 杨勤军,刘兰林,周超,等.余国佩"燥湿为纲"临床诊治特色初探[J].中国中医基础医学杂志,2017,23(5):618-620.

[7] 张雅丽,张书研,张薇.张雅丽教授治疗脾胃虚寒型泄泻经验[J].黑龙江中医药,2018,47(3):63.

[8] 王淼,王洋,李灿东.治疗痰湿型不孕当重补气[J].中华中医药杂志,2018,33(8):3535-3537.

[9] 谭杲,李净.新安医家余国佩治湿思想浅析[J].山西中医学院学报,2018,19(04):1-2,14.

[10] 侯阿美,王键,郭锦晨,等.基于频数分析及聚类分析探讨《婺源余先生医案》179例处方用药规律[J].西南医科大学学报,2019,42(2):178-182.

(李姿慧)

程 鉴

一、生平与著作

1. 生平简介

程鉴,字芝田,清嘉庆至同治年间徽州府歙县(今安徽省黄山市歙县)人,生卒年月不详。程氏资性颖敏,勤奋刻苦,博学能文,其家世业岐黄之术,故幼承家传医术,后于浙江衢州行医,造福一方。程氏精悉历代医籍,融会贯通,学术造诣颇深,且临证经验丰富,审证必详,技术精湛,因而名噪一时。程鉴传道于雷逸仙,逸仙之子少逸得父传,为程氏再传弟子。少逸之子雷大震、歙县程曦、三衢江诚等人,皆受业于少逸,故言程氏后继者众多。程氏重视理论研究,治学严谨,广询博采,探冥搜奇,撰有《医法心传》1卷,《医博》40卷,《医约》4卷。《医博》一书,现已亡佚。

2. 著作简介

(1)《医法心传》

1卷,刊行于清光绪十一年(1885年)。共有医论21篇,全书不及万字,却囊括五行、伤寒、温疫、痢疾、痘科及损伤等病证病机要点、辨治要领。作者学验俱丰,又有革新思想,故论述多有新意,强调"医宜通变",随证处方。又认为诸家之方多为化裁而来,总不出古方范围。该书曾由雷少逸校刊入《雷氏慎修堂医书三种》之中。

(2)《医约》

原名《医学津梁》,约成书于同治二年(1863年),程鉴原著,龚香圃补略,因书名同于明代王肯堂之《医学津梁》,故改名为《医约补略》或《医约》,现今通行名为《医约》。程氏以之授门人雷逸仙,再传雷少逸。龚香圃有志于医,承外祖雷少逸之遗志,对是书朝稽夕考,本其心得,辑成是书。龚香圃《医约·序》曰:"约之云者,取其精华而去其敷衍之谓也。"是书于民国十九年(1930年)由衢县六一草堂铅字排印,共4卷。前3卷列内科证治36门,卷四列妇科证治12门,并附龚氏所撰《死候概要》一卷。综观全书,其所举之证,皆为常见之疾;所用之方,亦多常用之方。且正文每门先述程氏原著之言,后由龚氏加以评按,言简意赅,条理清晰。

二、学术思想与特色

程鉴自幼聪颖好学,涉猎颇广,尤为推崇张仲景之学,认为仲景伤寒方论,本可统治杂病;其"颠倒五行"的学术观点,结合五行学说来阐释相关理论,深刻而全面;对伤寒、温疫、痢疾、痘科及损伤等病证的独到见解,在当时亦产生了重要的影响。

1. 探本溯源,实证仲景之学

程鉴对仲景之学研究有素,认为分论《伤寒杂病论》之言有违张仲景原意,故《医法心传·医法长沙》开篇即有云:"仲景先师为医中之圣,其著《伤寒杂病论》,堪为千载之准绳是矣。"张仲景著书之初,是为伤寒与杂病共同立法,其方本身亦是为伤寒、杂病合论而设,有着自己完整的证治思想体系。但因原书未传,在历史流传过程中逐渐形成《伤寒论》和《金匮要略》两书,以致后人亦分而论之,言《伤寒》治外感,《金匮》疗杂病。明代医家方有执力主"错简重订"之说,极大地推动了伤寒学术的发展。至清代柯琴在《伤寒论翼·自序》中说:"原夫仲景之六经,为百病立法,不专为伤寒一科。"明确提出"仲景之六经,为百病立法"的理论,突破了历代医家以《伤寒论》辨治外感病之局限。程氏推崇柯琴之说:"自柯韵伯先生著有《伤寒论注》《论翼》《附翼》书出,发仲景之精微,破诸家之僻见,千载迷途,一朝指破,实为仲景之功臣,医学之金针也。"其在前人研习《伤寒论》心得的基础上结合自己的体会,力辟以《伤寒论》为外感病专书之说,从伤寒杂病未尝分书谈起,揭示张仲景伤寒杂病合论之旨。"谓《伤寒论》独治伤寒一病,叔和乱之于前,诸家仍之于后。千百年来,莫能出其窠臼,甚至仲景之方,世不敢用,以为宜古不宜今。各承家技,自立新方,虽有仲景之名,而无仲景之实"。程氏发前人所未发,并在临床中善于应用张仲景方统治诸证,以临床实际力证仲景伤寒方论,本可统治杂病。

2. 尊古不泥,创新五行之说

《医法心传·颠倒五行解》有云:"万物不外五行,治病不离五脏。五行分金、木、水、火、土,五脏配肺、肝、肾、心、脾。"中医学的五行学说,是将古代哲学中的五行理论与藏象理论结合起来,以五行类比,以独特的五行思维方式,来认识和研究脏腑的生理功能、病理表现,及其相互关系。程鉴深谙此说,集前人之所学,并以《黄帝内经》《难经》为基础,进一步丰富五行相生相克之说:"五行有相生相克……此为顺五行,人所易解,无庸细述。惟颠倒五行生克之理,人所难明。"

历代医家论五行相生,大多探讨五脏之间精、气、血、津液、神等及其功能的濡养关系,并以"虚则补其母,实则泻其子"的原则,衍生出补母泻子诸法。程氏一方面阐述当下通行的五行理论,即以木、火、土、金、水之间递相资生又相互克制的关系为主,赞同历代医家皆以此作为运用五行生克关系阐释机体五脏六腑的生理病理,以及解决临证辨治的理论支撑;另一方面,程氏借通行理论进行延伸,创造性地提出五行间可能尚存在着特殊的相克相生规律,即"颠倒相生说"。

程氏认为,五脏之间在生理上除了有一般所了解的次第相生的关系之外,每一个子行亦能对其母行有着反向的滋生作用,母行子行间生理上联系密切,在病理上能够互相影响,即"水亦能生金""木亦能生水""火亦能生木""土亦能生火""金亦能生土"。因此,在治疗上除对病变本脏进行处理外,并可通过调整与其有关的母脏或子脏,以达愈病,换言之,既可"虚则补其母,实则泻其子也",又可"虚则补其子,补子以实母",如壮水生金、益金扶土等法。

就相克而言,五行之间除了有历代医家通行的观念中一般次序和关系之外,程氏所言"木亦可克金""土亦可克木""水亦可克土""火亦可克水""金亦可克火",在阐述生理、分析病理和指导治疗方而进行了发挥。其所谓"亦可克"之顺序虽与相侮同,其内涵更为宽泛。一方面,五行中某一行健运,在一定程度上,可以抵御其所不胜一行所带来的过度克制,如《医法心传·颠倒五行解》所云:"木可克土,土亦可克木,脾土健旺,则肝木自平也。"另一方面,五行中某一行太过,亦能对其所胜一行克制太过,或反向克制其所不胜一行,从而产生疾病,如《医法心传·颠倒五行解》所云:"金可克木,木亦可克金,肝木过旺,则刑肺金也。"故临证辨治中,对相乘者,则益其所胜,加强反克而制己亢,如抑木扶土等法;对相侮者,则可泻其所胜,制其反克,如制水培土等法,以之为总则,维持五行之间的相对协调平衡。

三、临床经验

程鉴研习经典,造诣颇深,且临证经验丰富,强调悉心审辨,药稽本草,验之有得,在长期的医疗实践中积累了丰富的临床经验,尤善于痢疾、痘疹、破伤风、老幼诸症,以及温热病等。现总结程氏临证特色如下。

1. 心如明镜察病机

《医约·原序》有云:"古之所谓百艺之中,惟医最难。何为难也?难莫难于辨证用药。"从医之难,莫过于辨证施治。程鉴在长期的临床实践中,深刻地体会到临证辨析准确,因证立法的重要性,指出凡病不拘寒热虚实,病证难免有相似之处;凡药不论寒热温凉,功效亦有相近之品,故而立法处方,应心如明镜,盖因"设或投治少差,存亡在于反掌"。历代前贤所著医书中,包罗万象,其方可治病救命,其法可遵可传,但并非只一方一法。临症之时,医者应遵医理,悉心察病,坚持从病证出发,随证应变,灵活运用执方投剂,以获良效。

在《医法心传》和《医约》两书中,程氏将历代医家的临证辨证思路与灵活治疗做了详细的分析与解说。如《医法心传·仲景伤寒论可统治男妇小儿杂病说》中,程氏以为女子"其胎前产后,亦不外寒者温之、热者清之、虚者补之、实者泻之之法,《经》云妇人有故无殒,亦无殒也,六经诸方,俱可通用,因症加减,不必拘方,所谓遵仲景之意,不必执仲景之方是矣"。此言充分体现其信古而不泥古的学术精神。

2. 悉心审辨治诸疾

(1)治痢疾

痢疾古称肠澼、滞下等,历代医家多认为其发病与脾肾二脏有关,程鉴认为痢疾病性包含寒热虚实各方面,在前人治痢经验的基础上提出较为独到见解,《医法心传·痢疾要旨》有云:"故痢未有不因停积而成者,但积有热有寒。热者因受湿热而成,寒者由食生冷而得。"将痢疾病因归纳为或受湿热,或食生冷等,并指出热者"脐下必热,且拒揉按";寒者"脐下必寒,且喜揉按"。寒性病证常表现为虚证,热性病证常表现为实证,故医者应辨清证候之寒热虚实而论治。治疗方面,热积当用大黄下之;寒积宜用巴豆霜下之。既有粪下,则不用下法,只须调气养血,热者用黄芪芍药汤之类,若兼血虚,可与四物汤、六味地黄丸等同用以滋阴养血;寒者用佐关煎之类,若兼气虚,可与温胃汤、胃关煎等同用以扶阳益气。

此外,古人治痢多以脾肾为主,而程氏独辟蹊径,重在脾胃二经,谓其"一阴一阳",并指出"肾命二脏,一水一火。若脾命虚者,是当补阳;胃肾虚者,是当养阴也。"强调在临证治疗时,必须先审查阴脏阳脏,再以症状辨以寒热虚实。程氏所言,丰富了痢疾病证的辨治体系,其所撰《医约》一书设"痢疾"专篇,亦对后世辨治该病具有一定的指导作用。

（2）治破伤风

程鉴认为破伤风之症，当分内伤外感，治疗上应有驱风攻毒、补气养血之分。《医法心传·损伤论治》曰："至破伤风之症，一味驱风攻毒，恐非尽善……当分内伤外感为是。"如因外感风邪，致角弓反张、四肢抽搐等症，可以驱风攻毒之法，可获殊效；如因内伤所致，有血不荣筋，有气不统血，其治法则大非所宜，宜取能补气养血之法，若一味驱风攻毒，不啻雪上加霜。此外，程氏亦根据临证所得，对外感、内伤予以区分："窃思外感者应无汗，而疮痂多燥；内伤者必有汗，而疮痂多湿。再内伤必脉虚形弱，外感必脉实形强。再加细问，虽不中，不远矣。"由此可见，程氏之言对于破伤风的治疗具有一定的积极作用。

（3）治老幼疾患

在《医法心传·老幼治法》一文中，程鉴首先反对部分医家"老人多气少血"之说，提出"老人阴既绝，阳亦衰，安得多气？当言老人少气少血为是"。指出年老之人，脏腑虚弱，正气不足，气血阴阳失调，影响脏腑功能，故患病易由实转虚，终成虚实夹杂之候。且"老人多脾虚之症，实由命门阳衰"，故而在治疗上主张以金匮肾气丸、右归丸投之，以"釜底添薪"之法，亦为阴中补阳，所以老人宜阴阳并补，程氏依此为治，每多效验。

小儿体质被历代医家所重视，《颅囟经》提出"纯阳之体"被众多医家所推崇。程氏指出"小儿为嫩阳"，小儿生长发育过程中，阴阳之间处于以阳为主导的动态平衡中，此阳为稚嫩柔弱之阳。小儿患病常受先天禀赋、地域、气候、情志、膳食、调护等因素影响，加之"脏腑娇嫩，行气未充"的生理特点，故而临证忌投"寒凉之品"，因其"最伐真阳"。若妄投之，则易成阳绝慢脾之证，每多无救，并明确指出，"过汗伤阴，血燥生风，四肢搐搦，再用寒凉，下咽即殆"，所论颇为中肯，诚可效法。

（4）治温疫

温疫又称"瘟疫"。对于温疫一病的认识，程鉴在前人基础上亦有发挥，其在《医法心传·温疫原考》中认为温疫之症不同于伤寒："温疫之病，从血分传出气分，阳症居多而无阴症，必内溃，然后从里达表，战汗而愈。非同伤寒，从气分传入血分，有寒有热也。"一方面，伤寒病程较为缓慢清晰，多由表入里，从气入血；瘟疫病情则较为凶险，有发病迅速，旋即入血之证候。另一方面，伤寒由表入里，有寒化、热化之分；温疫感邪多属阳邪，其临床表现亦多阳证而无阴证，二者殊为不同。而治瘟疫之法，程氏表明："治温疫，得其窍，较治伤寒颇易；若不得其窍，较治伤寒更难。"鉴于瘟疫之邪，常表现为热胜毒盛之征，程氏以"存津液"作为治疗要旨，颇有留一分津液，多一分生机之意，故又云："虽非一端，其要旨在存津液。如初起忌表汗，恐伤津液也。继则清解攻毒，早下之以存津液也。至补阴诸方法，何莫非养其津液哉。盖疫毒煎熬，最伤津液。惟恐津液烧枯，邪毒不能传化而出，至成下闭上脱之危候，则不可救治矣。"

3. 独到用药获效良

（1）巧用升麻、葛根治痘症

关于痘症辨治，程鉴在《医法心传·痘科救偏》中有言："攻毒而不知补气血，何异揠苗助长？欲希其不槁，未之有也。"明确指出"升麻葛根汤，内用升麻，提毒外出，葛根透肌疏表，鼓舞胃气，生津止渴，又恐过开腠理，用白芍理和阴血，用甘草解毒和中。只此四味，气血并治，表里兼调，神妙无比。且云见点后忌用升、葛，恐重伤其表也。"升麻味辛、甘，性微寒，功能发表透疹，清热解毒，升阳举陷，主治疮痈肿毒，斑疹不透等。葛根味甘、辛，性凉，有解肌退热，透疹，生津止渴，升阳止泻之功，常用于表证发热，麻疹不透，阴虚口渴等证。白芍味苦、酸，性微寒，功能养血调经、敛阴止汗。甘草味甘，性平，功效清热解毒，调和诸药。由此可见，程氏用药不可谓不慎重，痘症"不宜过散，言在意中；不可妄攻，言在意外矣"。

（2）善用参、芪治虚劳

程鉴治疗虚劳病证时，既重视补肾又不忘补脾，且尤以补脾为重。如《医约·虚劳门》言："虚者宜补，补其虚也……若阳不补则气日消，阴气不补则血日耗，古人所以举出脾肾为虚证之本。且肾主蛰藏，水为天之元；脾司仓廪，土为万物之母。孙思邈云'补脾不如补肾'，许学士云'补肾不如补脾'，二法皆是。"《医约》一书中，收录治疗虚劳病证之方7首，共用人参、黄芪者有3首。程氏认为临证辨治虚劳，须牢牢把握病机，探求疾病的本源，切不可投以大寒、大热之药。盖因大寒则愈虚其中，大热则愈竭其内，故而宜取滋阴降火、消痰和血之法，以参、芪等药澄其源。人参味甘，性微寒，主补五脏；黄芪味甘，性微温，可益正气，壮脾胃。参、芪共用，故"补脾土旺而生肺金，金生肾水，二脏安和，而诸症自起矣"。此法与新安医家孙一奎强调脾肾同治虚损有异曲同工之妙。

四、医论医话选录

1. 读书先要根柢

昔贤云：书宜多读，谓博览群书，可以长识见也，第要有根柢，根柢者何？即《灵枢》《素问》《神农本草》《难经》《金匮》、仲景《伤寒论》是也。宜先熟读，如儒家之五经四书，王道荡荡，无偏无当，必以圣言为折衷，则心始有定见，再阅诸子百家，或正或偏，孰非孰是，方不为邪说所惑。医书汗牛充栋，不可胜举。即以四大家而论，如张子和主治吐，然读子和书而不读河间书，则治火不明；读河间书而不读东垣书，则内伤不明；读东垣书而不读丹溪书，则阴虚不明。不独此也，读四子书而不读立斋书，则不明真阴真阳之理；不读鼓峰书，则不知攻伐太过之阴虚阳虚；不读又可书，则不识温疫伤寒之异治；不读嘉言书，则不识秋伤于湿之误，小儿惊风之非。然要知诸子各有所偏，总不若仲景之可温则温、可凉则凉、可补则补、可泻则泻，为时中也。至于读叔和《伤寒》编次，而不读韵伯《伤寒论注》《论翼》，又不晓传经、直中之讹，传阴、转阳之妙。至言仲景《伤寒》方论，本可统治杂病，能独开生面，实为仲景之功臣，千载之准绳也。故曰读书先要根柢。再阅诸子百家，由博返约，不致歧途，流为偏僻，虽不堪升堂入室，亦不致为门外汉耳。

（《医法心传·读书先要根柢说》）

2. 颠倒五行解

万物不外五行，治病不离五脏。五行分金、木、火、水、土，五脏配肺、肾、肝、心、脾。五行有相生相克，如金生水、水生木、木生火、火生土、土生金，金克木、木克土、土克水、水克火、火克金，此为顺五行，人所易解，无庸细述。惟颠倒五行生克之理，人所难明。然治病之要，全在乎此。如金能生水，水亦能生金。金燥肺痿，须滋肾以救肺是也。水能生木，木亦能生水。肾水枯槁，须清肝以滋肾是也。木能生火，火亦能生木。肝寒木腐，宜益火以暖肝是也。火能生土，土亦能生火。心虚火衰，宜补脾以养心是也。土能生金，金亦能生土。脾气衰败，须益气以抚土是也。如金可克木，木亦可克金，肝木过旺，则刑肺金也。木可克土，土亦可克木，脾土健旺，则肝木自平也。土可克水，水亦可克土，肾水泛滥，则脾土肿满也。水可克火，火亦可克水，相火煎熬，则肾水销铄也。火可克金，金亦可克火，肺气充溢，则心火下降也。至于肺来克木,须补心以制金;肝来侮脾,宜补金以制木;脾燥消肾,当养木以抑土;肾水凌心,当扶土以制水;心火刑金,须壮水以制火。此借强制敌,围魏救赵之义也。若水泛补金,木腐补水,火盛补木,土旺补火,金燥补土,不独不能相生,而反相克矣。且金能生水,又能克水,气滞则血凝也。水能生木,又能克木,水多则木腐也。木能生火,又能克火,木郁则火遏也。火能生土,又能克土,火烁则土燥也。土能生金,又能克金,土裂则金销也。虽金可克木,亦可生水以养木;木可克土,亦可生火以培土;土可克水,亦可生金以资水;水可克火,亦可生木以壮火;火可克金,亦可生土以化金。至肺实泻肾,肾实泻肝,肝实泻心,心实泻脾,脾实泻肺,虚则补其母,实则泻其子也。但子来扶母则吉,母来抑子则凶。我克者为妻,若妻来乘夫,病亦难愈。所谓肝得脾而莫疗,肾见心而莫治,脾遇肾而难瘥,肺逢肝而难愈,心得肺而无医。盖土乘木衰,又能生金克木;火乘水衰,又能生土克水;水乘土瘀,又能生木克土;木乘金伤,又能生火克金;肺乘火销,又能生水克火。此生克循环,原同太极,即河图洛书之理。如能参透,虽病有千变万化,亦无遁情矣。

(《医法心传·颠倒五行解》)

3.《伤寒论》可统治男妇小儿杂病说

窃观《内经》,得窥轩岐之旨,不外三才五行生克之理。人身列为六经,六经分三阴三阳。太阳为开,阳明为合,少阳为枢,此为三阳也。太阴为开,少阴为枢,厥阴为合,此为三阴也。三阳为表,三阴为里。万病出入,不外六经。六经者,统手足而言也。此元气营卫所体要,寒热虚实所考征。仲景先师,传述阐发,悉本《内经》,著《伤寒杂病论》,特拈六经以审万病。六经各标提纲,令人知有所向,若指南针也,亦并无手足字冠顶。自叔和删辑,以六经独为伤寒而设,谓《伤寒论》独治伤寒一病。叔和乱之于前,诸家仍之于后,千百年来,莫能出其窠臼。甚至仲景之方,世不敢用,以为宜古而不宜今。各承家技,自立新方,虽有仲景之名,而无仲景之实,将其方书湮没于世久矣。幸柯韵伯先生出,著有《伤寒论注》《论翼》《附翼》等书,辨其舛讹,透其元旨,可钦句句《内经》,字字仲景也。于是仲景之书乃显,《内经》之旨益彰,如五经四书注解,经朱子手笔,始有定评。朱子可为孔子之功臣,而韵伯堪称仲景之功臣,不亦宜乎。余窃推而广之,仲景《伤寒论》,无拘男女小儿杂症,俱可统治。即以妇人小儿论之,如妇人杂病,所异男子者,惟月经胎前产后。夫月经有血瘀经阻者,轻则桃仁承气,重则抵当汤丸可用也。有血虚经闭者,或因阴血虚,则当归建中、猪苓汤、复脉汤可用也;或因阳气亏,则理中、黄芪建中、吴萸、诸四逆、附子等汤可用也。其胎前产后,亦不外寒者温之,热者清之,虚者补之,实者泻之之法。《经》云:妇人有故无殒,亦无殒也。六经诸方,俱可通用,因症加减,不必拘方。所谓遵仲景之意,不必执仲景之方是矣。至小儿惊风之妄,喻嘉言已辟之,即为伤寒。刚柔痉是小儿伤寒,即遵太阳经治法可矣。又,吴又可论小儿因温疫发搐,实非惊风,是小儿温疫,即遵阳明经温病治法可矣。推之乍寒乍热致搐,莫非少阳之条,上吐下泻致搐,不外太阴之列。如戴眼昏睡,厥逆吐利,即少阴经之阳虚症也。四肢牵引,直视反张,即少阴之阴虚症也。其中更有阴极似阳,阳邪入阴,下虚格阳,阴极烦躁,阴阳驳杂之症,俱关少阴之变候,不可不细辨也。其寒热消渴,或不欲食而吐蛔,或吐酸水,无非厥阴之症。至于舌燥唇干,烦渴不宁,大便不通,小便短赤,系各经转入阳明,腑胃实之热症也。若初生问病,只要辨胎火胎寒。不外火则清之,寒则温之之法。小儿五疳,即大人五痨,虽分五脏,宜重脾、肾二经。肾虚而脾未虚者,补肾为先;肾虚而脾亦虚者,补脾为急。滋肾之品且不可用,清凉之味,断不可投,以脾肾二经,乃一身根本也。

今儿科五痫丸、肥儿丸内,俱有胡连、芦荟、三棱、莪术,初病壮实者,尚可暂用,若脾虚者,堪受削伐乎? 至小儿麻痘,更可从伤寒比例治之。嘉言云:能治伤寒,始能治麻痘,诚哉是言也。然则妇人小儿可通治,男子杂病更无疑矣。故惟仲景之方,方外有方,法外有法,合是症便用是方。方各有经,而用可不拘。只有表里寒热虚实之不同,并无伤寒男妇大小之各异。此余一偏之见,有知契者,谅不嗤为阿其所好云。

韵伯著《伤寒论翼》等书,辨讹存真,可为仲景功臣。先生又阐述韵伯奥旨,亦可为韵伯之功臣。至言可统治男妇小儿,此又古今以来堪称独识者矣。仲纶识。

自叔和出而仲景之道晦,自韵伯出而仲景之道彰。先生处处推服韵伯,宪章仲景,至妇人小儿,亦咸归六经之节制。即谓仲景复生,韵伯不死也可。玉蟾读。

（《医法心传·仲景伤寒论可统治男妇小儿杂病说》）

五、代表方剂选录

所选 4 首程氏创方均选自《医约》,其中"圃按"系程鉴弟子雷逸仙曾外孙龚香圃编辑整理《医学津梁》(《医约》)中所加的按语。

1. 葛根汤

组成:葛根二钱,秦艽、荆芥、升麻、赤芍各一钱,苏叶、白芷各八分,甘草五分。

主治:伤寒传至阳明经证。

用法:加生姜,水煎服。

圃按:葛根汤,即桂枝汤加麻黄、葛根,以疏阳明而清肌表。今先生所列之葛根汤,从《医学心悟·伤寒编》采入,不用仲景原方,必有深意存焉。阅者,神而明之,可也。

2. 矾平散

组成:绿矾,炙甘草,苍术,制川朴,香附,川郁金,陈皮,鸡内金。

主治:黄疸。

用法:共研细末。每服一钱,开水送下。

圃按:仲景云:黄疸之病,当以十八日为期,治之十日以上宜差,反剧为难治也。色若烟熏,目神暗,阳黄死证也。面色黧黑,冷汗浆浆,阴黄死证也。天行疫疠发黄,名曰瘟黄,死人最暴也。

3. 固脬丸汤

组成:菟丝子二两,茴香二两,附子五钱,桑螵蛸五钱,戎盐二钱五分。

主治:膀胱不约遗溺之症。

用法:上为细末,酒糊丸,如桐子大。每服三十丸,空心米饮下。

圃按:《经》曰膀胱不约为遗溺,又曰水泉不止者,是膀胱不藏也。此方之所以用温肾敛涩之药,以助其封藏,固其脬气为主,还宜临证细审寒热而加减之。

4. 真人养脏汤

组成:人参、焦白术、当归各六分,白芍、木香各一钱半,炙甘草、肉桂各八分,煨肉果五分,炙罂粟壳三钱,诃子肉一两。

主治:痢疾。

用法:水煎,温服。

圃按:此方若余邪未清,正气未虚,不宜轻试。

参考文献

［1］黄兆强,刘家华,黄孝周.程芝田和《医法心传》[J].安徽中医学院学报,1983,2(3):29-31.

［2］金坤.龚香圃与《医约补略》简介[J].浙江中医学院学报,1986,10(2):32-33.

（邓　勇）

戴 葆 元

一、生平与著作

1. 生平简介

戴葆元,字心田,号守愚,清末徽州府婺源县桂岩(今江西省上饶市婺源县岩前村)人。约生于清嘉庆二十二年(1817年)。据《婺源县志》和《金匮汤头歌括》自序记载,戴葆元习儒出身,曾被选为贡生,因屡试不中,继承祖业,弃儒从医,在景德镇经营"戴同兴"药肆,并在此行医40余年。咸丰、同治年间,左宗棠驻兵当地时,恰逢江南大疫,士兵感染疫病,戴葆元挽救了许多士卒的生命,军队因此赠予他"春满杏林"匾额。晚年行善事,教育子侄,编修医书。从医之初,戴葆元以为行医不难,但在临床上的时间越长,越感觉到医理的精深,最后他悟出:医关生死,比习儒作文、考取功名还要更难,绝不可轻视。于是精研医药,著有《本草纲目易知录》《家传课读》两部著作。戴氏在景德镇坐诊期间,治病有效,医德高尚,患者众多,百姓给予其极高评价。张贵良在为《本草纲目易知录》作的序中,描述了戴葆元每日坐诊的盛况:"门庭若市,日就医者不下数十百人,呻吟之声彻于里巷,悉皆神其方以去。午餐后,复乘一舆,沿门诊视,无问寒暑,率能应手辄效,由是颂声遍道路,虽古之卢扁不过是也。"每天诊治患者达到几十上百人次,足见其医术得到当地人的高度认可。

2. 著作简介

(1)《本草纲目易知录》

成书于光绪十一年(1885年),刊刻于光绪十三年(1887年)。由思补山房刊行。全书共计8卷,正文7卷,第8卷为全书病症索引,名为《万方针线易知录》。戴氏因认为《本草纲目》内容过繁,不便记忆,而《本草备要》过于简略,碍于见闻,奉父命编成此书。本书以《本草纲目》为蓝本,参阅《本草备要》等书,去其繁补其略而成。共载药1 205条,共分为7卷17部,分别为卷一草部、卷二草部、谷部、卷三菜部、果部、卷四木部、服器部、虫部、卷五虫部、鳞部、介部、禽部、卷六兽部、卷七人部、水部、火部、土部、金部和石部。主要记载了各类药物的性味、功用、主治等内容,卷八《万方针线易知录》系为《本草纲目》所作的索引,系戴氏仿清代康熙年间医家蔡烈《本草万方针线》(1712年)而作。本书虽以复述《本草纲目》内容为主,但将《纲目》之繁综合凝练,选取其中较为常用、实用的部分收进书中,摈弃了在临床上实际意义不大的药品,药名也采用当时当地和临床上比较常见的名称,在《纲目》所载基础上进行补充和完善,并附"葆按""葆验"等按语。这些按语内容丰富,涉及药性、药物种类、产地、

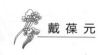

炮制、俗称、方剂、医案、医学伦理等各个方面,记录了戴葆元的临床经验与个人见解,具备相当高的价值。

本书现存版本较少,目前只有光绪十三年丁亥(1887年)婺源思补山房刻本和清抄本两个版本存世。

(2)《家传课读》

歌括式丛书,4卷,收录有戴葆元所著三部方歌类著作《金匮汤头歌括》《温病条辨汤头歌括》《临证指南方歌括》,前二部均有单行本传世。戴葆元著成《临证指南方歌括》后,将三部合刊,为4卷本《家传课读》,用于向徒弟及家中子侄传授医学,是一部实用性医学丛书,现有单行本与四卷本分别传世。

戴氏分别对《金匮要略》《温病条辨》《临证指南医案》三部书中的内容和方剂进行歌括式再加工,以便于诵读记忆。方歌为七言,或四句,或六句,或八句,语言流畅简练、内容丰富、朗朗上口,方证对照。如"温邪从手太阴阳,证似伤寒桂枝汤,热渴不寒银翘散,叶荆薄豉桔甘蒡"。再如"虚劳":"六味去萸芍膝前,胡桃固气饮呛眠,心疼渴衄羊胶乳,秋地神薯味芡连,劳损水生木体法,海苓淡菜阿龟盐,味萸地柏芡莲锁,咸酸固阴介类潜。"刊刻体例上,戴氏将原文引用以小字,方歌以大字印刷,主次鲜明,重点突出。方歌与原文内容相辅相成,每读一段原文引用,便有一首方歌辅助记忆;每读一首方歌,查看其对应的原文引用亦十分方便。作者不仅采集前贤议论,亦用"葆按"将自己的个人经验录入其中。本书可供初学者入门,也便于医者记忆和理解临床常用方剂。

二、学术思想与特色

1. 编撰上删繁就简,重视实用

戴葆元初学儒,后继祖业行医,推崇《伤寒论》《金匮要略》,他认为,此二书是"医家之《论》《孟》",需要熟读且记忆,虽有陈修园《伤寒论浅注》存世,但仍然未免太繁,戴葆元深恐和自己一样的行医者"置亦不读,读亦不记,记亦不全",所以将《金匮要略》编成歌括,方便记忆,可以令读书者"因简而易熟"。此后,又因《温病条辨》方药颇繁,难于记诵,编成《温病条辨汤头歌括》。晚年时,戴氏高度推崇《临证指南医案》之方,但又觉得医案中医方甚多,"未免于繁",所以将《临证指南医案》按症分类,每症各挑选数方,编成歌括。

可见,戴葆元对于医方之"繁",是尽量避免的,他认为"繁则难记忆",提倡"简而易熟"。

戴葆元的这种治学态度,源自父亲对他的影响。在《本草纲目易知录·自序》中,戴葆元写道,先父恒升公曾询问他对诸家本草著作的看法,戴葆元答道:"葆读《纲目》而苦其繁,读《备要》而嫌其略。繁则难以记忆,略则隘所见闻,二者均不可拘守焉。"恒升公对这个回答很满意,并建议戴葆元"去其繁补其略",编写一部本草著作,供世代业医的戴氏家族后代学习之用。

编写《本草纲目易知录》时,戴葆元以《本草纲目》为基础,根据自己的经验和判断,对《本草纲目》做出了删选,约有500余个《本草纲目》记载的药物条目没有出现在《本草纲目易知录》中。《易知录》没有录入这些药材的原因,大约有三种:一是临床上不常用或已不用,如龙角、龙涎;二是新安地区不产或难以得到,如牦牛、鸵鸟;三是迷信或有违人伦,如人血、天灵盖。在保留下的药品中,戴葆元在编排上也有所更改。如"蝉蜕"在《本草纲目》中并入

"蚱蝉"条下,《本草纲目易知录》则以"蝉蜕"为条目名,"蚱蝉"并于其下,并在"蝉蜕"下加入按语,显然是因为在临床实践中,蝉蜕的使用率要远远高过蚱蝉。《本草纲目》"水龟"条下有"龟甲""肉""血""胆汁""溺"五个药用部分,《本草纲目易知录》单列出"龟板",而将其余四个部分并于其下,也是因为临床上,龟甲更为常用。至于"鳖甲"取代"鳖","龙骨"取代"龙","松香"取代"松"等对《本草纲目》条目编排方式的变更,无一不是从临床出发进行考量。

在《万方针线易知录》序中,戴葆元写到自己筛选方药的标准:"其间方不甚验及药难猝办者,概不编入,亦删繁就简意耳。"足以说明戴葆元对"删繁就简"的重视程度,以及他对方药的要求,不仅要临床有效,还要易于采办,方便百姓用药。

2. 重视伦理,反对使用人部药

"人部药"指的是与人体相关的一类药品,包括人体组织、器官、分泌物等。马王堆汉墓出土的《五十二病方》中便已有人部药的应用记载。《神农本草经》只记载了"发髲"一种人部药;唐《新修本草》将人部药归于兽禽部;唐代中期陈藏器的《本草拾遗》收录了11种人部药,并记载人肉可疗瘵,这一记载对后世造成巨大影响,也形成巨大争议。

北宋唐慎微著《证类本草》时,单设人部,明代李时珍以此书为蓝本,著《本草纲目》,亦将人部单列,并录有37种药物。但李时珍在书中多处批判了当时社会上对人部药的滥用,特别是"人肉"一条,更直接指责陈藏器"罪其笔之于书,而不立言以破惑"。李时珍虽然在书中收录了这类药物,但在道德上,他以儒家的"仁"思想出发,旗帜鲜明地反对使用人血、人肉等对人体造成伤害的人部药。

戴葆元系习儒出身,儒家思想深植在他心中,在编写《本草纲目易知录》时,他将人部药由《本草纲目》的37条删减到29条,并在"人血"条按语中说道:"《神农本草·人部》唯发一物,馀俱后医补入。兹《本草》载:人血治羸瘦病,其人皮肉干枯,身起麸皮,刺人血饮之。但此忍心害理,非仁者所为。是以人骨、天灵盖俱不载,意谓舍此数味则不救人耶?而先受残贼之害也!"明确指出用人血治病有违伦理,不符合儒家的价值观,也说明了正是因此,书中不收录"人骨"和"天灵盖"两药。"胞衣"条下,戴葆元引用崔行功"仁者当舍此勿食"的说法,记录了当时社会上流行的食胞衣补身的现象,并对这种行为进行批判,表示"予见其受益者少,受害者多",他认为"兽相食且人恶之,况人食人肉乎?"戴氏表示,世间补药很多,没有必要食用人的胞衣,并表明自己行医多年,从未教人生食胞衣,炮制后的胞衣也很少用。可见,戴葆元对涉及人体组织、器官的这些药物,是慎用、少用,有些还是反对使用的。

在"人胆"条下,记录了清末特定历史背景下,民间曾流行的传闻。戴葆元写道,他听说太平天国起义者"发逆"会剖人腹,取人胆,并生吞人胆,用以强身健体。面对此种民间传言,戴葆元表示"此逆所为,非仁者所敢用也"。而对于李时珍记载的战场上以人胆汁傅金疮的用法,他又认为,这是战场上的救急之法,并不伤于天理。戴氏对两种人胆用法表现出的不同态度,也在一定程度上体现出他以人为本的思想。

三、临证经验

戴葆元也从长期临床实践中积累了丰富的经验,这些临床经验散见于《家传课读》和《本草纲目易知录》的"葆按"之中。

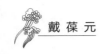

1．用方经验

（1）杏苏散、桑杏汤、桑菊饮治秋燥感邪

在《家传课读》桑杏汤、桑菊饮汤头歌后的按语中，戴葆元写道：古人没有关于"燥气"病的论述，直到喻昌《燥气论》才有相关论述，认为秋分以后，小雪以前容易感"燥"，并立清燥救肺汤。然而，清燥救肺汤由清凉药物组成，适合火热刑金之体，而燥病属凉，并不全然适用此方，并引用《素问·至真要大论》的"燥淫于内，治以苦温"的说法，表明临床当审用杏苏散、桑杏汤、桑菊饮三方。接着，他引用《温病条辨》的理论，用简要的语言阐述了秋燥的临床表现，说明改证在临床上有多种变化："秋燥之气，轻则为燥，重则为寒，化气为湿，复气为火"，认为医者在使用下法治疗燥证里实时，须辨明其证是否已经化热。未从热化，下之以苦温；已从热化，下之以苦寒。医者不执一法，须要辨证论治。

（2）灵活运用古方，治疗滞下

在《家传课读》加减芍药汤方歌的按语中，戴葆元叙述了其随父亲学医时，父亲恒升公对痢证的论述。恒升公认为，下利在《黄帝内经》中叫作"泻"，而"痢"是其俗名，"滞下"即肠胃被秽，壅滞难下，故有里急后重的症状。滞下初起，用下法理气，以解里急，活血以解后重，再佐以芳香之剂，使其通降。望大便颜色以辨证，便红多者血炽，用白术丸；便白多者气滞，用槟榔丸。

戴氏指出：用古方治新病，就像拆旧屋造新房。医者用药，就如同匠人用料，匠人顺应老房地势而造新房，医者则临床辨证而对古方加减化裁。

2．用药经验

（1）曼陀罗戒烟

曼陀罗花及其麻醉功效，在我国本草文献及史书中均早有记载，但是"戒洋烟"的用法，则是在清末鸦片流毒的特殊时代背景下产生的。戴葆元就生活在这个特殊的时期。在《本草纲目易知录》"罂粟壳"条中，戴葆元引用李时珍所述取阿芙蓉法，并在按语中补充："取鸦片法，始于明季初，传贪淫者，房中术用之，取其久战不泄。渐用饭作丸，通治百病，随症药送。术家用，遍传乡落，然未有近作吸法，名洋烟害者。"说明明代之鸦片与清末流行的洋烟虽都取自罂粟，但用法不同。明代的鸦片尚未表现出明显的危害性，而洋烟"相传系外洋印度国造，用罂粟花津，阴干，加入轻粉、砒霜捣成。故吸之者，有此二味，顷刻周身，使人立快，渐积成瘾，是以倾家覆产，甚至廉耻不顾，尤大害者，乡民或因事吞吸洋烟而毙。愚载数方救治，服之作吐泻者生，否则难救。""陈皮"条中，戴葆元记载了一少年体弱腹疼，吸烟止痛，以致成瘾，渐要多吸方可的案例。可见当时鸦片危害的严重，也足以看出，戴葆元在临床看病时，经常遇见鸦片成瘾的患者，积累了丰富的临床经验。在"紫金牛"条下，戴葆元按语写道："予幼年未识此药，肆中亦不采办，近戒洋烟方中用之，名紫背金牛，取其性味，亦属中病。"说明戴葆元幼年时并不认识紫金牛这味药，药肆中也不采办，直到近年戒洋烟方中用到，才认识并采购。这段记述具有极强的时代性，也说明在鸦片流行的时代背景下，中国民间也催生了一系列治疗鸦片烟瘾的方药。

在《本草纲目易知录》"曼陀罗花"条中，戴葆元按："凤茄花治病，汤剂用少。近售戒洋烟方用多。"戴葆元认为，曼陀罗花的麻醉功效是其治疗烟瘾的原理："服之令昏迷，故能挡瘾"。曼陀罗又称洋金花，含莨菪烷型生物碱，其中主要包括东莨菪碱、莨菪碱、阿托品等成分。宣统三年（1911 年），近代医家曹炳章在绍兴发行《阿片瘾戒除法》一书，其中一章论述莨菪类药戒毒;20世纪30年代前后山西等地也推出曼陀罗戒毒丸;当代也有中西医结合"将东莨菪碱与氯丙嗪合用进行人工冬眠疗法"的戒毒法,这些都与19世纪的戴葆元的指导思想不谋而合。可以说,在利用曼陀罗花治疗鸦片烟瘾的临床探索和实践上,戴葆元具备一定的先驱性。

在《本草纲目易知录》"金鱼"条中,戴葆元还记载了一例吞鸦片烟轻生的抢救案例:"鸦片烟毒,一时气愤,吞鸦片烟寻死,急觅人家缸养鳖形三尾鱼一尾,生捣汁,和阴阳水,滤汁,灌之,使上吐下泻,屡效,不吐泻者,难救。"以催吐的方法解毒。这亦是极具特色的与鸦片烟毒相关的急证用药记载。

(2)正误辨谣,补充和完善药性认识

在《本草纲目易知录》中,戴葆元根据自己的用药经验,对前代本草记录不完善之处进行了一定的补充,对错误的认识进行纠正。

如党参一药,《本草纲目》没有关于党参的专门论述,只在提及人参的产地时说"上党今潞州也",并说潞州人参已经不复采取,"今所用者皆是辽参"。在后世《本草从新》中,党参始成单独条目。《本草纲目易知录》中,戴氏没有仿本草纲目列出"人参"条,而是将党参单独列为一条,并对人参和党参的古今差异、产地区别做了详细的论述。戴氏首先指出,古今人参概念有别,"古之列名人参,即今之党参";而清末的"今之人参",是"相传出于建都之处,兹际产自盛京长白山"的参类。其次,产自上党的参古今功效也有差别,古时的上党人参生在上古野外,"地广人稀,运隆气厚……山川灵气所钟,天造地设而成",所以服用功效"能大补益"。当世党参是人们"如种菜法"人工种植的,所以性味主治都与野生人参相仿,但是"不能专大补益"。对于当时流行的本草著作中,未能将两种参加以区别的情况,戴葆元提出了异议,认为这会造成"殊失本来面目"的后果。又由于"今之人参",即产自长白山的人参在当时仅供贵族使用,民间连见都很难见到,更不用说临床使用了,所以戴葆元做出了"不附列名人参,而直创名党参"的创举。对于这样的改动,戴葆元特地注明,这是自己长期在临床,亲自验证党参功效所得出的结论,并非随意记录。现代研究表明,产自我国东北的人参属五加科植物,今产自上党的党参属桔梗科植物,成分、药理亦不相同,证明了戴葆元对于产地不同的两种参的认识,是符合当时以至于今的临床实际运用情况的。又有现代研究认为,古之上党人参应为五加科人参,与后世出现的桔梗科党参也不相同。"古之人参"戴葆元并未见过,所以才会有"即今之党参"的错误认识,然而他仅仅根据文献记载与自身经验,就得出上党人参古今效用不同的结论,是极为难得的。

除了完善前代本草遗漏或错误的知识,戴葆元对当时人们由于误解文献而产生的谣言进行辟谣。如红花一药,据《本草备要》记载,红花过用会导致妇科患者经血不止而死,所以患者"畏如毒物",不配合治疗,甚至毁谤使用红花的医者。戴葆元查阅《本草纲目》,发现并没有"血行不止而毙"的说法。他在红花条的按语中指出:红花破血,所破的是留血积滞,还对《本草备要》所说的"过者"做了具体的阐释,认为这必然是用到高达数两的大剂量,而不是数钱的普通剂量。

又如蛤蚧一药,李时珍在《本草纲目》"蛤蚧"条中引用了顾玠《海槎录》的文字,云蛤蚧为房中术助阳药。后世因为这段文字,认为蛤蚧具有强阳性,从而畏惧其药性,虚损体弱之人往往不敢服用。戴葆元认为,蛤蚧助阳的药效,来自它的生物特点,即雌雄蛤蚧情洽交合,

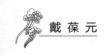

虽死不开,并不是因为具有强阳性。戴氏在书中表示,因为看了顾玠《海槎录》的记载而不敢服用的人,并未认真看原文,没能领会原文真正的意思。

四、医案选录

1. 呕泻交作案

治姻友程,年近六旬,勤劳生理,性嗜饮,喜面食,深秋呕泻交作。愚以不换正气和四苓服,呕止,泻未除。性急更医,扶脾利水,中、洋烟炮冲服,约二时许,症变,汗出发端,气难相续,复来相请。予曰:此症变急,不暇治病,以固元气。高丽、熟地各六钱,附片三钱,五味子六分,煎浓汁,时时咽,以续元气。一时许,觉气呼吸稍和,汗渐收止,再进一剂,向安。附此以戒业医贪功之误。

(《本草纲目易知录·高丽参》)

按:本案患者原病呕泻交作,戴葆元以不换金正气散和四苓散健脾止吐泻,患者呕止,泻未止,患者性急之下更换医生,误治后出现"汗出而气难相继"之象。戴氏认为当先处理急证,固实元气。以高丽参配伍熟地、附片、五味子,助阳敛汗,治疗汗脱亡阳;补气生血,以补益元气。戴葆元记录此案,以警示自己及世人,业医不可贪功误治,加重病情。

2. 外风瘫痪案

治詹某,年五旬外,由粤归家,患手足瘫痪,先以祛风活络,接补气血药,精神较健,手足稍舒,未全愈。予曰:此风乘虚入络,宜用药酒缓图。鲜豨莶一斤,鲜五加皮八两,同曝蒸九次,当归、牛膝、续断各二两,红花片子、姜黄各一两,共末,蜜丸梧子大,每早晚温酒送下五十九,未终剂而病愈。

(《本草纲目易知录·豨莶》)

按:本案中,患者患外风瘫痪,用祛风活络、补气血药,未能完全治愈,后以鲜豨莶草、鲜五加皮祛风湿,兼补益肝肾,牛膝、续断补肝肾、强筋骨,当归、红花、姜黄活血补血,标本兼治,患者未终剂而愈。戴氏认为,体虚腠理不固,易致风邪入络,酒性升散,能助药物驱邪外出,同时增加补肝肾强筋骨药之效。此案对于体虚感风瘫痪的临床治疗有一定启发作用。

3. 小儿麻疹案

治汪姓子,值暴热出麻,年五岁,延予时已三日,见其烦躁呕恶,渴甚不寐,以火照之,疹癗皮肤中,标闭不出。闻所服辛散过剂,予曰:疹出于阳而收于阴,值此夏末,阳气泄于外,阴血耗于内,守成法辛散,是犹抱薪救火。《素问》云守其岁气,无伐天和是也。嘱以桎柳五钱煎汁,渴即与饮。半夜许,稍安,仍嘱照服。黎明,渴止呕平,汗出而寐。日出时,疹尽发出而安。嘱戒口调护,不须服药。

(《本草纲目易知录·桎柳》)

按:五岁小儿出疹,疹隐于皮肤中不发,导致小儿烦躁呕恶不寐,究其缘由乃服用过多辛甘发散之剂所致。戴葆元以《黄帝内经》中因时制宜理论为指导思想,认为夏末之岁,阳气易泄,阴血内耗,一味固守成法,用辛散发疹,就如同抱着柴去救火,只会加重阳气外泄。以桎柳煎汁,透疹解毒。本案重在因时制宜,顺应季节的特性而采用适当的治法,才能"无伐天和",治愈疾病。为临床治疗小儿麻疹拓展了思路。

五、代表方剂选录

所选三首戴氏代表方,均选自《本草纲目易知录》。

1. 家传抱龙丸

组成:胆南星、天竺黄、茯神、枳壳、漂朱砂、硼砂、甘草各一两,山药二两,雄黄、广木香各五钱,琥珀七钱,麝香三分(共研为末)。

主治:内热潮热,咳嗽胸痹,气促痰壅,及小儿惊风发搐。

用法:钩藤四两,薄荷一两,煎浓汁,合姜汁减半,泛丸弹子大,金箔为衣。每服一丸,开水下。婴孩,钩藤汤送半丸。

2. 葆验方

组成:砂糖一两,山楂肉五钱。

主治:产后腹疼,瘀血不下,少腹块痛。

用法:拌匀入锅内,炒焦起烟,入酒、水各一碗,煎数沸取起,滤去滓服。或用煎生化汤服之,更良。

3. 葆增验方

组成:刀豆(连壳焙),荔枝核二枚(煨),芦芭(盐水炒)。

主治:婴孩胎疝,发则两足屈不能伸,少腹瘕胀、痛牵睾丸。

制法:各等分,研末。

用法:桂枝、小茴(炒)各四分,煎水送。

参考文献

[1] 戴葆元.家传课读[M].刻本.徽州婺源:思补堂,1878(清光绪四年).

[2] 戴葆元.本草纲目易知录[M].刻本.徽州婺源:思补山房,1887(清光绪十三年).

[3] 江峰青.婺源县志[M].刻本.徽州婺源:葛韵芬修.1925(民国十四年).

[4] 王世民,杨勇,王宏珉.上党人参——党参古今考辨[J].山西中医,1991,(4):27-28.

[5] 潘澄濂.人参与党参科属性能的区别[J].浙江中医药大学学报,1992,(1):1-2.

[6] 柴瑞霁.党参的本草历史考证[J].中医药研究,1992,(6):43-45.

[7] 陈士奎,危北海,陈小野.发展中的中西医结合医学[M].济南:山东科学技术出版社,2001.

[8] 高学敏.中药学[M].北京:中国中医药出版社,2002.

[9] 王本祥.现代中药药理与临床[M].天津:天津科技翻译出版公司,2004.

[10] 李时珍.本草纲目[M].刘衡如,刘山永,校注.北京:华夏出版社,2011.

[11] 程宁昌.对"人部药"的探讨[J].世界中西医结合杂志,2016,11(12):1633-1636.

(张若亭)

叶 熙 钧

一、生平与著作

1. 生平简介

叶熙钧,字韵笙,清末徽州府歙县(今安徽省黄山市歙县)人,生卒年不详。新安名医叶馨谷四子,其父叶馨谷师承程有功一脉。叶熙钧少承家学,擅长医术,年轻的时候在湖北通山县任职,治下清明廉洁。晚年因厌恶官场世俗,辞去官职,归老田园,居于海阳东的东山脚下,浇花种树,避世隐居教导孙儿,初时未想行医道。然远近闻之,争相求之治以疾苦,叶氏"念未能医国,而能活人","乃出其技以济世,而病无剧微,经公诊治,具能洞中癥结,获效以去。"(《东山别墅医案·序》)叶氏辨证之法,用药之方,皆师乎古法,并不自独标异,后人罗致其方,得到若干页,合而编辑为案,整理为《东山别墅医案》。

2. 著作简介

《东山别墅医案》,为其曾外孙整理编辑而成,初定于民国七年(1918年)。全书据原抄本的附注分类,共分25门,计医案124则。一直未付梓,仅抄本流传,秘而不宣,直到1995年方才整理、收录于《新安医籍丛刊》。书中多为杂病验案,言简意赅,究其辨证之法,用药之方,乃洞乎古圣治术,揣摩其医案,明其精理,审其根源,以之疗病而得宜,较之古人而暗合。从其著作中可以看出,叶氏重视后天之本,临证常治以"抚土"法,调和营卫气血,善用轻灵之药。

二、学术思想与特色

品读叶熙钧《东山别墅医案》,其内容简明扼要,思想却精深而广博,处方用药有理有据。叶氏认为,很多疾病的发生都与风邪相关,风为阳邪,易袭阳位,头为神明之府,"诸阳之会",五脏之精血、六腑清阳之气皆上注于此,寒、热、痰、湿等邪气皆能依附于风,循经上扰发而为病,诸如风温、风滞、暑风、风痹、内风等病从风论治,疗效显著。此外,叶氏常从五行生克乘侮方面解释疾病发生发展规律,使得对疾病的认识更加立体、全面,且从五行生克乘侮辨证施治常收到意想不到的佳效。叶氏特别强调脾胃的重要性,在诊治疾病时注重固护脾胃,在治疗湿温、咳喘、肿胀等病时常从脾论治。叶氏亦注重调和营卫,使人体脏腑气血充和、节而有律,临床治疗各类疾病处方平正轻简,用药善以轻药为之。

1. 善从风立论辨治

《东山别墅医案》中将与风有关或以风命名的疾病列居为医案之首,如风温(风热)、风滞、暑风、风痹、内风等，分出内风、外风之别，常以疏风、息风治之。他在医案中描述：风温入肺，头疼、恶寒、发热、鼻流清涕、舌干口燥、咳引胁痛；风热上受，发热、面肿、呕吐、神昏谵语、口渴舌燥。叶熙钧认为，风为阳邪，易袭阳位，具有升发、向上等特性，侵袭头面上窍，引起头痛、面肿。叶桂《外感温热篇》开篇即云"温邪上受，首先犯肺，逆传心包"，叶熙钧深以为然，指出温热之邪首先犯肺，肺失宣肃，湿郁化热，灼伤于肺而咳；热邪逆传于心包，发烧、神昏谵语、呕吐不已。风滞伴腹痛腹胀，小便赤，大便不通或泄泻，又称"风秘"。《素问·灵兰秘典论》云："大肠者，传道之官，变化出焉。"叶氏强调，大便不畅乃大肠之病，肺与大肠相表里，肺病大肠传导亦失常，常予疏风通腑法。风湿侵犯发而为痹，手足筋脉作疼，常予秦艽、五加皮、海桐皮之类疏风胜湿。又有血不养肝，肝风内动之属，口唇抽掣，予当归、白芍、天麻、石决明等养血息风。

2. 善用五行之"生克乘侮"辨治疾病

中医以五行生克乘侮来阐明脏腑之间的关系及治法，根据"五行相生""虚则补其母，实则泄其子"等原则，叶熙钧确立五脏补泻法，即：肝木生心火，养肝血以济心之培木生火法；脾土生肺金，健脾运以益肺之培土生金法；肺金生肾水，滋肺阴以助肾水之金水相生法；肾水克心火，滋肾阴使上承以制约心阳、心火亢于上之壮水制火法；肝木克脾土，防止肝疏泄过度制约脾之运化之抑木扶土法；脾土克肾水，健运脾气以制约肾水泛滥之培土制水法。这些治则治法在其医案中多有体现。

如医案咳喘一篇，有脾虚、土不生金久咳之症，叶氏以抚土生金法治之，用二陈汤作基础方，燥湿化痰、理气和中，兼加紫菀、款冬花润肺下气、止咳化痰以治肺。他指出，《素问·经脉别论》有云"饮入于胃，游溢精气，上输于脾，脾气散精，上归于肺"，表明了肺气的充盛有赖于脾之生化，肺虚脾弱之咳嗽日久，痰多清稀，治宜培补脾土之本，以治肺虚之标。

《东山别墅医案》咳血一篇，他以"木火刑金，肺燥咳红""木火之质，阳盛阴虚、水不制火"等分析疾病的发生机制。"刑金"指伤及肺脏，刑金之"火"指伤肺之火邪，有虚实之分。肺主气，司呼吸，肺一旦被伤，轻则咳嗽，重则咳血，病情变化复杂多端，咳久肺胃受伤，气弱，面色㿠白，夜寐不安。书中又有"木旺乘土，肝木扰胃，胃络不和"之言，描述了呕吐咳嗽的发病机制，叶氏用金铃子、旋覆花、半夏、白蔻仁、木香抑木和中以治之。又肝气、肝火一篇有曰："心火上炎，下吸肾阴，水亏不能涵肝，肝阳上升。心为君火，肝为相火，君相并炎，是二火也。肾孤脏，属水，是一水也，经谓一水不能胜二火"，从五行角度分析了心火（君火）、肝火（相火）、肾水三脏的病理联系。

3. 强调后天之本，四季脾旺则邪弗能害

脾胃为后天之本，"人以胃气为本，有胃气则生，无胃气则死"，叶熙钧强调调补脾胃在疾病治疗上的作用，常以胃气的强弱来判断疾病的预后。在湿温病的论治中，叶氏治以抚土治湿之法，以白术、神曲、车前子、茯苓、陈皮、茵陈，健脾益气、清热利水渗湿，使脾盛湿自除，湿除则温热之邪无所附，湿温可解。在咳喘病中，有脾虚不能生金之论。咳嗽久不愈者，《素问·阴阳应象大论》曰"中央生湿……脾生肉，肉生肺，脾主口"，《灵枢·经脉》曰"肺手太阴之脉，起于中焦，下络大肠，还循胃口，上膈属肺"，《素问·平人气象论》曰"胃之大络，名曰虚里，贯膈络肺，出于左乳下"，说明肺经经气起源于中焦脾胃，而脾胃在生理基础上与肺系有密切联系。叶氏遵此理论，以人参、茯苓、陈皮、山药、茵陈等从脾论治，健脾益气、清热利湿，抚土以生金。肿胀是水液代谢失常的结果，湿邪内困脾气，脾失健运，气化失司，水液不

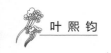

能上输下转,停滞为病。《素问·至真要大论》亦言"诸湿肿满,皆属于脾",叶氏以健脾调气,宽中消胀法治之。

此外,叶氏倡脾阴学说,认为脾虚亦能生热。脾阴即藏于脾中,系由水谷精微所化生的营血、津液、脂膏等精微物质。脾阴是人体阴液的一部分,是脾脏功能活动的物质基础。他在鲰病一篇记录:"当和脾胃之阴,勿以虚而妄用温燥",是叶氏珍贵学术思想的一个方面。

4. 长于调和营卫,使气血充和、节而有律

叶氏注重营卫的调和,认为人体的气血充和节而有律才有益于疾病的转归,气血与营卫二气皆生于水谷之精,营卫从功能方面定义则强调其"用",气血从形质方面描述则强调其"体"。如其疮疡门中一案:"孩体虚渐已复原,右腕肿久,有外溃之象,用参芪内托法。生箭芪、生台参、炒当归、芍药、炙山甲、银花、甘草梢、陈皮、皂角刺、川贝母、引海浮散。"疮疡溃后,叶氏常从气血论治,理气和营、清热解毒是治疗疮疡类疾病的基本大法,常用黄芪、党参、当归、芍药等药物,将调和营卫寓于益气活血化瘀之中,使经络疏通,血脉流畅,从而达到使疮疡肿消痛止的目的。月经病篇中,其有"经停三月,气血不和"之言。叶氏认为,经、孕、产、乳无不以血为本,以气为用,且血为营,气为卫,营卫和谐,气血充和,血海按时满盈,才能经事如期。其用药常以当归、白芍、郁金、茺蔚子、丹参补血活血,香附、郁金、陈皮、木香理气调经止痛,使气血相合,冲任汇集,脏腑气血下注于胞宫,藏泄有度,而生经血。

5. 处方平正轻简,善以轻药愈病

叶熙钧承家传时方轻灵的用药风格,处方虽然药味不少,但用量轻巧,药物用量多则钱计,少则以分。如湿温门中医案:"左,湿温,寒热呕吐。煨葛根一钱五分,菊花八分,广皮八分,赤芍一钱五分,竹茹六分(姜汁炒),炒神曲一钱,连翘一钱五分,制川朴八分,法半夏一钱五分。"通过研读叶氏所著医案,明显看出其处方用药大都不在量多而在药精。此外,在其咳嗽、咳血等肺系疾病的医案处方中,常出现"生梨汁一杯""生藕汁一杯""枇杷叶露一两"等平凉润肺之品,在疟疾一篇有"荷叶包饭"的记录,所用之品概无昂贵难得之品,皆日常生活常见之物。其医案中亦常见雪水、荷杆、鲜藕节、淡竹叶、绿萼梅、鲜芦根、丝瓜络等性质轻爽之物,叶氏用药从不过而求之,又多遵前法,知其所宜与所避,长于化裁,效如桴鼓。

三、临证经验

叶熙钧临证重视后天之本,根据具体病情施以"抚土"法,经验丰富,用药轻灵,喜用制品、鲜品,善用药对,在治疗各类疾病时明辨病因病机,求其本。

1. "抚土"以固后天之本

所谓"抚土",清代新安医家程文囿在《医述·卷七杂证汇参》中说:"脾气不健……乱实起于中焦,故乃抚其中焦,但求复我少火之阳……不可更伤以药,此清净画一之治也。"叶熙钧在程氏启发下,在《东山别墅医案》中正式提出"抚土"一词,如:"乏力,此劳疸也。从抚土胜湿。"而辨证论治多种疾病,常法以"抚土"为要,或用白术、薏苡仁、茯苓等抚土胜湿,或用野料豆、冬瓜子、化橘红等抚土生金。

"抚土"即安脾,使脾脏舒适、稳定,没有危险,让脾脏在人体内发挥正常的生理功能。叶氏颇为重视脾脏的作用,为使脾安和,或理脾,或健脾,或和脾。如咳喘之证,脾肺之间存在着生理病理的密切联系,故用抚土生金法。对于温病之湿温,血证之鼻衄、腹痛、肿胀等疾病,叶氏皆根据具体病情施以"抚土"法。

(1)抚土胜湿以治湿温

叶熙钧指出,脾失健运是导致湿温发病的内在因素。其医案湿温门中一案:"左,前以湿邪逗留,寒热互作……用和理脾胃法,今因偶食熟藕,即觉不舒,不能安眠,旋即语言不出,大便不解。"藕熟补虚,此病属湿温,湿郁已生痰,食藕又补之,即湿痰阻道,其不寐乃胃不和故卧不安。叶氏认为,脾脉连舌本,散舌下,不言者,为脾失运动,故不言。此证属实证,非一般而言祛湿为先。故其治用理脾导滞,佐以祛痰,药用神曲、鸡内金等健运脾胃、消食化积,半夏、枳壳、白豆蔻、茯苓等燥化中焦痰湿,以助脾胃运化。此之"抚土"乃理脾也,先以理脾再以胜湿,湿温得治。

另有案:"左,由跋涉劳顿,感受风挟湿,咳痰带红,续又发热,食减,舌苔底白,上则焦黄",叶氏言其风邪已去,湿温逗留,其呕吐者,因前药误于苦寒,又过于峻补,故当淡渗和中。淡渗利湿法取自于薛雪,薛氏《湿热病篇》云:"热得湿而愈炽,湿得热而愈横,湿热两分,其病轻而缓,湿热两合,其病重而速。"因湿阻中焦,气机不畅,而见脾胃不和,易误当积滞而予苦寒攻下,易损伤脾阳,使脾气下陷。叶氏以理气淡渗利湿,药用茵陈、薏苡仁、赤茯苓、白豆蔻等健脾渗湿,半夏、陈皮以燥湿化痰。方以茵陈为君,其苦寒中禀清香芳化之性,既能导湿热从小便而出,又能芳化湿浊之邪出表,善治湿热并重之湿温,叶氏取用之湿温可解。

(2)抚土生金以平咳喘

土具生生之义,叶氏认为可助肺金,脾能益气,化生气血,转输精微以充肺,促进肺主气的功能,使之宣肃正常。叶氏医案咳喘门中一案:"右,醴劳,咳嗽气筑,从宣通法。"饮酒过度成劳病,内生火热,损伤脾胃,致痰浊内生,上迁于肺,阻塞气道,致肺气上逆而作咳。当以宣通化湿,以利气机,方以三仁汤加减。以料豆衣为君药,健脾利水、补肾润肺;伍用苦杏仁轻宣肺气,以取流气化湿之效;配伍薏苡仁、通草淡渗利湿,既可通利小便导湿外出,又有助于湿热从小便外泄。叶氏"抚土"法治疗咳喘,法遵"虚则补其母"之义,当土病不能生金,即脾虚无以资肺,肺病肺脏不能复元时,治用补脾土的药物,借以调补中州,充实后天,于是中气足、气血旺,从而使肺脏受益。在此基础上,又常配伍桑白皮、瓜蒌皮、瓜蒌子、白前等止咳化痰药,宣通气机,抚土生金以平咳喘。

"治肺勿忘治脾,治肺不如治脾",这是叶氏治疗咳喘的核心所在。另有案:"左,脾虚,土不生金,咳久近止,用抚土生金法",此案叶氏明言病因乃脾虚,用药以野料豆为君,配伍薏苡仁、山药、白扁豆、茯苓等健脾化湿药,再以北沙参、冬瓜子、石斛、橘红衣养阴清肺,益胃生津,则咳久平矣。

(3)抚土和胃以止鼻衄

叶熙钧认为,劳倦过度会导致心、脾、肾气阴的损伤,若损伤于气,则气虚不能摄血,以致血液外溢而形成衄血、吐血、便血、紫斑;若损伤于阴,则阴盛火旺,迫血妄行而致衄血、尿血、紫斑。叶氏医案衄门中一案:"左,左关弦急,右关亦急……向患鼻衄,今春手足乏力,纳谷不旺。继以感受温邪,寒热咳嗽。今则手心发热……力倦神疲,食必择味。"此病属脾虚生热,气血两亏,气虚失摄,血溢脉外故见鼻衄,正气亏虚则神疲乏力,手心发热,非外感之热。叶氏认为,脾与胃相表里,脾亏则胃亦弱,当和脾胃之阴,勿以虚而妄用温燥。仍以野料豆为君药,健脾除风,利湿消肿,以抚土和胃为要;配以石斛、麦冬治阴虚津亏,虚热不退;冬瓜子、冬瓜皮、扁豆衣解暑化湿,健脾和胃;茯苓、茯神渗泄水湿,又兼健脾之功;牡丹皮凉血止血,清透伏热;山药补脾益胃,养阴益肺;白芍养血敛阴。叶氏在案末云:"希冀神旺力强,虽可加餐,

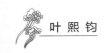

恐病未能去,阴分愈耗,致成童痨,慎之。"饮食不节及过食辛辣厚味,或滋生湿热,热伤脉络,引起衄血;或损伤脾胃,脾胃虚衰,血失统摄,而引起吐血、便血。叶氏对血证发生的病因病机理解不可谓不深,在案尾不忘嘱之,饮食不节、过食辛辣厚味亦有失抚土之旨。

(4)抚土调气以安腹痛

饮食不节,暴饮暴食;或恣食肥甘厚腻辛辣,损伤脾胃,腑气通降不利;或素体阳气虚弱,寒阻气滞;或情志失调,肝失条达,肝脾不和,气机阻滞,均可发生腹痛,叶氏治疗重在"抚土",兼以调气之法,以安腹痛。其医案腹痛门中一案:"病后脉细,二足无力,纳食不旺,尚患气痛。肝脾胃三经兼治。"此案病者脉细,手足无力,饮食异常,腹部胀气且痛,予肝脾胃三经兼而治之。药用党参、白术、茯苓、甘草益气健脾以培中宫,半夏、陈皮、砂仁、香附行气化痰止痛,再予谷芽健脾开胃,冬瓜子消痛利水。以香砂六君子汤为基础,调畅气机,腹痛可安。另有肿胀门一案:"左,脉细急,面色萎黄,舌无苔,夜醒口渴。前以湿邪腹胀……大腹高凸,腹痛便溏。"案中腹痛乃前药攻伐过度,脾胃受伤所致,法从抚土调气而治。药用半夏为君,燥化中焦痰湿,以助脾胃运化,又能调中和胃,消痞散结;配伍冬瓜子、陈皮、香附等药,理气健脾利湿;又佐薏苡仁、茯苓等利水渗湿之品,以祛湿邪;鸡内金、神曲之品,以健脾胃;木香三焦气分之药,能升降诸气,叶氏用之行脾胃之滞气,调中止痛,疗效颇佳。

2. 独到用药经验

(1)临证喜用野料豆

从《东山别墅医案》来看,叶熙钧喜用野料豆,常以料豆衣作为君药治疗多种病证。如咳喘一门,叶熙钧主治久咳不愈,肺失肃降之病证,除止咳化痰外,常以野料豆为君药,医案16则中有13则用到野料豆,11则以其为君药。叶氏治疗肺系疾病,却以健脾助运、培补脾肾的野料豆为主要药物,以茯苓、薏苡仁、陈皮、甘草为常用配伍。可知其重点在于"虚则补其母",旨在益气和中,使脾土旺盛,而能生养肺津,培固肺气。又如咳血、吐血门,医案共计11则,以野料豆或料豆衣为君药的有6则。野料豆,为豆科植物崂豆的种子,性味甘、凉,归脾、肾经。主治阴亏目昏,肾虚腰痛,盗汗,筋骨疼痛,产后风痉,小儿疳疾等。《本草纲目拾遗》云:"壮筋骨,止盗汗,补肾活血,明目益精"。叶氏在多种疾病治疗中用野料豆及料豆衣,对现代临床用药有着重要的借鉴作用。

(2)临证重视顾护津液

叶熙钧于临证治疗中注意顾护津液。如湿温一门,叶氏好用葛根为君,解肌退热,生津止渴。或以之配伍黄芩等疏散风热,清解暑热;或配伍菊花等辛凉解表;或配伍赤芍等治表虚汗出;或与知母等清热生津药同用,治热病津伤口渴。再如咳喘一门,叶氏喜用石斛、麦冬、玉竹、知母等滋阴之品滋养肺阴。又如血证中咳血、吐血、衄等门,叶氏喜用鲜生地、旱莲草、石斛滋肾水,炒侧柏叶降火止血,又用牡丹皮、生地、黑山栀、玄参清热凉血、清肝泄肺,麦冬、玉竹等益胃生津。

四、医案选录

1. 湿热案

左,本质阳虚,夹感湿邪,脉右寸关滑,左寸关弦,舌苔白厚而腻,唇燥不欲引饮,大便解溏,小溲赤。按湿胜则汗多,并非阴虚,乃阳虚自汗也。况便溏汗出,竟是邪之出路,譬如宵小入室,驱之乎,抑留之乎? 症属本虚挟标,急则治标,当用淡渗泄湿法,偏寒偏热,及一味固涩之品,皆所不宜。处方:生茅术(芝麻炒),赤苓,车前子,扁豆衣,广皮,广木香,生苡仁,茯苓,炙鸡金。

(《东山别墅医案·湿热门》)

按:此病证属湿热,本为阳虚,不能运化水湿,易感湿邪,湿热蕴结中焦,致唇干口燥而又不欲饮,湿热下注则有便溏,小便赤。因阳气虚不能固表,故汗自而出。叶氏认为证属本虚标实,因"急则治其标",治以淡渗利湿法,且药不宜一味固涩,又不可以偏概全,不可单用偏寒偏热之品而入。既化湿热,当以寒热并用。从"抚土"之法,药用苍术燥湿健脾,《珍珠囊》云"诸湿肿非此不能除";生薏苡仁清利湿热健脾;赤苓、茯苓利水渗湿,健脾止泻;车前子清热利尿通淋,且渗湿止泻,利小便以实大便;陈皮、木香理气健脾;扁豆衣健脾和胃;鸡内金健运脾胃,消食化积。诸药合用,脾运则湿运,气化则湿化,湿去则热去。

2. 咳喘案

左,脾虚,土不生金,咳久近止,用抚土生金法。处方:野料豆三钱,生苡仁三钱,怀山药一钱五分,北条参二钱,生冬瓜子三钱,金扁斛一钱五分,橘红衣(盐水炒)八分,白扁豆二钱,茯苓一钱五分。

(《东山别墅医案·咳喘门》)

按:叶熙钧主治久咳不愈,肺失肃降之病证,除止咳化痰外,常以黑料豆为君药。如此案,叶氏以健脾助运、培补脾肾的黑料豆为主要药物,以茯苓、薏苡仁、陈皮为常用配伍。橘皮苦而能泻能燥,辛能散,温能和。其治百病,总是取其理气燥湿之功。脾乃元气之母,肺乃摄气之籥,橘皮为二经气分之药,但随所配而补泻升降。可知重点在于"虚则补其母",旨在益气和中,使脾土旺盛,而能生养肺津,培固肺气。以茯苓、薏苡仁、冬瓜子健脾化湿以益肺,使中气充盛,生痰无源,又复肺脏通调水道之功。又因久咳肺燥,用北条参、金扁斛养阴润燥。全方重点不在治肺,而重在补脾以保肺。

3. 鼻衄案

左,左关弦急,右关亦急,病属脾虚生热,向患鼻衄,今春手足乏力,纳谷不旺。继以感受温邪,寒热咳嗽。今则手心发热,非外感之热也。力倦神疲,食必择味。脾与胃相表里,脾亏则胃亦弱,当和脾胃之阴,勿以虚而妄用温燥。希冀神旺力强,虽可加餐,恐病未能去,阴分愈耗,致成童痨,慎之。处方:野料豆三钱,丹皮一钱,怀山药一钱五分,白芍一钱五分,麦冬一钱五分,冬瓜子三钱,冬瓜皮二钱,扁豆衣二钱,金钗斛一钱五分,茯苓一钱五分,茯神一钱五分,燕窝二钱。

(《东山别墅医案·衄门》)

按:此案体现叶氏治血基于脏藏腑泻的生理特点,擅从表里经脉入手。血证有虚实两端,泻其实即清热泻火、清气降气;补其虚即滋阴降火,使水火既济。唐容川《血证论》云:"血病即火病","血证气盛火旺者十有八九","宜用泻火""以救阴","滋水以泻火也"。泻火与滋阴乃历代医家治疗血证不二法门。叶熙钧治疗血证别具一格,急则治其标,以清热凉血止血为治;缓则治其本,以益气健脾、祛瘀通络、滋阴养血收功。表则和肺气,用瓜蒌之类;里者和肝气,《东山别墅医案》中多用旱莲草。此品与女贞子合称"二至",养阴而不腻,入肝肾两经,滋水敛肝,以息亢阳,尤照顾脾肾之气。叶氏多用生地、牡丹皮、黑山栀、地骨皮等药,以养阴并清血中之虚热,凉而不寒,免使脾胃中气受损。金石斛入肺、胃、肾经,养阴液、清虚热、护胃气,金水同治,培土生金,药虽一味,意有三层。

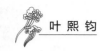
参考文献

［1］叶熙钧.新安医籍丛刊:医案医话类(三)［M］.合肥:安徽科学技术出版社,1995.

［2］张佩文,郭锦晨,姚慧,等.新安医家叶熙钧《东山别墅医案》行痹辨治特色［J］.陕西中医药大学学报, 2017,40(5):103-104,115.

［3］司雨,郭锦晨,谭辉,等.基于数据挖掘浅析《东山别墅医案》"抚土生金"法辨治咳嗽思路及特色［J］. 江西中医药大学学报,2017,29(3):9-11,17.

［4］司雨,郭锦晨,谭辉,等.新安医家叶熙钧《东山别墅医案》血证辨治特色初探［J］.浙江中医药大学学 报,2017,41(2):130-132.

［5］杨勤军,李泽庚,胡健,等.基于数据挖掘的新安医家治疗咳嗽用药规律及特色研究［J］.中国中医基础 医学杂志,2018,24(6):828-831.

［6］齐卓操,郭锦晨,徐慧,等.基于数据挖掘的新安医家治疗不寐用药规律研究［J］.山东中医药大学学报, 2018,42(3):231-236.

（郭锦晨）

王 润 基

一、生平与著作

1. 生平简介

王润基,又名浚,字少峰,清末民国时期徽州休宁(今安徽省黄山市休宁县)人。生于清同治六年(1867年),卒于民国二十一年(1932年)。王润基自幼聪悟,读书甚慧,早年随父在浙江湖州生活,曾入"恒裕"典当学徒,每见家丁及亲属之病为庸医误治,遂立志学医。初涉医学,日间忙于门店生意,只能广购、遍借医书挑灯夜读,孜孜不倦,无问寒暑,凡五年。因虑"读虽勤,然不得师,仍事倍而功半",遂于光绪十五年(1889年)拜湖州名医凌晓五为师。凌晓五儒医出身,学识渊博,擅治时疾,且授业有法,教王润基兼读经史与医书,广采众集,不囿一说,强调多临证,先嘱其旁视抄方,每遇疑难怪病,或提问或讲解,于是学业猛进,颇受青睐。光绪十七年(1891年),王润基获老师应允提前出师,初于吴兴临诊,后返回故里,悬壶于休宁。

王润基兼通内、妇、儿科,精于大小方脉,尤以时证见长,名声日隆,远近求诊,终日盈门。诊务虽忙,仍未忘读书,日诊夜读,至老益勤,因长期夜读,患有严重目疾,晚年双目失明。王润基一生编著丰富,撰写、辑录医学之作有四五十册之多,但所编诸书,多数未梓行,惟《伤寒从新》一书经整理后纳入《新安医籍丛刊》中予以出版。辑录医书还有《脉学经旨》《内经选读》《人身谱》《女科汇编》《脉学撮要》《四大病》《杂症类钞》等,共8种,批注医书有柯琴《伤寒论注》、吴谦《医宗金鉴·幼科》、吴仪洛《本草从新》等。后世有其子王子雄、其孙王仲衡继承家传业医,王润基著述稿本多存于家人处。

2. 著作简介

(1)《伤寒从新》

16卷。辑于民国初年。卷一至卷十为六经诸篇,卷十一为合病并病篇,卷十二为痞满篇,卷十三为温热篇,卷十四为怪病篇,卷十五为平脉篇,另增外篇列于卷十六。本书折中伤寒各派,以温热补充伤寒,以六经指导温病辨治,以述古(正伤寒)、新法(类伤寒)为补充,新增察舌辨苔诸法,广泛汲取《伤寒论》注家之精辟见解,将《伤寒论》条文分解为430条,按病症、治方顺序排列于相应篇中,于每条下选名家之言予以注释,计参引著作200余种、择取注文4000余条,关键处则加按语以评注,间载自身验案以证之,是近代注解《伤寒论》的大成之作。现存稿本(藏于王润基孙王仲衡处)和1994年安徽科学技术出版社《新安医籍丛刊》本。

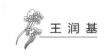

（2）《脉学经旨》

1卷。辑于民国元年（1912年）。全书按脉诊理论、意义、方法、常脉、病脉及脉之体状、相类、主病、辨证等顺序分为34章，对历代重要脉诊医籍及各家之说予以选录和评释。书中引用《黄帝内经》《脉经》以论脉诊大纲，指出《脉经》所分二十八脉，始有条理，然初学者难掌握，不及以浮沉迟数为大纲，参及他脉合为二十四种，则更为实用。又引张景岳、滑寿、徐春甫、汪机、李中梓等医家的脉诊经验以弘扬脉诊之用，并反复强调了临床上脉诊的重要性。

（3）《人身谱》

2卷。辑于光绪三十二年（1906年）。上卷首为明堂、五轮八廓等图，次则从头到足各部的名称及损伤可见症状；下卷分述手足十二经与脏腑相配的生理功能及病理表现。书中多引《黄帝内经》《难经》及张仲景、王冰、叶桂、薛雪、徐大椿等说，为先生平素学用摘辑之本。

（4）《内经选读》

1卷。辑于民国初年。是一部全面类分《黄帝内经》的辑本。书中摘录《黄帝内经》有关语句，按内容分为摄生、阴阳、藏象、论治、望色、问察、生死、病机、病能、脉诊、运气共11类。本书虽取滑寿《读素问钞》之名及类分法，但又不限于《素问》，同时辑选《灵枢》内容；采用李中梓《内经知要》体例，但分类又不尽同。全书分类较为实用，内容简明精要，习之有执简驭繁之效果。

（5）《女科汇编》

不分卷。辑于民国初年。此书原系作者行医笔记，意为临证备用之便。主要从《古今图书集成·医部全录》《女科指南》《女科辑要》《济阴纲目》《女科经纶》等医籍中，摘选精要内容，分为胎前、产后、调经、杂症、崩漏、带下等项，类分整理而成。

（6）《脉学撮要》

不分卷。辑于民国十年（1921年）之后。作者先辑成《脉学经旨》一书，在长期临证实践中，又感脉诊理深难悟，于是认真学习，细心体会，据自身经验，将医书中有关脉诊要义，按内容分为平脉、病脉、人迎气口辨内外因、二十八脉各家注说、脉要歌、宜忌、从舍辨等，分类辑录而成。所选内容或为名家之论，或为实用之法，重在突出脉理和辨别，使初学者易知，并能全面掌握脉诊应用的基本要旨。

（7）《四大病》

1卷。辑于民国十八年（1929年）左右。历代惯称风、痨、臌、膈为内科疑难证，本书以上述四类病证各为一门，各门中再以主症为标题，从历代医籍中摘选精要之论，按病因、病机、辨证、治法顺序排列，并附以方药。所选方药，多为亲验有效者。书中还记录了其本人的部分临证体会，如于"痨门·咳嗽"中指出，咳嗽一病，新者大约属痰、实、风、寒，宜清宜散；久者大抵属劳火、阴虚，宜补宜收。

（8）《杂应类钞》

预作5卷，完成4卷。辑于民国十二年（1923年）。本书以中风、肝风、眩晕、郁、惊等74种常见内科杂证为主，各为一门，重点摘录高鼓峰、汪文绮、叶桂等明清临床医家的认识和辨治经验，并加以评注。书中所选各家内容，多为精辟之论、适用之语，习者读之，可收事半功倍之效。王润基对各家学说的注评内容约占全书的4/10，故可将此书视为作者多年临证的心得体会和经验总结。

二、学术思想与特色

王润基在理论结合临证方面,肯于钻研,对《黄帝内经》《伤寒论》推崇备至。他认为《伤寒论》一书,设六经赅众病,导理论与实践结合之津梁,开后世辨证论治之先河。同时,王润基认为后世将伤寒与温病对立,是未悟透张仲景六经辨证之理,张仲景之说与后世温病学家学术主张并不相悖,原著因经王叔和编次后详寒略温,致使后世出现伤寒与温病学说存在门户之见、偏执之风,造成了不必要的争论。故王润基作《伤寒从新》,兼收并蓄,折中伤寒诸派,以伤寒统括六气,以温热补充伤寒,并以伤寒六经理论指导温病临床,其学术主张与成就,在清末民国初期研究集注伤寒学者中,可谓首屈一指。现结合此书,概述其主要伤寒学术思想与特色如下。

1. 兼收并蓄,补充发挥

王润基认为,张仲景《伤寒论》文字古奥,义理深邃,自成无己首次注解后,历代医家注释繁多,见解不一,一定程度上导致伤寒之理难明,门户之见日深,使后学者无所适从,无益于医学之发展,这也是其编撰《伤寒从新》的本意。故而王润基以实事求是的态度,善择名家之注,集各家注解于一书,意在让读者自己权衡斟酌,判定是非。其对吴谦、张璐、柯琴、尤在泾、吴坤安等非常推崇,多所采用,同时兼集方有执、章楠、程应旄、喻昌、舒绍和陈修园等错简重订与维护旧论之说,以促进伤寒学术争鸣和临床实践发展。

在认为医家注解可能存在主观局限性的地方,王润基附以自身见解,给予补充发明,以求原汁原味阐发经旨。如在论述"动气"时,王润基认为:"此动气即《内经》虚里穴跳动,《难经》五脏之动气,其旨同也。诸前辈注伤寒家,未有能悟其方药心法,惟《活人书》诸方,亦未必能妥帖。张璐云:不必拘于《活人书》等方宜矣。然此证切不可汗、下,而清、补之法,不言可知矣。论动气加伤寒,虽不可汗、下,又当虚证之例,仲景揭动气篇,是教人察乎虚实治法。"对于栀子豉汤服法后原文注"得吐者,止后服"字,王润基认为"得吐者,止后服"之"吐"字,当是"哕"字。因"栀子豉汤取其吐而不吐为宣剂之义,服之或吐或不吐则可,强作吐剂,则不可也。试观胸痹之证,得哕声则膈中觉宽,观此可以悟也"。

2. 寒温分篇,纲举目张

《伤寒杂病论》经王叔和整理后始分为《伤寒论》和《金匮要略》二书,后世所见之《伤寒论》,其主要源头版本有两种,一是金人成无己的《注解伤寒论》,一是宋代镌治平本《伤寒论》,两书原本均有痉、湿、暍病脉证篇,但一般通行本则将其归入《金匮要略》中。王润基认为,王叔和整理的《伤寒论》,太阳首篇只有温病和风温两条,且有诸多混淆,全论略于温而详于寒,由此造成了后人的伤寒、温病门户之争。故而主张寒温分篇,如此则更加纲举目张,不致混淆甚至误治。《伤寒论》实为张仲景沿用《黄帝内经》《难经》之旨而作的论外感之专书,以六经概括六淫疾病加以辨治,有中风、伤寒、温病、中暍、湿病等外感疾病,自王叔和始,后人将湿病、暍病等篇归入《金匮要略》中,实属不明张仲景之以"伤寒"名论之意。于是,王润基遂将温病部分从六经病中分篇予以单列,与痉、湿、暍、霍乱、差后、阴阳易篇并列。

王润基认为,伤寒与温病辨治不可混为一谈,"三阳经若不误治,可无三阴之变证多端。"临床上要充分认识基于不同人体的疾病性质,体质强弱之差异,决定了是否感受外邪与发病类型及传变规律。发热恶寒发于阳,无热恶寒发于阴,实张仲景《伤寒论》之要义。发于阳易转化为温病,发于阴则为伤寒。治法上,王润基遵循六经治法,寒者热之,热者寒之。《伤

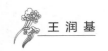

寒从新》书中还一并将杂病内容同时列出,以类区分,供读者鉴读,以不致误治,如阳盛、阴虚、痰湿、湿热、疮家、亡血家、淋家、衄家等。

3. 六经辨证,分经论治

清代医家柯琴曰:"风寒湿热,内伤外感,表里寒热虚实,无所不包。六经原为诸病设,非专指伤寒。"王润基十分赞同柯琴主张,强调"伤寒有六经之分,井然不杂,治者可按经论证,直指某经之病,则可用某经之药,于法不杂。最难明者,莫如合病、并病,其次经、腑、标本、传经。长沙三百九十七条,条中有常法,亦有合病、并病之变局,如辨析不明,误治必多。"如《伤寒论》云:"阳明中风,口苦咽干,腹满微喘,发热恶寒,脉浮而紧,若下之,则腹满小便难也。"此条虽有阳明腹满,初病在里之表,津液素亏,而兼中风,为太阳表证;微喘、发热恶寒、脉浮紧,为伤寒证;口苦咽干,为少阳热证。此乃风寒兼伤,表里同病,属阳明兼见太阳,少阳表邪未除,阳明则未全入里,故不致误下而致邪陷腹满小便难也。本条临床上应详细考究,非执衷此者,难以明辨。故王润基对此进一步阐释曰:"此诸条皆示人以审证之法,非谓必有是证,亦或是医案条款,非徒托之空言,拘定一条为一法,误矣。"

4. 增辑外篇,认病识证

《伤寒从新》不但在六经每篇都安排有各经主证、古法、新法之论述,并在全书最后,增辑外篇,采录《医宗金鉴》《伤寒太白》《医悟》《绳墨》等书有关内容,并结合自身临证经验和心得体会,类分编纂而成,补充形成了一整套四诊八纲辨证论治方法体系。所增辑之外篇,首列四诊,包括察舌、目、口唇、鼻、耳等 10 条;继则分列伤寒治则、辨伤寒脉、表证等 41 条;次之以六经主证心下悸等 17 条;最后以陶隐居合药分剂法则收尾。

王润基于外篇中强调,临证时一定要活用认病识证之法,观察邪正盛衰消长的客观规律,以掌握具体病证的辨证论治真谛,这也是其增辑外篇的良苦用心之所在。如在论述"察舌辨证歌"时,王润基补充说:"凡伤寒先表后里,不易之法,然温病、热病,皆内伏之邪,宜清之,略带辛凉解表。须知伏气为病,总因新邪,而反设里热已极,舌本必赤,不妨用凉泻,佐羚羊透之、下之可也。故温病、热病与伤寒治法悬殊。湿温证,宜顾其湿胜则濡泻,恐滑肠内陷之戒。若热多则清热,湿多则祛湿,经云:治湿不利小便,非其治也。故治湿证,清热之中,兼顾脾阳,须佐以芳香宣化,其舌苔白腻必厚,口淡不渴,与温病及热病初起舌苔薄白,舌本必赤,口渴欲饮为别。"

参考文献

[1] 王润基.新安医籍丛刊:伤寒从新[M].合肥:安徽科学技术出版社,1993.
[2] 王仲衡.王润基生平及其著作简介[J].安徽中医学院学报,1988,7(1):17-19.
[3] 王仲衡.评《伤寒从新》之学术特点[J].国医论坛,1996,11(4):42-43.
[4] 王仲衡.杰出新安名医王少峰[J].安徽中医临床杂志,2000,12(3):249-250.

(王 鹏)